路志正医学丛书

总主编　路志正

路志正妇产科学术经验集

主　　编　路志正

副 主 编　王小云　冉青珍　路　洁

编　　委（以姓氏笔画为序）

马秀文　王小云　王秋风　尹倚艰

冉青珍　冯　玲　边永君　刘文昭

刘宗莲　苏泽琦　李方洁　李锡涛

杨　利　杨凤珍　张维骏　周育平

赵瑞华　秦淑芳　彭益胜　董聪霞

焦　娟　路　洁　路志正　路昭远

路昭晖　路喜素　路喜善　魏　华

学术秘书　杨凤珍　冉青珍　路　洁

人民卫生出版社

图书在版编目（CIP）数据

路志正妇产科学术经验集 / 路志正主编. —北京：人民卫生出版社，2019

（路志正医学丛书）

ISBN 978-7-117-28784-5

Ⅰ. ①路… Ⅱ. ①路… Ⅲ. ①中医妇产科学 - 中医临床 - 经验 - 中国 - 现代 Ⅳ. ①R271

中国版本图书馆 CIP 数据核字（2019）第 177964 号

路志正医学丛书

路志正妇产科学术经验集

主　　编：路志正
出版发行：人民卫生出版社（中继线 010-59780011）
地　　址：北京市朝阳区潘家园南里 19 号
邮　　编：100021
E - mail：pmph @ pmph.com
购书热线：010-59787592　010-59787584　010-65264830
印　　刷：北京铭成印刷有限公司
经　　销：新华书店
开　　本：710 × 1000　1/16　　**印张：**25
字　　数：436 千字
版　　次：2019 年 9 月第 1 版　2019 年 9 月第 1 版第 1 次印刷
标准书号：ISBN 978-7-117-28784-5
定　　价：79.00 元
打击盗版举报电话：010-59787491　E-mail：WQ @ pmph.com
（凡属印装质量问题请与本社市场营销中心联系退换）

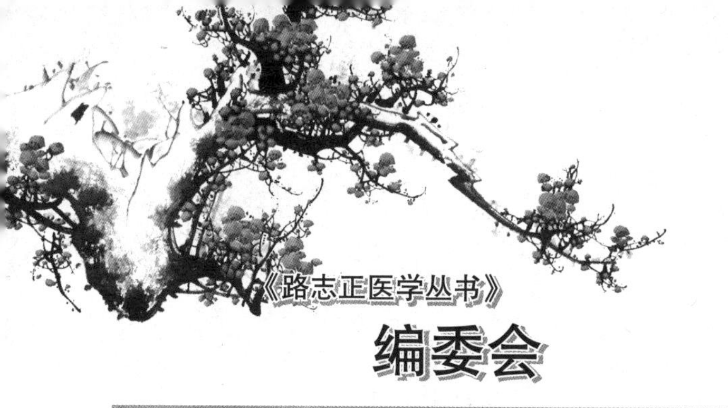

《路志正医学丛书》

编委会

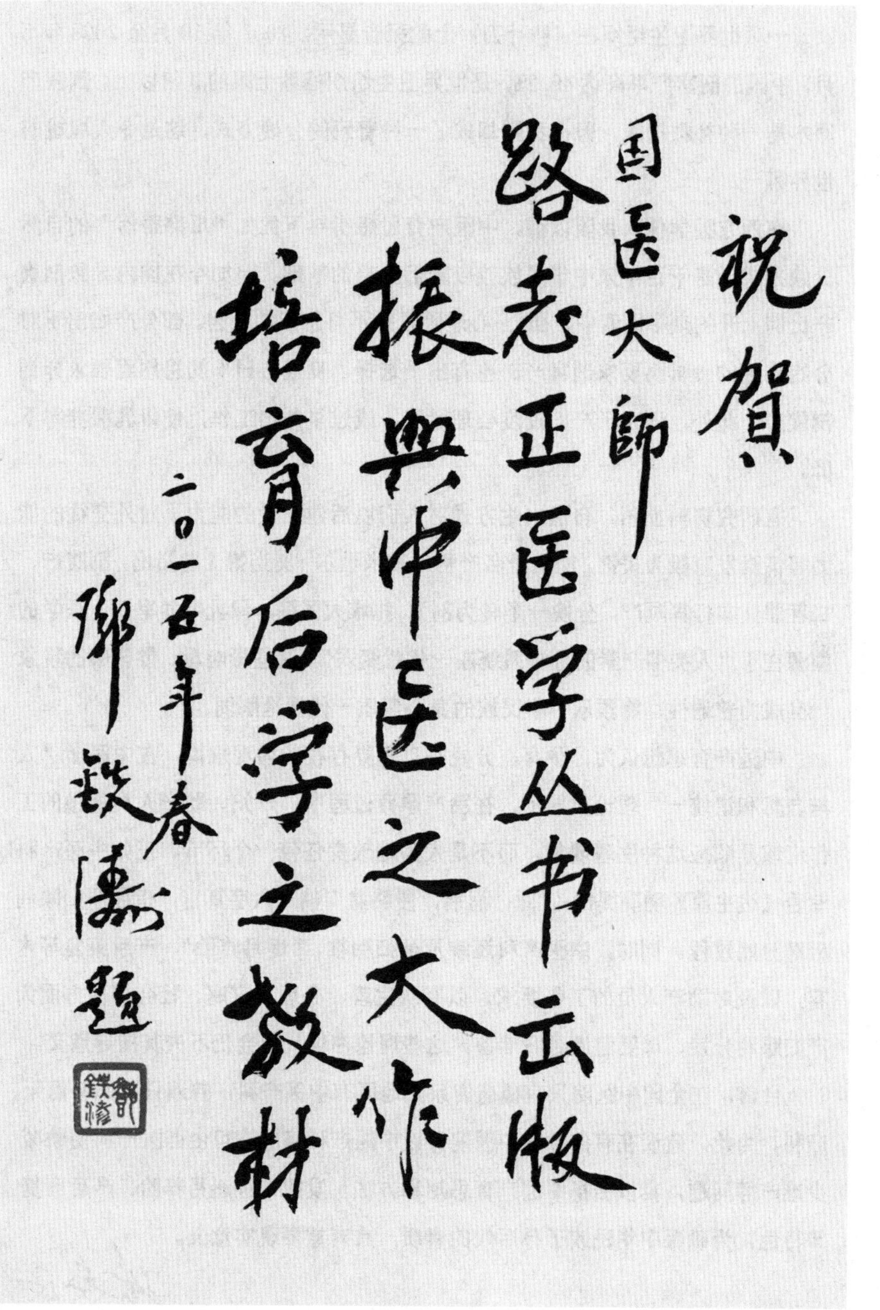

图1 邓铁涛题词

弘扬中医产育思想、开设中医产科病房提案

一项世界卫生组织在《柳叶刀》上的报告显示，2007 年 10 月至 2008 年 5 月，中国的剖宫产率高达 46.2%，是世界卫生组织推荐上限的 3 倍以上。剖宫产原本是一种补救措施，但在我国却成了一种普遍的分娩方式，这是令人尴尬的世界第一。

在西方医学传入我国以前，中医产育思想指导下犹如“瓜熟蒂落”的自然分娩方式，是千百年来中华民族赖以繁衍生息的基础。而如今在国内导致剖腹产比例上升的众多因素中，社会-心理因素是不可忽视的原因。部分产妇出于对分娩阵痛的恐惧而要求剖宫产，也有出于选择“良辰吉日”的思想而要求择期剖腹产。此外，还由于产妇过度心理紧张，或过早外出工作，使母乳喂养率下降。

有研究资料显示，自然出生方式对人们以后建立爱的能力、对外交往的能力等情商发育极为关键。法国著名产科专家米歇尔·奥当博士曾指出，剖腹产、二茬罪（本打算顺产，分娩一半转为剖）、扎堆大医院、母乳喂养率低，医学的根源在于“人类催产素的分泌系统在一代代变弱”。这些影响母、婴健康的现象一旦成为普遍性，将预示中华民族的身心素质一代代地削弱。

中医产育思想认为，孕育、分娩是自然界存在的客观规律，在中医学“人与自然和谐统一”理论指导下，在胎产孕育过程中，产妇、助产人员所做的工作应该是顺应这种生理现象，而不是人为地改变任何一个环节。正如中医产科专著《达生篇》明确提出：“睡，忍痛，慢临盆”临产六字真言，指导孕妇顺利应对分娩过程。同时，中医产科还涉及孕妇胎教、“逐月养胎”、产后康复等内容，以及对助产人员的工作要求。以期从生理、心理、家庭、社会等多方面为产妇顺利分娩、母婴健康做好准备。这些理论在现代社会仍不失其指导意义。

目前，在全国中医院只有福建省泉州地区有中医产科，普遍只有妇科而无产科。为此，建议在有条件的中医院开设中医产科病房，可由西医产科协助减少难产等问题，冀以弘扬中医产育思想和方法，发挥中医逐月养胎、产后康复等特色，为确保中华民族子孙后代的素质，具有重要现实意义。

路志正

2014 年 3 月 6 日

图2　2014 年路志正为全国政协会议拟写的提案

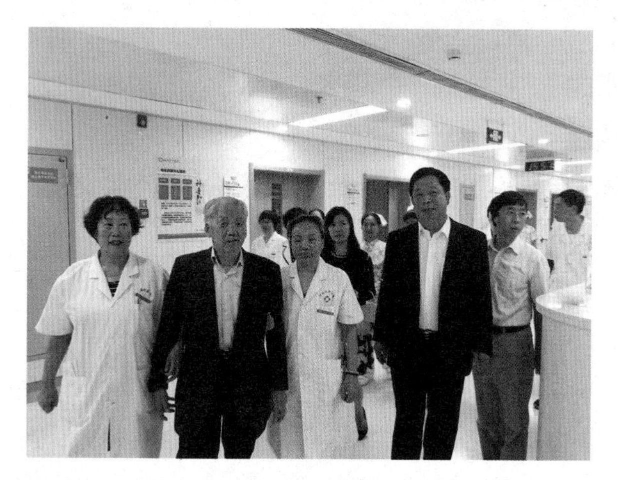

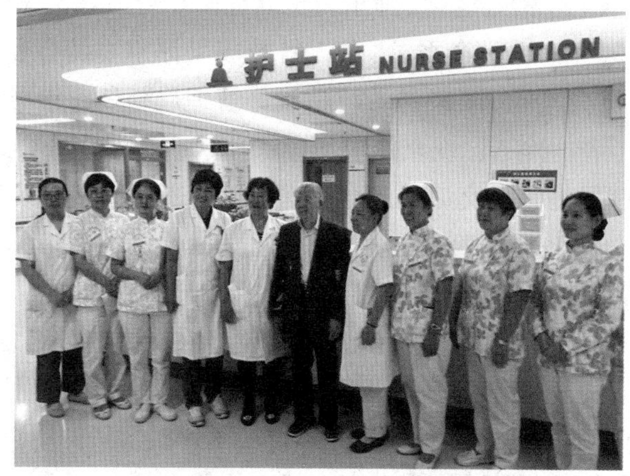

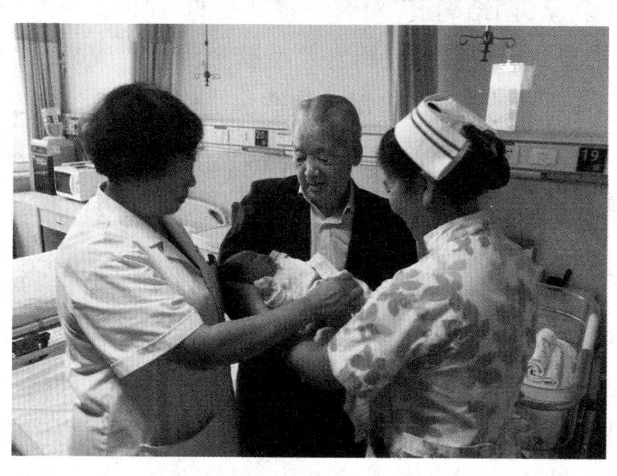

图 3~ 图 5　2018 年 9 月，路志正参加河北中医学院 60 周年校庆期间，由河北省中医院院长孙士江（上图右 3）陪同，视察该院中医妇产科病房（华北地区首家），给予高度赞扬，强调发展中医妇产科，发挥其优势，促进中华民族繁衍昌盛

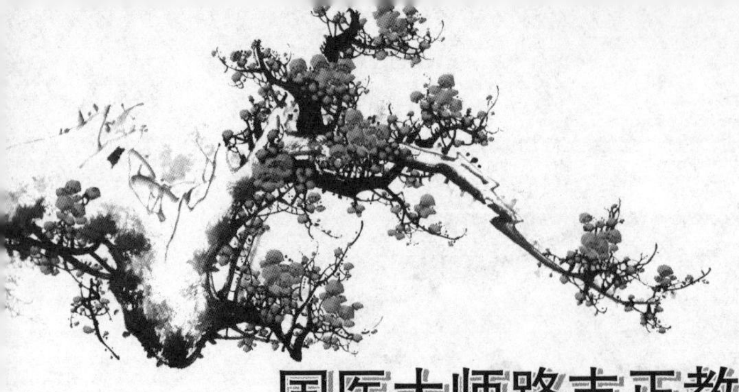

国医大师路志正教授简介

路志正（1920—），字子端，号行健，河北藁城人，首届国医大师，首都国医名师，国家级非物质文化遗产传统医药项目代表性传承人，全国老中医药专家学术经验继承工作指导老师、师承博士后导师。曾兼任国家中医药管理局中医药工作专家咨询委员会委员、重大科技成果评审委员会委员、中华人民共和国药典委员会顾问、国家食品药品监督管理局新药评审顾问、国家中药品种保护委员会顾问等职，现兼任中华中医药学会风湿病分会终身名誉主任委员、中国医疗保健国际交流促进会中医分会名誉主任委员、太湖世界文化论坛岐黄国医外国政要体验中心主席，连任全国政协第六、七、八届委员，参政议政，谏言献策，从“八老上书”以及后来的“五老上书”，殚精竭虑推动中医药事业的继承与发展，奠定了他成为中医智囊及在全国的影响力及号召力。

幼承家学，1939年毕业于河北中医专科学校，1952年入卫生部工作，在卫生部的20多年中，他下乡求证，发掘、推广了许多宝贵的中医经验；他没有门户之见，敬重名家，团结同道，对有一技之长的“民间医生”，也是虚心学习，关爱有加。他最早认定中医对流行性乙型脑炎治疗的成果；代表中医界参加血吸虫病的防治；下放支边，在包钢救治铁水烧伤的工人。1973年重返临床，进入广安门医院，建学科，兴特色，创学会，做科研，抓急症，育英才；出国讲学，把岐黄妙术广布海内外，注重中医药学术研究与传承，为中医学术的发展和中医理论的提高作出了积极的贡献。

杏林耕耘70余载，精通内外妇儿，擅治杂病，疗效显著，屡起沉疴，熟稔经典，融会百家，崇尚脾胃学说，依据时代疾病谱改变，铸就“持中央，运四旁，怡情志，调升降，顾润燥，纳化常”之调理脾胃学术思想。独树一帜，从脾胃论治胸痹；与时俱进，发展湿病理论，发明燥痹，研发痹病系列中成药，临床沿用至今；杂合以治，强调心身同调、药食并用、针药兼施、内外合治。

虽值耄耋之年，仍躬耕临床、手不释卷、笃思敏求、笔耕不辍，注重临床经验的整理提高和理论著述。先后主编《实用中医风湿病学》《中医内科急症学》《实用中医心病学》《中国针灸学概要》《路志正医林集腋》《中医湿病证治学》等专著10余部，发表学术论文百余篇，所主持的中医科研工作多次获奖。曾获1994年中国中医研究院中医药科技进步三等奖，1995年国家中医药管理局中医药基础研究二等奖，1997年中国中医研究院中医药科技进步二等奖，1998年度国家中医药管理局中医药基础研究三等奖，2009年中华中医药学会终身成就奖，2013年中国中医科学院唐氏中医药发展奖，2014年岐黄中医药基金会传承发展奖，2015年中国中医科学院广安门医院终身成就奖，2017年岐黄中医药传承发展奖等。

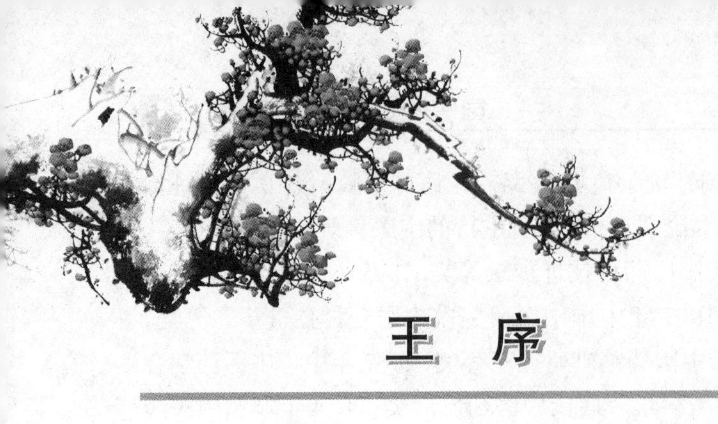

王 序

路志正先生是首届国医大师，从医70余载，精勤不倦，学验俱丰，善于继承，敢于创新，在长期临床实践中，积累了丰富的临床经验和精湛的医技医术，形成了独特的调理脾胃学说和湿病理论，为丰富发展中医药学术作出了贡献。

路老尽管年事已高，仍然辛勤工作在临床一线，视患如亲，对全国各地来的患者总是百问不厌、悉心诊治，对经济困难的患者给予特殊照顾；他甘为人梯、诲人不倦，十分重视年轻人才的培养，是全国老中医药专家学术经验继承工作指导老师，多年来坚持临床带教，言传身教，培养了一批中医药领军人才；他十分关心事业发展，多次与其他老中医药专家一起，为发展中医药事业建言献策，得到了重视和肯定，对中医药工作起到了积极的促进作用，堪为广大中医药工作者学习的楷模。

特别是路老在94岁高龄之际，率领众弟子编著《路志正医学丛书》，全面回顾、系统总结临证经验，为后学传承了宝贵财富，充分体现了他妙手回春的精湛医术、大医精诚的高尚医德、博极医源的治学态度和热爱中医药事业的赤诚情怀，将在中医药学术史上留下浓墨重彩的一笔。在《路志正医学丛书》即将出版之际，我有幸先睹，深为路老老骥伏枥、志在千里的精神所感动，为全书丰富精彩的学术思想和经验所折服，欣然提笔，乐为之序。

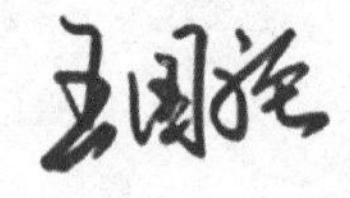

2015年3月于北京

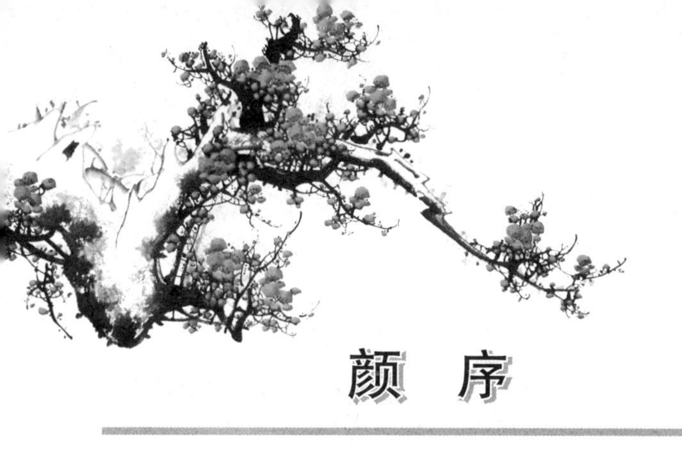

颜 序

我与路志正老同庚，相识于20世纪50年代，有颇为相似的人生经历。我出生于中医世家，1939年毕业于上海中国医学院；路老幼承家学，1939年毕业于河北中医专科学校。我随父亲颜亦鲁老中医学习；路老跟伯父路益修老中医侍诊。1939年路老在河北藁城悬壶济世；1941年我在上海中医执业。20世纪50年代初，我在上海组建联合诊所，后到上海铁路中心医院任中医科主任；路老则在北京中医进修学校学习，后到卫生部中医技术指导科工作。路老中医政务缠身，我则临床诊务繁忙，虽南北相隔，但相互仰慕，鸿雁传书，心息相通。路老在卫生部主管中医学术交流、推广、整理、提高等工作，经常能与全国名家交流。路老每次出差来沪，我们必互相造访，共述衷肠，切磋学术，交流心得，常有“与君一席话，胜读十年书”之感。路老到基层调研，抢救保护北京“捏脊冯”，四平“易筋经拍打疗法”等民间医术；1953年路老参加卫生部抗美援朝医疗队，发现“遗精穴”，收入《针灸经外奇穴图谱》；1955年路老总结鉴定中医治疗流脑的经验，为中医治疗急性传染病提供了典范；1956年路老参加卫生部防治血吸虫病专家组，提出了中医先治腹水、继以西药杀虫的中西医合作治疗晚期血吸虫病肝硬化腹水的方案，挽救了大批患者；1960年路老参加中医研究院包钢医疗队，运用中医温病和外科理论方法，成功抢救大面积钢水灼伤的危重患者。我对路老中医理论的造诣、中医创新的思维、出神入化的医术，极为膺服，不胜感叹。

“文化大革命”中我们共同经历了磨难，改革开放以后中医获得了良好的发展机遇。我们与邓铁涛、任继学、焦树德等十位全国名老中医多次上书中央，提出建设性意见，促进了国家中医药管理机构的改革、中医继承教育的革新，按照中医药特有的规律，解决中医药管理、教育及后继乏人乏术等问题，以繁荣发展中医药大业。20世纪90年代初，我们共同获得国务院政府特殊津贴，共同成为首批全国老中医药专家学术经验继承工作指导老师，为中医药培养高级人才作出了奉献。

我注重中医气血理论，提出“气为百病之长，血为百病之胎”“久病必有瘀，怪病必有瘀”的学术观点及以调气活血为主的“衡法”治则，在中医治则学研究中有所创新。1989年“瘀血与衰老的关键——衡法Ⅱ号抗衰老的临床和实验研究”获国家中医药管理局科技进步二等奖。路老崇尚中医脾胃学说，持中央以运四旁，用调理脾胃法治疗胸痹，开创了中医治疗冠心病的新思路、新方法。1995年“调理脾胃法治疗胸痹经验的继承整理研究”获国家中医药管理局中医药基础研究二等奖。2003年，我们共赴广东实地考察，与广东中医同道一起，制定广东中医药治疗传染性非典型肺炎的方案，付诸实施，并分别为上海、北京抗击非典型肺炎的战斗中作出了贡献，同被评为“全国防治非典型肺炎优秀科技工作者”。

2007年我们同被文化部评为第一届国家级非物质文化遗产中医生命与疾病认知方法项目传承人。2009年我们同被中华中医药学会授予的终身成就奖，被人力资源和社会保障部、卫生部、国家中医药管理局评为首届“国医大师”。

真可谓：共历杏林甘与苦，同为中医鼓与呼，我们情同手足，荣辱与共。今后，为了中医药事业，我们将并肩携手，相约共度百年。

《左传·襄公二十四年》引古训曰：“太上有立德，其次有立功，其次有立言。虽久不废，此之谓不朽。”路老行医70余年，心惟仁爱，普度慈航，是谓立德；路老2009年获中华中医药学会终身成就奖，获“首都国医名师”、首届“国医大师”称号，2010年获中医药国际联盟“岐黄中医药传承发展奖”，2011年获第三届“首都健康卫士”称号，是谓立功；我置放案头，时时拜读的路老《路志正医林集腋》《中医实用风湿病学》《中医湿病证治学》等著作，是谓立言。

我近来得知，路老以九十有四之高龄，欣然命笔，撰写《路志正医学丛书》，且已杀青。《路志正医学丛书》分医论、建言献策、经典讲稿、学术思想、经验传承、医案医话、医籍序评，以及风湿病、心病、脾胃病等诸分卷。是书上及天文，下涉地理，中傍人事，述自然万物之规，人体生生之律；内涵中医五脏六腑之理，经络气血之纲，病因发病之机，防治养生之法。路老崇尚脾胃学说，继承前人的理论，结合自己的感悟，凝练概括出“持中央、运四旁，怡情志、调升降，顾润燥、纳化常”的调理脾胃为中心的学术思想。路老根据临床实践，提出北方亦多湿邪论、百病皆由湿作祟的学术观点，系统论述了湿病的发病规律、证候特点、常见疾病、治疗方略，辨别湿病，要善抓主症，治疗湿病，倡理气为先，注重通、化、燥、渗四法，集中医湿病之大成。这些充分体现了路老深厚的中医理论功底、丰富的临床积累和升华理论，创立新说的能力。路老精通中医内科、针灸，对妇科、儿科、外科等亦很有造诣，丛书展示了路老精细的临床诊察，深刻的临证思辨，精湛的医疗技能和卓越的临床疗效。

观《路志正医学丛书》，洋洋大观，凡 390 余万言，堪称当代中医巨著。我佩服路老卓越的胆识、充沛的精力和坚韧的毅力，在鲐背之年行此不朽之作，遂欣然为之序，以彰其说。

颜德馨

2015 年 4 月 20 日

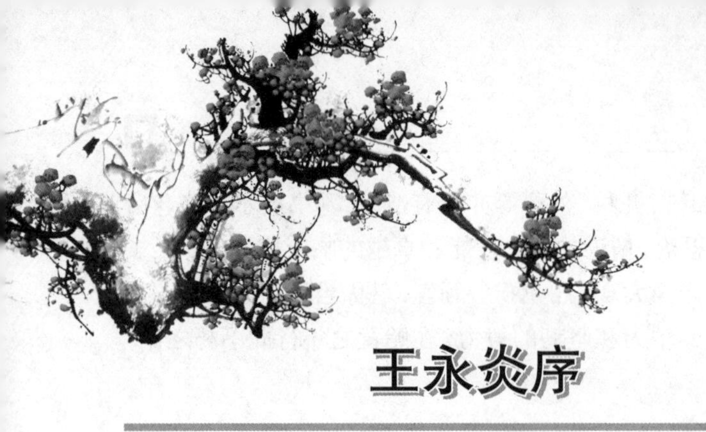

王永炎序

路志正先生，中医学家、中医临床家、中医教育家，系吾辈中医学人的参师。先生早年从政于中央卫生部中医司20余载，忠实贯彻了郭子化老部长与吕炳奎司长维护发展中医事业的意图，亲历参与开国之初党和国家中医政策的制定和执行，为中医事业日后的复兴起着重大的奠基作用。对于北京中医学院早期办学的困境，路老与中医司领导及同事亲历所为排忧解难，主管中医司帮助协调北京市与国务院领导，逐步解决了教师队伍、教材编撰与校舍建设等问题，作为首批中医大学生我们见证了开创现代高等中医教育的风雨历程，切身感悟到前辈中医事业管理者艰辛奋争、忠诚党的事业所作出的伟大的奉献。这一段历史吾辈学人永志不忘。

上个世纪80年代初叶，崔月犁同志出任卫生部部长，在湖北武汉成立了中华中医内科学会，而后我与先生往来日渐增加，情谊日益增厚。追忆30多年常往来会议期间，或书房诊室，或研习讲座，或襄随会诊。先生所论最多者当属中医学科建设和事业发展的症结；先生力主以文化自觉宏扬国医国药国学以传承为主旨，在传承的基础上创新。1982年我与同辈中医学人始启动中医药标准化工作，来自老前辈的部分先生在“常见病证诊断标准与疗效评定标准”起草制定与广泛讨论过程中，提出中医学圆机活法，不需要标准的约束。我对老先生既往维护中医学术的深厚情感是尊敬与钦佩的，然而规划标准是时代的需求，是中医药学科成熟的重要标志，是衡量事物的基础。届时中医内科学会路老师及焦树德、巫君玉、步玉如先生等鼎力支持我主张，遂坚持中医原创优势特色，积极谨慎做一份创新的工作，拓展国内外的学术影响力。几位老先生帮我们度过了最艰难的阶段，有了良好的开端。路老师多次在内科年会上讲“这一代中医学者是值得信任的，是我们培养的，他们忠诚中医事业，我们不应否定自己。”以后30年在行业、国家、国际标准及中医术语规范等方面，路老师等一代名医给予了中医标准化研究团队太多的激励、关怀和帮助。今年9月中国标准化委员会评选出中医标准化与中国水利水电标准化各一位授予终身成就奖。中医标准化工作在路老师等老一辈专家和全国中医医教研产专家的努力与支持下取得了阶段性成果。

记得我在任职北京中医学院行政领导期间，无论是学科学术建设还是相处人际关系的管理工作上，都曾得到路老师的教诲与点拨。由于我涉事不深，体悟钝拙，曾经遭遇坎坷之际，路老师告诉我应处事自然，不可气馁，不要郁闷，多责问自己，从中吸取教训。先生要我重新振作保重身心健康，令我痛定思痛之后，牢记"遇贬黜责己""失意需静心"。10年后复职，于1998年底奉调中医研究院后，在先生指导下到基层（所、院）学科实验室层面，尽快恢复科研常态，设置苗圃工程，争取"863""973"与国家自然科学基金委的重点与重大课题，完善一级学科博士授权，全方位建立博士后科研流动站，扩大招生规模，大力提拔导师，很快地渡过了混乱的局面。

欣闻路老师《医学丛书》将付梓面世，实乃可喜可贺之事。先生幼承家学，崇尚哲史国学。上世纪30代就读于河北中医专科学校，攻读5年毕业，于1939年通过河北中医师资格考试，即悬壶业医，凡75载可谓积学储宝。先生专攻临证，彰显效力，德艺双馨，仁术并重，拳拳之心，总以惠民为重，真乃吾辈良师。先生力主传承创新之举，悟道导航之功，甘为人梯之德，破策问难之论，令我同辈学人感受至切至深而历久弥新。先生诚心待人、博极医源、憺定淡雅、精进沉潜、惟仁惟学的精神也是吾辈做人治学的楷模。先生志笃岐黄，熟谙经典，汲取新知，善于思考，勇于探索，阐述中医理论；其间对于疑难复杂疾病，崇尚脾胃学说，发挥湿病理论，提出"持中央，运四旁，怡情志，调升降，顾润燥，纳化常"等系统的学术思想，值得学术界认真学习继承以推广之，为指导中医临床疗效的提高作出了重要的贡献。

纵观路老师《医学丛书》，内容宏富，贯穿中医理论与临床实践，有医论、医话、医案、临床基础讲稿、序评随笔；寓有脾胃论、心病证治、论治风湿病的新见解、新学说与新理论。可贵之处在于先生作为一代学者对事业的忠诚、自信心与责任感。建言献策，以文稿形式表述对中医学术方向及医教研管理的建设性意见，以见证65年来中医事业艰难曲折复兴发展的历程。还有人文科学的重要组成部分，诸如忆思故人，采风随笔，大医精诚路等。总之，《医学丛书》展现了路老师一生继往圣、开来学、弘医道、利民众的学术成就。先生及编撰团队邀我作序是对我的信任与鼓励，不敢懈怠，为表达对先生"惟德是从"的感恩，及同辈学人的嘱托，写了如上的文字，爰为之序。

学生王永炎鞠躬

甲午季秋

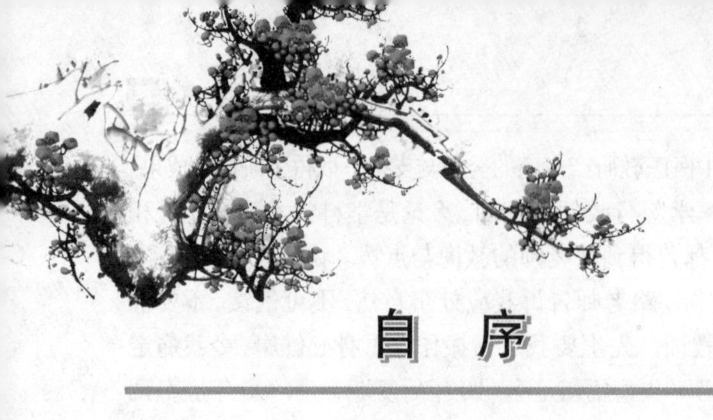

自 序

吾生于1920年，遥想当年，年少朦胧，秉父命承家学，入医校诵医经、修文史。年稍长智顿开，志岐黄意弥坚。1937年，日寇入侵，医校停办，随师临证、抄方又两年。1939年取得了医师资格，遂正式步入医林。白驹过隙，日月如梭，搏击医海越七十六载。简言之，我的行医生涯可分为三个阶段：

第一阶段：1939—1950年

初入杏林，时感力不从心。这就逼着我不得不白天出诊，晚上挑灯夜读，带着问题寻觅、判断每一诊治过程中的得失，以便及时调整。总的来说，这一时期仍是我夯实基础及养成学习习惯的一个重要阶段。说到经验，一是时间久远，二是当时的“脉案”已全部遗失，故在我的记忆中，能忆起的“教训”远比“经验”多，这一点在“路志正传略”中有所反映。如果没有这十几年在农村的锤炼，没有对《内经》《难经》《伤寒论》《金匮要略》《针灸甲乙经》及温病等典籍的深入学习和应用，在抢救包钢工人大面积烧伤的战斗中，就不可能那么从容地应对，更不会取得那么好的效果；同样，在2003年SARS（重症急性呼吸综合征）瘟疫来袭时，也不可能通过电话对我的广东学生进行指导。因此我要说中医古典医籍和温疫学著作，是我们中医的宝贵财富，是战胜急性热病和重大疫情的重要法宝。我们应对其进行深入的学习、挖掘、整理、研究和提高，以便更好地造福世界人民。

第二阶段：1950—1973年

解放初，为了向名医大家学习，1951年我进入“北京中医进修学校”学习西医知识。1952年7月毕业后，承分到中央卫生部医政司医政处中医科工作。1954年7月中医司正式成立，遂调入中医司技术指导科，负责全国中医、中西医结合人员的进修培训，科研立项及其成果鉴定、临床经验推广工作。其间，作为专家组调查人员，分别于1954年，最早确认中医治疗流行性乙型脑炎的

“石家庄经验”；1956年，参加血吸虫病的防治工作；1961—1962年，奉派到包钢职工医院支边，参加门诊、病房会诊、教学工作2年。另外，兼任卫生部保健医，每周在卫生部医务室出诊2个半天，以及担任《北京中医》（后改《中医杂志》）编辑校审等工作。

这一时期，由我主编或参与编写的医著2部；发表医学论文3篇。这些医著或论文，均与我当时的工作与流行时病密切相关。

《中医经验资料汇编》，由卫生部组织，为贯彻党的中医政策，将各地中西医密切合作治疗各种疾病的临床经验，进行总结编纂而成，不仅有利于提高中医治疗水平，对中医研究工作亦提供了丰富资料。全书分上、下两册，1956年由人民卫生出版社出版，后改内部发行。

《中国针灸学概要》，是1962年应国外友人、华侨学习针灸之需，由卫生部中医司征调北京、上海等地多名针灸专家、外文翻译人员，共同完成的指令性任务，1964年由人民卫生出版社出版。

论文《中医对血吸虫病症候的认识和治疗》，是1956年我作为专家组调查成员，经过调研后，提出“中医先治腹水，后用西药锑剂杀虫”的治疗方案，通过领导和基层防治人员广泛肯定并得以推广。

《中医对于伤风感冒的认识和治疗》，缘于1957年冬至1958年春流感全球范围流行。1957年12月27日《健康报》载：法国10—11月间约有1.4万人因患流行性感冒而死亡。据日本厚生省宣布，到14日为止，已有573名日本儿童因感染流行性感冒而死亡。由于本病的侵袭，全国104万以上儿童不能上学，有3153所学校完全停课。鉴于流感对人体危害的严重性，不能不引起我们的重视而完成本文，旨在提高对本病的认识，加强对策和防范是本文的重点。

《中医对大面积灼伤的辨证论治》，是1960年我赴包头钢铁厂职工医院支边期间，运用中医温病与外科理论作指导，参与多例大面积烧伤中西医合作救治后撰写本文，病案救治过程详见《包钢医院日记》。

这一时期医著不多，但它开创了我人生中的几个第一次，为后来的发展储备了知识、平添了才干，因此意义重大。上述3篇论文，已收入《路志正医论集》，以馈读者。

在卫生部工作的20多年时间里，由于工作性质，使我能近距离接触各地的名医大家和有一技之长的民间中医，并能看到各地报送的技术资料，为我理论水平和实践能力的提高带来难得的机遇；而另一方面，大师们虚怀若谷、谦逊诚恳的为人作风，以及心静若水、不尚虚浮、严谨认真、不断进取的治学精神，对我有着潜移默化的影响。因此，这20年的医政生涯，是我人生练达、眼界大开，学以致用、兼收并蓄，学识品识不断积淀和提高的重要时期。

第三阶段：1973年至今

1973年11月，在我的一再要求下，得以回归本行，调入广安门医院成为一名普通医生，从此走上了专心治学、精研岐黄之路。

在广安门医院工作的40多年，恰值我国社会政治、经济和各项事业急剧变化，由乱转治、由治转向高速发展的最好时期。和各行各业一样，中医药事业发展的外部环境日益宽松，而业内学术研究氛围也越来越浓；更由于中国中医科学院及广安门医院各届领导的大力支持，我得以读经典，做临床，重急症，倡湿病，行特色，搞科研，组建中医风湿病与心病学分会；发论文，著医书，弘扬中医学术；重传承，收弟子，带硕士、博士、博士后研究生，培养中医人才；自命为“中医形象大使”，通过在国内外讲学交流、诊治疾病等一切时机，向广大群众、领导干部、外国友人推介中医，宣传中医药文化和“治未病”养生保健的理念。更是利用全国政协委员的身份，认真履行职责，积极参政议政，为中医药事业的生存和发展建言献策，做出了一些成绩。

此外，首开中医内科急症讲座班，出版《中医内科急症》专著。最早提出创办国家瘟疫研究所，以应对突发性传染病的发生，建议开办中医温热病（包括湿热病）医院，以传承其治疗瘟疫等经验和特色。随着党的中西医并重的方针确立，深刻认识到中医在妇科产科方面大有作为，具有求嗣、胎教、临产等特色和优势，于2014年两会期间提案建议成立中医产科医院、中医儿科医院，以更好培养新一代聪明伶俐、健康活泼的后继人才。

因此这40年，对我来说可谓是天道酬勤，厚积薄发，在学术上有所建树的黄金时期。

习近平主席说：“中医药学凝聚着深邃的哲学智慧和中华民族几千年的健康养生理念及其实践经验，是中国古代科学的瑰宝，也是打开中华文明宝库的钥匙。深入研究和科学总结中医药学对丰富世界医学事业、推进生命科学研究具有积极意义。”前些年，我一直忙于组织和领导交给的诸多工作，无暇顾及自己的学术思想和临床经验的总结，故每当好友、学生提及，亦常引为憾事。作为国家非物质文化遗产传统医药（中医生命与疾病认知方法）项目代表性传承人之一，理应为中医药的传承工作再多作一些贡献。在学生和家人的鼓励与协助下，我和我的团队在百忙中倾注大量时间和精力，将我60年来医文手稿、各科医案等进行了整理，撰写《路志正医学丛书》系列。丛书包括医论、建言献策、经典讲稿、医案医话、医籍评介、学术思想研究、经验传承、风湿病、心病、脾胃病、妇儿科病等内容共 10 卷。吾已近期颐之年，然壮心未已，期待本丛书问世，为中医传承再尽绵薄之力。

路志正　路志正

乙未仲秋於北京

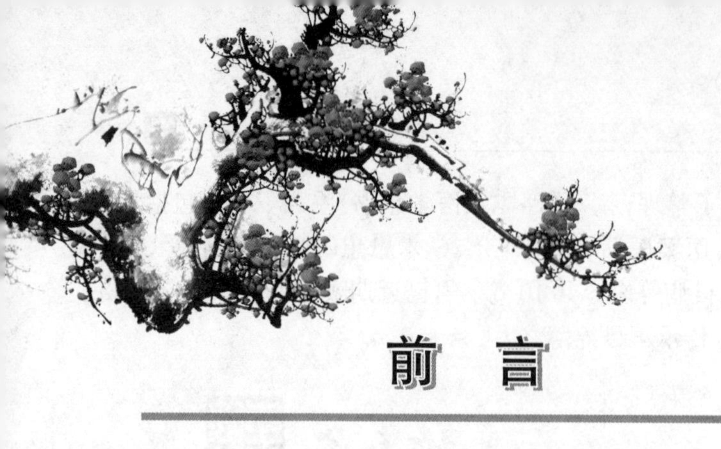

前 言

在漫长的历史进程中，中医药学非常重视妇女疾病的预防和诊疗，形成一整套中医妇产科理论体系，积累了丰富的防治妇产科疾病和不孕不育的宝贵经验。

早在春秋战国时期，《黄帝内经》记载：四乌鲗骨一藘茹为丸，饮以鲍鱼汁，治疗血枯经闭；提出妊娠期用药“有故无殒，亦无殒也”“衰其大半而止”等原则。“扁鹊名闻天下，过邯郸，闻贵妇人，即为带下医”(《史记·扁鹊仓公列传》)。汉代，朝廷内设有“女医”“乳医”，使妇科更专业化；张仲景《金匮要略》有“妇人妊娠”“妇人产后”和“妇人杂病”三篇，包括了女性经、带、胎、产及杂病的病脉证治内容。唐代孙思邈《备急千金要方》首列妇人方3卷，指出：“先妇人、小儿而后丈夫……则是崇本之义也”。《经效产宝》为现存最早的产科专著，提出“夫产难者，内宜用药，外宜用法，盖以多门救疗以取其安也”。宋代，设太医局，分为9科，其中产科10人，在医事制度上妇产科形成独立学科。妇产科专著众多，如北宋杨子建《十产论》，详细记载了横产、倒产、偏产、碍产等异常胎位助产手法；《太平圣惠方》载兔脑丸(又名催生丹)，兔脑含有催产素，在当时是了不起的发明。尽管在中国古代受到封建礼教的束缚，中医产科发展受到严重滞碍，但仍一贯得到重视。带下是女性第一疾病，月经是妇女健康之本，优生优育则是国家民族繁衍昌盛的基石。

随着现代医学的迅速发展，中医妇产科医护人员从整体观出发，在继承中医妇产科优秀的理论和实践基础上，充分利用现代物理、生物检测技术，将西医学的优秀成果引入到中医妇产科来，经过多年的探索取得了可喜的成果。如国医大师路志正教授治疗一家族性面肩肱型肌营养不良合并不孕症患者，该患者曾多方应用中西药物治疗，两次采用试管婴儿辅助生殖技术，均因胚胎不能着床而失败，路老以“运脾燥湿、振奋脾肾阳气”为切入点，使阳气振，经脉通，天癸至，精血盈，冲任和，孕自成，28剂中药竟扭转乾坤，患者喜得“龙凤胎”。又如上海中医药大学附属曙光医院近年针对不孕症病机，将改善机体整体功能和祛除局部病变相结合，依据中医"肾藏精、主生殖""胞脉者、系于肾"的理论，运用补肾育胎方，证实了中药能改善机体内分泌水平，从多器官、多途径、多靶点对不孕症进行有效的治疗，已取得成功。同时该中心提出了新鲜胚胎移植结合中医药辅助排卵方案，随着相应试管婴儿的成功，该方案被认为是一种高效、安全、经济的选择，其专利申请已被接收。

国医大师路志正教授精通中医典籍，擅长中医内科、针灸，临证针药并用，圆机活法，因证而施，对妇科亦有很深造诣，在妇科经、带、胎、产、不孕等疑难病症方面有独到见解和临床经验，疗效显著。因此，在路志正教授亲自主持策划下，组织编写《路志正妇产科学术经验集》。为方便读者学习，动态再现路志正教授在整个疾病诊疗过程中辨证思维、遣方用药过程，正是我们着墨本书之初衷。

本书收集了路志正教授从医60多年的妇产科学术经验，共分为四大部分。第一部分：医论篇。包括中医妇产科临床基础、中医妇产科临证经验、中医产育思想与技术等章节。内容阐发中医妇产科基础理论，介绍了路老治疗常见妇产科疾病辨证立法、遣方用药的经验体会。路老辨证论治思维与时俱进，古方经方运用发挥独具匠心，将给读者带来强烈冲击和深刻启示。在社会经济高速发展的今天，生殖健康不仅成为医学课题，更凸显其社会发展根源。中医产育思想与技术一章，揭示了中医妇产科理念与方法有其优势，亟待挖掘。第二部分：医案医话篇。重点介绍了路老治疗妇产科疾病独具特色的临证验案，涉及月经病证、带下病证、妊娠病证、产后病证、不孕症与助孕、妇科杂病等，内容引人入胜，体现了独树一帜的中医妇产科学术思想。第三部分：临证解难篇。涉及月经病证、带下病证、妊娠病证、产后病证、不孕症、妇科杂病，通过病案分析、点拨要点、问难解惑，引古论今，层层剥茧，将路老缜密的辨证思维和丰富的临证经验淋漓尽致地展现给读者。第四部分：结语篇。倡议让中医妇产科在当今时代重新发光，发掘中西医合作优势，弘扬中医优生思想，积极预防出生缺陷。深切表达了路志正教授虽近期颐之年，仍不忘对子孙后代繁衍、国家民族昌盛的责任感。

本书在前期60年工作积累的基础上，作为《路志正医学丛书》的一个分册于2012年启动编纂，历时3年，几经修改完善，2015年完成初稿，正欲交人民卫生出版社付梓之际，幸纳入2017年国家出版基金资助项目，路志正教授坚持精益求精之精神，对本书临证经验、中医产育思想与技术等内容，进行了卓有见地的补充与完善，旨在将中医妇产科学瑰宝传承于世，惠泽于民。

本书内容丰富翔实，既有理论的传承与创新，又有实践的点拨和验证，是一部名医妇产科经验精品著作，对于广大医务工作者尤其从事中医妇产科专业的医师极具启发和参考价值，并可作为中医院校学生与爱好者的有益读物。愿此书能为中医药事业的继承发展做出贡献！

本书的编写得到了许多专家的帮助和支持，在此向各位专家学者表示诚挚的感谢！由于编者水平有限，难免有不当和疏漏之处，望同道不吝指正。

王国强同志曾指出，预防出生缺陷应该得到重视。我国是出生缺陷高发国家。出生缺陷严重危害儿童健康，限制国民素质的提升。每一个出生缺陷患儿的背后都关系着一个家庭，对于这些家庭来说，这无疑是一种灾难。预防出生缺陷，高龄产妇尤勿掉以轻心。近年来，通过政府部门不懈努力，我国出生缺陷防控体系得到加强。随着妇产科技术和诊治水平的不断提高，母婴近期及远期健康、减少出生缺陷，是中华民族繁衍生息的根本，是国富民强、长治久安的基础。相信随着全国妇产科临床水平的不断精进、科学研究的深入开展，这一事关绵延子孙后代，培养活泼可爱、体魄健壮、身心健全的新生一代的课题，将迎来大好的发展局面和更加美好的明天！

编　者

2018年3月6日

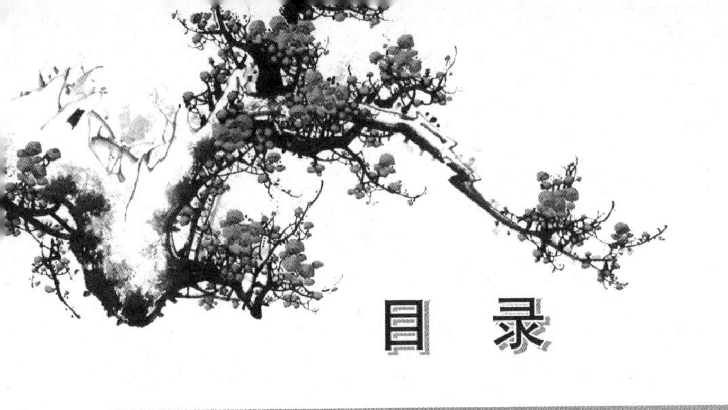

目 录

医 论 篇

第一章 中医妇产科临床基础……2

第一节 中医妇产科基础……2

一、月经与月经病……2

二、妊娠生理与病理……3

三、临产与分娩……4

四、产褥和产后病……5

五、哺乳与乳汁分泌异常……5

第二节 一源三歧话冲任督带……6

一、生理功能……7

二、病理机制……7

第三节 从"天人相应"谈女性生理保健……9

一、月经周期，顺应日月天象……9

二、起居作息，顺应昼夜阴阳变化……10

三、衣着寒温，适四时节气变迁……10

四、适龄婚育，勿错失良机……11

第四节 浅谈升降理论在妇科的应用……12

一、木郁达之……13

二、陷者举之……14

三、高者抑之……16

第五节 学习《傅青主女科》的体会……17

一、诊治妇人，须重视带下证……17

二、调经止崩，要辨寒热虚实……18

三、产后诸证，注意和血祛瘀……19

第六节 《傅青主女科》当归用药规律浅析 …………………20
一、药物配伍规律 ……………………………………20
二、药物用量规律 ……………………………………22
第七节 运用古今方剂治疗胎漏(胎动不安)之探讨 ………23
一、古今医家治胎漏(胎动不安)方选 ………………24
二、仲景胶艾汤简析 …………………………………27
三、常用安胎药的探讨 ………………………………29
四、临证组方遣药体会 ………………………………31
第八节 中医情志疗法在妇产科的运用…………………32
第二章 中医妇产科临证经验……………………………35
第一节 妇科病辨治体会…………………………………35
一、与时俱进,用发展的眼光分析妇科病病因病机 ……35
二、辨证重视妇女带下 ………………………………36
三、重视"冲任督带"奇经,从肝脾肾入手调治妇科病 ……36
四、益气健脾、培本固元 ……………………………36
五、调情志、畅气机 …………………………………37
六、重视劳逸结合、生活规律 ………………………37
第二节 月经病辨治心法…………………………………37
第三节 带下病辨治心法…………………………………39
一、病因病机 …………………………………………39
二、辨证论治心法 ……………………………………40
三、外熏洗法 …………………………………………41
四、外阴清洁护理 ……………………………………42
第四节 闭经的辨治………………………………………42
一、闭经病名沿革 ……………………………………42
二、主要病因病机 ……………………………………42
三、历代医家对闭经述要 ……………………………43
四、诊断与鉴别诊断 …………………………………44
五、辨治举要 …………………………………………45
六、病案举隅 …………………………………………46
第五节 胎漏、胎动不安的辨治 …………………………47
一、胎漏、胎动不安病名沿革 ………………………47
二、主要病因病机 ……………………………………47

三、历代医家对胎漏、胎动不安述要 ……48
四、诊断与鉴别诊断 ……49
五、辨治举要 ……50
六、病案举隅 ……51
第六节 堕胎、小产的辨治 ……51
一、堕胎、小产病名沿革 ……51
二、主要病因病机 ……52
三、历代医家对堕胎、小产述要 ……52
四、诊断与鉴别诊断 ……53
五、辨治举要 ……54
六、中医预防 ……55
第七节 胎萎不长的辨治 ……55
一、胎萎不长病名沿革 ……56
二、主要病因病机 ……56
三、历代医家对胎萎不长述要 ……56
四、诊断与鉴别诊断 ……57
五、辨治举要 ……58
六、中医预防 ……59
第八节 产后发热的辨治 ……60
一、产后发热病名沿革 ……60
二、主要病因病机 ……60
三、历代医家对产后发热述要 ……61
四、诊断与鉴别诊断 ……61
五、辨治举要 ……62
六、中医预防 ……63
第九节 产后恶露不绝的辨治 ……63
一、产后恶露不绝病名沿革 ……64
二、主要病因病机 ……64
三、历代医家对产后恶露不绝述要 ……64
四、诊断与鉴别诊断 ……65
五、辨治举要 ……66
六、中医预防 ……67
第十节 产后痹的辨治 ……67

一、产后身痛病名沿革 …… 67
二、主要病因病机 …… 68
三、历代医家对产后身痛述要 …… 68
四、诊断与鉴别诊断 …… 69
五、辨治举要 …… 70
六、中医预防 …… 71
第十一节　产后乳汁分泌异常的辨治及回乳法 …… 71
一、气虚血少,分泌不足 …… 71
二、肝气郁滞,失于疏泄 …… 72
三、肺胃郁热,乳汁壅积 …… 72
四、回乳单方、验方 …… 72
第十二节　不孕症的辨治 …… 73
一、不孕症病名沿革 …… 73
二、主要病因病机 …… 73
三、历代医家对不孕症述要 …… 74
四、诊断与鉴别诊断 …… 76
五、辨治举要 …… 76
六、病案举隅 …… 77
第十三节　抑郁症(郁证)的辨治 …… 79
一、郁证病名沿革 …… 79
二、主要病因病机 …… 80
三、历代医家对郁证述要 …… 81
四、诊断与鉴别诊断 …… 82
五、辨治举要 …… 83
六、中医预防 …… 83
第十四节　绝经前后诸证的辨治 …… 84
一、绝经前后诸证病名沿革 …… 84
二、主要病因病机 …… 85
三、历代医家对绝经前后诸证述要 …… 86
四、诊断与鉴别诊断 …… 87
五、辨治举要 …… 88
六、中医预防 …… 90
第十五节　从湿论治更年期综合征经验 …… 90

一、理论依据 …………………………………………………………………90
二、证候特点 …………………………………………………………………91
三、常用治法 …………………………………………………………………91
第十六节 自拟燮更方治疗更年期心悸…………………………………93
第十七节 桑贞降脂方治疗围绝经期妇女高脂血症(肝肾阴虚证)
60例疗效观察 ………………………………………………………94
一、临床资料 …………………………………………………………………95
二、治疗方法 …………………………………………………………………95
三、疗效标准与治疗结果 ……………………………………………………96
四、讨论 ………………………………………………………………………97
第三章 中医产育思想与技术……………………………………………99
第一节 生孩子宜顺其自然…………………………………………………99
一、助产人员不宜过度干预 …………………………………………………99
二、过度干预易致情商缺憾 ……………………………………………… 100
三、丈夫陪产可能影响生产进程 ………………………………………… 101
附:答记者问 ……………………………………………………………… 101
第二节 从中医嗣育理论看现代生活方式对女性生育功能的影响… 102
一、婚育年龄的改变对生育的影响 ……………………………………… 102
二、不良饮食结构对生育的影响 ………………………………………… 103
三、女性社会地位的改变对生育的影响 ………………………………… 104
四、现代生活习惯对生育的影响 ………………………………………… 105
第三节 谈中医产育思想中的人文关怀……………………………… 106
一、求嗣 …………………………………………………………………… 106
二、妊娠 …………………………………………………………………… 107
三、分娩 …………………………………………………………………… 108
四、产褥 …………………………………………………………………… 108
第四节 谈中医产育思想中的妊娠期养护…………………………… 109
一、逐月养胎,胎孕平安 ………………………………………………… 110
二、失于养护,伤及小儿 ………………………………………………… 112
三、合理胎教,生子贤能 ………………………………………………… 112
四、产前养护,母子安康 ………………………………………………… 113
第五节 谈中医药疗法矫正异常胎位………………………………… 113
一、外治法 ………………………………………………………………… 113

二、内服法 …… 114
三、手法助产 …… 115
第六节　中医产育思想和技术在降低剖宫产率中的作用 …… 115
一、对孕妇的要求——和情性，节饮食，动肢节 …… 116
二、对产妇分娩过程的指导——睡，忍痛，慢临盆 …… 117
三、对助产人员的要求——沉着冷静，宜“稳”不宜“催” …… 118
四、对分娩时日的要求——胎元完足，弥月而产 …… 118
五、对产妇放松指导——促进催产素分泌 …… 119
六、产妇分娩——建立顺应瓜熟蒂落的自然观 …… 119

医案医话篇

第一章　月经病证 …… 122
第一节　月经先后期异常 …… 122
一、气阴不足、肝经湿热致月经后期及带下证 …… 122
二、养血和血、调理冲任治月经后期、漏下 …… 123
三、疏肝清热、理气散瘀治月经后期、量少 …… 125
第二节　痛经 …… 126
一、痛经寒热虚实辨 …… 126
二、变通当归四逆汤治痛经厥逆 …… 127
三、痛经并子宫肌瘤首辨虚实 …… 129
四、健脾和肝、活血化瘀治痛经 …… 130
五、疏肝和血、调经止痛治痛经 …… 132
六、清肝理脾、理气和血治头晕并痛经 …… 134
七、湿瘀阻滞痛经、带下并卵巢囊肿案 …… 135
第三节　月经过多与过少 …… 138
一、疏肝清热法治月经量少 …… 138
二、月经过多、经期延长案 …… 139
三、健脾益气、养血润肠治便秘并月经过多 …… 141
第四节　月经前后诸症 …… 142
一、倒经 …… 142
二、温胆和胃法治经期头痛、呕吐 …… 143
三、圆机活法辨治经期头痛并虚劳 …… 143

第五节　崩漏 …… 145
一、从心肺治崩漏 …… 145
二、益气健中治漏下 …… 147
三、气阴两亏、血热崩漏案 …… 147
第六节　闭经 …… 149
一、治闭经宜从肝脾肾入手 …… 149
二、焦虑过劳致闭经治验 …… 151
三、疏肝和血治闭经 …… 153
四、从脾论治闭经 …… 155
五、疏肝健脾、养血活血治闭经 …… 156
六、疏肝养血、补肾温通愈闭经 …… 158
第二章　带下病证 …… 161
一、疑难杂症宜守方 …… 161
二、辨证得当，一方而二病俱安 …… 162
三、异病同治头痛、带下案 …… 163
四、带下多从湿（湿热）论治 …… 164
五、健脾化湿、疏肝清热治带下 …… 166
六、清化湿热法，内服外洗治盆腔炎 …… 167
七、补益气阴、清化湿热法治带下 …… 168
八、调治带下医眩晕 …… 169
九、调治带下医头痛 …… 170
十、健脾固带医胸痹 …… 171
十一、益气养阴、运脾祛湿治狼疮脱发并带下 …… 173
十二、益气固肾、清利湿热治老年高血压、阴道炎 …… 174
第三章　妊娠病证 …… 177
一、胎漏 …… 177
二、肾虚郁热胎漏（先兆流产） …… 178
三、子痫治验 …… 180
四、妊娠期哮证 …… 181
五、妊娠便秘 …… 183
六、妊娠阴痒 …… 184
第四章　产后病证 …… 186
一、太少并调治产后喘 …… 186

二、产后哮证案 …… 187
三、温胆宁心、调卫和营治产后汗证 …… 188
四、脾肺同调治产后身热 …… 189
五、益气养血、疏风祛湿治产后痹 …… 191
六、益气通阳散寒、祛风除湿清热治产后痹并带下 …… 192
七、益气健脾、调和营卫愈顽痹 …… 194
八、益气血、清肝胆、滋肝肾治产后痹 …… 196
第五章 不孕症与助孕 …… 198
一、防己黄芪汤治闭经、不孕症 …… 198
二、疏肝理脾法治痛经、不孕症 …… 199
三、补肝肾、调冲任治月经量少、不孕症 …… 200
四、培气血、调冲任、益脾肾促孕保胎医腹泻 …… 202
五、理中益肾治肌营养不良并不孕症 …… 205
第六章 妇科杂病 …… 209
一、建中宫治阴吹 …… 209
二、识病辨证，纲举目张 …… 210
三、乳腺增生症案 …… 212
四、乳癖、月经不调案 …… 214
五、补益气阴、清热化湿治狐蜮病 …… 216
六、肃肺制肝、清热涤痰治胁痛、呃逆 …… 218

临证解难篇

第一章 月经病证 …… 222
一、月经失调案 …… 222
二、崩漏案 …… 227
三、痛经案 …… 231
四、经行头痛案 …… 235
五、绝经前后诸证案一 …… 239
六、绝经前后诸证案二 …… 243
七、绝经前后诸证案三 …… 247
第二章 带下病证 …… 253
盆腔炎性疾病案 …… 253

第三章　妊娠病证……256
一、妊娠恶阻案一……256
二、妊娠恶阻伴发热案二……260
附录：患者王女士来函致谢……262
三、胎动不安案一……263
四、滑胎、胎动不安案二……268
五、胎漏案……271
六、妊娠高血压案……278
七、妊娠咳嗽案……281
第四章　产后病证……285
一、产后恶露不绝案一……285
二、产后恶露不绝案二……289
三、产后头痛案……293
四、产后痹案一……296
五、产后痹案二……301
六、产后痹案三……305
第五章　不孕症……310
助孕保胎喜得双胞胎男婴案……310
第六章　妇科杂病……319
一、郁证案一……319
二、郁证案二……323
三、郁证案三……327
四、失眠案……330
五、脑外伤性癫痫案……333
六、狐蟚病案……337
七、燥痹案一……342
八、燥痹案二……346

结　语　篇

第一章　让中医妇产科在当今时代重新发光……354
一、现代妇产科医学中存在的不足……354
二、中医妇产科学的优势及精华……356

第二章 发掘中西医合作优势，弘扬中医优生思想
——积极预防出生缺陷 …… 361
一、适龄婚育 …… 361
二、节欲保精 …… 362
三、孕期保健 …… 362
四、药食谨慎 …… 363
五、临产调护 …… 364
六、产后调摄 …… 364
跋 …… 366

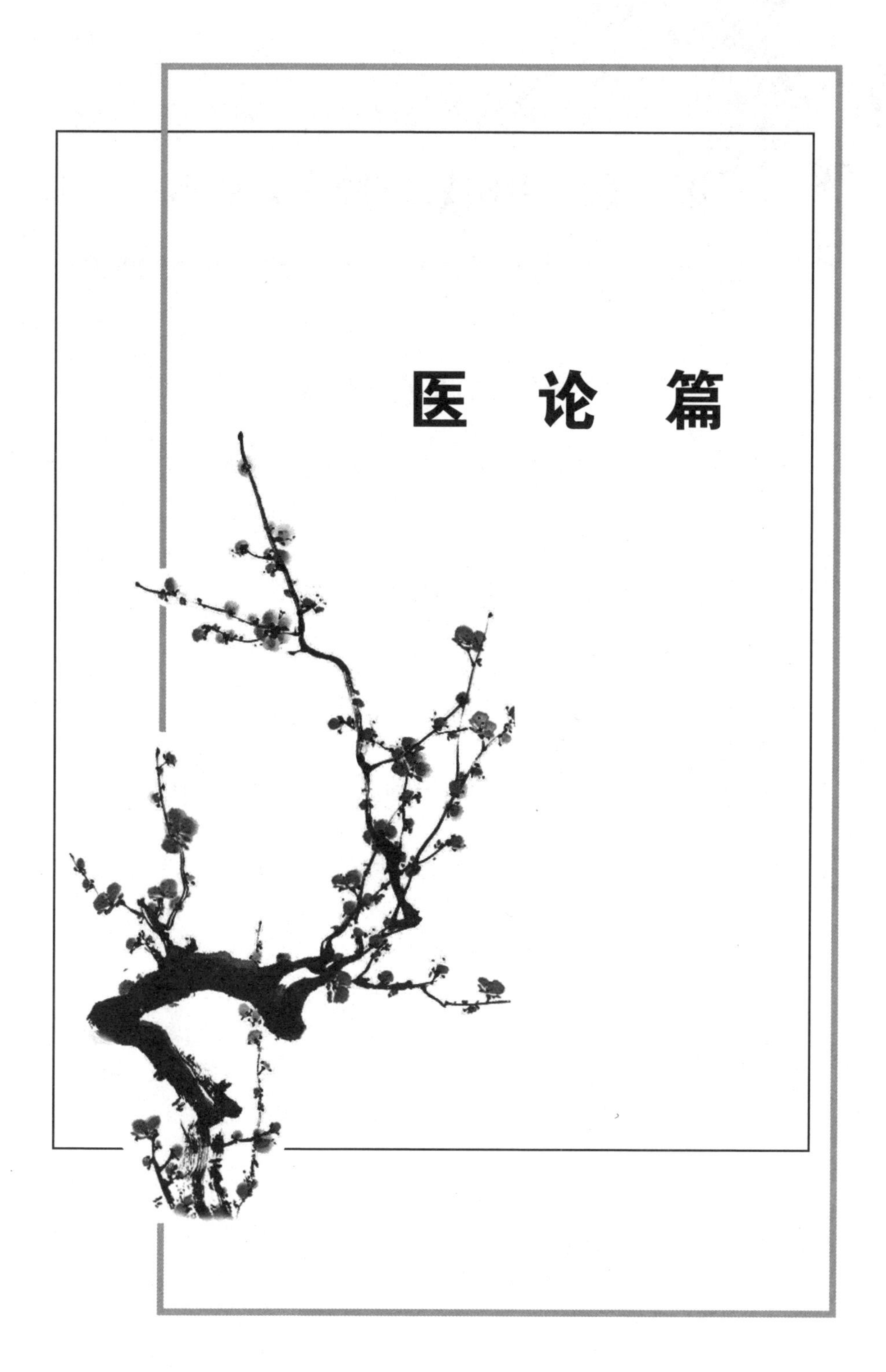

医 论 篇

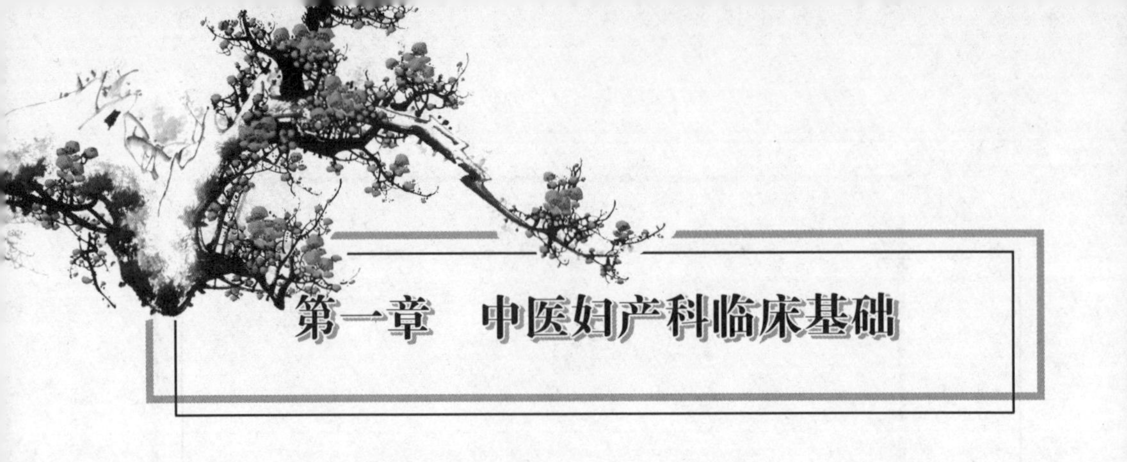

第一章　中医妇产科临床基础

第一节　中医妇产科基础

女性有月经、胎孕、产育和哺乳等正常生理功能，也有经、带、胎、产等妇产科特有的疾病。《医宗金鉴·妇科心法要诀》："男女两科同一治，所异调经崩带癥，嗣育胎前并产后，前阴乳疾不相同。"中医妇产科学，即是研究女性经、带、胎、产等正常生理功能以及防治其病理改变的一门学科。

一、月经与月经病

（一）月经的生理现象

月经，又名"月信""月水""月汛"。《本草纲目·妇人月水》言："女子，阴类也。以血为主。其血上应太阴，下应海潮。月有盈亏，潮有朝夕，月事一月一行，与之相符。故谓之月信、月水、月经。"

健康女子，到了14岁左右，月经开始来潮，称为"初潮"。以后有规律地一月一次，按期来潮，一直到49岁左右为止，称为绝经。生育期妇女妊娠期间月经停闭，哺乳期妇女则多数无月经来潮。以上均属生理性停经。此外，也有身体无病而月经两月一至的，称为"并月"；三月一至的，称为"居经"；一年一行的，称为"避年"；亦有终生不行经而能受孕的，称为"暗经"；个别妇女怀孕以后仍按月行经而无损于胎儿的，名叫"激经"，又名"盛胎"或"垢胎"。

两次月经第1天间隔的时间称为一个月经周期，一般为28~30天。

每次月经持续时间为经期，正常为3~7天。

月经量一般初时较少，第2~3天量较多，总量约30~80ml。

月经的颜色一般为黯红色，开始较浅，中间逐渐加深，最后又成淡红；不凝结，无血块，不清不稠，无特殊臭味。

（二）月经产生的机制

月经的产生，是天癸、脏腑、经络、气血协调作用于胞宫的正常生理现象。

《素问·上古天真论》:“女子七岁，肾气盛，齿更发长；二七天癸至，任脉通，太冲脉盛，月事以时下，故有子……七七任脉虚，太冲脉衰少，天癸竭，地道不通，故形坏而无子也。”肾气旺盛，天癸产生，任通冲盛，对月经的来潮起着决定性作用。冲脉，为十二经气血汇聚之所，是全身气血的要冲。任脉，主一身之阴。任脉之气通，冲脉之血盛，下达胞宫，月经得以产生。

月经初潮产生后，要保持规律的来潮、正常的经量，督脉、带脉亦有重要作用。督脉与任脉循环往复，维持着阴阳脉气的平衡；带脉匝腰一周，约束全身经脉，冲、任、督三脉都要受带脉的约束，才能维持正常生理功能。

月经以血为用，而血的生成、统摄、运行有赖于气的调节。因此，在月经产生的机制上，气血不但是最根本的物质基础，而且它们之间的关系相互为用。气血的产生与运行源于脏腑的正常生理功能。脏腑之中，脾胃为气血生化之源，心主血，肝藏血，脾统血，肾藏精，肺主一身之气、朝百脉而输精微。因此，五脏安和，气血充足而通畅，血海方能按时满盈，月事方能如期来潮。

（三）月经病的病机

月经病是指月经的周期、经量、经质的异常，以及伴随月经周期出现腹痛、头痛、吐衄等症。月经病包括月经先期、月经后期、月经过多、月经过少、经期延长、痛经、闭经、经行前后头痛、乳房胀痛等。其中月经周期和经期、经量的异常，如失治误治，均可发展成崩漏。

月经病的病因病机，主要是外感六淫或七情所伤。其中六淫之邪以寒、热、湿为主，七情内伤以忧、思、怒居多。在机体正气不足的前提下，肝、脾、肾功能失常，气血运行失调，冲任二脉损伤而发病。

（四）月经病的预防

二七之年，女子月事将下，胞宫血室即将开放。此时生活调养尤其重要，一旦失于调摄，必将埋下未来近40年月经病的隐患。因此，即将进入青春期的女性，一方面需注意避免外感六淫的侵袭，经期不宜进行游泳等运动，以避免湿邪入侵；生育期女性还要避免经期性生活；不宜着露脐装、露背装，以避免风寒之邪入里。另一方面需保证规律的作息，养成早睡早起的习惯，保持良好的情绪。

二、妊娠生理与病理

（一）妊娠

《灵枢·决气》:“两神相搏，合而成形，常先身生，是谓精。”即指受孕的机理。女子在发育成熟后，月经来潮，就有了受孕生殖能力，男女两精相合，就能构成胎孕。

妊娠是指从受孕至分娩的过程，约 280 天。孕期是从孕前末次月经第 1 天算起，以 28 天为一个妊娠月。

（二）妊娠生理与病理

受孕后，月经停止来潮，此时全身气血下注以养胎，人体处在营血不足，阳气相对有余的状态。因此，妊娠期的生理特点是阴血偏虚，阳气易盛。同时随着胎体渐长，往往影响气机之升降，易出现气滞痰郁等疾患。妊娠期常见病如恶阻、胎漏、胎动不安、妊娠肿胀、妊娠咳嗽等。

（三）妊娠期调护

中医妇产科强调孕期应禁房事，保持良好平稳的情绪。《胎产心法·教养宜忌论》指出："勿乱服药，勿过饮酒，勿信师巫，勿食邪味，勿听淫词野传，勿去登高涉险，勿妄针灸，勿举重物，立不跸，坐不边，口不可出恶言，手不可行鞭朴，勿看日月薄蚀，勿见鬼神怪戏，毋哭泣，毋嗔怒，毋惊恐。"古人对孕妇行为的约束，体现了优生优育的思想，至今仍有现实指导意义。

三、临产与分娩

（一）分娩

孕期从末次月经来潮第一天算起，经过 280 天左右，即 10 个阴历月左右便分娩。

妊娠足月，胎位已向下移，时见腰腹阵阵胀痛，小腹逼坠，有便意或"见红"等征象，称为"临产"，又称"临盆"。《胎产心法》载："临产自有先兆，须知凡孕妇临产，或半月数日前，胎腹必下垂，小便多频数"。

有些孕妇在临产前可出现一些疑似现象，如妊娠 8~9 个月时，或出现腹中痛，可自行缓解者，称为"试胎"或"试月"。如妊娠月份已足，腹痛或作或止而腰不坠痛者，称为"弄胎"，非真正的临产表现，需安心等待。

（二）产时病

影响分娩的因素，包括产力、产道、胎儿、产妇精神心理因素四个方面。若产妇素体虚弱，临产又失于调护，尤其是受精神因素的影响，如愤怒、忧虑、恐惧等，可使子宫收缩乏力、收缩不协调，导致难产。如产程过长，又失于处理，则可危及产妇及胎儿性命。

（三）临产调护

分娩时需注意消除产妇的恐惧和焦虑情绪，使其保持心情舒畅、情绪稳定，注意饮食，保存体力。顺应产程的生理进展，待子门全开，顺势屏气用力娩出胎儿。《达生篇》载："渐痛渐紧，一阵紧一阵，是正产，不必惊慌。"并提出"睡、忍痛、慢临盆"的临产六字诀，对产妇对待分娩有重要指导意义。

四、产褥和产后病

（一）产褥

分娩结束后，产妇的脏腑与胞宫逐渐恢复到正常未孕的状态，此期间需要6周，称为产褥期。

（二）产后病

新产后1周内，由于分娩时体力消耗和出血，产妇的生理特点是阴血骤虚，阳气易浮。《金匮要略·妇人产后脉证并治》指出："新产血虚，多汗出，喜中风，故令病痉；亡血复汗，寒多，故令郁冒；亡津液，胃燥，故大便难。"即为"产后三病"。《张氏医通·产后》云："败血上冲有三，或歌舞谈笑，或怒骂坐卧，甚者逾墙上屋……此败血冲心……若饱闷呕恶，腹满胀痛者，曰冲胃……若面赤呕逆欲死，曰冲肺……大抵冲心者，十难救一，冲胃者，五死五生，冲肺者，十全一二。"另载："产后诸病，惟呕吐、盗汗、泄泻为急，三者并见必危。"

产后病的发病机制，可归纳为三类：一是亡血伤津，血虚火动；二是瘀血内阻，败血妄行；三是外感六淫，或饮食房劳、情志所伤等。

产后病的诊断方法，除运用四诊八纲之外，还须注意"三审"：先审小腹痛与不痛，以辨有无恶露停滞；次审大便通与不通，以验津液的盛与衰；三审乳汁行与不行，以及饮食多少，以查胃气的强弱。

（三）产褥调护

产后病的治疗原则，根据"亡血伤津，多虚多瘀"的特点，本着"勿拘于产后，勿忘于产后"的原则。产后气血大亏，当以补虚为主，而产后又多瘀血阻滞，宜活血通瘀，两者不可偏颇。具体用药，古人提出"产后三禁"，即禁汗、禁下、禁利小便，但临证需灵活对待。

产褥期应注意保暖，忌风寒，饮食宜温热，避免寒凉生冷；注意情绪平稳；注意产伤护理，卧室宜安静，定时翻身，避免褥疮发生，可适当按摩小腹，挤压子宫，以促进恶露排出。

五、哺乳与乳汁分泌异常

哺乳期是指产妇产后用自己的乳汁喂养婴儿的时期，一般为10个月~1年左右。

（一）乳汁的产生

乳头属厥阴肝经，乳房属阳明胃经，乳汁为血所化，来源于中焦脾胃，而赖肝气的疏泄与调节。《景岳全书·妇人规》载："妇人乳汁，乃冲任气血所化。故下则为经，上则为乳。"

（二）产后乳汁分泌异常

常见产后乳汁分泌异常，分为乳汁不足和乳汁自出两类。

产后乳汁不足，多因气血虚弱和肝郁气滞所致。素体气血不足，或孕期产后失于调摄，或素体脾虚，加之产后思虑过度，更加损伤脾胃，则气血化生不足。或产时失血耗气，或操劳太过，致气血亏虚，乳汁乏源，因而乳汁分泌不足。若产后情志抑郁，肝失调达，气机不畅，脉络不通，可致乳汁运行受阻而分泌不足，甚至无乳。

产后不经婴儿吸吮而乳汁不断自然流出者，称为"产后乳汁自出"，又称"漏乳"或"乳汁自溢"。若产妇身体壮实，气血充盛，乳房胀满而溢，或已到哺乳时间，未行哺乳而乳汁自流者，则为生理现象，不作病论。乳汁自出分虚实两端，虚者是气血虚弱，阳明胃气不固所致；实者是肝经郁热，热迫乳出所致。如《校注妇人良方》云："产后乳汁自出，乃胃气虚。"《胎产心法》云："肝经怒火上冲，乳胀而溢。"

（三）乳病预防

注意乳房护理，产后半小时内开始哺乳，以刺激乳头分泌，可在哺乳前半小时用温水擦拭乳头、乳房。

产后饮食既要富于营养、容易消化，又要饮食多样化，切忌挑食偏食。不宜进食辛辣或吸烟饮酒，忌未经医生诊治而自行使用药物，避免从乳汁排出药物影响婴儿健康。

应保证产妇充足的休息，保持良好和谐的家庭氛围，产妇自身注意情志调摄，避免七情刺激。

（冉青珍　整理）

第二节　一源三歧话冲任督带

明代李时珍《奇经八脉考》提出，奇经八脉犹如湖泽，能沟通气血，当正经隆盛，湖泽溢满，则脏腑阴阳和调，故善调八脉称为"虎龙升降、玄牝幽微之窍妙得"。其中，冲任督带与女子胞宫藏泻密切相关，参与排泄月经和孕育胎儿。清代叶天士《临证指南医案》倡导以奇经八脉理论治疗妇科疾病的思想，至今仍应用不衰，确有临床指导意义。

一、生理功能

（一）经脉相连，经气相通

冲、任、督三脉，皆起于胞宫，出于会阴。任脉由会阴而上行于腹，督脉由会阴而行于背，冲脉由会阴而散于胸中，所谓一源三歧。其中冲任二脉进入胞宫化为胞络，直接调节胞宫满溢。带脉起自少腹之侧，季胁之下，环身一周，络腰而过，如束带之状。其虽未起于胞中，但循行所过与胞宫相近，与冲、任、督脉关系密切。因此，冲、任、督、带四脉互相连贯，调节全身气血，渗灌胞宫，是维持胞宫正常的生理基础。

（二）联络脏腑，灌注气血

冲、任、督、带四脉贯穿上下，不仅沟通十二经脉，也加强了胞宫与脏腑的相互联系。其中冲脉自胞宫上行交胃经，并肾经，上至头，络三阳，下至足，灌三阴。与胃、肾经交会，得先后天精气的滋养，灌三阴，与肝经相络，肝血之余归于冲脉，有涵蓄和贮存职能，故称"血海"。任脉出胞宫正行直上，与十二经中所有阴经以及阴跷脉、阴维脉均有交会，能统领阴精，蓄积阴血，有"阴脉之海""任主胞胎"之说。冲任充盛，二脉相资，是妇人月经之所从生，孕育之所由系，故《素问·上古天真论》云："任脉通，太冲脉盛，月事以时下，故有子……任脉虚，太冲脉衰少，天癸竭，地道不通，形坏而无子。"督脉自胞宫出，贯脊络肾，肾为先天之本、命门所系，故督脉维系着全身的元气。同时督脉与十二经脉中手足三阳经交会，有总督一身阳经的作用，是"阳脉之海""阳脉之督纲"。督脉与任脉一前一后，一阳一阴，共同维持经、孕、胎、产、乳的正常。带脉循脐环腰，在前得脾气周流，在后得肾气出属，能约束纵横腰腹的经脉，调节气机，交泰阴阳，保持各经脉气血的运行常度。带脉主静，冲任主动，动静相宜，维持月经周期和胞宫繁育。

（三）调畅气机，升降如常

《素问·骨空论》有："冲脉为病，逆气里急。"《杂病源流犀烛·带脉病源流》云："是知一身上下，机关全在于带，带不能自持其气，其症皆陷下而不上矣。"可见冲脉对肝、肾、胃等脏腑气机升降具有调节作用。带脉围腰一周，能约束调节纵行诸脉，使纵行诸脉之脉气不陷。带脉还具有提系胞宫，调摄水液，防止水湿下注的作用，以维持带脉产孕的正常。

二、病理机制

由于冲、任、督、带是以脏腑为基础，与循行路线和交会经脉密切相关，因此在病理上，各种致病因素导致脏腑、气血、经络病变，或邪毒感染、房事不节等因素，皆可损伤冲、任、督、带而影响胞宫，出现经带胎产诸病。

清代徐灵胎《医学源流论·妇科论》提出：冲任之脉，是妇科疾病的本源，辨明冲任，就能从千头万绪中洞悉疾病的根本。冲任疾病大致可归为四类：一是冲任寒证：分虚实两端，实证为外寒之邪直客冲任；虚证为素体阳虚，寒从内生。寒邪与气血相搏影响气血运行，使冲任经气阻滞，引起血寒、血瘀等病理变化。可见痛经、月经后期、闭经、不孕、癥积等。二是冲任热证：素体内热，阴虚阳盛，肝经有火，过服暖宫之药，过食辛辣等，或经期摄生不慎感染邪毒，而致热扰冲任，血海不宁，可见月经先期、月经过多、崩漏、胎漏诸疾。三是冲任虚证：可分阳虚、阴虚、阴阳俱虚、气虚、血虚五候。多缘先天肾精不足、冲任未充，或早婚多产、房室不节，直接损伤冲任，或因脾气内损，化源不足，致冲任虚衰或冲任不固，出现月经过少、月经后期、闭经、不孕，或月经过多、崩漏、流产、产后恶露不绝、带下诸病。四是冲任实证：一般是指瘀血阻滞冲任，可因七情郁结，经期或产后外感风寒、内伤生冷所致。亦可因冲任功能失调，血结瘀阻而发生。冲任瘀阻可致月经不调、痛经、崩漏、闭经、癥积、不孕、产后恶露不绝诸疾。若冲任气逆，上逆任脉，失其维系，可出现里急气逆证，如妊娠恶阻、经行吐衄。

督脉为病，往往与肝、脾、肾三脏失调，督阳不振有关。肾阳不足，阴霾凝聚下焦，胞宫失煦，胞络血凝，可见宫寒不孕、癥瘕积聚、半产漏下，正如《素问·骨空论》云："……从少腹上冲心而痛，不得前后，为冲疝。其女子不孕……"还可见痛经、闭经、月经稀少诸证；督阳衰惫，肾精亏少，摄血无力，则见崩漏、滑胎、产后恶露不绝诸病；督阳亏虚，脾阳不足，运化失健，水湿敷布异常，可引起妊娠水肿、经行泄泻等证；督脉空虚，肝气郁结，郁火上冲，可出现经行头痛、经行吐衄；督脉经气壅滞，肝经湿热下注，往往引起外阴瘙痒、带下赤白、胎动不安等。

带脉是"奇经八脉"之一，脾之运化，肺之宣肃，肾之气化，肝之疏泄，三焦通调等异常，都会导致带脉功能异常。因此，痰湿瘀血内阻，脏腑气血内损，八脉交伤难续，贯穿于带脉病变始终。带脉之病，多为经气不利，自觉绕脐腰脊胀满、疼痛、活动不便，即《难经·二十九难》所云："腹满，腰溶溶如坐水中"。寒湿内蕴，瘀阻经脉，带脉受束，制约无权，则见月经后期，崩漏不止，带下清稀，久不受孕，或半产滑胎，恶露不尽。湿热内壅，带脉失束，湿邪稽留，直伤冲任，胞宫受损，则见月经先期，带下腥臭，崩漏淋漓，恶露不绝。脾虚气弱，中气不足，肾气虚弱，带脉松弛，多见崩带淋漓，日久不止，月经不调，半产滑胎，恶露不绝，阴挺带下。肾阳不足，督阳不振，命门火衰，带脉拘急，则见少腹痛引，月水不来，外阴寒冷，久而无子。诸脏不足，肝肾精亏，八脉交伤，带脉无力，则见腰膝酸软，孱弱多病，月经稀发或闭经，久不受孕，或胎动不安，半产滑胎等。

（周育平　整理）

第三节　从“天人相应”谈女性生理保健

《灵枢·岁露论》曰：“人与天地相参也，与日月相应也。”《素问·三部九候论》曰：“上应天光星辰历纪，下副四时五行，冬阴夏阳，以人应之。”“天人相应”是中医学认识人体生理病理的一个基本思想，也是辨证施治的一个基本原则。女性经、带、胎、产的生理功能同样遵循“天人相应”的规律。违背四时节令、昼夜变化等自然规律，将会出现女性生殖生理方面的疾病。

一、月经周期，顺应日月天象

月经以血为用，其来潮有周期性。国内也不乏有对女性月经周期的调研，早在1984年《上海中医药杂志》发表的一篇922名健康女大学生月经情况的调查显示，月经来潮时间多集中在朔日附近。如同海潮的涨落与月球引力有关，人体体液可能也受月球引力的影响。实际上，明代张景岳《类经·藏象》早有记载：“月事者，言女子经水按月而至，其盈虚消长应于月象，经以应月者，阴之所生也。”

追溯《黄帝内经》已有月亮对人体气血变化影响的记载，《灵枢·岁露》曰：“故月满则海水西盛，人血气积，肌肉充，皮肤致，毛发坚，腠理郄……至其月郭空，则海水东盛，人气血虚，其卫气去，形独居，肌肉减，皮肤纵，腠理开，毛发残……”阐释了月相的变化对人体气血盛衰、经络虚满的影响。月满之时，人体气血充盛，抵御力强，相对情感丰富。因此，古人望月生情，涌现了大量咏颂“圆月”“满月”的诗句。将“月圆”与“团圆”“圆满”等美好的场景联系在一起，崇尚并期待“月圆之日”的到来。而在西方欧洲一些国家人们对“满月”的情感恰恰与中国人相反，“月圆”时人们情绪易激动烦躁，易发生争吵，车祸也较多。这就是不同人种体质及天、地、人、时、空相对应的变化。中医历来重视人与天地、气候、阴阳相关性，将日月星辰天象对人体的影响，用于指导临床治疗。如《素问·八正神明论》载：“月生无泻，月满无补，月廓空无治，是谓得时而调之。”

规律的月经是女性孕育胎儿的生理基础。研究天地自然规律，了解月经的“天人相应”规律，是预防及治疗女性经、带、胎、产疾病的理论基础。

二、起居作息，顺应昼夜阴阳变化

《素问·生气通天论》曰：“故阳气者，一日而主外，平旦人气生，日中而阳气隆，日西而阳气已虚，气门乃闭。”“是故暮而收拒，无扰筋骨，无见雾露。”即指人体阳气在日间的节律变化规律。昼与夜，晨与昏，人体的生物钟即阴阳气血变化，与自然界日月天体运转是相互关联的。

《灵枢·营卫生会》曰：“营在脉中，卫在脉外，营周不休……卫气行于阴二十五度，行于阳二十五度，分为昼夜，故气至阳而起，至阴而止。故曰：日中而阳陇为重阳，夜半而阴陇为重阴。故太阴主内，太阳主外，各行二十五度分为昼夜。夜半为阴陇，夜半后而为阴衰，平旦阴尽而阳受气矣。日中而阳陇，日西而阳衰，日入阳尽而阴受气矣。夜半而大会，万民皆卧，命曰合阴，平旦阴尽而阳受气，如是无已，与天地同纪。”充分阐明了人体阴阳气血随昼夜变化的生理性节律。日间阳气盛，在天地阳气的鼓舞下主人体体力与脑力的运动、兴奋。夜间阳尽阴盛，借助自然之阴主人体的安静、抑制状态。而卫气随着昼夜变化与营气循环往复、相生相制，从而起到抵御外邪、固护人体健康生命活动的生理功能。《灵枢·大惑论》曰：“夫卫气者，昼行于阳，夜行于阴。故阳气尽则卧，阴气尽则寤。”古代人们“日出而作，日入而息”，正是遵循着天地昼夜变化起居工作，这样的起居规律，也最利于人体阴阳气血的休养生息。

如今社会，由于工作生活压力人们经常熬夜工作，手机、电视、电脑等社交与娱乐占据人们的夜生活，歌厅、酒吧等娱乐场所也在灯红酒绿中通宵营业。深夜不睡觉、早上不起床、昼伏夜出几乎是一些年轻男女的生活规律。女子以肝为先天，以血为用。气为血之帅，血为气之母。卫气行血，营气生血。昼夜颠倒的生活严重干扰了人体的阴阳变化，同时也破坏了卫气抵御外邪的能力。在这样的情况下，气血不畅则出现痛经，月经节律失常则出现月经后期、先期，营血不足则出现月经量少、闭经，继之发生不孕。即使受孕，营血不足以养胎，元气不足以固护，易发生堕胎、早产，或胎儿先天不足之症。

三、衣着寒温，适四时节气变迁

《素问·厥论》曰：“春夏则阳气多而阴气少，秋冬则阴气盛而阳气衰”，人体阴阳在一年中随季节变迁而发生规律性消长。人的衣着寝居自然也应该适应季节寒温的变化。

《素问·四时调神大论》明确指出:"逆春气,则少阳不生,肝气内变。逆夏气,则太阳不长,心气内洞。逆秋气,则太阴不收,肺气焦满。逆冬气,则少阴不藏,肾气独沉。"说明逆反四时,可损伤与季节相对应的脏腑。在春夏秋冬四季之中,如果不注意对当令季节的风、寒、暑、燥之气的预防,也可以造成下一个季节的一些疾病。正如《素问·阴阳应象大论》所说:"冬伤于寒,春必病温;春伤于风,夏生飧泄;夏伤于暑,秋必痎疟;秋伤于湿,冬生咳嗽。"

时至当下,酷暑空调,寒冬暖气,无疑给现代人的生活带来舒适安逸。然而,却也干扰了人体阴阳随季节变迁的消长规律。社会在进步,人类经济文明在发展,这些生活设施在当今时代已经成为生活必需品。然而,一些青年男女,盛夏酷暑贪图一时舒适,空调温度设置过于低下,且过度进食生冷消暑之品。数九寒冬,从温暖如春的室内走出室外,不知添加衣物,或者出于爱美的心理,衣着过于单薄。无论寒暑,风冷之邪由表入里或直入胞宫,可造成宫寒之证。血得寒则凝,血脉凝滞不通则发生痛经,"寒冰之地不生草木,重阴之渊不长鱼龙",胞宫寒凝则不能孕育。伤及带脉则带下清冷,腰腹冷痛。如前所述,"逆夏气,则太阳不长,心气内洞","逆冬气,则少阴不藏,肾气独沉"。心在五行属火、在上主神明,肾在五行属水、在下主收藏,心气通于下,肾气达于上,方能水火既济、阴阳平衡。心肾不交,水火不济,阴阳不调,则易发生失眠、烦躁、头痛等月经前后诸证、绝经前后诸证。

四、适龄婚育,勿错失良机

《灵枢·卫气行》曰:"岁有十二月,日有十二辰。"十二时辰者,子、丑、寅、卯、辰、巳、午、未、申、酉、戌、亥是也。一日又分四时,日出为春,日中为夏,日入为秋,夜半为冬。而女子一生的生殖生理功能亦遵循"生、长、壮、老、已"这样的自然规律发展。

《素问·上古天真论》载:"女子七岁,肾气盛,齿更发长;二七而天癸至,任脉通,太冲脉盛,月事以时下,故有子;三七,肾气平均,故真牙生而长极;四七,筋骨坚,发长极,身体盛壮;五七,阳明脉衰,面始焦,发始堕;六七,三阳脉衰于上,面皆焦,发始白;七七,任脉虚,太冲脉衰少,天癸竭,地道不通,故形坏而无子也。"显然,在三七至四七之年,是女性"肾主生殖"的功能最旺盛的时期,此阶段是生育的最佳时机。然而,当今社会各行各业的职场中,都涌现了大批优秀的女性,工作上她们可谓成功人士、佼佼者,而因为职场的竞争、事业的追求使得她们的生育计划一拖再拖。到了"五七,阳明脉衰,面始焦,发始堕"的年龄,因不孕症就诊的患者大有人在,甚至不乏有部分女性在

“三阳脉衰于上，面皆焦，发始白”的六七之年，功成名就之后，方开始考虑生育问题。至五七甚至六七之后，女性的孕育功能下降，不孕症发生的概率大大增加，同时发生流产的几率增大，不健康胎儿出生比率增加。

《素问·上古天真论》曰：“上古之人，其知道者，法于阴阳，和于术数，食饮有节，起居有常，不妄作劳。故能形与神俱，而尽终其天年，度百岁乃去。”对女性生殖生理健康的维护，亦应该遵循“天人相应”的自然规律；提倡及宣传女性适龄婚育，也是全社会的责任。

（冉青珍　整理）

第四节　浅谈升降理论在妇科的应用[1]

气机升降理论源自《黄帝内经》，是古人观察自然现象总结出的一种朴素的、唯物的辩证法则。《素问·六微旨大论》曰：“升已而降，降者为天；降已而升，升者为地。天气下降，气流于地，地气上升，气腾于天，故高下相召，升降相因，而变作矣。”“升降出入，无器不有”，气机的升降出入是自然界万物生存与发展变化的规律，也是人体五脏六腑发挥正常生理功能的基础。《素问·经脉别论》曰：“食气入胃，散精于肝，淫气于筋。食气入胃，浊气归心，淫精于脉。脉气流经，经气归于肺，肺朝百脉，输精于皮毛。毛脉合精，行气于府。府精神明，留于四脏，气归于权衡，权衡以平，气口成寸，以决死生。”五脏六腑通过气机的升降出入完成水谷的运化及精微的输布，继之在水谷精微的滋养下方能发挥各自的生理功能。女子胞亦不例外，其亦藏亦泻、藏泻有时的生理特点，无疑需要建立在“毛脉合精，行气于府”的基础上。至金元时期，李东垣将升降理论逐步完善，认识到脾胃在脏腑气机升降出入过程中的枢纽作用，并提出“脾胃为血气阴阳之根蒂”，“内伤脾胃，百病由生”等学术思想，其著作《兰室秘藏》中专门有“经闭不行有三论”“经漏不止有三论”篇，用升降理论来阐述闭经、崩漏、带下的病因病机，建立了以脾虚气陷、阴火亢盛、湿热下注为病机的妇科病证治模式。

升降学说的逐步完善，同样对中医妇科学的发展产生相应的影响。至明代张景岳对于月经产生的机理进行了如下阐述：“经血为水谷之精气，和调于五脏，洒陈于六腑，乃能入于脉也。凡其源源而来，生化于脾，总统于心，藏受

[1] 注：本文作者冉青珍、路洁、路喜善、路志正，刊载于《中医杂志》2012年第53卷第11期，收录本书时进行了修订。

于肝，宣布于肺，施泻于肾，以灌溉一身，在男子则化而为精，妇人则上为乳汁，下归血海而为经脉”（《景岳全书·妇人规·经不调》）。在脾主运化、心主血脉、肝藏血、肺主治节、肾藏精主生殖等脏腑功能的共同作用下，水谷精微下行达血海而化为经血，上行达乳房化为乳汁。五脏六腑的气机升降是女子胞藏泻有时，发挥经、带、胎、产等生理功能的基础。至清代傅青主，更是将升降理论广泛而灵活地运用于调经、带下、种子等疾病治疗中。“寓补于散，寄消于升”，“补以通之，散以开之”，是傅氏组方的重要特点。

研读妇科医籍，历代医家在治疗妇科疾病时，不乏将升降理论作为遣方用药的重要依据。现浅析升降理论在妇科临床治疗中应用规律如下：

一、木郁达之

肝，五行属木，主风，体阴而用阳，性喜条达。李东垣对“木郁达之”的解释是这样的：“木郁则达之者，盖本性当动荡轩举，是其本体。今乃郁于地中无所施为，即是风失其性。人身有木郁之证者，当开通之”，“木初失其性郁于地中，今既开发行于天上，是发而不郁也，是木复其性也”。“木郁地中”即肝失条达、肝木克土，脾土被克则发带下、水肿、泄泻等水湿运化不利之证。《医学衷中参西录》曰：“为肝气能上达，故能助心气之宣通，为肝气能下达，故能助肾气之疏泄。”肝的疏泄功能，上能调心，下能通肾，旁达能运脾。

肝与胆相表里，《脾胃论》曰：“胆者，少阳春升之气，春气升则万化安，故胆气春升，则余脏从之。”春季是一年四季之始，是万物生发的季节，“木郁达之”的意义，还包括升发少阳之气以引领、推动其他脏腑精气升发。

通过升提肝胆之气以调达气机、升举阳气的组方思路，在中医妇科学中比比皆是。

（一）疏肝以升阳除湿止带

李东垣《兰室秘藏·妇人门》中记载多首治疗带下的方剂。如升阳除湿汤、固真丸、助阳汤等。以方推证，李氏认为带下病基本病机为脾虚寒湿下注。其组方思路以温阳、散寒、除湿为主，辅以开肝胆之郁、升举阳气之品，如柴胡、升麻、防风等。李氏认为，上述药为“味之薄者，阴中之阳”，一则可“引清气上升也”，一则为“用风胜湿”之义。至清代傅青主，将李东垣升阳除湿止带理论进一步升华。《傅青主女科·带下门》开篇即云：“夫带下俱是湿证。”白带的形成由于“湿盛而火衰，肝郁而气弱”，“脾土受伤，湿土之气下陷”。突出了脾气当升不升反而下陷是带下的重要病机。傅氏治拟完带汤，以白术、山药、人参大举脾胃之气，而少佐柴胡、荆芥穗等疏肝之品，言其“使风木不闭塞于地中，则地气自升腾于天上”。由此可见，若单用升举脾气之品而不解肝郁，脾土被肝木所克制，补脾升提可谓事倍功半。而完带汤全方“寓补于散之中，寄消于升之内，开提肝木之气，则肝血不燥，何至下克脾土？”补脾疏肝，升阳除湿，湿浊得化，带下得愈。

（二）疏肝以升阳补脾助孕

在不孕症的辨治中，傅青主非常重视“脾胃气机”“水谷之养”的作用。《傅青主女科·种子篇》共10篇，其中5篇涉及脾胃气机失调的内容。“胸满不思饮食不孕”篇，论肾气不足、脾气下陷、运化不利以致不孕；“胸满少食不孕”篇，论脾胃虚寒、胞宫乏气血濡养不孕；“少腹急迫不孕”篇，论脾胃气虚、带脉失养而拘急致不孕；“嫉妒不孕”篇，论述肝木克土不孕；“肥胖不孕”篇，论脾虚痰湿不孕。傅青主云：“夫气宜升腾，不宜消降，升腾于上焦，则脾胃易于分运，降陷于下焦，则脾胃难于运化。”脾气上升，胃气下降，升降相因，水谷方能正常运化，女子胞及冲、任、督、带诸脉得水谷之养，方可孕育胞胎。若要升腾气机，升举脾气固然必不可少，时时不忘疏肝升阳以助补脾之力。并提汤即是傅青主治疗不孕症学术思想的代表方剂。其主治病机为肾气不足，脾气下陷，以致脾胃运化失职而不思饮食，倦怠思睡，久不受孕，治以熟地、巴戟天、山茱萸、枸杞子补肾中水火二气，而以人参、白术、黄芪大补脾胃之气，以柴胡疏肝升举阳气，使脾肾之阳气升腾而不降陷。傅青主曰：“阴气自足，阳气易升，阳气腾越于上，则大地阳春，随遇皆是化生之机，安有不受孕之理。”其方名并提者，为并提脾肾之气机于至阳之上之意。傅青主加味补中益气汤主治肥胖不孕，以人参、黄芪、白术升举脾气，而以柴胡、升麻疏肝升发阳气，以陈皮、半夏、茯苓利水化痰。傅青主自评该方：“此方之妙，妙在提脾气而升于上，作云作雨，则水湿反利于下行，助胃气而消于下，为津为液，则痰涎转易于上化。”“阳气充足，自能摄精，湿邪散除，自可受种”。

二、陷者举之

《素问·生气通天论》曰：“清气在下，则生飧泄；浊气在上，则生䐜胀；此阴阳反作，病之逆从也。”这一段讲述的是气机升降失调，脏腑功能活动异常的情况。女性的经、带、胎、产等生理活动也不例外。妇人以血为本，以气为用。清气下陷可表现为崩漏不止、胞宫下垂等症。

（一）升举脾气以摄血止崩

脾主升清，主统摄。脾气健旺，脾阳升发，气血得以生化，营血得以统摄而运行于脉中。若脾气虚陷，则升发统摄无权，则发为崩漏。《兰室秘藏·经漏不止有三论》篇，论述妇人崩中漏下“皆由脾胃有亏，下陷于肾，与相火相合，湿热下迫，经漏不止”。脾气下陷，湿浊下注，肾中相火炽盛，与湿浊相合而为下焦湿热之证，湿热灼络而发为崩漏。治宜“大补脾胃而升举血气”，脾胃之气得升，水湿得以运化，不至下陷于肾，肾中相火不至于与湿浊相合而灼伤经脉，则崩漏乃止。李东垣创益胃升阳汤、升阳举经汤、黄芪当归人参汤、升阳除湿汤治疗经漏不止，皆是“大举大升”“血脱益气”之组方思路，以大补脾胃之气以举陷止崩。《妇人大全良方·暴崩下血不止方论》薛氏按语：“崩漏若因脾胃亏损，不能摄血归源者，治宜补气以摄血，用六君子汤加芎、归、柴胡。”以六君子汤补气健脾，川芎、当归补血活血，柴胡升阳。张景岳曰：“脾土虚陷，不能统摄营气”，“若脾气虚陷不能收摄而脱血者，寿脾煎、归脾汤、四君子汤加芎、归。再甚者，举元煎”(《景岳全书·妇人规》)。

(二)升举脾肾之气以治阴挺

阴挺，即子宫脱垂。又名阴脱、阴纵、阴菌、阴下脱等。《景岳全书·妇人规》曰：“妇人阴中如菌如芝，或挺出数寸，谓之阴挺。此或因胞络伤损，或因分娩过劳，或因郁热下坠，或因气虚下脱。”多产、难产、分娩时用力过度，产后劳倦等诱因，致脾肾气虚，带脉失于维系而致。可见阴挺下脱为气机下陷所致。张景岳治疗阴挺，以大补元气、健脾固肾为主，选用补中益气汤、十全大补汤、固阴煎、秘元煎等方剂。薛己曰：“有妇人阴中突出如菌，四围肿痛，小便数，晡热，似痒似痛，小便重坠，此肝火湿热而肿痛，脾虚下陷而重坠也。先以补中汤加山栀、茯苓、车前、青皮，以清肝火、升脾气”(《女科经纶》)。薛己所记载的阴挺病机为脾虚下陷兼肝经湿热下注者，以补中益气汤升提脾气为主，辅以清泄肝火之味。

(三)升举带脉以消疝瘕

《傅青主女科》中有升带汤一方，顾名思义，为升提带脉之义。傅青主认为，疝瘕的发生与任督二脉虚损有关：“任脉行于前，督脉行于后，然皆从带脉上下而行也。故任脉虚则带脉堕于前，督脉虚则带脉堕于后”。“任、督既虚，而疝、瘕之症必起”。升带汤利腰脐之气，升任督之脉，祛疝瘕之积，则可受孕。方以人参、白术、肉桂升提任、督、带脉，并以沙参入肺开提肺气，茯苓、半夏、神曲除湿除痰，鳖甲、荸荠攻坚散结。正如傅青主云：“满腹皆升腾之气，何至受精而再堕乎哉？”

三、高者抑之

（一）泻下热结以通经

李东垣《兰室秘藏·经闭不行有三论》记载了闭经的三种病机："妇人脾胃久虚，形体羸弱，气血俱衰，而致经水断绝不行；或病中消胃热，善食渐瘦，津液不生。夫经者，血脉津液所化，津液既绝，为热所烁，肌肉渐瘦，时见渴燥，血海枯竭，病名曰血枯经绝。"其一，为中焦胃热结，运化失职，经血化生无源，血枯经闭。治疗"宜泻胃之燥热，补益气血，经自行矣"。

"心包络脉洪数，躁作时见大便秘涩，小便虽清不利，而经水闭绝不行，此乃血海干枯。"其二，为下焦胞脉热结，热邪灼干血海而致血枯经闭。治疗"宜调血脉，除包络中火邪，而经自行矣"。

"或因劳心，心火上行，月事不来者，胞脉闭也。胞脉者，属于心，而络于胞中。今气上迫肺，心气不得下通，故月事不来也。"其三，为上焦心肺热结，心主血脉，心气不能下通，则胞脉闭而经闭不行也。治疗"宜安心补血泻火，经自行矣。"

李东垣认为，热邪郁闭于上，经血不能下达为闭经的基本病机。其治疗分别为泻胃火、泻胞络中火、泻心肺之火，则气血足、经脉通，经血下达血海，血海正常满溢，月事方可如期来潮。

刘完素在《素问病机气宜保命集》中亦有："女子不月，先泻心火，血自下也"之说。心火上炎，心肾不交，经血不能下达血海而为经，故云泻火通经。

唐容川《血证论》论经闭有四："一寒证，一热证，一实证，一虚证"。对于热证者，唐容川讲述了几种泻热降逆通经的思路：一为肝火横逆上迫心肺，心肺之气不得下通，治宜平肝降逆通经，当归芦荟丸攻之；二为胞中火逆，随冲任两脉上冲，治宜从阳明折冲逆，即泻胃火平冲降逆通经，玉烛散治之；三为胃阴虚，虚火合冲气上逆，治宜滋胃阴平冲降逆，麦门冬汤折冲气通经；四为肾阴虚虚火夹冲气上逆者，治宜从肾中引气下行，用六味地黄汤加知母、黄柏、牛膝、桃仁，滋肾阴平冲降逆通经。

（二）平冲降逆以治恶阻

妊娠之妇，每多恶心呕吐，胀满不食，谓之恶阻。张景岳曰："凡恶阻多由胃虚气滞，然亦有素本不虚，而忽受胎妊，则冲任上壅，气不下行故为呕逆等证"(《景岳全书·妇人规·恶阻》)。此段论述了虚证恶阻及实证恶阻的病机。素体脾虚之人，怀妊之后阻碍气机，脾气当升不升，胃气当降不降，反而壅滞上逆，此为虚证恶阻，治以半夏茯苓汤、人参橘皮汤调理即可。怀妊之后，肝气未能与血海之血外泄，夹冲脉之气上逆犯胃而发为恶阻，表现恶心呕吐、泛酸、口苦、胃脘胁肋胀痛者，此为实证恶阻。治以半夏茯苓汤加枳壳、紫苏梗、香附。唐容川论恶阻曰："冲任乃胞脉，皆上属于阳明。阳明之气，下行为顺，今因有胎，子宫收闭，冲气不得下泄，转而上逆……因而呕吐"(《血证论·胎气》)。治宜调胃利痰，以二陈汤加枳壳、砂仁、生姜、藿香治之。唐容川曰："水降则气降，胃得安而不呕吐矣"(《血证论·胎气》)。可见，妊娠恶阻虽有冲脉上逆之病机，但古代先贤时时固护胎元，平冲降逆不用重坠下潜之重剂，而是通过利水化痰以平冲气、降逆气。

升降理论是中医学的重要组成部分，也是临床遣方用药的重要依据。学习升降理论在妇科古籍中的应用，对于指导当代中医妇科临床运用及其发展具有重要意义。

第五节 学习《傅青主女科》的体会[2]

清代《傅青主女科》，全书分上、下两卷，列带下、血崩、鬼胎、调经、种子、妊娠、小产、难产、正产、产后十门，加上《产后编》，共列 120 余症，辨证详明，常中肯綮，不落古人窠臼，制方谨严，用药纯和，堪称证治准绳。余对是书甚为服膺，因而研习有年，运用于临床，恒多效验，而有所心得。现仅就其部分病症，谈谈个人学习应用的点滴体会。

一、诊治妇人，须重视带下证

从扁鹊行医随俗而变，过邯郸而为带下医开始，至俗云"十女九带"之谚语看，说明带下是常见症和多发症。但本证易为病者所隐或为医者所忽。傅氏将带下列为上卷之首，其用心诚为良苦。我体会，诊治妇人疾病必须注重带下。

带下，因带脉不能约束，每因脾气之虚、肝气之郁、湿气之侵、热气之逼所致，俱属湿证。一般临床按五色分为 5 种，但实以白带和黄带为多见。白带者，脾虚湿盛，肝郁不舒，带脉不固，我常以完带汤加减。完带汤健脾益气，疏肝解郁，祛湿止带，补散得宜，升降有序，是治白带的首选方剂。由于人之禀赋不同，脏腑阴阳盛衰之异，而有从阳化热、从阴化寒之变。对湿蕴化热者，

[2] 注：本文转引自《路志正医林集腋》，路志正编著，人民卫生出版社，1990 年，收录本书时，对个别字进行核对和补正以括弧标注。

我常加椿根皮以清热燥湿，加生龙骨、生牡蛎益肾止带。黄带多责之湿热，傅氏易黄汤堪可选用，余临床每合以二妙散，加薏苡仁、川楝子、生牡蛎等，以加强燥脾祛湿、清热止带之功，则效果更好。如带下色赤者，除用清肝止淋汤外，更加鸡冠花以凉血清热，则赤带迅速控制。带下证属常见，然往往被人忽视，后人在张景岳“十问歌”基础上又增“妇人尤必问经期，迟数闭崩皆可见”等语，我主张将“妇人尤必问经期”改为“妇人尤问经带崩，胎孕产后要详明”，似更全面。

我在临证之际，凡妇女来诊，虽然是以内科疾病为主诉，但我从整体出发，必问其经、带情况，予以综合分析。凡妇人患有其他病证而兼有带下者，多先调治带症，俟带下愈后再治他病。即使同时患有多种妇科疾病，亦须以带症作为主要矛盾而先予调治。如 1980 年 1 月，曾治一痛经妇女马某，36 岁，月经先期 4~5 日而至，经来前先右少腹痛，渐及整个下腹凝痛难忍，已 3 年有余。经某医院诊断为：“轻度宫颈糜烂，继发性痛经”，多方求治不愈，颇以为苦。据述经来色黑有块，腰腿酸软，神疲肢倦，纳少思睡，夜寐梦多，便干 2 日一行。询之患有带下，黄白相间，病起于 1976 年地震受惊，情怀不舒，居处卑湿所致。由于肝郁脾虚，带脉不束，湿性黏腻，最易阻滞气机，故继发痛经。今舌质黯红、苔薄黄，脉来沉弦小数，显系郁久化热、湿热下注之候。治以健脾祛湿、清热解郁，以易黄汤加味：山药 20g，芡实 15g，白果 6g，川黄柏 9g，苍术 9g，薏苡仁 20g，牡蛎先煎 20g，川楝子打 9g，鸡冠花 15g，白芍 15g，甘草 6g。1 月 28 日复诊，言服药后则经汛即至，但疼痛大减。效不更方，继进 7 剂。2 月 29 日夫妻同来致谢，称带下既除，本月行经亦未腹痛，而诸恙告愈。

二、调经止崩，要辨寒热虚实

古代医家根据妇女不同年龄的生理特点，分别重视肝、脾、肾三脏的作用。傅氏在继承前人学术经验的基础上，又有新的发展。他在《傅青主女科》调经中，以健脾益肾、养血柔肝为大法，健脾胃则统血有权，补肝肾则精血互生，或从肾治脾，或治脾以调肝，或血中补阴，或气中求阳，从理论和实践上充分阐明了气血、肝脾肾的生理病理，在辨证论治上也达到了炉火纯青的地步。如傅氏在经水过多条下指出：“经水过多，行后复行，面色萎黄，身体倦怠，而困乏愈甚”一证，非血热有余，乃血虚不能归经，用加减四物汤。其辨证要点在于“一行后而再行，而困乏无力”。可见经水过多并非都是血热或气虚不摄所致。

经年不愈之痛经，傅氏根据痛在经前、经后，分为郁火和肾虚，予以宣郁通经汤与调肝汤，实、虚截然不同，用药霄壤有别。

我在调治妇女月经病时，吸收傅氏的学术思想并化裁其方。如曾治一月经先期患者，年 28 岁，月经提前 4~7 日，量少色红，心烦，脉细数。乍看有血热的一面，然女子以肝为先天，血热乃水亏火旺所致，因用傅氏女科中滋阴凉血的两地汤，取“精旺能生血，水充火自灭”之意，在月经过后连服，两月即趋于正常。故临证对于虚实寒热要反复思考，不可贸然诊为血热而妄用苦寒凉血之剂，以防损中伤阳，戕其生生之气。

崩漏以失血为主症，为妇科常见病之一。一般妇科著作在治则上皆根据标本缓急以塞流、澄源、复旧三法为治。傅氏则按寒热虚实，从根本上予以治疗，补阴益气为主，慎用固涩之品，体现了“治病求本”的原则，用于临床确有良效。我曾于 1965 年治一陈姓妇女，年近半百，患崩漏 3 个多月，迭经中西医治，止血固涩、益气摄血药物遍尝，而淋漓不止。一医以虚寒论治，用温经汤，不料血未止而反剧，以致不能坐立，动则下血如注，而延予诊之。观其人形体瘦削，两颧浮红，舌红苔少；询之头晕耳鸣，心烦不安，虚烦失眠，腰膝酸软，手足心热。针对此一派肾阴不足、阴虚火旺之候，遂师傅氏滋阴降火“以清血海而和子宫”之意，用清海丸加减，药用沙参、太子参、丹参、熟地、山药、丹皮、白芍、旱莲草、女贞子、枸杞、元参、牛膝炭。连服 6 剂，而血崩得止，后以养阴益气法调理而得痊愈，正如傅氏所说：“世人一见血崩，往往用止涩之品，虽亦能取效于一时，但不用补阴之药，则虚火易于冲击，恐随止随发，以致终年累月不能全愈者有之……必须于补阴之中行止崩之法”(《傅青主女科 · 崩漏》)，确是经验之谈。缘肾为水火之脏，内寄元阴元阳，今崩漏 3 个月有余，营阴大伤，相火益炽，阴虚火旺扰动血室，因而下血缠绵不愈，肾主藏精，精血互生，穷必及肾，故治宜大补肾阴、填精固冲，阴精得充，则相火得敛，自无动血之变。而温经汤为温经散寒、养血逐瘀之剂，施于虚寒兼有血瘀之崩漏患者固宜，而用于阴虚火旺之崩漏患者，焉有不加重其病势哉！

三、产后诸证，注意和血祛瘀

傅氏认为：“凡病起于血气之衰，脾胃之虚，而产后尤甚”(《傅青主女科 · 产后编》)。因此，耗气破血之剂、汗吐泄下之法均不宜于胎产而应审慎。他特别强调产后一般属虚之外，还有恶露瘀滞的一面应予注意，所以主张产后用生化汤，以祛瘀生新，温经止痛，并在本方的基础上，化裁出 11 个加减方剂，以适应于产后诸证，真是匠心独运，300 多年来一直沿用而不衰，有的地区甚至将其作为产后必服之药，从而减少了产后合并症的发生。忆 1963 年一孕妇用旧法接生（在地上放草灰），产后高烧10余日不解，经西医检查诊断为产褥热，给予抗生素治疗，上午热退，不料一到中午12点时，体温陡然升至40℃，3日不退，病势危重，家属焦急，邀我诊治。只见患妇端坐于土炕之上，面色苍白，形体消瘦，额汗如珠，溱溱不绝，气短声低，精神萎靡，亡阳虚脱之变即在目前。嘱其静卧，脉来细涩，舌质黯紫边有瘀斑、苔薄腻微黄，大便秘结数日未行。四诊合参，虚实兼夹，气虚欲脱，瘀毒凝积，蕴而化热，而成恶露不下，大实有羸状之候。瘀血与邪毒互结，实为病变之主要矛盾。傅氏在《产后编》中，亦有“产后恶寒发热腹痛者，当主恶血”之言，故毅然先以刺大杼、血海、内关、三阴交以养阴固脱，和血退热；继以生化汤合失笑散投之，童便30ml为引，以活血化瘀生新。药进2剂而瘀血得下，腹痛、高烧亦随之而解。后以益气活血药调理而愈。

以上是本人学习运用《傅青主女科》的点滴体会，远不能反映傅氏学术思想之全貌，不足之处请同志们指正。

第六节 《傅青主女科》当归用药规律浅析[3]

《傅青主女科》是中医妇科发展史上一部重要的著作。书中很多方剂至今仍为临床广泛应用。学习《傅青主女科》（以下简称《女科》），其组方用药的思路是一个重要内容。当归是该书所载方剂中选用频率较多的一味药，带下、血崩、调经、种子、妊娠、小产、产后、下乳诸篇中随处可见。笔者学习《傅青主女科》过程中，对该书中当归的用药规律进行了总结归纳。

当归，功能补血活血，调经止痛，润肠通便。《名医别录》记载：辛，大温，无毒。《景岳全书·本草正》记载：“其味甘而重，故专能补血，其气轻而辛，故又能行血。补中有动，行中有补，诚血中之气药也。”《日华子本草》有载：“当归，治一切风、一切血，补一切劳，破恶血，养新血及主癥癖。”《傅青主女科》中当归的选用灵活多变，有补益之用，有和血之用，有行血之用，借助于药量的选择与配伍的选择，来发挥其不同的作用。

一、药物配伍规律

关于当归的配伍应用，张景岳有如下论述：“大约佐之以补则补，故能养

[3] 注：本文作者冉青珍、谢静华、李彦茹，刊载于《光明中医》2012年第27卷第8期，收录本书时进行了修订。

营养血，补气生精，安五脏，强形体，益神志，凡有形虚损之病，无所不宜。佐之以攻则通，故能祛痛通便，利筋骨，治拘挛、瘫痪、燥、涩等证。”说明当归通过药物配伍以发挥不同的功效。与补药配伍发挥养营养血之功，与攻伐药配伍，则能发挥通络活血之用。傅氏在《女科》中当归的配伍应用存在一定的规律性，掌握其配伍规律，对于学习傅氏的学术思想有一定帮助。

(一)补血则与补气药配伍

气血互根互用，相互资生，相互依存。失血者气无所养致气血两亏，血脱者气无所依附致血脱。气能生血，气旺则血生，气虚则生血不足。《脾胃论》中有言：“血不自生，须得生阳气之药，血自旺矣。”因此，傅氏治疗血证补血药常与补气药配伍使用。《傅青主女科》中《血崩・年老血崩》篇，方选加减当归补血汤，主治老妇阴精亏虚，肾火大动之崩中漏下，方药组成为：当归、黄芪、三七、桑叶。借黄芪阳中求阴，补气生血，以当归、黄芪配伍为当归补血汤气血双补之意。《少妇血崩》篇固气汤，主治“凡气虚而崩漏者，此方最可通治”，此方固气而兼补血，方中当归补血，与补气之四君子汤配伍。傅氏认为暴崩失血之人，补血药配伍补气药，已去之血，可以速生，将脱之血，可以尽摄”。《年老经水复行》篇安老汤，主治绝经后阴道出血，书中对出血情况的记载为“龙雷之炎，二火交发，而血乃奔矣”，自“血乃奔”三字可见出血情况之凶猛紧急。病机为肝脾之气血亏虚，命门火盛。傅氏指出，治则宜“大补肝、脾之气与血”，安老汤中当归与人参、黄芪配伍，气血双补，不以补血药为君，反以人参、黄芪重用为君，其意为“补益肝、脾之气，气足自能生血，而摄血也”。又如《下乳门・产后气血两虚乳汁不下》，傅氏指出：“夫乳，乃血之所化而成也”，“新产之妇，血已大亏，血之自顾不暇，又何能以化乳?”方中当归补血，而以人参、黄芪补气，补气以生血，气血充足乳汁生化有源，故而乳汁自下。

肝郁日久，暗耗阴血，肝体失养，其性愈刚，常致气血逆乱，进而导致崩漏、痛经等症。《血崩・郁结血崩》篇记载：“妇人怀抱甚郁，口干舌渴，呕吐吞酸，而血下崩者……气之郁结也。”肝郁日久致气血逆乱，冲气上逆则口干舌渴，呕吐吞酸，气结血结，肝失藏血、血液妄行则崩漏。傅氏拟方平肝开郁止血汤，方名“开郁”，但方中开郁药仅有柴胡1钱，而以当归1两补血和血，白芍1两以养血柔肝。组方目的在于治病求本，当归、白芍配伍以养血和血，平肝柔肝，“自然郁结散而血崩止”。《经前腹疼吐血》中，傅氏开篇先指出该病的病机，“妇人有经未行之前一二日，忽然腹痛而吐血，人以为火热之极也，谁知是肝气之逆乎?”气动则血动，气机逆乱而致血不循经、妄行吐衄。傅氏组方顺经汤，以当归、熟地黄、白芍配伍，养血柔肝，和血补肾。又加牡丹皮平肝降逆，黑荆芥、茯苓、沙参引血归经。当归与养血柔肝药配伍，使肝血得养，肝郁得解，气血和调，腹痛得解而经血下行为顺。

（二）活血则视病性与寒热药配伍

当归，辛温之品。然《女科》中用当归活血祛瘀者，却未必均为体寒之证。《汤液本草》："当归……从桂、附、茱萸则热；从大黄、芒硝则寒"。"佐使定分，用者当知"。傅氏正是通过寒热佐使、药物配伍来掩盖其药性之偏颇，而使其活血祛瘀之功效发挥到极致。

《闪跌血崩》篇中记载闪挫受伤，以至恶血下流。自其文字记载"久之则面色萎黄，形容枯槁"推论分析，该篇所描述的血瘀、崩漏病势较久，可以推断血瘀日久者，瘀而化热，血分必有伏热。傅氏拟逐瘀止崩汤，方中用当归特别指明为当归尾，《本草正义》记载："归身主守，补固有功，归尾主通，逐瘀自验。"当归尾与大黄、牡丹皮配伍则不但破瘀之力相互增强，而温性亦得到掩盖，不必有助热之忧。

《正产门·正产（血瘀）胞衣不下》篇记载，产妇胎儿娩出之后，胞衣留滞于腹内不下之证，胞衣不下，瘀血难行。大产之后气血亏耗，阳气虚衰，百脉空虚之时，寒邪易袭。傅氏拟方送胞汤，方药组成：当归、川芎、益母草、乳香、没药、黑荆芥、麝香。以芎归补血行血，荆芥引血归经，益母草、乳香、没药、麝香行气逐瘀而下胞衣。当归活血逐瘀，方中与其配伍之川芎、乳香、没药、麝香皆温通之品。经过配伍，此方中当归养血活血之效、温经逐瘀之功均得到充分发挥。

二、药物用量规律

中药方剂"不传之秘，在于药量"，药量轻重调配，对方剂疗效发挥至关重要。傅氏《女科》选用当归，有用之补血者，有用之行血者。补血者取其味，故用量较大，少则1两，多则2两。用之行血和血者，取其气，故用量较小，少则1钱，多则5钱。

（一）补血时重用

《产后血崩》篇记载产后血崩昏暗之证。产后半月，气血初生，尚未全复，此时不节房事，致"血崩昏暗""目见鬼神"。由此可见气血两亏、心肾两伤所致病情之凶险、病势之危急，傅氏拟方救败求生汤，方中当归用量达2两之多，以急补阴血，另配伍人参、白术、山药健脾益气，熟地黄、山萸肉补肾精，枣仁养心，人参、附子益气回阳。全方大补气血，回阳救逆。《女科》中当归用至2两者另有一处，即《下乳门·产后气血两虚乳汁不下》之通乳丹，"夫乳，乃血之所化，无血固不能生乳汁"，方中当归用至2两，人参黄芪各为1两，补气以生血，而通络之木通、桔梗用量仅为3分。此即傅氏遣方用药君臣佐使各有定分之精妙。

《产后（血虚）少腹疼》篇记载产后少腹疼痛之证，凡疼痛者，均有虚实之分，该篇所记载疼痛特点为"按之即止"，即喜按喜揉，为血虚疼痛，因产时产后亡血过多，血室空虚，脉络失养而致。书中载方肠宁汤，方药组成为：当归、熟地黄、人参、麦冬、阿胶、山药、续断、甘草、肉桂。其中君药为当归、熟地黄各1两。而与之对应，补气之人参仅用药3钱、温阳之肉桂用药2分。君臣之位分明，补血之功突出。另如《带下门・赤带》篇清肝止淋汤、《血崩门・年老血崩》篇加减当归补血汤当归皆为补血之用，用量均为1两。

（二）行血和血时轻用

《血崩门・闪跌血崩》篇逐瘀止崩汤，主治闪挫受伤、瘀血内阻致血崩者，新血不能归经，"恶血下流"，不通则痛，故"手按之而疼痛"。以当归行血，配伍大黄、桃仁逐瘀下滞。当归尾用量为5钱。行血祛瘀，活血止疼，则血自止而愈矣。《调经门・经水忽来忽断时疼时止》篇加味四物汤，肝经风郁，肝气闭塞，气血运行不畅，血行不畅则经水忽来忽断，气机不畅故时疼时止。方中当归5钱入四物汤和血，柴胡、白芍、牡丹皮宣肝经风郁，甘草、白术、延胡索利腰脐而和腹疼。

通过对《女科》中当归用药规律的辨析，可见傅氏《女科》组方药味精简，而君臣佐使药量主次分明，通过药物配伍与药量的选择以发挥药物的不同功效。其组方用药思路值得我们临床参考及深入研究。

第七节　运用古今方剂治疗胎漏（胎动不安）之探讨

胎前选方遣药，应辨证详明，方药稳当，谨慎安全有效为首要前提。随着历代医家长期临床探索研究，发现有些中药对母婴不利，甚至造成堕胎的恶果。《黄帝内经》虽有："有故无殒，亦无殒也"之训，但陈自明在其《妇人大全良方・胎教门》，编有"孕妇药忌歌"，约84种之多；嗣后，《本草纲目》《景岳全书・妇人规》都作了转载，其中除个别药物不同外，基本一致。表明后来居上，不囿前人成说，甚至连仲圣用干姜、半夏治妊妇虚寒痰饮之恶阻证亦归入禁忌之列，这种敢于质疑，提出己见的学风，是中医赖以提高业务素质，不断加以充实和发展的动力源。

时至21世纪的今天，我们在临床诊治胎漏、选方遣药方面，在继承前人理论和用药经验基础上，同样应独立思考，撷英咀华，不固执成方以治今病，妊娠用药禁忌亦应择善而从。为此，我们对前人和今人治疗本病的部分方药，进行了系统学习，俾顺流以探源、振叶以循根，而有所启迪，灵活变通，更符合实际，提高疗效。

一、古今医家治胎漏（胎动不安）方选

（一）胶艾汤（《金匮要略·妇人妊娠病脉证并治》）

组成：川芎2两（3~6g），阿胶2两（6~9g），甘草2两（1.5~3g），艾叶2两（3~6g），当归3两（6~12g），芍药4两（6~12g），干地黄6两（12~18g）。

用法：上7味，以水5升，清酒3升，合煮取3升，去滓，内胶，令消尽，温服1升，日3服。

主治：本方为妇科常用之剂。适于经水淋漓不断，产后淋血不止，妊娠腹痛而下血。

方析：本方实是四物汤加阿胶、艾叶、甘草而成。后世常用之四物汤，即由此衍化而来。《金匮要略心典》：方中四物和血养血，阿胶养血止血，艾叶温宫暖胞，甘草调和诸药，清酒以行药势（但现在多已不用）。

（二）当归芍药散（《金匮要略·妇人妊娠病脉证并治》）

组成：当归3两（6~12g），芍药1斤（30~50g），茯苓4两（6~12g），白术4两（6~12g），泽泻半斤（12~24g），川芎半斤（12~24g）。

用法：上6味，杵为散，取方寸匕，酒和，日3服。

主治：妇人怀妊，腹中绞痛，当归芍药散主之。

方析：本方是由四物汤去熟地，加白术、茯苓、泽泻而成，但剂量得宜。

（三）当归散（《金匮要略·妇人妊娠病脉证并治》）

组成：当归、黄芩、芍药、川芎各1斤（30~50g），白术半斤（12~24g）。

用法：上5味，杵为散，酒饮服方寸匕，日再服。

主治：妇人妊娠，宜常服当归散主之。妊娠常服即易产，胎无疾苦，产后百病悉主之。

方析：本方系四物汤去熟地，加白术、黄芩而成。

（四）安胎汤（《备急千金要方·卷二》）

组成：人参、当归、川芎、阿胶各1两（3~6g），大枣（劈）12枚。

用法：以水3升，酒4升，煮取2.5升，分3服。5日1剂。

主治：用于气血不足，不能养胎者。

（五）《小品方》苎根汤（《外台秘要》）

组成：苎麻根、干地黄各 2 两（6~9g），当归、芍药、阿胶、炙甘草各 1 两（3~6g）。

用法：上 6 味，以水 6 升，煮取 3 升，去渣，纳胶烊化，分 3 服。

主治：疗劳损动胎，腹痛去血，胎动向下。

方析：本方系四物汤去川芎，加苎麻根、阿胶、炙甘草而成。但因分量的变化，重点在于清热凉血、滋阴和营，而无活血动血伤胎之虞。

（六）十二味安胎饮（宋代《陈素庵妇科补解·胎前杂症门》）

组成：人参、黄芪、白术、茯神、酸枣仁、麦冬、当归、熟地、白芍、阿胶、牡蛎、甘草。

主治：冲任二经气虚，妊娠经血不时而下，久则面黄肌瘦，胎儿不长，宜大补气血。

用法：水煎服。

方析：本方由四君合四物、加入养心宁神之品而成，与《太平惠民和剂局方》人参养荣汤组成相近，但无辛温之生姜、肉桂。

（七）胎元饮（《景岳全书·妇人规》）

组成：人参、黄芪、白术、陈皮、炙甘草、当归、熟地、白芍、杜仲。

用法：水煎服。

主治：治妇人冲任失守，胎元不安不固者。

方析：本方系八珍汤去川芎、茯苓，加杜仲、陈皮而成。

（八）保阴煎（《景岳全书·妇人规》）

组成：生地、熟地、白芍、山药、续断、黄芩。

用法：水煎服。

功效：滋阴清热，养血安胎。

（九）泰山磐石散（《景岳全书·妇人规》）

组成：人参、黄芪、当归、续断、黄芩各 3g，白术 6g，川芎、白芍、熟地各 0.8g，砂仁、炙甘草各 0.5g，糯米 1 撮。

用法：水煎，食远服。

功效：补气健脾，养血安胎。

主治：治妇人血气两虚，或肥而不实，或瘦而血热，或脾肝素虚，倦怠少食，屡有堕胎之患者。

加减：有热者，倍黄芩，减砂仁；胃弱者，增砂仁，减黄芩。

方析：方中以八珍汤去茯苓加黄芪，双补气血以养胎元；续断补肝肾，以固胎元；砂仁调气以安胎，黄芩清热以安胎；糯米补养脾胃。

（十）安胎饮（《寿世保元·郑七方》）

组成：酒当归、酒白芍、酒蒸熟地、陈皮各4.5g，川芎、炒白术、砂仁微炒各6g。

用法：水煎服。

主治：治妊娠气血虚弱，不能养胎而致半产。

（十一）安胎丸（《妇科玉尺·卷三》）

组成：黄芩、白术。

用法：为丸，白水下。

功效：清热安胎。

主治：治胎动不安由于火热者。

（十二）安奠二天汤（《傅青主女科·卷下》）

组成：人参、熟地、炒白术各30g，炙甘草3g，杜仲、枸杞、山茱萸、炒山药、炒扁豆各12g。

用法：水煎服。

主治：治妊娠少腹作痛，胎动不安。

方析：本方是四君子汤去茯苓，加山药、扁豆，以培后天生化之本，熟地、山萸肉、枸杞、炒杜仲以填补先天之阴精，故名安奠二天汤。

（十三）寿胎丸（《医学衷中参西录》八卷）

组成：菟丝子炒4两（120~150g），桑寄生、续断、阿胶各2两（80~95g）。

用法：将前3味为细末，水烊化阿胶，和丸1分重，每次服20丸，温开水送下，日再服。

主治：治滑胎，预防流产。

加减：气虚者加人参3两（90~110g），大气陷者加生黄芪3两（90~110g），食少者加白术2两（60~115g），凉者加补骨脂2两（60~115g），热者加生地2两（60~115g）。

（十四）清热安胎饮（《刘奉五妇科经验选》）

组成：山药15g，石莲子9g，黄芩6g，黄连3g，椿根白皮9g，侧柏炭9g，阿胶块烊化。

用法：水煎服。

功效：健脾补肾，清热安胎，止血定痛。

主治：妊娠初期，胎漏下血，腰酸腹痛，属于血热者。

（十五）滋肾育胎丸（《罗元恺论医集》）

组成：菟丝子240g，续断90g，巴戟天90g，杜仲90g，阿胶120g，鹿角霜90g，枸杞子90g，熟地黄150g，党参120g，白术90g，大枣50g，砂仁15g。

用法：上药炼蜜为小丸，每次服6g，每日3次。

功效：补肾益脾，养血育胎。

主治：治肾虚气弱之滑胎、胎动、不孕。症见婚后不孕，或屡孕屡堕，连续3次以上，腰酸膝软，头晕耳鸣，神疲乏力，气短懒言，饮食减少，大便溏薄，夜尿频多，眼眶黯黑，或滑胎后难于受孕，舌淡苔白，脉沉弱。对瘀阻癥积之滑胎，不宜使用本方。

本方证是因肾脾两虚，精气不足，肾虚无力系胎，脾虚则统摄无权，胎元内失系载所致。治以滋补肾阴肾阳为主，佐以补气健脾养血。方中重用菟丝子为君，补肾益精固胎，如《名医别录》所说“治男女虚冷，添精益髓，去腰疼膝冷，能补肾益精固胎”，佐以巴戟天、杜仲、续断，补肾气、固冲任、安胎元；鹿角霜补元阳而固胎；枸杞子、熟地黄、阿胶滋阴养血以安胎；枸杞子、熟地黄与菟丝子、鹿角霜等合用，又能阴阳并补；再用党参、白术补气健脾以滋气血化生；砂仁行气和胃安胎，又可使该方补而不滞；大枣补血和营，调药和中。诸药合用，共滋肾补气，养血育胎之效。

从以上所举15个方剂，即可看出在处方遣药方面，已发生了很大变化，一方面说明历代妇科医家对胎漏（胎动不安）的病因病机、辨证论治已逐步摸索出防治规律；一方面中药品种较以前大大增多，为中医辨证用药提供了广阔天地。

二、仲景胶艾汤简析

（一）仲景胶艾汤方析

方剂是由单味药组成，对每味功效、主治应娴熟于胸，始能加以分析地选用而不照用原方，以适合患者之病情。胶艾汤出自《金匮要略·妇人妊娠病脉证并治》，主治妇人漏下、流产后持续漏下、妊娠胎漏等。胶艾汤药物组成及分析如下。

川芎：味辛性温，入手足厥阴经，为血中气药。具有活血行瘀、散风止痛功效。主治头痛，胁痛，腹痛，月经不调，经闭腹痛，痈疽肿痛。使用注意：月经过多、出血性疾病、阴虚火旺者须慎用。《本草备要》言其：“香窜辛散走泄真气，单服久用令人暴亡。”

阿胶：甘，平，入肺、肝、肾经。功效：滋阴养血，补肺润燥，止血安胎。主治：虚痨羸瘦，肺痈吐脓，衄血、便血，经血不调、崩漏带下，胎动不安，阴虚心烦，失眠等症。使用注意：阿胶宜炒珠，减少黏性，以免滋脾碍胃，止血效果较好。凡脾胃虚弱、胸腹痞满、腹泻慎用。

甘草：甘，平，入十二经。功效：补脾益气（炙），清热解毒（生），润肺止咳，调和百药，解百药毒。主治：脾虚气弱，咳嗽气喘，痈疽疮毒。使用注意：生用则通，炙用则补。具有类肾上腺皮质激素作用。有效成分为甘草次酸，能使水、钠潴留，血压增高，钾排出增加，故肾病综合征慎用。

艾叶：辛、苦，温，入肝、脾、肾经。功效：散寒湿，理气血，暖子宫，止血。主治：腹中冷痛，经寒不调，宫冷不孕，吐血衄血，崩漏带下者。使用注意：阴虚血热宜慎用。

当归：甘、苦、辛，温，入心肝、脾经。功效：补血，活血，调经，润燥，滑肠。主治：月经不调，血虚或血瘀经闭，经痛崩漏，跌打损伤，痈疽肿痛，风湿痹痛，血虚便秘。使用注意：前人认为，归头补血，归身养血，归尾破血，全用活血；但不必拘泥，一般用于改善微循环，或入表药，用全当归；用于贫血和调经时，以归身佳；用于跌打损伤，关节痛以归尾较好。本品性温，凡肺虚内热，肝火偏旺，或出血初止，脾胃阳虚而大便滑泻者均宜忌用。

白芍：苦、酸，微寒，入肺、脾、肝经。功效：补血敛阴，平肝止痛。主治：头晕目眩，胸腹胁痛，四肢挛急，泻痢腹痛，虚汗不止，月经不调等。主要用于调和营卫，柔肝止痛，养血补阴。使用注意：虚寒腹痛泄者慎用。

干地黄：甘、苦，寒，入心、肝、肾经。功能：滋阴退阳，生血凉血。主治：阴虚发热，热病伤阴，烦渴骨蒸，斑疹，吐衄下血，妇女月经不调，胎动不安。使用方法：生地性凉，用于清热凉血；熟地性温，用于补血滋阴。故虚寒者用熟地，当清热又兼体虚时，可生熟并用，如百合固金汤，当归六黄汤。

值得提出的是：一味川芎，为有名之验胎散（见《本草纲目》芎穹附方）。当归一味，治头痛欲裂，心下刺痛等症（见《本草纲目》当归附方）。川芎与当归相配，为芎穹汤，首见于宋《太平惠民和剂局方》卷九，又名佛手散、活血散、芎归汤。川芎、当归各等分，为粗末，每服 9g，水煎去渣，稍热服。“治妇人妊娠伤动，或子死腹中”，服后探之，“不损则痛止，已损便立下”（见《本草纲目》当归附方）。加干地黄、白芍，为四物汤。功效：补血、活血、调经。主治一切营血虚滞，妇女月经不调、痛经、崩漏等证候。系补血药与活血药并用，为妇科调经的基础方，亦是补血剂的代表（见《太平惠民和剂局方》）。

方中芍药与甘草相伍，为仲景之芍药甘草汤，功能缓急止痛，治腿脚挛急，或腹中疼痛。实验研究，本方有镇静、镇痛、缓解平滑肌痉挛、双向免疫调节作用。再加阿胶、艾叶、甘草，则成胶艾汤。

从整个处方分析，除艾叶、甘草外，都是阴柔滋腻药物，对脾胃薄弱、纳呆运迟、虚寒便溏者，大非所宜。《本草汇》指出："不知血药属阴，其性凝滞，若胃气弱之人，过服归、地等剂，反致痞闷，饮食减少，变证百出"。

（二）古今中医药学家对当归、川芎药理的认识

当归　《本草汇言》："归，其味甘而重，故专补血，其气轻而辛，故又能行血，补中有动，行中有补，诚血中之气药，亦血中之圣药也"。"凡阴中火盛者，当归能动血，亦非所宜……其要在'动、滑'两字。若妇人经期血滞，临产催生，及产后儿枕痛，其当以此为君"。《本草正义》更明确指出："当归气味俱厚，行则有余，守则不足，故不可过信归所当归一语。"现代药理研究表明：当归水或醇溶性非挥发性物质，对离体子宫有兴奋作用；使子宫收缩加强，大量或多次给药时，甚至可出现强直性收缩。从前人对本药的阐述和现代药理研究表明，对妊娠妇女使用本方时应慎重。

川芎　中药药理在分析仲景胶艾汤时已作了引述，这里不赘。现代药理研究，家兔离体妊娠子宫试验表明：川芎浸膏使子宫收缩增强，终成挛缩，大剂量反使子宫麻痹，收缩停止。川芎煎剂 15g/kg 或 20g/kg，经十二指肠给药，对兔在位子宫亦呈明显收缩作用。妊娠家兔注射 1% 川芎流浸膏 4ml/100g，结果胎儿坏死在子宫中，但不堕下。推测胎儿的坏死，可能是由于子宫受川芎的作用，引起挛缩而影响胎儿营养所致（见《现代中药药理学研究》）。

上述资料表明，当归、川芎味辛性温，少用有补血之能，多则活血行瘀，对胎前宜清热养血安胎之旨不尽符合，特别是川芎经现代药理研究，对妊娠家兔在位子宫有收缩作用，对胎动不安患者尤非所宜，因此，在临床运用时宜慎重。当然，体外实验与人体内服不同，经胃吸收后，其机制为何？尚须进一步研究，不能作为定论。关键在于我们有坚实基础理论，熟练掌握各味药物的功能主治，根据患者体质与病情，辨证选药，同样可以酌情而用，收到良好效果。前人认为："中医不传之秘，在于药物的剂量"，观仲景创制的 112 首方剂，即可看出其剂量的改变，方剂之名称亦异，功能主治亦迥然不同，上面所举之当归等药，即是一个典型的范例。

三、常用安胎药的探讨

《备急千金要方》有："治妊娠腹中满痛入心，不得饮食方"，是我最常用之胎前疾病方剂之一。本方以白术 6 两为君，芍药 4 两为臣，黄芩 3 两为佐使，虽系从仲景当归芍药散中精炼而出，却加强了安胎之力，避免和减少了辛温香窜、活血动胎之虞，寓有深意。

清代黄宫绣在《本草求真》中，对芩、术为安胎圣药提出了不同意见，他说："世人动辄称白术健脾、黄芩泄热。殊不知健脾泄热之物，岂特白术、黄芩……"确有一定道理。考之本草，不少药物均具有安胎作用。如《神农本草经》即有桑寄生安胎，鹿角（胶）甘平，止痛以安胎，阿胶止血而胎安的记载。丹参善治血分，调经通脉之药也；苦微寒，清心除烦。《重庆堂随笔》："丹参……血热而滞者宜之……血少不能养胎而胎动不安者"宜之。生地黄甘、苦、寒，滋阴凉血，妊娠阴虚血热而致胎动不安有殊功。竹茹清热除烦，消痰止呕，凉血止血，用于痰热之胎动不安；竹沥汁适于胎气上冲、心情烦躁之胎动不安；苏叶长于理气宽胸，解郁而安胎；苏梗、藿香梗、陈皮、大腹皮、香附等，则长于顺气行气、消胀除满而胎安。《胎产集要·上卷》："若气盛胎高，则加紫苏、大腹皮、枳壳、砂仁、陈皮以舒之。"我认为只要辨证准确，随证选药，很多药物，如杜仲、续断等同样达到安胎效果。

历代妇科医家，喜用黄芩、白术、砂仁者，经深入研究，有其至理存焉，并非迷于前人芩、术安胎圣药之说。考白术，苦、甘、温，入心脾、胃、三焦四经，补脾益胃，燥湿和中；通常只知治疗纳化失健，虚胀泄泻，胎气不安之用，而不知其尚有调冲脉作用。《本经逢原》谓："……散腰脐间血，及冲脉为病，逆气里急之功；制熟则有和中补气，生津止渴，止汗除热，进饮食安胎之效。"《名医别录》云："利腰脐间血，仲景妊娠篇之白术散用之，安胎者，除胃中热也。"因此，我体会：本品尚有补带脉、约束冲任之能，故傅山之完带汤中重用。《本草汇言》云："血虚而漏下不止，白术可以统血（培补脾胃）而收阴……"而宜于胎漏。现代药理研究，能使肠管平滑肌紧张度降低，频率减慢，有健脾胃，壮身体，提高机体抗病能力等作用。

黄芩苦，寒，入心、肺、胆、大肠经。功能泻实火，除湿热，止血，安胎。主治肺热咳嗽，湿热泻痢，热淋，吐衄，崩漏，胎动不安。《胎产集要·上卷》："黄芩泻火能滋子户之阴，故曰圣药。"现代药理研究，黄芩有解热、镇静、降压、利胆与解痉作用。

砂仁辛，温，入脾胃经。具有行气调中，和胃醒脾功能。主治腹痛痞胀，胃呆食滞，噎膈呕吐，寒泄冷痢，妊娠胎动。人们不禁要问，既然胎前宜养血清热，为何还用辛温醒脾快胃之砂仁？对此，《本草汇言》从中药药理上作出阐释："然古方多用以安胎何也？盖气结则痛，气逆则胎动不安。此药辛香而窜，温而不烈，利而不削，和而不争，通畅三焦，温行六腑，暖肺醒脾，养胃养肾，舒达肝胆不顺不平之气，所以善安胎也"。我认为治疗胎漏、胎动不安之组方遣药，大多使用补血，阴柔滋腻之味，这里用砂仁，仅可为佐使，防其雍滞碍脾，少量为佳。我所治案中，一般从1.5g开始，最大量用至9g。根据患者寒热虚实以及整个处方刚柔相配而定，但不宜久服。《本草经疏》指出："凡腹痛属火……胎动由于血热……难以概用"，应以为戒。

四、临证组方遣药体会

（一）胎前首重调理心身、安神定志

初妊妇女，多精神紧张，易产生焦虑不安情绪，甚至烦躁失眠易怒等症，在辨证论治前提下，除心理治疗或祝由外，选用一些清心除烦，安神定志药物，如莲子肉、莲子心、百合、麦冬、小麦、炒枣仁、柏子仁、天竺黄、合欢花（皮），以利于心情稳定，睡眠改善。柔肝缓急之芍甘汤，不仅能调理身心，又对胎动不安有利。

（二）滋补肝肾、调理冲任以固胎元是重要一环

冲为血海，任主胞胎，冲脉隶于阳明，任脉系于足少阴，故滋肝肾、调冲任，确是治本之图。药如桑寄生、续断、杜仲、菟丝子、山药、熟地、枸杞、山萸肉、桑椹等，但这些药中，有的重浊滋腻，常佐以宽中行气、助运消胀之苏叶、苏梗、佛手、炒枳壳、预知子、生谷芽、生麦芽、鸡内金等，以防呆胃碍脾之虞。

（三）塞流止血、凉血止血系急则治标之需

胎漏下血，往往导致妊妇恐惧、家人惊慌，若失血过多或日久，不仅胎失所养，加重胎动不安，甚至导致胎堕之不良后果。在组方遣药上，我治宗丹溪，偏重滋阴以和阳，阴液充则虚热熄而血自止，常收到较好效果。药如二至丸、制首乌、阿胶珠、生地等。凉血止血，喜用荷叶、丹皮、苎麻根、白茅根、藕节、小蓟；收敛止血，是塞流以治标之举，药如海螵蛸、仙鹤草、伏龙肝（和胃止吐又止血）、地榆炭、棕榈炭、熟地炭等，临证时我多选用1~2种，还佐以既补血又活血之丹参（血热者）、当归（虚寒者）、醋元胡、玫瑰花以防留瘀遗患。

（四）护脾胃是治胎前重要法门

妊娠初期，常有厌食、恶心等纳谷呆滞等症状，虽说是妊娠正常生理反应，但脾胃为后天之本，是母婴赖以汲取营养之所系，久则影响母子健康。由于血聚以养胎，脏气皆壅的特点，在调理脾胃时，宜用清肃肺胃、宽中顺气之品，顺应胃以降则和，而无壅滞痞满之虞。

（五）体质素亏、气血两亏者宜清补

体质素亏，气血两亏者，本应补益，但忌大补、蛮补，宜清补，我喜用太子参、西洋参、南沙参、莲子肉、玉竹、麦冬、黄精等益气养阴之品，俾补而不滞

不燥，气阴相得，阴充气自足之效，同时佐以肃降肺胃之枇杷叶、玉蝴蝶、预知子、香橼皮等，以防气机壅滞，阻遏气机。当然，体质大虚者，非人参、黄芪不能胜任。

以上几点，是余长期临证中的点滴体会，在实际运用时，应从患者整个病情考虑，始能发挥综合治疗作用。

（王小云 路 洁 整理）

第八节 中医情志疗法在妇产科的运用

《素问·阴阳应象大论》指出："怒伤肝，悲胜怒"，"喜伤心，恐胜喜"，"思伤脾，怒胜思"，"忧伤肺，喜胜忧"，"恐伤肾，思胜恐"。《素问·至真要大论》："惊者平之"。《灵枢·杂病》中有"哕……大惊之，亦可已"。这些为后世沿用情志相胜法提供了理论依据。

情志生于五脏，五脏之间有着五行的生克关系，因此情志疗法主要根据"五行相胜"之法，巧妙地运用心理作用，用一种情志去纠正相应的过激情志，有效地调节这种情志所产生的疾病，从而达到"以情胜情"的治疗目的，故又称为"情志相胜法"。

《黄帝内经》中有："人之性，莫不恶死而乐生。告之以其败，语之以其善，导之以其所便，开之以其所苦"。故有祝说病由治疗的产生，也即现代所谓的言语开导治疗。《素问·移精变气论》更论述移精变气的心理治疗方法，强调转移患者注意，派遣思情，改移心志，创造一个治愈其病的心理环境，即可易移精气，变利气血而却病。这也是叶天士"移情易性"的理论基础。《三国志·华佗传》中用阳性情绪刺激治疗阴性疾病的成功医案，即是依据阴阳学说，利用患者应激时产生的剧烈心身变化而达到调理脏腑气血，治愈疾病的目的，这种治疗方法即现在称之为的激情刺激疗法。

金代名医张子和对情志相胜法阐述最为详细，张氏在《黄帝内经》情志五行相胜理论的指导下，善于运用以情胜情的治疗方法。他在《儒门事亲·九气感疾更相为治衍》一文中谓："《内经》有治法，但以五行相胜之理治之，大怒伤肝，肝属木，怒则气并于肝，而脾土受邪，木太过则肝亦自病。喜伤心，心属火，喜则气并于心，而肺金受邪，火太过则心亦自病。悲伤肺，肺属金，悲则气并于肺，而肝木受邪，金太过则肺亦自病。恐伤肾，肾属水，恐则气并于肾，而心火受邪，水太过则肾亦自病。思伤脾，脾属土，思则气并于脾，而肾水受邪，土太过则脾亦自病。"张氏认为思虑、悲哀、喜乐、忧愁、恐惧所伤，皆可由于气机逆乱，涉及脏腑而出现情志异常。对于此类疾病的治疗，他据《素问·五运行大论》“怒伤肝，悲胜怒。喜伤心，恐胜喜。思伤脾，怒胜思。忧伤肺，喜胜忧。恐伤肾，思胜恐”的五行相胜理论，提出了具体的治疗方法。他在《儒门事亲·九气感疾更相为治衍》指出：“悲可以治怒，以怆恻苦楚之言感之。喜可以治悲，以谑浪亵狎之言娱之。恐可以治喜，以恐惧死亡之言怖之。怒可以治思，以污辱欺罔之言触之。思可以治恐，以虑彼志此之言夺之。”如治息城司侯因悲伤过度而致心痛，渐至心下结块，大如覆杯，且大痛不止，屡经用药不效，经张氏诊断，指出其治法当以“喜胜悲”。因此假借巫者的惯技，杂以狂言以谑，引得病者大笑不止，一二日而心下结散。又如张氏治一人失眠，查其病由思虑过度而致，根据“怒胜思”之理，故意多取钱财，饮酒数日，不处一法，从而将其妇激怒，使汗随怒出，病从汗解，从而治愈了顽固之失眠。但对于惊所致的恐惧症，张氏并不用一般的抑制方法，而是采取从治之法，首先弄清病因，继而模拟病因，使患者逐步消除恐惧。如治卫德新妻，“每闻有声响，则惊倒不知人”之惊病，则当其患者之面，以木击几，或以杖击门或击背后之窗自此虽闻雷而不惊。可见张氏的情志疗法，是继承《黄帝内经》有关情志治疗的基础上通过临床实践总结出的一套有价值的治疗方法。

移情疗法主要采用释疑、暗示、顺意等方法去除患者心因性刺激，宣泄或转移忧愁焦虑等不良情感，使之恢复常态。

易性疗法是根据病者病前的不良性格表现，通过说理、开导、改易心志等方法，逐渐使患者改变错误的生活方式、处世态度和不良性格，更易消极的情绪因素，而达到治疗疾病的目的。

中医学强调形神统一，重视情志因素在致病及治病中的重要作用。如《素问·宝命全形论》：“一曰治神，二曰知养身，三曰知毒药为真，四曰制砭石大小，五曰知脏腑血气之诊。五法俱立，各有所先。”便是强调心理治疗的重要性。而《医方考》中：“情志过极，非药可医，须以情胜。”更突出了情志治病在中医心理治疗中的核心地位，指出妥善的情志治疗不仅可配合药物提高疗效，特别对情志因素引起或与其关系密切的病证，还可收到药物治疗所不能起到的卓越疗效。

近现代医家更对情志致病备加关注，如陆渊雷认为脏躁“虽妇人为多，男人也往往有之，不尽是子宫病明矣。今之研究病原者，尚纷无定论，通常认为遗传与精神刺激有多少关系……”任应秋总结郁病病因认为：“无论内伤外感，均可致郁……思伤脾，怒伤肝之类，内伤之郁也”。而20世纪70年代以来，中医心理学更得以长足发展，对情志过激，百病始于气，以及七情学说等心理病因做了大量的研究工作，肯定了情志致病在生物-心理–社会医学模式中的地位，同时总结、继承和发扬了中医心理学中的心理疗法，重点放在情志治病上。

1985年首届全国中医心理学学术讨论会在成都召开，会上苏复提出了中医心理治疗三法：①告之导之法；②情志相胜法；③惊者平之法。朱云锋提出了移情易性疗法和顺情从欲疗法。其他如王极盛概括的说理开导式、以情治情式和惊吓式等三种方式；李兴民总结为说理开导心理疗法，即我国古代“行为矫正法”、古代“精神分析法”、针药心理配合等四种；孙溥泉认为有：消除产生疾病的思想根源，转移患者的思考重点，以及两者的结合，利用紧急情况产生的特殊力量等四方面内容；杜文东概括为五行相克、消除病因、暗示、转移心理指向、特殊等五种疗法；王升龙概括为心理疏导法、心理制约法、心理导引法、支持心理疗法、说明分析心理疗法、训练心理疗法等六种；吕再生概括为睡眠疗法、开导疗法、脱敏疗法、暗示疗法、移情疗法、惊恐疗法、喜乐疗法、激怒疗法、释疑疗法、舒遂疗法十种；王米渠等概括为4类25种治疗方法：即情绪情感类（情志相胜、抑情顺理、激情刺激、情志疏泄、相反情志、情志导引、两极情志疗法），理智计谋类（言语开导、暗示、假借药物疗心法、以诈治诈、计谋治病），以及气功行为类和其他类疗法等。

中医情志疗法中情志既可致病，也可治病的独到见解，在世界医学心理学史上具有特殊的意义，目前，它正促使临床医学工作者继续深入探讨其在中医治疗学中的具体实施方案，形成一个综合的中医治疗体系，以增强临床疗效，提高患者的生存质量水平为标准，从而达到与世界医学接轨，繁荣中医文化的目的。

（王小云　整理）

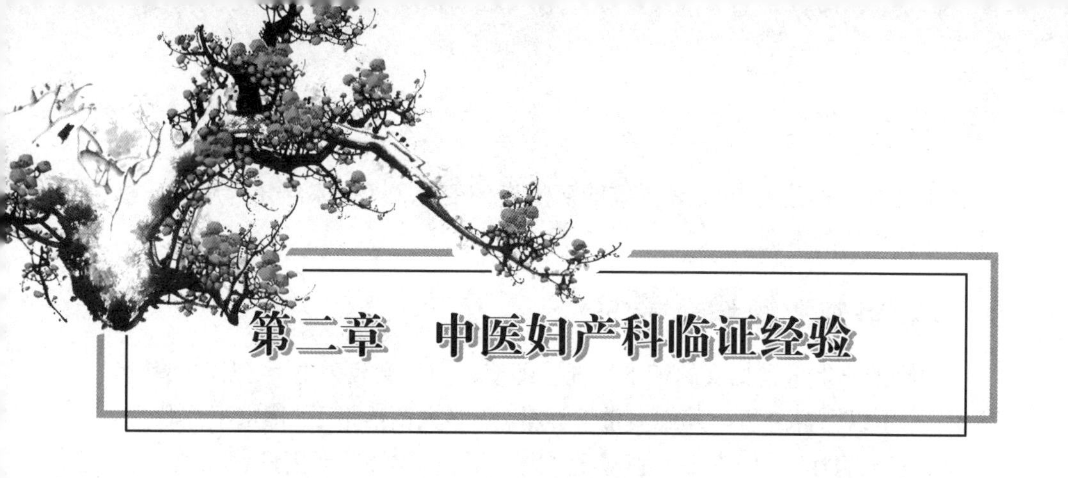

第二章　中医妇产科临证经验

第一节　妇科病辨治体会

一、与时俱进，用发展的眼光分析妇科病病因病机

余诊治患者重视分析病因病机，只有准确掌握病因病机，才能治病求本，少走弯路。中华人民共和国成立前，由于女性的生理特点和社会地位，容易导致肝经郁滞，肝气不舒，从而致精神方面的疾病和营养不良、生化乏源引起的月经量少或崩漏、产后病等虚证较多。

中华人民共和国成立后，现代妇女与男子一样求学与工作，经济地位随之改善，文化素质不断提升，身心健康水平普遍得到提高。然而，随着社会的竞争，学习及工作压力增大，生活方式改变，疾病谱发生着变化。首先，在学习方面，女性对自我要求较高，高学历者比较普遍，工作事业上有更高的追求，择偶的标准相应提高。曾经婚姻是靠媒妁之介，讲究门当户对；现代网络快速社会，多通过媒体公开征婚择偶，追求婚姻自由，精神心理因素逐渐凸现。其次，随着生活节奏的加快，生活水平的提高，饮食谱发生了改变，过食肥甘、快餐及恣食生冷者随处可见，加之现代化的工作环境空调冷气充足，人们追逐时尚超短服装，均可使育龄妇女脾胃受损，中阳困遏，水湿停聚，从而引起肥胖、闭经、痛经、多囊卵巢综合征及卵巢囊肿等疾患，疾病谱悄然改变。再次，现代妇女因为求学和工作，婚育年龄往往推迟，选择甚至多次人工流产的妇女增多，流产后伤及冲任，气血循行不畅，加上痰湿体质较多，痰瘀互结，日久成积，不通则痛，从而引起子宫内膜异位症、不孕症患者也逐渐增多。工作紧张、精神压力过大、情志不畅也是导致月经紊乱，卵巢功能早衰等疾病的重要原因。

综合以上因素，余认为分析病因病机，不仅要考虑不同季节气候的特点、不同地理环境的特点、不同年龄以及生活习惯、体质强弱、精神状态等特点，还要考虑社会的进步与发展所致的疾病谱的变化，只有综合分析病因病机，才能抓住疾病的本质。

二、辨证重视妇女带下

余临证非常重视妇女的带下情况。即使以内科疾病为主诉，也常问其经、带情况，予以综合分析。凡妇女带下异常者，多先调治带下，待带下症状愈后再调治其他病症。《傅青主女科》云："夫带下俱是湿症"。因此，"湿邪为患"是现代妇科疾病发生的主要原因之一，湿病不仅发生于南方较多，北方亦不少见，只是感邪途径有异。现代妇女的生活方式、饮食谱的改变，致使脾胃受损，中阳困遏，水湿停聚，此为感邪途径之一；现代化的工作环境、空调、服装等，使女性容易感寒受湿，脾阳受损，水湿停聚，此为感邪途径之二；社会的竞争，精神压力的增大，常使女性情志不畅，思虑过度，脾胃受损，影响气机升降功能，运化失司，水湿停聚，此为感邪途径之三。水湿停聚，凝而成痰，或积而成水；湿属阴邪，其性趋下，流注下焦，则成带下。因此，了解带下情况对于治疗妇科疾患至关重要。

三、重视"冲任督带"奇经，从肝脾肾入手调治妇科病

余治疗妇科病，重视调节"冲任督带"奇经，"督脉者，阳脉之海也"；"任主胞胎"，为"阴脉之海"；"冲为血海"，为脏腑气血升降之枢纽，有推动气血运行，统帅和调节十二经气血的功能；冲、任、督三脉虽皆与胞宫有密切关系，如带脉无力，则难以提系。金代张子和曰："冲任督三脉，同起而异行，一源而三歧，皆络带脉"。因此，"冲任督带"在调节女性生理中起着至关重要的作用。肝主藏血、主疏泄，肾主生殖，冲、任、督脉和肝、肾经的关系最为密切。带脉循行于腰腹之中，清代唐容川曰："带脉出于肾中，以周行脾位，由先天以交于后天脾者也"。可见，带脉与脾肾经的关系最为密切。因此，调节肝脾肾经即能达到调节"冲任督带"的功效，从而治疗一些妇科顽症。

四、益气健脾、培本固元

余临证妇科病，常将益气健脾法贯穿始终，以太子参或西洋参配伍鸡内金、炒三仙（炒麦芽、炒山楂、炒神曲）、白术等，培元固本，固护脾胃。正如《傅青主女科》所说："补脾气以固脾血，则血摄于气之中，脾血日盛，自能运化其湿，湿既化为乌有，自然经水调和"；"盖气旺而血自能生，抑气旺而湿自能除，且气旺而经自能调矣"。患者元气充盛，脾胃纳化功能强盛，是妇女经水

调和的物质保证。

五、调情志、畅气机

情志即指人的精神心理状态。早在《黄帝内经》关于不良的精神心理状态对人体脏器所造成的损伤及脏腑功能失调导致情志的异常改变等做了诸多论述。如在《灵枢·本神》中提出“肝藏血，血舍魂，肝气虚则恐，实则怒”等脏腑功能失调对情志的影响，及《素问·举痛论》中提出“怒则气上，喜则气缓，悲则气消，恐则气下，思则气结”等不良情志对人体脏器的影响。余治疗妇科病重视对患者的情志调节，遣方用药常用橘叶、柴胡、郁金、绿萼梅、生麦芽等，疏肝解郁，调和情志，升发脾胃之气；与此同时，注重对患者的心理疏导，针对患者不同的年龄、家庭背景、生存环境及发病原因等进行语言开导。正如《灵枢·师传》篇所说：“告之以其败，语之以其善，导之以其所便，开之以其所苦”，教患者克服焦躁心理，摆脱不良情绪的影响，通过调情志达到调畅气机而辅助治疗的目的。

六、重视劳逸结合、生活规律

余摄生或调养疾病，重视劳逸结合、生活规律，多用中餐，少进生冷、辛辣、肥甘、快餐，以保持后天脾胃纳化正常、心身健康。

（秦淑芳　整理）

第二节　月经病辨治心法

凡月经周期、经期和经量发生异常，以及伴随月经周期出现明显不适的疾病，称为月经病，是妇科临床的常见病、多发病。

常见的月经病有月经先期、月经后期、月经先后无定期、月经过多、月经过少、经期延长、经间期出血、崩漏、闭经、痛经、经行发热、经行头痛、经行吐衄、经行泄泻、经行乳房胀痛、经行情志异常、经断前后诸证、经断复来等。

月经病发生的主要机制，是脏腑功能失调，气血不和，导致冲任二脉损伤。其病因除外感邪气、内伤七情、房劳多产、饮食不节之外，尚需注意禀赋素质对月经病发生的影响。

月经病的辨证，着重月经的期、量、色、质及伴随月经周期出现的症状，同时结合全身证候，运用四诊八纲进行综合分析。

月经病的辨治原则，着重在调经。论治过程中，首辨他病、经病之不同。

如因他病致月经不调，当治他病，病去则经自调；若因月经不调而生他病者，当予调经，经调则他病自愈。次辨标本缓急，急则治标，缓则治本。如痛经剧烈，属气滞血凝者，应温经解凝，理气行瘀止痛为主；若崩中暴下，当塞流止血为先，缓则审证求因治其本，使其经病得到彻底治疗，再辨月经周期各阶段之不同。

月经先期而至者，血热为主，当清热为治；后期而至者，血虚为多，血虚源于气虚，故少佐益气之品。然先期而至者，虽说有火，若虚而夹火，当养营安血为治。后期而至者，本属血虚，然亦有血热燥瘀者，宜用清补，兼以疏利。肝在妇女为先天，宜清养为宜。经来乍多乍少无定期者，责之气血盛衰之因，予以调和，以平为期。

经行腹痛，宜辨虚实，一般认为经前腹痛为实，经后为虚。经前腹痛，气滞血瘀者，当理气行滞，活血止痛；经后腹痛，当养血缓急，少佐理气。经来紫赤，血热有余，清凉投之勿过剂，中病即止。色淡为虚，补而行之，勿滥补，勿呆补，以免壅滞；血少质稠有块，宜凉血活血，少佐温运，暖则流通。凡经行之际，大忌寒凉，以免冰伏。

经期血室大开，大寒大热之剂尤宜慎用，经前血海亢盛，勿滥补，宜疏导；经后血海空虚，月廓空，勿攻泻，宜调补，总以证候虚实酌用消补，这是月经病辨治之一般规律。

崩漏，指经期延长2周以上者。主因冲任损伤，不能制约经血而成。治崩当益气升提，先止血塞流，不宜辛温行血，以免失血过多，导致阴竭阳脱；治漏宜养血益气，健脾和中，不可一味固涩，以防血止留瘀，酌用十灰散、紫地宁血散，甚至云南白药。当血止之后，再用补肾、健脾、清热、理气、化瘀等法，以治其本。临证辨治时，消补兼施，促其康复，是其关键。对于阴虚有热者，可配秋石、盐知母、盐黄柏、鱼鳔胶珠1~2味，滋阴清降伏火，收效甚捷。

至于闭经、不孕、卵巢早衰等病证，根据阴阳气血之盛衰、证情之虚实寒热、舌脉等随证治之，可参考本书有关验案化裁。

月经病的治本大法有补肾、扶脾、疏肝、调理气血等。“经水出诸肾”，故调经之本在肾。补肾在于益先天之真阴，以填精养血为主，佐以助阳益气之品，使阳生阴长，精血俱旺，则月经自调。即使在淫邪致病的情况下，祛邪之后，也以补肾为宜。扶脾在于益气血之源，以健脾升阳为主，脾胃健运，气血充盛，则源盛而流自畅。然用药不宜过用甘润或辛温之品，以免有损脾阳或耗伤胃阴。疏肝在于通调气机，以开郁行气为主，佐以养肝之品，使肝气得疏，肝血得养，气血调畅，则经病自愈。

调理气血当辨气病、血病。病在气者，治气为主，治血为辅；病在血者，治血为主，治气为辅。气血来源于脏腑，补肾、扶脾、疏肝则寓调理气血之法。上述诸法，常以补肾扶脾为要。如《景岳全书・经不调》说："故调经之要，贵在补脾胃以资血之源，养肾气以安血之室。知斯二者，则尽善矣。"此外，不同年龄的妇女有不同的生理特点，治疗的侧重点也不同，应予特别重视。

总之，月经病是常见病，病变多种多样，虚实寒热错杂，必须在充分理解肾司月经的基础上，注意脾为后天之本，重视情志对月经的影响，肝在妇人为先天，喜条达，恶抑郁，肝郁宜疏，肝体宜养，两者兼顾，各有侧重，全面掌握，灵活运用，圆机活法，知常达变。

（张维骏　整理）

第三节　带下病辨治心法

带下一词，有广义、狭义之分，广义带下泛指妇科疾病而言，由于这些疾病都发生在带脉之下，故称"带下"。狭义带下又有生理、病理之别，正常女子自青春期开始，肾气充盛，脾气健运，任脉通调，带脉健固，阴道内有少量无色透明无臭的黏性液体，特别是在经期前后、月经中期及妊娠期量增多，以润泽阴户，防御外邪，此为生理性带下。若外感六淫，内伤七情，致带脉纵弛，不能约束诸经，于是阴中有物，淋漓下降，绵绵不绝，即所谓带下病。

此外，还有五色带下的记载，多为妇科肿瘤等疾病，临床以白带、黄带、赤白带为常见。也有带下过少者，与月经量少、闭经的某些病症相一致，不再赘述。

一、病因病机

《傅青主女科・带下》说："夫带下俱是湿症。"湿有内外之别，外湿指外感之湿邪，如经期涉水淋雨，感受寒湿，或产后胞脉空虚，摄生不洁，湿毒邪气乘虚内侵胞宫，以致任脉损伤，带脉失约，引起带下病。内湿的产生与脏腑气血功能失调有关，脾虚运化失职，水湿内停，下注任带；肾阳不足，气化失常，水湿内停，又关门不固，津液下滑；素体阴虚，感受湿热之邪，伤及任带，而脾肾功能失常又是发病的内在条件。

带下病病位主要在前阴、胞宫；任脉损伤、带脉失约是其核心机理。清代沈金鳌《妇科玉尺・带下》指出："人有带脉，横于腰间，如束带之状，病生于此，故名为带。"临床常见脾阳虚、肾阳虚、阴虚夹湿、湿热下注、热毒蕴结等五证。

二、辨证论治心法

带下病辨证，根据带下量、色、质、气味，其次根据伴随症状及舌脉，辨其寒热虚实。如带下量多色白或淡黄，质清稀，多属脾阳虚；色白质清稀如水，有冷感者属肾阳虚；量不甚多，色黄或赤白相兼，带下量多色黄，质黏稠，有臭味，或如泡沫状，或黏稠，或有臭味，为阴虚夹湿；色白如豆渣状，为湿热下注；带下量多，色黄绿如脓，或浑浊如米泔，质稠，恶臭难闻，属湿毒重证。临证时尚需结合全身症状及病史等综合分析，方能作出正确辨证。

带下病的治疗，以健脾、升阳、除湿为主，辅以疏肝固肾；由于湿浊可从阳化热而成湿热，也可从阴化寒而成寒湿，所以要佐以清热除湿、清热解毒、散寒除湿、健脾燥湿、利水渗湿等法。若病程日久，正气虚衰，则以扶正为主，补脾益肾，佐以疏肝养肝、固涩止带。

（一）脾阳虚证

主要证候：带下量多，色白或淡黄，质稀薄，无臭味，绵绵不断，神疲倦怠，四肢不温，纳少便溏，两足跗肿，面色㿠白，舌质淡，苔白腻，脉缓弱。

治法：健脾益气，升阳除湿。

代表方剂：完带汤（《傅青主女科》）加味。

加减：脾虚及肾，兼腰痛者，酌加续断、杜仲、菟丝子温补肾阳，固任止带；若寒凝腹痛者，酌加香附、炮姜、艾叶温经理气止痛；若带下日久，滑脱不止者，酌加芡实、龙骨、牡蛎、乌贼骨、金樱子等固涩止带之品。若脾虚湿郁化热，带下色黄黏稠，有臭味者，宜健脾除湿，清热止带，方选易黄汤（《傅青主女科》）。

（二）肾阳虚证

主要证候：带下量多，色白清冷，稀薄如水，淋漓不断，头晕耳鸣，腰痛如折，畏寒肢冷，小腹冷感，小便频数，夜间尤甚，大便溏薄，面色晦暗，舌淡润，苔薄白，脉沉细而迟。

治法：温肾助阳，涩精止带。

代表方剂：内补丸（《女科切要》鹿茸、菟丝子、潼蒺藜、黄芪、白蒺藜、紫菀、肉桂、桑螵蛸、肉苁蓉、制附子）。

加减：若腹泻便溏者，去肉苁蓉，酌加补骨脂、肉豆蔻；若带下如崩，谓之白崩。治宜补脾肾，固奇经，佐以涩精止带之品，方选固精丸（《济阴纲目》牡蛎、桑螵蛸、龙骨、白石脂、白茯苓、五味子、菟丝子、韭子）。

（三）阴虚夹湿证

主要证候：带下量不甚多，色黄或赤白相兼，质稠或有臭气，阴部干涩不适，或有灼热感，腰膝酸软，头晕耳鸣，颧赤唇红，五心烦热，失眠多梦，舌红，苔少或黄腻，脉细数。

治法：滋阴益肾，清热祛湿。

代表方剂：知柏地黄丸加芡实、金樱子。

（四）湿热下注证

主要证候：带下量多，色黄黏稠，有臭气，或伴阴部瘙痒，胸闷心烦，口苦咽干，纳食较差，小腹或少腹作痛，小便短赤，舌红，苔黄腻，脉濡数。

治法：清热利湿止带。

代表方剂：止带方（《世补斋不谢方》猪苓、茯苓、车前子、泽泻、茵陈、赤芍、丹皮、黄柏、栀子、牛膝）。

加减：若肝经湿热下注者，症见带下量多，色黄或黄绿如脓，质黏稠或呈泡沫状，有臭气，伴阴部痒痛，头晕目眩，口苦咽干，烦躁易怒，便结尿赤，舌红，苔黄腻，脉弦滑而数。治宜泻肝清热除湿，方用龙胆泻肝汤加苦参、黄连。若湿浊偏甚者，症见带下量多，色白，如豆渣状或凝乳状，阴部瘙痒，脘闷纳差，舌红，苔黄腻，脉滑数。治宜清热利湿，疏风化浊，方用萆薢渗湿汤（《疡科心得集》萆薢、薏苡仁、黄柏、赤茯苓、丹皮、泽泻、滑石、通草）加苍术、藿香。

（五）湿毒蕴结证

主要证候：带下量多，黄绿如脓，或赤白相兼，或五色杂下，状如米泔，臭秽难闻，小腹疼痛，腰骶酸痛，口苦咽干，小便短赤，舌红，苔黄腻，脉滑数。

治法：清热解毒除湿。

代表方剂：五味消毒饮（《医宗金鉴》）加土茯苓、薏苡仁。

加减：若腰骶酸痛，带下恶臭难闻者，酌加半枝莲、穿心莲、鱼腥草、椿根皮清热解毒除秽；若小便淋痛，兼有白浊者，酌加土牛膝、虎杖、甘草梢。

三、外熏洗法

路志正经验方：苦参、蛇床子、黄柏、白鲜皮、土茯苓。

功效：清热祛湿、疏风止痒。

熏洗方法：将上药用纱布包，冷水先浸 20 分钟，煎 15 分钟。过滤待温，先熏后洗，避免烫伤，纱布拭干，预防烫伤、受凉。

四、外阴清洁护理

平日保持外阴清洁，每日以温热水淋洗外阴。月经期间，使用合格卫生巾，内裤勤洗勤换，排便后用手纸擦拭宜由前向后，以保持清洁。

（张维骏　整理）

第四节　闭经的辨治

女子年逾16周岁，月经尚未来潮，或月经周期已建立后又中断6个月以上，或月经停闭超过了3个月经周期者，称闭经。前者称原发性闭经，后者称继发性闭经。中医学将闭经又称之"经闭""不月""月事不来""经水不通"等。西医认为闭经是妇科疾病的常见症状，并非一种独立疾病，常见于多囊卵巢综合征、特发性卵巢功能不良等内分泌疾病。

月经是女子最基本的生理功能，其产生与五脏六腑、十二经脉均有联系，病因病机繁多，临证当以虚实为纲，遵《黄帝内经》"虚者补之""实者泻之"原则，有针对性地予以调治，不可过用苦寒或刚燥之剂，以防劫夺津血而损伤正气。

一、闭经病名沿革

本病最早见于《黄帝内经》，被称为"女子不月""血枯"等。《素问·阴阳别论》曰："二阳之病发心脾，有不得隐曲，女子不月。"此以月事停闭之症状命名。《素问·腹中论》提道："病名血枯。此得之年少时，有所大脱血，若醉入房中，气竭肝伤，故月事衰少不来也。"此以病因病机命名者。

"闭经"的命名，首见于元代危亦林《世医得效方》："闭经，枳壳、大黄、荆芥、黄芩、青皮、滑石、木通、瞿麦、海金沙、山栀子、车前子。"主要指下焦气滞水停导致的月水不通之证，后来被发展为广义的"闭经"。

二、主要病因病机

（一）脾胃损伤，运化无权

脾胃是气血生化之源，脾胃运化无权，自身气血尚且难以维继，更无有余之气血下注冲任，遂至血枯经闭。《黄帝内经》所言："二阳之病发心脾，有不得隐曲，女子不月。""二阳"主要指阳明胃肠。今之妇人时常饮食不节，过食辛辣，偏嗜生冷，肝气不得舒达，每多忧思恚怒，故脾胃难以健运。《金匮要略·水气病脉证并治》曰："脾气衰则鹜溏，胃气衰则身肿；少阳脉卑，少阴脉细，男子则小便不利，妇人则经水不通。”李东垣《兰室秘藏》云：“妇人脾胃久虚，或形羸气血俱衰，而致经水断绝不行。”皆以脾虚为闭经之要也。

（二）七情内伤，气滞血瘀

经血应时以下，如月之盈亏有期，有赖于肝气的正常疏泄。女子较男子更易受七情影响，气郁于中，则血无气之推动，留而为瘀，久之则成经闭。如《圣济总录·妇人月水不通》曰：“月水不通者，所致不一……有心气抑滞不通。凡此所受不同，治之亦异。盖妇人假血为本，以气为用，血气稽留，则涩而不行。其为病，或寒或热，脐腹坚痛，肌肉消瘦，久则为劳瘵之证。”

（三）肝肾亏虚，冲任乏源

肝为藏血之脏，肾为癸水之本，乙癸同源，两者所藏之精是人体生长发育的重要物质。而冲任二脉起于胞中，胞脉系于肾，冲任又根于肾，肾气盛而后冲任通盛，月事方能按时而下。若肝肾阴血不足，冲任虚损，则月事必难至也。正如《傅青主女科·年未老经水断》所言：“经原非血也，乃天一之水，出自肾中，是至阴之精而有至阳之气”，“经水出诸肾”。因此，肝肾先天不足是闭经的重要原因。

（四）痰湿内郁，胞脉闭阻

痰湿内郁，也是闭经的常见证候。清代萧埙《女科经纶·妇人经闭属积痰碍滞》言：“经不行者，非无血也，为痰所碍而不行也。”痰湿内郁，阻滞气机，影响胞脉的正常运行，故月经闭而不至。今人多食肥甘厚味，久坐少动，尤易生痰生湿，随体重增加，月事渐致不调，久之则成经闭之证。

三、历代医家对闭经述要

《素问·上古天真论》中阐明了女子经水产生的机制，即女子“二七而天癸至，任脉通，太冲脉盛，月事以时下，故有子。”故《黄帝内经》时代已经认识到闭经的原因，主要为胞脉闭阻，与肝、脾、肾等密切相关。《灵枢·邪气脏腑病形》指出：“肾脉……微涩为不月。”《素问·评热病论》指出：“有病肾风者……月事不来”，“月事不来者，胞脉闭也”。《素问·阴阳别论》提出：“二阳之病发心脾，有不得隐曲，女子不月。”《素问·腹中论》则创妇科第一首方“四乌贼骨一藘茹丸”，治疗血枯经闭。此外，《灵枢·水胀》还提及寒凝血瘀所致的“石瘕”：“寒气客于子门，子门闭塞，气不得通，恶血当泻不泻，衃以留止，日以益大，状如怀子，月事不以时下。”

汉代张仲景《金匮要略·妇人杂病脉证并治》提出：“妇人之病，因虚、积冷、结气，为诸经水断绝”。认为“因虚、积冷、结气”是闭经的三大主因。

《金匮要略·水气病脉证并治》曰："脾气衰则鹜溏，胃气衰则身肿；少阳脉卑，少阴脉细，男子则小便不利，妇人则经水不通。"为后世进一步研究闭经提供脉象理论基础。

隋代巢元方《诸病源候论》则认为，本病主要由于"风冷邪气客于胞内，伤损冲任"而致。宋代《太平圣惠方》在《诸病源候论》的认识基础上，进一步明确体虚为"风冷损脏，气血劳伤"。《太平圣惠方·治妇人月水久不通诸方》："夫妇人月水久不通者，由脏腑虚损，气血劳伤，风冷客于胞内，伤于冲任之脉。"

宋金时代，闭经之病因有寒、热、虚、实四大类。如《仁斋直指方·妇人论》指出："经脉不行，其候有三：一则血气盛实、经络遏闭……一则形体憔悴、经脉涸竭……一则风冷内伤，七情内贼以致经络痹满。《校注妇人良方》对脏腑病变血少、血滞而导致闭经，以脏腑辨证来指导治疗。

元代朱丹溪提出，痰湿凝滞也是闭经的重要原因。清代《陈素庵妇科补解·调经门》特别提出痰滞、肾虚、津液耗伤引起闭经的论述，发展和完善了闭经的病因病机。

清代《傅青主女科》提出"经本于肾""经水出诸肾"的观点，为从肾精（元阴元阳）治疗虚证闭经等，提供了理论依据。

四、诊断与鉴别诊断

（一）诊断

1. 病史　①了解停经前月经情况，如月经初潮、周期、经期、经量、色质等情况。②了解停经前有无诱因，如精神刺激、学习紧张、环境改变、药物（避孕药、镇静药、激素、减肥药）影响、近期分娩、宫腔手术及疾病史。③了解经闭时间，经闭后出现症状。原发闭经需了解生长发育情况，幼年时健康状况，是否曾患某些急、慢性疾病，其母在妊娠过程中情况，同胞姐妹月经情况等。

2. 临床表现　女子年逾16周岁未有月经初潮；或月经初潮1年余，或已建立月经周期后，现停经已达6个月以上。注意有无周期性下腹胀痛、头痛及视觉障碍，有无溢乳、厌食、恶心等，有无体重变化、畏寒或潮热或阴道干涩等。

3. 检查　闭经可由多种疾病引起，可结合病情选择适当的检查以明确诊断。如女性激素、B超、BBT、孕激素试验等明确内分泌情况、宫腔镜检查有无宫腔粘连、头颅MRI或CT检查有无颅内肿瘤或空蝶鞍综合征等。

（二）鉴别诊断

1. 与少女停经相鉴别　少女月经初潮后，可有一段时间月经停闭，为正常现象。因此时正常性周期还未建立，但绝大部分可在1年内建立，一般无须治疗。闭经是月经周期已建立而出现的月经停闭6个月以上。

2. 与妊娠停经相鉴别　生育妇女月经停闭达6个月以上者，需与胎死腹中相鉴别。胎死腹中虽有月经停闭，但曾有厌食、择食、恶心呕吐等早孕反应，乳头着色、乳房增大等妊娠体征。妇科检查宫颈着色、软，子宫增大，但小于停经月份、质软、B超检查提示子宫增大，宫腔内见胚芽，甚至胚胎或胎儿。闭经者停经前大部分有月经紊乱，继而闭经，无妊娠反应和其他妊娠变化。

3. 与围绝经期停经相鉴别　年龄已进入围绝经期，月经正常或紊乱，继而闭经，可伴有面部烘热汗出、心烦心悸失眠、心神不宁等围绝经期症状。妇科检查子宫大小正常或稍小，血清性激素可出现围绝经期症状。

此外，还需与避年、暗经相鉴别。前者指月经一年一行，无不适，不影响生育，后者指终身不行经，但能生育，也无不适。避年与暗经均为极少见的特殊月经生理现象。

五、辨治举要

闭经病因复杂，治疗前必先明确闭经原因，对因治疗。对闭经辨证应以全身症状为依据，结合病史和舌脉，分清虚实。虚者为血枯之证，实者为血滞之证。

血枯之证，主要病机为脾胃虚弱、肝肾阴虚等。辨证时先审其先天发育情况，若年逾16周岁尚未行经，或月经初潮偏迟，虽已行经但月经稀发，经量少，色淡质薄，渐致停经；身体发育欠佳，尤其是第二性征发育不良，则多为肝肾不足，治宜补肝肾，调冲任。再审其后天脾胃运化情况，若神疲肢倦，头晕眼花，心悸气短，舌淡脉弱者，多属脾胃虚弱，治宜益气养血调经。

血滞之证，主要病机为气滞血瘀、痰湿内郁等。若情志不舒，胸胁乳房胀痛，少腹胀痛拒按，舌黯脉弦者，多属气滞血瘀，治宜理气活血，祛瘀通经；若形体肥胖，神疲倦怠，带下量多，苔腻脉滑者，多属痰湿内郁，治宜燥湿化痰，活血调经。

闭经的治疗原则，应依据脉证，虚者补而通之，实者泻而通之，更有虚实夹杂者，辨证时则须分清主次，多脏同调，虚补中有通，攻中有养，切不可不分虚实概以活血理气治之。若因病而致经闭，当先治原发疾病，待病愈则经可复行，若仍未复潮者，再辨证治之。同时应注意用药时不可过用辛温香燥之剂，以防劫阴伤津，即使应用也应配以养血和阴之品，使气顺血和，则病自愈。用补药应使其补而不腻，应补中有行，以利气血化生。特别需注意闭经治疗目的不是单纯月经来潮，见经行即停药，而是恢复和建立规律性月经周期，或恢复正常连续自主有排卵月经。一般应以3个月经周期为准。

六、病案举隅

案1：见后文“从脾论治闭经”，李某，女，20岁。2008年7月2日初诊。主诉闭经1年半。患者1年半前开始闭经，经北京妇产医院诊为“多囊卵巢综合征”，经过激素治疗后行经2个月，停用激素后再次停经。

案2：见后文“治闭经宜从肝脾肾入手”，师某，女，30岁，已婚。1985年10月9日初诊。患者17岁初潮行经1次，18岁又行经1次，共行经2次即闭经。曾服用中药几十剂无效。自1975年开始每年做人工周期治疗数次，月经始来，否则不至。

案3：见后文“防己黄芪汤治闭经、不孕症”，某女，32岁，已婚，2003年10月9日初诊。主诉月经稀少10余年，闭经2年。患者15岁初潮，月经尚调，1993年6月怀孕3个月自然流产，出血较多，经清宫术、中药等治疗出血止。但自此经量逐月减少，渐至2年前经闭不行。先后服中药500余剂效果不彰，唯行人工周期疗法，月经始潮，否则不至，亦未能再受孕，伴身体逐渐发胖，而来求治。

以上三案辨治过程各有特色，案1属虚实夹杂之闭经，脾肾两虚，血瘀痰阻，但脾虚痰阻为其根本，故以健脾化湿为主，湿去则气顺，气顺则血行，经水归于正常。案2属典型肝肾不足之闭经，然闭经日久，因病致郁，又有肝郁脾虚之标证，故先解郁疏肝以治其标，后补肝肾以治其本。案3属痰湿闭经，活用《金匮要略》水分病“去水，其经自下”之旨，以防己黄芪汤加味，而收气畅、水运、血行之效。纵观各案，病机虽杂，处方不乱，层次分明，去病直如抽丝剥茧。三案健脾、补肾、疏肝、活血、理气、祛湿多法并见，但其配伍得当，主次有序，果能深究其理，思过半矣。

三案虽病程长短不同，主要病机各异，但在疾病发展过程中，均存在不同程度的肝气郁滞。女子以肝为先天，久病致郁，需注重对患者情绪的疏导，用药适当佐以理气解郁之品。同时，需注意肝、脾、肾三脏病机的相互联系，未病先防，既病防变。

（赵瑞华　整理）

第五节　胎漏、胎动不安的辨治

妊娠期间，前阴少量下血，时断时续，而无腰酸腹痛者为胎漏。妊娠期间，出现腰酸腹痛，或胎动下坠，或伴有阴道少量出血者，称为胎动不安。两者常相兼而见，可以是堕胎、小产的先兆，属西医学先兆流产范围。若堕胎、小产连续发生3次以上者，称为滑胎，属西医学习惯性流产。

妊娠是妇女特殊的生理阶段，《黄帝内经》谓“妇人重身”。胎儿存在，母体出现生理反应，属正常情况。若反应太过。不仅母体受损，势必伤及子气，而出现子痫、子嗽、子狂、子悬、子眩等。在中医妇科医籍中，对妊娠后所患的疾病都冠以“子”字，充分说明前人对母亲和子代的高度重视。在防治上，也应时时顾及胎儿，若出现胎动不安、胎漏下血病情时，当考虑母子双方整体而调治，既治母疾，又保护胎儿，以保母婴平安。

一、胎漏、胎动不安病名沿革

本病最早见于张仲景之《金匮要略》，书中将妊娠腹痛与胎漏的症状，置于一个条文中：“妊娠下血者，假令妊娠腹中痛，为胞阻”。而“胎漏”病名首载于《脉经》：妊娠下血者，假令腹中痛，为“胞漏”。“胎动不安”的病名，最早见于《小品方》：“疗妊娠五月日，举动惊愕，动胎不安，下在小腹，痛引腰胳，小便疼，下血方”。

二、主要病因病机

（一）肝肾不足，冲任不固

“妊娠数月，而经水时下，由冲任脉虚，不能制约太阴、少阴经血所致。”肾为先天之本，男子以藏精，女子以系胞，肝藏血，女子在成年期间以肝为主，而任脉起于胞中，隶于肝肾，两者为母子关系，肾充则肝旺，冲任调和，妊后母婴俱健。若肝肾不足，冲任失调，则母子受损而病作。正如《诸病源候论·妊娠漏胞候》所说：“冲任气虚，则胞内泄漏”，《景岳全书》亦谓“母气薄弱，脏有不能全受而血之漏者”是也。

（二）脾胃薄弱，生化乏源

脾胃为后天之本，气血生化之源，纳化刚健，气血两旺，血海满盈，母婴得安。若过食辛辣厚味，偏嗜生冷冰糕，戕脾害胃，纳呆运迟，生化乏源，气虚不能载胎，血虚不能养胎，或过度温补，误食有害物品，灼阴耗液。阴虚内热而迫血妄行，致胎漏、胎动不安时作，甚至发生堕胎恶果。这在《女科经纶》中，即有“血气虚损，不足营养其胎则自堕。譬如枝枯则果落，藤萎则花堕”的形象比喻。

（三）心身违和，情志不畅

女子以肝为先天，妊娠后，是妇女特殊之生理时期，由于肝体阴而用阳，血聚冲任以养胎元，不仅肝阴易亏，肝气易亢，所以血亦易耗伤，而出现思虑过度、心烦失眠、急躁易怒、横犯脾胃、恶逆头眩、心身违和等症状，若失治、误治必将影响母子健康。朱丹溪先生有言：“气血冲和，百病不生，一有怫郁，诸病生焉。”故人身诸病，皆生于郁。对妇女尤其妊娠期间，更应重视心身修养，陶冶情性，胸襟开阔，不仅对自身有益，更有利于胎教。

（四）劳役过度

《诸病源候论》指出，胎动不安者，多因“劳役气力”过度，“因劳损伤，其经虚，则风冷乘之，故腰痛”；《经效产宝》进一步提出，妊娠已经八九个月，或胎动不安，因用力劳乏，心腹痛，面目青，冷汗出，气息欲绝，因劳动惊胎之所致；宋代陈自明《妇人良方大全》云：“劳力太过，有所损伤”。这些都一致说明妊娠期间劳役过度，是造成胎动不安、早产之重要因素，在南北朝时，徐之才十月养胎法已提出妊娠期间需要适当活动，但应注意劳逸适度，才能有益胎儿生长和顺利分娩的观点。

三、历代医家对胎漏、胎动不安述要

《金匮要略》提出：妇女先有癥瘕宿疾而后怀孕，三月后而漏血者，乃素有瘀血不去，新血不能养胎，其治当本。《黄帝内经》提出“妇人重身，毒之何如？……有故无殒，亦无殒也”的原则，法当祛瘀化癥，用桂枝茯苓丸治之。但应根据妊娠体质强弱，补气以活血化瘀，或消补兼施，不可一味活血化瘀祛癥，损伤正气，祸及胎儿，甚至造成堕胎后果。《金匮要略》还提出：“妊娠下血者，假令腹中痛，为胞阻，胶艾汤主之。”

隋代巢元方在《诸病源候论》中提出：妊后数月，经水时下，系冲任脉虚，不能制约手少阴心经、手太阳小肠经血所致。以冲为血海，任主阴液，为人体妊养之本。但冲任皆起于胞中，与手太阳、手少阴经脉为表里。受妊后经水所以断者，乃蕴（聚）之以养胎，其治亦主胶艾汤。

宋代陈自明在《妇人良方大全》中分析胎动不安及胎漏的病因常涉及外感、饮食劳倦、外伤、情志影响、素体因素等方面，最终导致冲任气虚不能制约而发为本病。

明代万全不拘前贤之说，对胎动不安及胎漏的治疗提出“热常要清，脾不可弱”的观点。张景岳立泰山磐石散。薛立斋治胎动不安、胎气郁滞者用紫苏散；脾虚气弱者用六君子加紫苏、枳壳；郁结伤脾者用归脾汤加柴胡、山栀；脾虚气陷者用补中益气汤等。足见治疗胎漏和胎动不安等妇科疾病，既要继承前贤学术思想和宝贵医疗经验，也应敢于质疑，结合临床实际情况，独立思考，勇于创新，予以辨证论治，不能一概而论。

民国年间，中医虽倍受摧残，但从事妇科的中医学者勤于钻研，善于临证和总结，使妇科学取得了较大的成绩。新中国成立后更是妇科名家辈出，各有特色而饮誉医林，如北京之刘奉五、天津之哈荔田、广东之罗元恺教授等，难以枚举，为中医妇科学之发展，做出了很大贡献。

四、诊断与鉴别诊断

（一）诊断

1. 病史　有停经史，停经后出现呕吐、头晕、食欲减退等反应。

2. 症状

（1）胎漏：妊娠后阴道少量出血，色浓如黑豆汁，非时而至，漏下淋漓，无腹痛腰酸者。

（2）胎动不安：妊娠后感到胎动下坠，出现轻度腰酸腹痛，或伴有阴道少量出血。

3. 实验室检查　妊娠试验阳性。

4. B 超检查　宫内见妊娠囊或宫内活胎。

（二）鉴别诊断

1. 胎漏应与激经相鉴别　激经是受孕后，有早孕反应，月经仍按期而至，但经量较平时为少，精神饮食如常，对胎儿母体一般无影响。3~4 个月后，其胎儿渐大，血可不经治疗而止。

2. 胎漏应与伪胎（葡萄胎）相鉴别　葡萄胎患者阴道间歇性反复多次出血，妊娠子宫大于停经月份，无胎心可及，较早出现严重的恶心呕吐、水肿、蛋白尿和高血压等症状和体征，若在阴道排出物中找到水泡状物即可确诊。必要时可采用血或尿 HCG 定量、超声波、刮宫等方法做出鉴别诊断。

3. 异位妊娠　孕妇停经后出现持续或反复发作的下腹疼痛，阴道不规则出血，或伴有晕厥、休克等症状，通过腹部触诊、妇科检查、超声波、血常规、妊娠试验、后穹窿或腹腔穿刺等可资鉴别。

若出血量较多，且伴有腰酸腹痛，小腹下坠者，应早为防护，以免堕胎。

五、辨治举要

胎漏与胎动不安虽是两病，而其病因病机却基本一致，多是肝肾不足，冲任不固，不能摄血以养胎，其治既有共性，又稍有差异。辨治时，除按四诊八纲辨证外，应首先了解妊妇受孕次数、有无堕胎和宿疾、胎漏下血多寡、时间久暂、寒热虚实等情况。

胎漏下血，若色黯淡如黑豆汁，伴有腰酸膝软、头晕、耳鸣等则属肝肾不足，治以补肝肾，调冲任，佐以益气健脾，以资化源；若漏下血色深红，面赤心烦，尿黄便结，脉滑数者则为实热，治以清热凉血，止血安胎；若漏下血色鲜红，五心烦热，口干不欲引饮，失眠多梦，脉细滑数，属阴虚血热，治以养阴清热，止血安胎；若素体阳虚，畏寒怯冷，妊后胞脉失于温煦，以桂枝茯苓丸，加太子参、生黄芪等佐之，缓缓图治，不可过于活血化瘀，衰其大半而止；若发生在中后期，突然出现下血如崩、面色苍白、汗出肢冷、脉微欲绝等症，除尽快予服独参汤、参附汤（或针剂）救治外，还应马上至医院进一步抢救处理。

胎动不安，若素体肾虚，孕后劳倦过度，房事不节，而见阴道下血、腰膝酸软、小腹下坠、纳呆肢倦、夜尿频数、脉沉弱细滑、尺脉无力等症，治以益气补肾，固摄冲任；若素体虚弱，气血不足，症见阴道下血，小腹坠胀或隐痛，面㿠神疲，肢倦乏力、沉困思睡，舌淡苔薄，脉细弱无力，治宜健脾益气，资化源以生血，血充胎得滋养自安；若素体阳盛，妊后偏嗜辛辣滋补，或五志化火，暴怒伤肝，肝火炽盛，灼伤胞络，而见阴道下血，血色鲜红量多，伴小腹疼痛，口舌干燥，溲赤便结，舌红苔黄，脉来滑数，为实热所致，治宜清热凉血，止血安胎；阴虚血热而胎动不安者较多见，宜滋阴养血安胎为上；至于跌仆闪挫、登高撞击外伤者，须至正规妇产科医院检查调治。

总之，“产前当安胎”，保护母婴平安为第一要义。而安胎之法，第一要“养血顺气”，养血主用阿胶散，即四物加阿胶、艾叶、黄芪、甘草；所谓顺气，是调畅气机，为解除妊娠期间聚血以养胎，脏气皆壅之病理特点而设（见《仁斋直指方》：“安胎尤先于顺气”）。第二要注意“胎前当清热养血”，朱丹溪在《格致余论》“胎自堕论”中谓“大多堕于内热而虚者为多”，刘完素认为妊娠时血液虚衰，营卫不得宣通，应常服养液润燥、令血昌盛之当归、川芎、地黄、黄芩，开通结滞之白术、枳壳。我在妇科临床方面，常以丹溪、河间及傅山等论点来指导辨证，但又有所不同，特别在用药方面。

六、病案举隅

病案1：气壅痰热胎漏治案，详见临证解难篇第三章妊娠病证之滑胎、胎动不安案二。

病案2：肝肾阴虚胎漏治案，详见医案医话篇第三章妊娠病证之胎漏。

病案3：脾肾两虚胎漏治案，详见临证解难篇第三章妊娠病证之胎动不安案一。

以上三案各具特色，案1为壮年受妊，属前人所言“产前宜清热”，但又有痰夹其中，故不拘芩、术安胎之论，而以化痰清热为主治之。案2为肝肾阴亏，虚阳化火，风阳上扰之本虚标实证，方药运用重在育阴，但仍含芩、术，有清热安胎之意。案3患者虽为盛龄，但素体肝脾肾俱虚，胎儿屡坠，急以培土益气，滋补肝肾，力挽诸衰而固胎。综观每案之中又多有变化，或标本显露，或虚实夹杂。思辨而进退，层层深入，丝丝入扣。方药运用轻灵活泼，又大气不拘，体现出遵古而不泥古的临证特点。

上述各案同是胎漏与胎动不安一类疾病，但由于每人体质不同，禀赋各异，病情不一，症状表现复杂，经过辨证服药之后，产生一些效果，主要症状也随之有所变化，这时医生就需根据患者病情的动态变化，重新辨证立法，组方遣药，从而逐步达到“阴平阳秘，精神乃治，以平为期”之目的。这充分说明中医重视个体差异，动态变化，强调三因制宜、辨证论治，有着极高的科学内涵和境界，其疗效绝不是一个固定方药所能替代的。

第六节　堕胎、小产的辨治

妊娠之后，胞胎离胞陨堕，称为堕胎、小产。凡妊娠12周内胚胎自然殒堕者，称为“堕胎”；妊娠12~28周内胎儿已成形而自然殒堕者，称为“小产”，或名半产。西医学称为“早期流产”和“晚期流产”。

一、堕胎、小产病名沿革

汉代《金匮要略·妇人妊娠病脉证并治》最早提出：“半产后因续下血不绝者……胶艾汤主之。”

堕胎之名，则最早载于《脉经》：“怀娠者，不可灸刺其经，必堕胎。”

隋代《诸病源候论》分析了堕胎后“余血不尽，将摄未复，而劳伤气力，触冒风冷，风冷搏于血气，故令腹痛”，“余血不尽，结搏于内”而成血瘕。

元代《格致余论》认为“血气虚损，不足养荣，其胎自堕；或劳怒伤情，内火便动，亦能堕胎。”

明代《景岳全书·妇人规》称之“小产”，将其病因分为“禀赋”“人事”两类：“小产之证，有轻重，有远近，有禀赋，有人事。由禀赋者，多以虚弱。由人事者，多以损伤。”又曰：“胎气有虚而不安者……先天虚者，由于禀赋……后天虚者，由于人事，凡色欲、劳倦、饮食、七情之类，皆能伤及胎气……若父气薄弱，胎有不能全受而血之漏者，乃以精血俱亏，而生子必萎小，此阳之衰也。”

清代《傅青主女科》认为，小产的病机分为“行房血崩”“跌仆闪挫”“血热水亏”“气虚火衰”“怒伤肝火”。《女科经纶·引女科集略》载：“女子肾藏系于胎，是母之真气，子之所赖也。若肾气亏损，便不能固摄胎元。”《薛立斋医案全集》亦云：“肾主腰足……盖妇人肾以系胞，妊娠痛甚则胎堕也。”《医宗金鉴·妇科心法要诀》指出：“五、七月已成形象者，名为小产；三月未成形象者，谓之堕胎。”“孕妇气血充足，形体壮实，则胎气安固。若冲、任二经虚损，则胎不成实。或因暴怒伤肝，房劳伤肾，则胎气不固，易致不安；或受孕之后，患生他疾，干犯胎气，致胎不安者亦有之；或因跌仆筑磕，从高坠下，以致伤胎、堕胎者亦有之。”

二、主要病因病机

中医认为冲任损伤，胎元不固是本病的主要病机。

1. 胎元方面　因胎病而使胎不牢固，多因父母先天之精气不足，两精虽能结合，但胎元不固；或因胎元有缺陷而胎不成实，引起胎漏、胎动不安。因胎元本身有缺陷，药物治疗往往失效，最终多不可避免地导致堕胎、小产。

2. 母体方面　冲为血海，任主胞胎，冲任气血充足，则胎元有气载摄、得血滋养，胎儿正常发育。若先天不足，肾气虚弱；或孕后房事不慎，损伤肾气，冲任不固，胎失所系；或脾气虚弱，化源不足，冲任气血虚弱，不能载胎养胎；或素体阳盛，或阴虚内热，或过食辛热，感受热邪，导致热伤冲任，扰动胎元；或素有癥积占据子宫，或由跌仆外伤导致气血不调，郁阻子宫冲任，使胎元失养而不固，从而发生胎漏、胎动不安，甚至堕胎、小产。

三、历代医家对堕胎、小产述要

宋代齐仲甫《女科百问》指出堕胎小产的病机与预后：“堕胎损经血出不止

有二，一则因热而流散，一则气虚而不敛，泻血多者必烦闷而死。或因风冷堕胎者血冷相搏，气虚逆上则血结不出，抢上攻心则烦闷而死。”

元代朱丹溪《格致余论》以“虚”“火”立论，云：“血气虚损不足荣养，其胎自堕，或劳怒伤情，内火便动，亦能堕胎”。

明代《景岳全书》对堕胎、小产的证候描述十分贴切，指出腹痛、血多、腰酸、下坠乃是堕胎难留之势，云：“小产者，由于损折之勉强，此小产之所以不可忽也”，并说：“若少年不慎以致小产，此则最宜调理，否则下次临期仍然复堕，以致二次三次，终难子嗣”，然“若胎已死，当速去胎，以救其母”。明代薛立斋《女科撮要》言：“小产重于大产，盖大产如栗熟自脱，小产如生采，破其皮壳，断其根蒂，岂不重于大产？”告诫医者切勿重蹈“人亲忽，死于是者多矣”之弊。

清代《傅青主女科》认为：“已小产而血大崩，宜散其瘀而不可重伤其气。”清代沈金鳌《妇科玉尺》指出：“小产后须十倍调治，总以补血生肌养脏、生新去瘀为主。”这些精辟论述，直到今天仍有重要的临床意义。

四、诊断与鉴别诊断

（一）诊断

1. 病史　有停经史，或有胎漏、胎动不安，或有外伤等病史。

2. 症状　阵发性下腹疼痛，伴阴道流血，或有胎块排出。小产者多先有腹痛，后出现阴道流血，或伴腰痛、肛门下坠等不适。胎堕不全可出现阴道流血量多，伴汗出肢冷、头晕心悸等气随血脱之危象。

3. 检查

（1）妇科检查：堕胎者阴道流血量多，子宫颈口开大，可见组织物嵌顿于宫口，子宫与停经月份相符或略小；小产者除见宫颈口开大外，可伴羊水流出或胎膜囊膨于宫口。胎堕不全者是部分妊娠物排出，且部分仍残留在子宫腔内；若妊娠物完全排出，子宫颈口闭合，腹痛消失，阴道流血逐渐停止，属于胎堕完全。

（2）实验室与辅助检查：对临床症状不典型者或流产不确定者，应做 HCG 测定，盆腔 B 超等辅助检查，以利确诊。阴道排出物应做病理学检查。

（二）鉴别诊断

1. 异常子宫出血　阴道不规则出血，一般无停经史，无早孕反应，借助血、尿 HCG 检查和 B 超检查可鉴别。

2. 异位妊娠　有时较难区别，尤其是没有附件包块及未破损时（无内出血），常需借助B超检查或腹腔镜，与宫内先兆流产鉴别。

3. 葡萄胎　子宫增大明显大于停经月份，早孕反应剧烈，血HCG检查明显升高；B超声检查见子宫腔内充满弥漫分布的光点和小囊样无回声区，未见孕囊及胎儿结构。

4. 子宫肌瘤　子宫增大质硬，无停经史、无早孕反应；HCG检查和B超检查即可鉴别。

五、辨治举要

胎漏与胎动不安虽属两种病证，然其病因病机基本一致，多是肝肾不足，冲任不固，不能摄血以养胎，其治既有共性，又稍有差异。辨治时，除按四诊八纲辨证外，应首先了解患者受孕次数，有无堕胎和宿疾，胎漏下血多少、时间久暂及寒热虚实等情况。

1. 胎动不安　若素体肾虚，孕后劳倦过度，房事不节，而见阴道下血、腰膝酸软、小腹下坠、纳呆肢倦、夜尿频数、脉沉弱细滑、脉迟无力等症，治以益气补肾，固摄冲任，方选寿胎丸加减；若素体虚弱，气血不足，症见阴道下血，小腹坠胀或隐痛，面神疲，肢倦乏力，沉困思睡，舌淡苔薄，脉细弱无力，治宜健脾益气，资化源以生血，血充得滋养自安，方选胎元饮加减；若素体阳盛，妊后偏嗜辛辣滋补，或五志化火，暴怒伤肝，肝火炽盛，灼伤胞络，而见阴道下血，血色鲜红量多，伴小腹疼痛，口舌干燥，溲赤便结，舌红苔黄，脉来滑数，为实热所致，治宜清热凉血，止血安胎，方选阿胶汤加减；阴虚血热而胎动不安者较多见，宜滋阴养血安胎为上，方选保阴煎；至于跌仆闪挫、登高外伤者，须至产科医院检查调治。

2. 胎漏下血　若色黯淡如黑豆汁，伴有腰酸膝软、头晕、耳鸣等，属于肝肾不足，治以补肝肾，调冲任，佐以益气健脾，以资化源；若漏下血色深红，面赤心烦，尿黄便结，脉滑数者，则为实热，治以清热凉血，止血安胎；若漏下血色鲜红，五心烦热，口干不欲饮，失眠多梦，脉细滑，属阴虚血热，治以养阴清热，止血安胎；若素体阳虚，畏寒怯冷，妊后胞脉失于温煦，以桂枝茯苓丸，加太子参、生黄芪等佐之，缓缓图治，不可过于活血化瘀，衰其大半而止；若发生在中后期，突然出现下血如崩、面色苍白、汗出肢冷、脉微欲绝等症，除尽快予服独参汤、参附汤（或针剂）救治外，还应马上至医院进一步抢救。

总之，产前当安胎，保护母婴平安为第一要义。而安胎之法，第一要“养血顺气”。养血主用阿胶散，即四物加阿胶、艾叶、黄芪、甘草；所谓顺气，是调畅气机，为解除妊娠期间聚血以养胎、脏气皆壅的病理特点而设（见《仁斋直指方》:“安胎尤先于顺气”)。第二要注意“胎前当清热养血”。朱丹溪《格致余论·胎自堕论》谓:“大多堕于内热而虚者为多。”刘完素认为妊娠时血液虚衰,营卫不得宣通,应常服养液润燥、令血昌盛之当归、川芎、地黄、黄芩,开通结滞之白术、枳壳。我在妇科临床方面,常以丹溪、河间及傅山等论点来指导辨证,但又有所不同,特别在用药方面。

3. 预后与病势　若堕胎完全,腹痛较轻,阴道流血不多,大多预后良好;若堕胎不全,腹痛反复不止,阴道流血量多,复感邪毒,则会阴道出血暴崩不止,属于危急险证。如果疾病发展为胎堕难留,清宫术能立即清除陨胚组织,减少出血及降低宫腔感染的发生率。中医辨证予以活血、化瘀、生新为主要治法,生化汤加减;若感染湿热之邪,可见发热、腹痛拒按、阴道下血紫黑,气秽,舌黯红,苔黄,脉滑数等,生化汤可去炮姜、川芎,避免过于温燥,酌情加白花蛇舌草、连翘、忍冬藤、益母草、枳壳、蒲黄等,以清热利湿,祛瘀生新。围手术期,可根据中医辨证,活血祛瘀的同时注意扶正祛邪,促进宫缩复旧,缩短阴道流血时间,减少感染机会,有利于术后康复,为下次妊娠准备。

六、中医预防

清代《女科正宗·广嗣总论》曰:“男精壮而女经调,有子之道也。”中医受孕机理为男女肾气充盛,精壮经调,氤氲之候,适时和合,便成胎孕。因此在夫妇双方身体最佳状态下受孕,可使胎元稳固,未病先防。

晋代《小品方》提出:“若因房室劳有所去,名曰伤胎。”隋代《诸病源候论》曰:“行动倒仆或从高堕下,伤损胞络,致血下动胎。”宋代《圣济总录》说:“妊娠之人……及喜怒劳动之过,悉致胎动。”故孕后首忌交合,分别居处,宜心情舒畅,生活有节,聚精养胎。孕期应避免持重、登高、剧烈运动,以防跌仆损伤耗损胎气。若堕胎、小产一旦发生,需立即就诊处理,以防大出血造成休克等危证。产后宜静养、禁房事、慎起居、畅情志、调饮食,适劳逸以调补气血。

(王小云　整理)

第七节　胎萎不长的辨治

妊娠4~5个月后,腹形小于相应妊娠月份,胎儿存活而生长迟缓者,称为“胎萎不长”。亦称“妊娠胎萎燥”“胎不长”“胎不长养”,又有称“胎弱症”。

少数胎萎不长,虽经治疗痊愈,但因胎元受损,可影响胎儿的生长发育,增加新生儿窒息、低体重、智力障碍的发生率;或因失治、误治而病情发展,以致胎死腹中，或堕胎小产。因此，早期诊断、早期治疗，可以避免死胎、堕胎、小产等严重后果。

一、胎萎不长病名沿革

胎居母体生长迟缓的病证，首见于隋代《诸病源候论·妊娠胎萎燥候》，并指出："胎之在胞，血气资养。若血气虚损，胞脏冷者，胎则翳燥，萎伏不长，其状儿在胎都不转动，日月虽满，亦不能生，是其候也。"明代《景岳全书·妇人规》"胎气本乎气血，胎不长者，亦惟血气之不足耳"，"受胎之后而漏血不止者有之，血不归胎也。"

二、主要病因病机

（一）气血虚弱

素体气血不足，或有宿疾，气血耗损；或孕后患疾，阴血亏虚；或孕后恶阻严重，气血化源不足，致气血虚弱，胎失所养而发病。《妇人大全良方》曰："因有素疾，或因失调以致脏腑虚损，气血虚弱而胎不长也。"

（二）血寒

素体阳气不足，或孕后过食寒凉生冷之品，伤伐阳气，则阳气更虚；阳虚则阴寒内盛，脏腑生化失职，或阳虚胞脏失煦，胞宫虚冷有碍孕育，终致胎失所养而生长迟缓，胎位不长。《景岳全书·妇人规》指出："血寒者……亦惟阳气不足，则寒从中生，而生化失期。"《胎产心法》："血气寒而不长，阳气衰，生气少。"

（三）阴虚内热

素体阴虚，或久病失血伤阴；或孕后房事不节，真阴耗损；或孕后过服辛辣燥热食品及温补药物，以致热伤胎元，伤阴耗血，阴血不足，胎失所养而发病。《景岳全书·妇人规》示："血热而不长者，火邪盛则真阴损也。"

三、历代医家对胎萎不长述要

隋代巢元方《诸病源候论》认为"胎不长养"的根本原因，在于血气虚损、胞脏虚冷而胎失所养。宋代陈自明宗巢氏之说，以"脏腑虚损，气血虚弱"立论，提出："当治其疾，益其气血，则胎自长"。明代《景岳全书·妇人规》指出："妇人多郁怒者有之，肝气逆则血有不调，而胎失所养也"，提出"事宜补宜固，宜温宜清，但因病机而随机应之"的治病求本原则及个体化治疗主张。清代阎纯玺《胎产心法 · 卷上》载:“胎气本乎血气而长,其胎不长者,亦惟气血之不足,故有受胎之后而漏血不止,则血不归胎者;有妇人中年血气衰败,泉源日涸者;有因脾胃病,仓廪稟薄,化源亏而冲任穷者;有多郁怒,肝气逆,血不调而胎失所养者;有血气寒而不长,阳气衰,生气少者;有血热不长,火邪甚,真阴损者。”“然又有妊母气血自旺,而胎不长者,此必父气孱弱,又当大剂保元,专补其气,不得杂一味血药助母,则子气方得受益。总之,胎之能长而旺者,全赖母之脾土,输气于子。凡长养万物,莫不由土,故胎元生发虽主乎肾肝,但长养实关乎脾土。所以治胎气不长,必用八珍、十全、归脾、补中之类,助其母气以长胎,免致多延日月。”《张氏医通》同样重视养后天以补先天,是关键一环。

四、诊断与鉴别诊断

(一)诊断

1. 病史　有胎漏、胎动不安病史;或有妊娠高血压、慢性肾炎、慢性肝炎、高血压病、心脏病、贫血、营养不良病史;或有接触致畸物质及放射线病史,或有烟酒、吸毒等不良嗜好史。

2. 表现　妊娠4~5个月后,其腹形明显小于相应妊娠月份,但胎儿存活。

3. 检查

产科检查:连续测量宫底高度、腹围和孕妇体重,增长缓慢或不增加,应考虑本病。

胎盘功能检查:尿雌三醇(E_3)、血清胎盘生乳素(HPL)测定。

胎儿宫内情况评估:B超动态测量胎儿双顶径,孕36周前每2周增长小于2mm,则可诊断。随着彩色多普勒超声的广泛应用,有学者提出测量子宫动脉的血流可以预测胎儿生长(FGR)受限,尤其以子宫动脉的PI值及切迹的意义更大。羊水脱落细胞或脐带血染色体核型分析,了解胎儿是否畸形。

抗心磷脂抗体(ACA)的测定:近年来,有关自身抗体与不良妊娠的关系已越来越被人们所关注,研究表明抗心磷脂抗体(ACA)与FGR的发生有关。

(二)鉴别诊断

1. 胎死不下　本病主要与死胎鉴别,两者都具有宫体小于妊娠月份,但死胎B超检查提示无胎心、胎动反射,日久可见胎头塌陷。通过胎心音、胎动监测及B超检查可资鉴别。

2. 羊水过少　通过B超检查测定羊水平段可明确诊断,但羊水过少亦常合并本病。

五、辨治举要

（一）辨证要点

本病以妊娠4~5个月后，其腹形明显小于妊娠月份，胎儿存活伴发育迟缓，并出现相关证候和舌象、脉象，为辨证的依据。要注意腰腹疼痛的性质、程度，阴道流血的量、色、质，结合全身症状与舌脉，进行综合分析，确定证候之虚、实、寒、热与疾病之转归。如身体羸弱，面色萎黄，头晕气短，神疲懒言，唇舌色淡，脉细弱无力，为气血虚弱导致胎萎不长；若腰腹冷痛，形寒怕冷，四肢不温，舌淡苔白，脉沉迟或沉紧，常为阴寒内盛，脏腑生化失调，胞宫虚冷，胎失所养引起生长迟缓；兼见面红唇赤，烦躁不安，口干喜饮，尿黄便结，潮热盗汗，舌红苔黄干，脉细数，多属内蕴热邪，灼伤阴血，胎失所养，生长迟缓之候。

（二）论治原则

气血精亏，阴血不足，冲任失养，是胎萎不长的核心病机。故健脾补肾，补养气血，以后天壮先天，是治疗本病的原则。正如《张氏医通》指出："胎之长养皆赖母之脾土输气于其子也，脾为一身之津梁，主周身之运化，在脏为土，长养万物，莫不由此。"我在临证中常用黄芪、白术、人参、黄精、桂圆、大枣等健脾益气，以补养先天；杜仲、桑寄生、续断、菟丝子、熟地、桑椹、阿胶、枸杞子、白芍、当归等补肾生精，柔肝养血；女贞子、旱莲草、生地、麦冬、百合、黄芩等滋阴清热，补益肝肾，调养冲任。若发现胎元不健，或胎元已殒，则需及时下胎，免生他患。

病案举例：胎儿宫内发育迟缓案（摘自《包钢医院日记》）

卢某，女，29岁。

（一诊）1960年2月26日

西医病历摘录：妊娠6个月因有不规则宫缩入院，末次月经1959年8月28日，至今闭经不足6个月。近1个月来胎儿不见生长，胎心不规则、时好时坏，有时用氧气后胎心较好。本次于2月22日自觉胎动减弱，听胎心发现不规（则）入院。无阴道流血，常有腰部不适，无腹痛，食欲好，大便干，小便正常，口渴思饮。曾因胎心较弱，140次/min、伴有不规则子宫收缩，而用黄体酮每次20mg，每日1次肌注，吸氧，25%葡萄糖100ml静注，内服三溴片每次2片，每日日2次等治疗。（患者本次为第2次怀孕，第1胎为妊娠8个月胎死宫内。）

中医脉案：两尺脉微细，左关濡细，尺部尤甚，右关尺虚弦，恐其流产，以泰山磐石汤加减主之。

处方：党参3钱(9g)，生黄芪5钱(15g)，白术土炒3钱(9g)，当归身4钱(12g)，酒白芍3钱(9g)，淡黄芩2钱(6g)，川芎1钱半(4.5g)，川断3钱(9g)，砂仁8分(2.4g)，阿胶珠烊化3钱(9g)，炙甘草2钱(6g)；2剂，水煎服。

(二诊)1960年3月7日

患者现腹部少胀，大便溏，时胎动，舌质淡、苔薄白，脉左手濡弱、尺部尤甚、右脉缓弦，根据以上脉证，显系先天不足、后天失充，不能滋养胎儿所致，拟先理脾固肾，以壮先天。

处方：桑寄生4钱(12g)，菟丝子炒3钱(9g)，白术土炒3钱(9g)，云茯苓4钱(12g)，黄芩2钱(6g)，苏梗1钱半(4.5g)，缩砂仁1钱(3g)，山萸肉2钱(6g)；水煎服，服1剂，如无反应继续服2剂。

(三诊)1960年3月26日

据述胎儿生长仍不甚快，诊得脉象虚弦、尺部沉弱无力，舌质淡苔薄白，面色少华，其余饮食睡眠等均较好，仍以八珍汤加入温肾之品，大补气血，以培先天。

处方：党参4钱(12g)，炙黄芪3钱(9g)，白术土炒3钱(9g)，云茯苓3钱(9g)，当归身4钱(12g)，酒白芍3钱(9g)，山萸肉3钱(9g)，补骨脂3钱(9g)，杜仲3钱(9g)，陈皮2钱(6g)，炙甘草2钱(6g)；2剂，水煎服。

医嘱：尽力加强营养，劳逸结合，提高机体能力。

六、中医预防

胎萎不长多以孕妇气血不足为主，因此孕前应积极调理身体，在身体最佳状态下妊娠，未病先防。在妊娠早期尽量避免感染病邪，慎用药物，做好定期产前检查，如发现胎儿与孕月不符，应查明原因，及时治疗。孕期应保持心情舒畅，劳逸结合，加强营养，忌烟、酒、咖啡，可服用高维生素、高蛋白、叶酸、钙剂等富于营养易于消化的食物。如唐代《外台秘要》录有集验疗妇人怀胎不长方："鲤鱼长一尺者，水浸没，内盐如枣，煮令熟，取汁稍稍饮之……令胎长大。"此外，孕期尽量左侧卧位，改善子宫血流和胎盘灌注。

总之，平静的心情、合理的营养、充足的睡眠是确保孕妇健康、胎儿正常生长发育、足月分娩的基本要素，也是预防胎萎不长的基本措施。一旦发现本病，注意定期检查，适时分娩。

(王小云　整理)

第八节　产后发热的辨治

产褥期内，高热寒战，或发热持续不退，并伴有其他症状者，称为“产后发热”，类似于西医的产褥感染。

《金匮要略·妇人产后病脉证治》提出：“新产妇人有三病，一者病痉，二者病郁冒，三者大便难”。从当前长期临证看，随着时代的变迁、人们生活水平的提高、卫生条件的改善，这三种疾病已有所减少，而新的产后发热、恶露不绝、产后身痛（产后痹）等较为多见。

妇女产后乃育儿哺乳期，妇女发热不仅不利于产后气血的恢复，更不利于新生儿哺乳，于母子皆不利，因此历代医家非常重视。凡产后一二天内，由于阴血骤虚，阴阳失调，导致轻微的发热，若不兼其他症状，则属于生理性发热，这种发热一般能自行消退。产后三四天内，泌乳期间也会有生理性的发热，名为“蒸乳”或“乳蒸”，见于《郑氏女科家传秘方》，指乳汁壅遏不通而乳房胀痛发热。这两种生理性发热均为低热，与此本篇产后发热程度不同，产后发热多为高热、甚至寒战，或是持续发热不退者。

一、产后发热病名沿革

本病最早见于《黄帝内经》：“乳子而发热”，而首次出现产后发热之病名，见于宋代陈自明《妇人大全良方》：“凡产后发热，头痛身疼，不可便作感冒治之”。因分娩大量失血，阴津耗伤，正气亦弱，自与单纯外感不同，应详加辨证。

二、主要病因病机

（一）感染邪毒

产后气血耗伤，血室正开，邪毒易乘虚而入，稽留于冲任、胞脉，正邪交争，因而发热。《妇人大全良方》认为，妇人产后发热，为邪火内盛，热入血室。明代张景岳《妇人规》亦载：“产后发热……有邪火内盛而热者。”

（二）外感风寒

产后百脉空虚，腠理不密，卫阳不固，风寒之邪易侵袭人体，营卫不和，因而发热。《妇人规》：“产后有外感发热者，盖临盆之际，多有露体用力，无暇他顾，此时或遇寒邪，则乘虚而入，感之最易。”

（三）血虚

产后血亏过多，血虚则阴虚，阴血暴虚，阳无所附，以致虚阳浮越于外而令发热。或因劳力太过，虚劳发热。《妇人大全良方》云："血虚者，阴虚也；阴虚者，阳必凑之，故发热。"

（四）血瘀

产后情志不遂，或为寒邪所客，冲任瘀阻，导致恶露不下，败血停滞，阻碍气机，郁而发热。《妇人大全良方》言：产后发热多是"败血作梗"。

（五）伤食

《医宗金鉴》言："产后发热不一端，内伤饮食外风寒。"产后正气虚弱，此时饮食太过，食积于内，阻塞气机，郁而发热。

三、历代医家对产后发热述要

《黄帝内经》论产后发热："乳子而病热，脉悬小者何如？……手足温则生，寒则死。"

《金匮要略·妇人产后病脉证治》中有四条经文阐述了对产后发热的证治，主要是血亏阴虚发热，瘀血败血（少腹坚痛，恶露不尽）而热，风寒袭表或营卫不和发热，邪火内盛而热，以及杂病篇提出"热入血室"的病因。

宋代陈自明《妇人大全良方》首次提出产后发热的病名，还明确了其主要发病机理为"虚"和"瘀"，曰："此等疾证，多是血虚或败血作梗。血虚者，阴虚也；阴虚者，阳必凑之，故发热。且以平和之剂与服必效。"

明代《景岳全书·妇人规》："产后发热，有风寒外感而热者；有邪火内盛而热者；有水亏阴虚而热者；有因产劳倦，虚烦而热者；有去血过多，头晕闷乱烦热者。诸证不同，治当辨察。"明确了产后发热的病因病机，为风寒外感、邪火内盛、阴虚发热、劳倦虚烦、血虚发热等5种。

明代龚信《古今医鉴》："夫妇人产后发热，有去血过多者，有恶露不尽者，有伤饮食者，有感风寒者，有感冒夹食兼气者，有三日蒸乳者，俱能发热憎寒，并身疼腹痛，不可相类而药也。"认为产后发热的病因病机，有血虚、血瘀、伤食、外感以及各种兼夹情况，但与西医学理论不同的是，《古今医鉴》将蒸乳列入产后发热的范围，认为属于病理性发热之一。

四、诊断与鉴别诊断

（一）诊断

1. 病史　妊娠晚期不节房事，产程过长，接生环境不洁，产后创口护理不慎导致感染，生产时失血过多，产后外感，情志不遂等。

2. 症状　发热为主，有恶寒、寒战，或低热不退，伴有腹痛、恶露异常等情况。

3. 实验室检查　关键检查是否感染邪毒，可以辅助血分析、血液及生殖道分泌物的菌群培养等。

4. B超检查　检查盆腔是否有妊娠残留物及脓肿等。

5. 妇科检查　可以发现生殖器官感染等体征，局部可见红肿化脓，盆腔有炎性改变，恶露臭秽等。

（二）鉴别诊断

1. 产后发热与蒸乳发热相鉴别　蒸乳是指乳汁壅遏不通而乳房胀痛发热，为低热，且一段时间后会自动退热。而产后发热为高热，甚至寒战，伴有全身及生殖道的症状。

2. 产后发热与乳痈发热相鉴别　乳痈发热表现为乳房胀硬、红肿热痛，严重时会有乳房溃腐化脓的情况。但是产后发热一般不会伴有乳房的局部症状。

3. 产后发热与产后小便淋痛相鉴别　产后小便淋痛、发热恶寒的同时，伴有尿频尿急、淋漓涩痛、尿黄或有血尿等症状，尿常规检查可见红细胞，尿培养可见致病菌。而产后发热并不伴有尿道症状。

五、辨治举要

产后发热一证，《杂症会心录》载："产后发热有内伤、有外感、有瘀血、有食滞。证各不同，脉亦迥异。医家宜详辨之也。"虽有"产后不可汗""产后发热专以温补为主""产后多虚多瘀"等论，但余一贯主张治疗产后病"勿拘于产后，勿忘于产后"，灵活机圆，不可墨守成规。"产后三审"在产后发热的辨治中尤其重要。即一审小腹痛与不痛，辨有无恶露不行而瘀滞化热；二审大便通与不通，辨津液盛衰关乎阴阳平衡；三审乳汁及饮食，辨胃气强弱及运化功能，关乎病情虚实转归。然产妇素来体质有别，产时情况不同，产后调养环境、饮食结构不一，家庭关爱程度不同，因而即使病因相同，产妇表现出的证候亦各不相同。余重视整体观、三因制宜，故需强调上述辨识产后发热的四诊要点。

《伤寒证治准绳》载："大凡产后发热、头痛、身疼，不可便作感冒治之，此等多是血虚或败血作梗。"然产后外感发热亦不少见。"盖外感发热，因产后空虚，风邪乘虚而易入。"余认为，现代社会生活条件极大提高，夏季有空调、风扇，冬季有暖气，造成室内外温差巨大变化，引发外感疾病的复杂性，也导致产妇外感发热发病率增高。而经过产时的阴血耗伤，或外邪侵袭，患者处于卫强而营弱的状态。因此，调和营卫是产后外感发热的重要治法。不可过用辛温发散，亦不可过于寒凉。多以轻清之品，微微宣散，以期表通里和。

产妇“多虚多瘀”的生理特点，致外感与内伤发热的鉴别变得更为复杂，一旦失治误治，病情转归难免步入险途。《杂症会心录》特别指出：“三阳证恶寒发热头痛，毋认为伤寒；太阳证发热头痛，乍寒乍热，或兼胁痛，毋认为少阳证；潮热有汗，大便不通，毋认为阳明证。盖由气血两虚，阴阳不和，而类外感。”

产后发热，需结合病史、脉诊，首先明确表证、里证。继而，外感表证需区分寒热，里证则需鉴别虚实。排除外感之后，里证的虚实鉴别、正治反治均非易事。《血证论》即谈到产后发热，阴血暴伤，阳无所附，四物汤加炮姜，从阴引阳正治之法；食积发热者，手足心、腹热，大便不调，日晡及夜发烦；“勿谓虚人无实证也”。当今社会，人民生活水平日渐提高，膏粱厚味高比例摄入，远远超出产妇薄弱的脾胃运化能力。因此，各种病因的产后发热，都不能忽视食积因素，亦不能忽略脾胃的健运。

六、中医预防

《诸病源候论》有“产后虚热候”“产后寒热候”。产后发热，除外感发热外，另有内伤发热。注意保暖，避免外邪侵袭是一个重要预防因素。《医宗金鉴·妇科心法要诀》将产后发热分为伤食、外感、血瘀、血虚、蒸乳等证候。补充营养是必要的，但不可过食肥甘，以免饮食不节，劳伤脾胃，伤食发热。注意乳汁及时吸吮，保持清洁卫生。避免积乳而致乳痈。吴又可《温疫论》指出：“新产亡血过多，冲任空虚……皆能受邪，与经水适断同法。”产后注意清洁护理，产褥期禁房事，避免邪毒乘虚入侵。

（冉青珍　整理）

第九节　产后恶露不绝的辨治

产后从子宫阴道排出的瘀血污浊，称为恶露。分为血性恶露、浆液恶露、白（黄）色恶露。血性恶露主要为血液，颜色鲜红，量多，持续3~7天；浆液恶露为少量血液，较多的坏死子宫蜕膜组织及宫颈阴道分泌物，颜色淡红，约7天；白（黄）色恶露质黏稠，主要为坏死的子宫蜕膜组织，约7天。血性恶露持续10天以上，仍淋漓不止，为恶露不绝，亦叫恶露不尽。

妇人产后多虚，如不适当调理，多发产后病。《妇人大全良方·产宝方》载：“且夫产前产后，血气未宁，一疾苟生，百疾同作。”

一、产后恶露不绝病名沿革

恶露不绝，首见于《金匮要略·妇人产后病脉证治》，并与产后腹痛同时讨论："产后七八日，无太阳证，少腹坚痛，此恶露不尽。"隋代巢元方《诸病源候论》中列产后恶露不尽候。《妇人大全良方·产后恶露不绝方论》关于"产后恶露不绝"的论述："夫恶露不绝者，由产后伤于经血，虚损不足，或分解之时，恶血不尽，在于腹中，而脏腑夹于宿冷，致气血不调，故令恶露淋漓不绝也。"

二、主要病因病机

产后恶露不绝发病机理主要为冲任不固，恶露乃血所化，出于胞中而源于血海。

（一）冲任不固，气失统摄

脾为后天之本，气血生化之源，素体虚弱，生产时伤其气血，气随血脱，其气亦虚；或产后操劳过早，损伤脾气，中气虚陷，冲任失固，气不摄血，以致恶露日久不止。《医宗金鉴·恶露不绝证治》谓："产后恶露……日久不断，时时淋漓者，或因冲任失损，血不收摄，或因瘀行不尽，停留腹内"。清代陈佳园《妇科秘书·恶露不止论》载："产后恶露不止，非如崩证暴下之多也。由于产时伤其经血，虚损不足，不能收摄"。《胎产心法》也指出，由于生产时耗伤经血，而致气虚不能收摄，从而冲任不固，血失统摄而恶露淋漓不止。

（二）瘀血内阻，血不归经

女子以系胞，肝藏血，女子成年以肝为主，任脉起于胞中，产后恶血阻在胞中，新血难安，使胞宫空虚，寒邪可乘虚而入，血为寒凝，结而成瘀；产后情志不畅，易抑郁或烦躁等，肝郁则气滞，气滞则血瘀。《妇科秘书》载："恶血不尽，则好血难安"。《女科折衷纂要·恶露不下不绝》曰："分娩之时，恶血不尽在于腹中，而脏腑夹于宿冷，致气血不调，故令恶露淋漓不绝也。"

（三）阴虚血热，热扰冲任

妇人素体阴虚，产后亡血伤津，津血属阴，从而营阴更亏，阴虚则内热，热伤冲任，迫血妄行，而致恶露不绝。《冯氏锦囊秘录·产后杂症门》云："阴虚内热，热搏血分"。或妇人产后过食辛辣温燥之品；或妇人肝气郁滞，久而化热。

三、历代医家对产后恶露不绝述要

《金匮要略》提出："产后七八日，无太阳证，少腹坚痛，此恶露不尽。"为产后恶露不绝，并伴有少腹坚痛的证候。《诸病源候论·产后恶露不尽腹痛候》

云:“妊娠取风冷过度,胞络有冷,比产血下则少。或新产血露未尽,而取风凉,皆令风冷搏于血,血则壅滞不宣消,蓄积在内,内有冷气,共相搏击,故令痛也。”对该病病因病机做了详尽的论述,妊娠时或新产时受到风冷,胞络受冷,与血气相搏,故痛也。

宋代陈自明《妇人大全良方・产后恶露不绝方论》提出:“夫恶露不绝者由产后伤于经血,虚损不足,或分解之时,恶血不尽,在于腹中,而脏腑夹于宿冷,致气血不调,故令恶露淋漓不绝也”。说明病因有血瘀、血虚、阴虚、气阴两虚、兼有外感寒邪所致;提出治疗产后恶露淋漓不绝,伴气虚脾弱,用牡蛎散方,方中用牡蛎、龙骨等药配伍。《太平圣惠方》收录了牡蛎散、阿胶散、龟甲散等方药,治疗产后恶露不绝等病证。

明代《景岳全书・妇人规》中提出:“产后恶露不尽,留滞作痛者,亦常有之。然此与虚痛者不同,必其由渐而甚,或大小便不行,或小腹硬实作胀,痛极不可近手,或自下上冲心腹,或痛极牙关紧急,有此实证,当速去其血,近上者宜失笑散,近下者宜通瘀煎、夺命丹、回生丹。如或未效,当用决津煎为善。”主要针对恶露不尽之血瘀证的治法。

至清代,《傅青主女科》创立生化汤,温通活血、祛瘀止痛,主治产后恶露不行,少腹疼痛。高世栻《医学真传》主张:“至于产后恶露,或多或少,或有或无,当听其自然,不可破气行瘀。”认为产后有恶露属于正常的生理现象,不可轻易用药。陈佳园在《妇科秘书》指出:产后恶露不止,当大补气血,使旧血得行,新血得生,不可轻用固涩之剂,致血聚为癥瘕,反成终身之害,十全大补汤主之。提出不宜早用固涩,防止残血留瘀形成癥瘕,这一未病先防的治疗观。《冯氏锦囊秘录》说:“产后恶露不绝,若肝气热,不能生血,六味丸;若肝气虚,不能藏血,逍遥散;若脾气虚,不能摄血,六君子汤;胃气下陷,不能统血,补中汤;若脾经郁热,血不归源,加味归脾汤……”列举了多种证候及其辨治方药,足供临床参考。

四、诊断与鉴别诊断

(一)诊断

1. 病史　素体虚弱,多胎,滞产或流产史,产后感染史。

2. 症状　产后血性恶露逾10天以上仍淋漓不止,常伴小腹或坠或胀或痛。

3. 检查

(1)产科检查:子宫复旧不良,或伴压痛。

(2)实验室:血液检查呈贫血或炎症。

（3）辅助检查：B超显示子宫较正常产褥期同期之子宫大、或宫内有残留物。

（二）鉴别诊断

产后恶露不绝与绒毛膜癌相鉴别：产后恶露不绝和绒毛膜癌两者都有阴道出血症状，都可伴有子宫较正常大。然而，绒毛膜癌是一种继发于正常或异位妊娠之后的滋养细胞瘤，是由妊娠时滋养细胞发生恶变而成，血HCG升高。

五、辨治举要

《成方便读》曰：“夫产后气血大虚，固当培补，然有败血不祛，则新血亦无由而生，故见腹中疼痛等证，又不可不以祛瘀为首务也。”因此，后世医家治疗产后恶露不绝亦从瘀论治者多。认为恶露乃新产后瘀血污浊，属离经之血，此瘀血不去，则新血妄行，故而恶露宜畅不宜滞，祛瘀为先。正如《女科秘要》言：“产后诸症，但以生化汤为君，其余不过随证加减而已。”孕妇产时气血随胎妊而下，耗伤气血，冲任不固，加之孕妇产后思虑过度，心血暗耗，脾气受损，心脾两虚，不能统摄，血溢脉外，发为恶露淋漓不止。气血不足，失于统摄，导致产后恶露不绝亦不少见。《普济方》载：“夫产后恶露不断者。盖由脏腑有冷，肺气不调和。既产之后，恶露乘虚不能制约，淋漓不断。”

余认为产后恶露不绝既有虚实之分，又有虚实夹杂之候。依据恶露的量、色、质、味，以及病程的久暂，结合全身证候和舌象、脉象等，综合分析，辨证论治。祛邪不伤正，补虚不留瘀，凉血不伤阳，清热不伤阴。补虚要避免补摄太过以致留瘀，兼用活血化瘀之药物，但禁用破血之品，以防耗血动血，务使冲任功能恢复正常，则恶露自除而获效。

一项来自江苏昆山的研究显示，分娩方式为剖宫产的妇女恶露不净发生率高于正常产的妇女。作者分析可能的原因为：剖宫产增加子宫内膜炎症的机会，同时子宫肌纤维的完整性破坏，因此子宫的恢复受影响。也有学者认为剖宫产者恶露时间长，可能与下列原因有关：①术前宫口未开影响术后恶露的排出；②术中擦拭宫腔过度，损伤内膜影响产后修复；③子宫切口愈合欠佳；④术后产妇卧床时间长、活动量小，影响子宫复旧。而另一项来自湖南的研究显示，剖宫产组恶露时间明显长于自然分娩组。高龄产妇恶露时间延长。睡眠时间充足、饮食方式均衡、产后适当运动和接受产后康复治疗的产妇，血性恶露持续时间缩短。余提倡自然分娩，避免剖宫产的过度使用。提倡适龄婚育，减少大龄高龄产妇的并发症。

应重视情志因素在产后病转归中的作用。情志调养在产后恶露不绝的治疗中尤为重要。产后阴血不足，肝体失养，肝气横逆，情志异常，肝气失疏，则恶露难以干净。在传宗接代的传统观念影响下，生孩子不是产妇个人的事，是牵动一个家庭中公婆、丈夫等各个成员的大事。因此，产妇家庭和睦，家人关爱对产后康复至关重要。我接诊产后病的患者，往往不是接诊产妇个人，而是产妇的家庭，做好产妇家属的工作，创造一个良好的宽松、甚至对产妇包容的家庭环境，对产后恶露不绝的恢复起着重要作用。

当今时代，药物性、手术性人工流产后组织物残留，导致恶露不绝，亦是新产物。明代薛立斋《女科撮要·小产》言："小产重于大产，盖大产如栗熟自脱；小产如生采，破其皮壳，断其根蒂"。因此，妇产科医生做好计划生育的宣传，减少非计划妊娠后人工流产及恶露不绝的发生。

六、中医预防

产后恶露不绝的发生，《诸病源候论·产后血露不尽候》载："新产而取风凉，皆令风冷搏于血，致使血不宣消，蓄积在内，则时有血露淋漓下不尽"，"产伤于经血，其后虚损未平复，或劳役损动而血暴崩下"。因此，预防本病的发生，需注意产后的休养，不可过于操劳。注意补充营养。同时产褥期注意保暖，避免受风受寒。

（冉青珍　整理）

第十节　产后痹的辨治

产后痹，指妇女在产褥期间，出现肢体关节酸楚疼痛、麻木重着的病证。以往称"产后身痛""产后关节痛""产后遍身疼痛""产后痛风"等。早在20世纪80年代，中华中医药学会风湿病分会，在我的倡议下确立"产后痹"这一病名，作为一种独立的疾病对待。

一、产后身痛病名沿革

《金匮要略·妇人产后病脉证治》载："产后风，续续之数十日不解，头微痛，恶寒，时时有热，心下闷，干呕，汗出……"隋代《诸病源候论·产后中风候》言："产则伤动血气，劳损腑脏，其后未平复，起早劳动，气虚而风邪乘虚伤之，致发病者，故曰中风。若风邪冷气，初客皮肤经络，疼痹不仁。"唐代昝殷《经效产宝》明确记载本病："产伤动血气，风邪乘之"，"产后中风，身体酸痛，四肢痿弱不遂"。

二、主要病因病机

(一)气血亏虚

历代医家多认为,产后气血亏虚为本病的根本原因。妇人孕期,气血下聚以养胞胎,本已属阴血不足;产时劳伤,亡血伤津,气随血脱,故妇人产后多形成“气血亏虚”病机。气血不足,四肢百骸,经脉关节失于濡养,不荣而痛,导致肢体麻木、甚或疼痛。

(二)外感侵袭

《经效产宝》曰:“产伤动气血,风邪乘之。”产后失血过多,气随血伤,气血俱虚。血虚则营阴不充,经脉空虚;气虚则卫气不固,营卫失和,腠理不密,则风寒湿邪易乘虚而入,痹阻关节,气血运行不畅,故遍身疼痛。

(三)瘀血内停

宋代《当归堂医丛 · 产育保庆集方》云:“产后遍身疼痛……乃因产后百节开张,血瘀流走,遇气弱则经络分肉之间,血多留滞,累日不散,则骨节不利,筋脉引急,故腰背转侧不得,手脚不动摇,不能伸屈。”其中瘀血内停为产后身痛的原因之一。妇人产时耗气伤血,产后恶露、胞衣残留,或瘀血滞留经络分肉之间,血失濡养,故筋脉骨节不利,不通则痛;或外邪乘虚而入,虚瘀稽留,气血运行受阻,故遍身疼痛。

(四)肾气虚损

肾为先天之本,女子以肝肾为本,妊娠期间女子以精血孕育胎儿,产时气血的耗损,必损伤肝肾精气。《诸病源候论 · 产后腰痛候》曰:“肾主腰脚,而妇人以肾系胞,产则劳伤,肾气损动,胞络虚未平复,而风冷客之,冷气乘腰者,则令腰痛也”,“肾主腰脚,肾经虚损,风冷乘之,故腰痛也”。产劳伤肾,虚损未愈,风寒湿邪乘袭,是其主要病机。

(五)劳倦内伤

妇人生产时因用力、出汗、失血等,耗伤气血阴精,进而百脉空虚,复加产后哺乳,或过早劳倦、情绪波动等,加重气血亏虚,致筋脉关节失于濡养。明代王化贞《产鉴》认为,本病病因以劳倦内伤为本,系脏腑虚损未复,月内未满,起早劳役等,为发病的原因之一。

三、历代医家对产后身痛述要

历代医家对本病病因的概括,多为血虚、血瘀、外感致病。

宋代陈自明《妇人大全良方》提出,气血不足和风邪外扰为发病的原因。

风性“轻扬开泄，易袭阳位”，“夫产后中风、筋脉挛急者，是气血不足，脏腑俱虚，日月未满而早劳役，动伤腑脏；虚损未复，为风邪冷气初客于皮肤经络。则令人顽痹不仁，羸乏少气，风气入于筋脉，挟寒则挛急也”。妇人产后体虚，腠理不固，邪气乘袭，流连肌肉骨节之间，故肌体顽痹不仁。明代薛己《校注妇人良方》认为“产后遍身痛者，由气虚百节开张，血流骨节，以致肢体沉重不利，筋脉引急。”认识到气虚瘀血内停骨节，亦是产后身痛的病因之一。

明代陈文昭在所著《陈素庵妇科补解》中提出：“产后气血俱虚，气虚则气之行于脉外也，多壅而不能周通一身；血虚则血之行于脉中也，常滞而不能滋荣于一体。外风乘虚而入，余血因虚而阻，遍身筋脉时作疼痛。”认为气血虚弱，外邪侵入机体经脉、肢节，气血痹阻，不荣而痛。方以“秦艽寄生汤”温经散寒，活血通络，壅者散之，滞者行之，周身流通，毫无阻碍，则身康体泰。

清代沈尧封辑著、张山雷笺正之《沈氏女科辑要笺正》云：产后遍身疼痛“多血虚，宜滋养。或有风寒湿三气杂至之痹，则养血为主，稍参宣络，不可峻投风药。”

清代《傅青主女科·产后总论》，强调脾胃之虚为本，指出“凡病起于血气之衰，脾胃之虚，而产后尤甚。”注重养脾胃而生化气血。

四、诊断与鉴别诊断

（一）诊断

1. 病史　因产出血过多，或产褥期出汗过多，或产褥期感受风寒，或居处潮湿寒冷，或有痹证病史。

2. 症状　产褥期出现肢体关节酸楚疼痛，或麻木重着，甚至屈伸不利；或痛处游走不定，或关节刺痛，或腰腿疼痛。可伴有面色不华，神疲乏力，或恶露量少色黯，小腹疼痛拒按，恶风怕凉等。

3. 检查

（1）体格检查：疼痛关节活动受限，或关节肿胀按之疼痛，日久不愈者，可见关节变形、肌肉萎缩等。

（2）其他检查：红细胞沉降率、抗溶血性链球菌O、类风湿因子均正常。若有必要，可进一步查血钙、X线摄片、静脉血管超声等。

（二）鉴别诊断

应与内科痹证鉴别：本病发生于产褥期，而痹证可发生于任何时期。若产后身痛延续到产褥期以后仍未愈时，则属痹证范畴。

五、辨治举要

产后痹，发生于妇人产褥期或产后百日内，由于失治或误治，常可数年不愈。具备痹证“风寒湿三气杂至，合而为痹”的证候特点，同时，由于其病发于产后“气血大亏”的特殊生理期，与内科痹证有所不同。宋代陈自明《妇人大全良方》言：“夫产后中风，筋脉四肢挛急者，是气血不足，脏腑俱虚，日月未满，而早劳役，动伤脏腑，虚损未复，为风邪冷气初客于皮肤经络。则令人顽痹不仁，羸乏少气，风气入于筋脉，挟寒则挛急也。”余在风湿病辨治基础上，结合产后痹发病病机，常从以下角度辨治。

（一）气血大伤，筋脉失濡

素体禀赋不足，产后气血大失，血虚生风而致遍身疼痛，肢体酸楚麻木，头晕，目眩，心悸，失眠，舌淡少苔，脉细弱无力等症。治宜益气养血，柔肝息风。

（二）肾虚骨节失濡

素有月经不调，产后身痛以腰脊冷痛为主，乏力，足跟痛甚，舌淡红，脉沉细。治当补肾强腰，佐以祛风散寒，温经通脉。

（三）瘀血阻滞经络

产后身痛，按之痛甚，四肢关节屈伸不利，或伴小腹疼痛，恶露不下或下而不畅，舌质紫黯，或有瘀斑，脉沉涩。治当养血活血，温经止痛。

（四）风寒湿痹阻

周身关节疼痛，宛如锥刺，屈伸不利，或痛无定处，剧烈难忍，或肢体肿胀麻木重着，步履艰难，遇寒加重，得热则舒，舌淡，苔薄白，脉细缓。治宜养血活血，疏风散寒，除湿宣痹。

（五）风湿在表，营卫失调

肢体关节、肌肉疼痛不适，肿胀重着，汗出恶风。余认为，营卫失调是产后痹发病的重要原因之一，营卫之气具有濡养调节、卫外固表、抵御外邪的功能，气血亏虚，风湿之邪极易乘虚而入，外邪留著营卫，营卫失和，痹阻不通而发。正如《素问·痹论》所云：“荣卫之气亦令人痹乎……逆其气则病，从其气则愈，不与风寒湿气合，故不为痹。”余临证善用调和营卫法，以黄芪桂枝五物汤、玉屏风散、防己黄芪汤等经方随证治之。

（六）肝气郁滞，经脉不通

周身关节疼痛，经年不愈，情绪低落，悲伤欲哭，舌体瘦，脉细弦。妇人产后肝血不足，肝体失养，若遇情志刺激，不能自行调节，则致肝郁气滞，气机升降失调，郁滞经络所致。治宜疏肝理脾，养心柔肝，调理情志。

六、中医预防

《经效产宝》载：该病的发生为“产伤动血气，风邪乘之”。血虚受风是该病重要的发病因素。产后应注重滋补阴血、避免血虚生风及外风乘袭。同时，保持良好的情绪和充足的睡眠休息，保持血脉气血通畅，也是重要的预防措施。《产育宝庆集》载：产后遍身疼痛因“产后百节开张，血脉流走，遇气弱则经络分肉之间，血多留滞，累日不散，则骨节不利，筋脉引急，故腰背转侧不得，手脚不能动摇，身头痛也。”因此，本病应及时治疗，假以时日，树立信心，多能康复。

（冉青珍　整理）

第十一节　产后乳汁分泌异常的辨治及回乳法

乳汁为气血所化，无气则乳无以化，无血则乳无以生，其排泄又依赖于气机的通畅；乳头、乳房分别络属足厥阴肝经、足阳明胃经，故泌乳、排乳之功能与脾胃之运化、肺气之宣发、肝气之疏泄密切相关。脾胃强壮，气血充足，疏泄宣发有常，乳汁就会正常分泌；反之，脾胃薄弱，血亏气虚，气机滞结，易导致乳汁分泌不足或壅滞不畅。妇人产后，气血尤衰，应注重调理脾胃之生机，使乳汁化生源源不乏。夫血者，在妇人上为乳汁，下为血海，乳汁壅滞过多或回乳之时，常采用引血下行之法。如穿山甲、王不留行等具有很好的通乳作用，前人有“穿山甲、王不留，妇人服之乳长流”之谚语。

一、气虚血少，分泌不足

证候特点：产后乳汁不足，量少清稀，甚或全无，乳房柔软而无胀感；或乳汁自行漏出，伴面色少华，神疲乏力，气短懒言，头昏眼花，心悸怔忡，纳少便溏。舌质淡白或淡胖，舌苔薄白，脉细弱。

治法：益气养血，佐以通乳。

方剂：通乳丹(《傅青主女科》)加减。

基本处方：党参、黄芪、当归、麦冬、桔梗、通草、王不留行、炙甘草、猪蹄1只(煎汤代水)。每日1剂，水煎服。

加减法：气虚为主者，重用黄芪45~90g，加升麻以补气升阳，鼓动气血；若血虚为主，加熟地黄、何首乌、阿胶以补血脉；若乳汁清稀如水，或漏乳，伴四肢清冷，脉沉微者，加干姜、熟附子、怀山药、砂仁以益肾通乳；若食少便溏，胸闷脘胀，脾胃运化不足者，加炒白术、砂仁、陈皮，健运脾胃以滋化源。

二、肝气郁滞，失于疏泄

证候特点：产后抑郁寡欢，泌乳不畅或不行，质稠，乳房胀痛或有积块，伴口苦咽干，胸胁胀满，嗳气食少，舌质黯红或尖边红，苔薄白，脉弦。

治法：疏肝理气，通络下乳。

方剂：下乳涌泉散（《清太医院配方》）加减。

基本处方：柴胡、青皮、白芍、当归、川芎、生地黄、天花粉、桔梗、通草、炮山甲先煎、王不留行、甘草。每日1剂，水煎服。

加减法：胸胁胀闷窜痛，腹胀，纳谷不香者，加橘叶、白蒺藜以疏肝解郁，行气通乳；烦躁易怒，目赤，小便黄，为肝郁化热，加夏枯草、丝瓜络、路路通以清肝泄热，通络下乳；身热，舌苔黄者，加黄芩、金银花以清热泻火；乳房结块胀痛，按之热者，加蒲公英、瓜蒌以清热化痰，散结通络。

三、肺胃郁热，乳汁壅积

证候特点：乳汁淤积结块，皮色不变或微红，肿胀疼痛，伴有恶寒发热，头痛，周身酸楚，口渴，便秘，舌红苔黄，脉数。

治法：疏肝清胃肃肺，通乳消肿。

方剂：瓜蒌牛蒡汤加减（《医宗金鉴》）。

基本处方：瓜蒌、牛蒡子、天花粉、黄芩、陈皮、生栀子、金银花、青皮、柴胡、连翘、皂角刺、路路通、王不留行、甘草。

四、回乳单方、验方

1. 麦芽泡茶饮　以炒麦芽每日30~60g，准备回乳前3~5日开始泡茶饮，取效最佳。

2. 通经回乳法　可采用免怀汤（《济阴纲目》，药用当归尾、赤芍、红花、川牛膝），通其月经，则乳汁不行。常用剂量为当归尾6~15g，赤芍、牛膝各10~15g，红花6~10g。方中红花、赤芍、当归活血化瘀，牛膝引血下行，使气血下达而回乳。

（焦　娟　整理）

第十二节 不孕症的辨治

凡女子婚后未避孕，有正常性生活，同居 2 年，而未受孕者；或曾有过妊娠，而后未避孕，又连续 2 年未再受孕者，称不孕症。前者为原发性不孕；后者为继发性不孕。

一、不孕症病名沿革

不孕病名始见于《周易・九五爻辞》：“妇三岁不孕”。在中医古籍中，不孕的病名称谓不一，《素问》中有“不孕”和“无子”之称，如《素问・骨空论》云：“督脉者……此生病……其女子不孕”，指出了女子不能受孕的病理系督脉病变。《素问・上古天真论》云：“二七而天癸至，任脉通，太冲脉盛，月事以时下，故有子……七七任脉虚，太冲脉衰少，天癸竭，地道不通，故形坏而无子也。”提到了“无子”，并认识到女子由于年老生殖功能减退，而不能生育的生理现象。《脉经》称：“年少得此为无子，中年得此为绝产”。《针灸甲乙经》则有“绝子”之名，《诸病源候论》谓之“断绪”，《山海经》称“无子”，《备急千金要方》又称“全不产”。历代医家对不孕症的论述，还散见于“求嗣”“种子”“嗣育”等篇章中。从这些文献记载看，“无子”“全不产”相当于今天所说的“原发性不孕”，“断绪”则相当于“继发性不孕”。

二、主要病因病机

（一）肾虚冲任失养

《黄帝内经》云：“二七而天癸至，任脉通，太冲脉盛，月事以时下，故有子……七七任脉虚，太冲脉衰少，天癸竭，地道不通，故形坏而无子也。”《圣济总录》载：“妇人所以无子者，冲任不足，肾气虚寒也……若冲任不足，肾气虚寒，不能系胞，故令无子。”《傅青主女科》曰：“妇人有下体冰冷，非火不暖，交感之时，阴中绝不见有温热之气……夫寒冰之地，不生草木，重阴之渊，不长鱼龙，胞胎寒冷，何能受孕哉……盖胞胎居于心肾之间，上系于心而下系于肾。胞胎之寒凉，乃心肾二火之衰微也？”可见先天肾气不足，肾阳虚衰；或肾阴虚导致相火妄动，血海蕴热；或精血不足，均可致冲、任二脉失养，胞宫不能摄精成孕。故在不孕症诸多因素中，肾气与冲、任、督脉的功能正常与否是至关重要的环节。

（二）肝郁

《外台秘要》记载："女子嗜欲多于丈夫，感情倍于男子，加之慈爱恋憎，嫉妒忧恚，染着坚牢，情不自抑，所以为病根深，疗之难瘥。"《济阴纲目·求子门》言："女性多气多郁，气多则为火，郁多则血滞，故经脉不行，诸病交作，生育之道遂阻矣。" 妇人感情丰富，思虑过多，情志多郁，肝失条达，气机不畅，肾精封藏失司，《妇人规·子嗣类》言：妇人"情怀不畅，则冲任不充，冲任不充则胎孕不受"。

（三）血瘀

《针灸甲乙经·妇人杂病》云："女子绝子，衃血在内不下，关元主之。" 这是有关血瘀不孕的最早记载。《张氏医通·妇人门》云："有因瘀积胞门，子宫不净，或经闭不通，成崩中不止，寒热体虚而不孕者"，又云："妇人立身以来全不产，及断乳后十年、二十年不产，此胞门不净，中有癖积结滞也"。寒、热、虚、实、外伤均可致冲任瘀滞，或经期、产后余血未净，房事不节亦可致瘀，瘀积日久成癥；胞宫、胞脉阻滞不通导致不孕。

（四）痰湿

《丹溪心法》记载："若是肥盛妇人，禀受甚浓，恣于酒食之人，经水不调，不能成胎，谓之躯脂满溢，闭塞子宫。"《竹林寺女科秘传》言："痰气盛者体必肥，肥则下体过胖，子宫缩入，难以受精。" 可见素体脾虚或劳倦思虑过度，或过食肥甘厚味，滋生痰湿之邪，壅塞胞宫，难于受孕。

总之，肾虚、肝郁、血瘀、痰湿等因素均可导致冲任、气血、胞宫的病变，以致不能摄精成孕。

三、历代医家对不孕症述要

《周易》云："妇三岁不孕"，始载了不孕病名。

《素问·上古天真论》中记载：女子须"肾气盛"方能"天癸至，任脉通，太冲脉盛，月事以时下"；若"任脉虚，太冲脉衰少，天癸竭，地道不通则形坏而无子也"。提出了女子受孕机理及年老生殖功能减退不能受孕的生理现象。《素问·骨空论》曰："督脉者……此生病……其女子不孕。" 亦指出女子不能受孕的病理。

《神农本草经》记载：紫石英治"女子风寒在子宫，绝孕十年无子。" 当归治"绝子"等。《金匮要略·妇人杂病脉证并治》温经汤条下说："亦主妇人少腹寒，久不受胎"。温经汤是现有文献记载的第一条调经种子方，被称为调经祖方。

晋代皇甫谧《针灸甲乙经·妇人杂病》云："女子绝子，衃血在内不下，关元主之。"这是有关血瘀不孕的最早记载。亦有"妇人无子，涌泉主之"，"大疝绝子，筑宾主之"等针灸治疗不孕症的记载。

隋唐时代，《诸病源候论·无子候》较早地认识到不孕与男女双方有关，提出："若夫病妇疹，须将饵，故得有效也"，并专设"无子候"，分列"月水不利无子""月水不通无子""子脏冷无子""带下无子""结积无子"等，为"夹疾无子"病源，明确指出不孕症发生的机理。唐代孙思邈《备急千金要方·求子》记载："凡人无子，当为夫妻俱有五劳七伤，虚羸百病所致。"主张首先察夫妇双方有无劳伤痼疾，精亏血虚，瘀血内阻等，提出"男服七子散，女服紫石门冬丸及坐浴荡胞汤"，这在治疗方法上有所创新。

宋代陈自明《妇人大全良方》，继承诸家先贤之论，又有自己独特的见解，内设"求嗣门"。《圣济总录·妇人无子》已认识到不孕与冲任、肾气及气血积冷有关。

金元时代《丹溪心法·子嗣》，提出了痰湿闭塞胞宫而致不孕的观点。

明代万全《广嗣纪要·择配篇》明确提出："五种不宜，一曰螺，阴户外纹如螺蛳样，旋入内；二曰纹，阴户小如箸头大，只可通，难交合，名曰石女；三曰鼓花女，绷急似无孔；四曰角药头，尖削似角；五曰脉，或经脉未及十四而先来，或十五六而始至，或不调，或全无。"此即"五不女"。上述前四种情况与西医学中女性生殖器官先天性畸形相似，如处女膜闭锁、先天性无阴道、阴道狭窄、类阴阳人等；第五种情况与原发性闭经，先天性无子宫、无卵巢相似。张景岳《妇人规·子嗣类》记载"种子之方，本无定规，因人而药，各有所宜。"强调不孕症应辨证论治，治疗重视脾肾的观点："调经种子之法，亦惟以填补命门，顾惜阳气为主。然精血之都在命门，而精血之源又在二阳心脾之间。"另外还提出"情怀不畅，则冲任不充，冲任不充，则胎孕不受"，强调情怀不畅，肝气郁结导致不孕。

清代陈修园《女科要旨》说："妇人无子皆由经水不调，经水所以不调者，皆由内有七情之伤，外有六淫之感，或气血偏盛，阴阳相乘所致。种子之法，即在于调经之中"。说明女子功能性不孕的主要原因在于月经不调。这在不孕症防治论述上是一重大突破。此外，《傅青主女科》强调从肝肾论治不孕。王清任《医林改错》重视活血化瘀治疗不孕。

综上所述，历代对不孕症的认识日趋深入，为我们今天研究本病提供了丰富的史料。

四、诊断与鉴别诊断

（一）诊断

1. 病史 要了解患者的月经史、婚姻史、生育史、丈夫健康状况、性生活情况、既往史（重视结核、盆腔感染或手术、甲状腺疾病等）、家族史。

2. 体格检查 第二性征的发育情况，内外生殖器的发育，有无畸形、炎症、包块及溢乳等。

3. 基础体温测定 辅助了解卵巢功能。

4. 实验室检查 女性激素测定、促甲状腺素测定、抗精子抗体、抗内膜抗体等。

5. B超 了解子宫、附件及排卵情况等。

6. 输卵管通畅试验 常用输卵管通液术、子宫输卵管碘液造影或腹腔镜直视下通液等。

7. 宫腹腔镜检查 怀疑有宫腔或宫内膜病变时，可做宫腔镜检查或行宫腔粘连分离术；如上述检查均未见异常，或输卵管造影有粘连等，可做腹腔镜检查及治疗。

8. 头颅CT、MRI检查 催乳素反复升高或伴有乳头溢乳，应做头颅CT、MRI检查。

（二）鉴别诊断

不孕症应注意有无暗产。暗产是指早早孕期，胚胎初结而自然流产者。此时孕妇尚无明显妊娠反应，一般不易察觉。《叶氏女科证治·暗产须知》曰："唯一月堕胎，人皆不知有胎，但谓不孕，不知其已受孕而堕也。"通过血清绒毛膜促性腺激素的检查可明确诊断。

五、辨治举要

不孕症是一个病因错综复杂的疾病，往往涉及心、肝、脾、肺、肾多脏，在辨证上，除按正常的四诊八纲，辨其相关的脏腑、经脉、气血、阴阳的虚实变化外，还要结合月经史、孕产史及病程的长短，辨别冲、任、督、带等奇经八脉的功能损伤情况。

对于不孕病程较久，或患者年龄较高，或有堕胎史的继发性不孕患者，多有肝肾亏损，阴精暗耗，精血内亏，下元衰惫，导致奇经八脉的损伤。奇经之病，多日久缠绵不愈，"久病入络"，且虚证较多，即使实证也多为虚中夹实，正如叶天士所云："肝肾精气受戕，致奇经八脉乏运用之力"（《叶天士医案精华·虚劳》),“肝肾损伤,八脉无气”(《临证指南医案·虚劳》)。因此,治疗上要注意滋养肝肾,使源盛则流畅。然“但知治肝治肾,而不知有治八脉之妙”(《临证指南医案·淋浊》),则“宜乎无功”。脾胃为后天之本,气血生化之源,奇经八脉和正经一样,也依赖水谷精微的涵养,才能发挥各自正常功能,反之“阳明久虚”则会“脉不固摄”,加重奇经的病变。因此,在滋养肝肾的同时,培补后天脾胃以生血,使经血充足,冲任得养。

然“久病入络”,特别是久治不孕的患者,大多肝气郁结较重,非通无以入脉,气血不得流畅,药力难达病所。故治疗上,在给予精神疏导的同时,用药要以通补为总则,通补结合,以补为本,以通为用,通补奇经,才能促使卵巢正常排卵以助孕,达到较好的治疗效果。

用药上,对于肝肾精血亏虚、奇经损伤较重的患者,使用一般草木之药常不能见功,要用“血肉有情”之品,以填精补髓。如鹿角胶、鹿角霜、龟板胶、紫河车等,配合补益肝肾之品,用之每获良效。临床运用时,尚需强调顾护胃气,如药偏滋腻,易碍脾滞胃,配以健脾益气、开胃消导之品,使补中有通,药性灵动,才能使气血充盛调和而获效。若子宫发育不良,应积极给予早期治疗,常用血肉有情之品,如紫河车、鹿角片等补肾填精,调补冲任,以助子宫发育。

治疗不孕症,还要结合月经周期。月经后期重在补肾益精、调补冲任;月经中期重在疏肝补肾、通调冲任;月经前期重在温阳益肾、养血调冲;月经期重在理气活血、温经调冲。

六、病案举隅

脾肾两虚、冲任失调致卵巢功能减退、不孕治案(详见临证解难篇第五章不孕症)。

不孕症的发生,原因错综复杂,本例患者年届四旬,继发不孕病程达11年之久,西医诊断为“卵巢功能减退”,宣布无法受孕。病程之长,难度之大,令患者对生育绝望,然经调治8个月后,得以受孕。

本案治疗特点:

(一)从肝脾肾经入手,调节奇经“冲、任、督、带”以治疗卵巢功能减退、不孕症

余治疗月经失调,重视调节奇经中冲、任、督、带的功能,“督脉者,阳脉之海也”;“任主胞胎”,为“阴脉之海”;而“冲为血海”,具调节脏腑十二经气血的功能;然冲、任、督三脉虽皆与胞宫有密切关系,若带脉无力,则难以提系,如张子和曰:“冲任督三脉,同起而异行,一源而三歧,皆络带脉”。可见冲、任、督、带在调节女性生理中起着至关重要的作用。肾主藏精主生殖，肝主藏血司疏泄，冲任督脉与肝肾关系最为密切，而带脉循行于腰腹之中，如唐容川曰："带脉出于肾中，以周行脾位，由先天交于后天脾者也"(《中西汇通医经精义》)。可见带脉与脾肾经的关系最为密切，因此调理肝、脾、肾经，即能达到调节冲任督带奇经的功效。

该患者人流术后多年未孕，冲为血海，任主胞胎，人流术直接使冲任受损，血海亏虚，瘀滞不畅，故见月经量减少，经血色黯；肾藏精，主骨生髓，肾阴亏损，精髓不充，则腰膝酸软，不能久立；腹胀便溏、食欲不振、易于困倦等症，均为脾虚胃弱之象；冲任的盛衰直接关系着胞宫月经和孕育的功能，陈自明《妇人大全良方》云："妇人病有三十六种，皆由冲任劳损而致"。患者冲任受损是发病主因，日久脾肾两虚，气血不足，致卵巢功能减退，不能摄精成孕。余治病求本，抓主要矛盾，从肝脾肾入手，经补肾、健脾、调肝之法治疗，达到调补奇经之效。处方药味少、用药精，肝脾肾兼顾，治疗仅 8 个月，患者得以成孕。

(二)擅用"血肉有情"之品，补肾填精治疗卵巢功能减退

患者虽已妊娠，然病程长，又年届四旬，肾精不足，胎元难系，妊娠仅 2 月有余即流产。流产 2 个半月后，医院诊断为"卵巢功能减退"，宣布无法受孕。

卵巢功能减退，其病因多样，病理机制复杂，涉及下丘脑 - 垂体 - 卵巢轴的各个环节及内分泌、生殖、免疫系统等，为遗传、情绪、感染、药物、环境污染等诸多因素的相互作用和影响，以月经稀发、不规则出血、不孕为特征，是妇科内分泌领域的常见病、疑难病。余采用补肾填精、调冲任、益气养血、疏肝健脾之法治之，仍为肝脾肾同治，但针对患者卵巢功能减退，着重使用了血肉有情之品，如鹿角胶、龟板胶、紫河车作为"填精补髓"之品以养血化精，调补冲任，使冲任充盛，源盛流畅。正如叶天士所说："草木药饵，总属无情，不能治精血之惫，故无效，当以血肉充养，取其通补奇经。"虽病情难治，妊娠无望，然调治仅 6 个月再次妊娠，实令患者喜出望外。

(三)益气健脾、培补元气

《素问 · 上古天真论》云："女子五七，阳明脉衰，面始焦，发始堕。"本案患者年已 37 岁，脾胃虚衰，肾元不充可知，故使用太子参或西洋参，常配伍白芍、黄精、沙参、山茱萸、莲子肉等益气健脾，补后天以充先天，滋阴养血。其中人参走而不守，白芍、沙参等守而不走，令气中生血，血中养气；配伍白术、山药、鸡内金、炒三仙等健脾助运，培后天之本；或配伍玉米须、荷叶、茯苓益气健脾利湿，调畅气机。可见运用益气健脾之品培本固元贯穿治疗的始末，与目前单纯从肾论治不孕症的常法有不同之处。正如《傅青主女科》所说："补脾气以固脾血，则血摄于气之中，脾气日盛，自能运化其湿，湿既化为乌有，自然经水调和"，"盖气旺而血自能生，抑气旺而湿自能除，且气旺而经自能调矣"。

患者元气充盛，经水调和，肝、脾、肾三脏功能协调，冲、任、督、带各司其职，自能摄精成孕。遣药组方，轻重得当，值得研究和运用。

（秦淑芳　整理）

第十三节　抑郁症（郁证）的辨治

抑郁症，主要表现为持续和严重的情绪低落以及一系列症状，如动力减低、失眠、悲观、易怒等，甚至影响对生活的照料能力。国外报道其发病率为20%~30%。属于中医"郁证"，亦称"郁病"范畴。

一、郁证病名沿革

《黄帝内经》有对于情志致郁的描述，《素问・举痛论》指出："思则心有所存，神有所归，正气留而不行，故气结矣"。《灵枢・本神》说："愁忧者，气闭塞而不行。"《素问・本病论》说："人忧愁思虑即伤心"，"人或恚怒，气逆上而不下，即伤肝也。"汉代张仲景《金匮要略》首载"百合病""脏躁""梅核气""奔豚气"，如"百合病者，百脉一宗，悉致其病也……百合病发汗后者，百合知母汤主之"，"奔豚气上冲胸，腹痛，往来寒热，奔豚汤主之"，"妇人咽中如有炙脔，半夏厚朴汤主之"，"妇人脏躁，喜悲伤欲哭，有如非己所作，数欠伸，甘麦大枣汤主之"。对其证候、治法、方药做了论述，是最早对郁病的辨治。隋代巢元方《诸病源候论・结气候》认为，郁证主要是因情志郁结不解，而致气机郁结，包括忧气、愁气等。金代刘完素提出"玄府郁结"；张子和注重邪气致郁；李东垣倡导因虚致郁；朱丹溪创六郁学说，即气郁、火郁、湿郁、痰瘀、血郁、食郁。元代王履《医经溯洄集》指出："凡病之起，多由乎郁。郁者，滞而不通之义。或因所乘而为郁，或不因所乘而本气自郁，皆郁也。"明代《景兵全书・郁证》说："凡五气之郁则诸病皆有，此因病而郁也。至若情志之郁，则总由乎心，此因郁而病也。"将情志之郁分为三类："一曰怒郁，二曰思郁，三曰忧郁"。清代张璐《张氏医通》将郁分为内郁与外郁，内郁即指七情郁证，多因情志不畅所致，有怒郁、思郁、忧郁、悲郁、惊郁、恐郁；外郁即指六气郁证，有风郁、寒郁、湿郁、热郁等。清代周学海《读医随笔》则言："凡病之气结、血凝、痰饮、跗肿、臌胀、痉厥、癫狂、积聚、痞满、眩晕、呕吐、哕逆、咳嗽、哮喘、血痹、虚损，皆肝气之不得舒畅所致也。或肝虚而力不能舒，或肝郁而力不得舒”。现代所称的郁证，是指因郁而病的情志之郁。

二、主要病因病机

郁证的病机，主要是肝失疏泄，脾失健运，心肾失所养，从而导致脏腑阴阳气血失和而发病。

（一）心失所养

心藏神，心主神明，指心具有主宰人的精神意识和思维活动，以及主持协调全身脏腑组织功能活动的作用。《素问・灵兰秘典论》曰：“心者，君主之官也，神明出焉”；又谓“主明则下安，主不明则十二官危”，强调了以心为主导的五脏整体观。人的精神意识思维活动，虽分属于五脏，但主要由心所主持。《灵枢・本神》曰：“心藏脉，脉舍神”，指出心主血脉与心主神明的功能密切相关，心气血阴阳充沛协调，心藏神功能正常，才能调节机体与周围环境的关系，维持正常的精神意识与思维活动，表现于外则精神饱满，意识清楚，思维敏捷。反之，心血不足，心神失养，心主血脉的功能异常，必然出现神志的改变，如情绪抑郁、萎靡不振、惊悸怔忡、心神不宁、思维迟钝、神情恍惚、失眠多梦等，提示了心主血脉与郁证密切相关。

（二）脾失健运

“脾藏意，在志为思”，说明脾与人的精神意识思维活动的关系。《灵枢・本神》载：“脾愁忧而不解则伤意，意伤则悗乱，四肢不举。”抑郁症的发病与“思”关系最为密切，思由脾的功能活动和心神共同产生，抑郁症主要因过度思虑导致情绪郁闷，心境低落。“思则气结”“思则伤脾”，说明了“思”影响脾的功能这一病理过程。《类经・情志九气》释曰：“脾忧愁而不解则伤意者，脾主中气，中气受抑则生意不伸，故郁而为忧。”说明了情志不畅，思虑过度，情志不遂，而使气行不畅则气结，引起脾气不升，脾意失常，故脾虚不运与郁证关系密切。

（三）郁怒伤肝

肝藏血，主疏泄，性喜条达而恶抑郁，体阴而用阳。肝气的生理特点是主升主动，这对于全身气机的畅达、情志的调节是重要的因素。肝疏泄功能正常，则气机调畅，气血和调，情志活动正常。肝气郁结是郁证最基本病机之一，若暴怒伤肝，肝气暴张，或情志不遂，志意不达，情志怫郁，或郁怒焦虑，则肝气被郁，气机郁结，损伤神明。《灵枢・本神》云：“愁忧者，气闭塞而不行。”郁怒伤肝常致性情急躁、情绪低落、胁肋胀痛、嗳气太息、咽中梗塞、月经不调、不孕不育等病症。

（四）肾虚脑髓失养

肾为先天之本，“主骨生髓”，诸髓汇于脑，肾为脑发生、形成的基础。正如《灵枢·五癃津液别》曰：“五谷之津液和合而为膏者，内渗于骨空，补益脑髓”。素体肾精亏虚的患者，精少髓亏，脑海空虚，则见情绪低落、悲观失望、兴趣索然、疏懒退缩、意志减退、行为迟滞等表现。且肝肾同源，肾精亏虚，则水不涵木，肝失所养，而致肝气郁结，形成因虚致实之肾虚肝郁证，临床常情绪低落、悲观失望与烦躁易怒并见。

三、历代医家对郁证述要

汉代张仲景《伤寒论》，对“气郁”以小柴胡汤开肝胆之郁，能通六腑、安五脏、平阴阳、调气血，并可随证加减化裁；对“火郁”以栀子豉汤消火开郁，宣泄气机；对“水郁”的辨治，仲景抓住“小便不利”这一主证，用桂枝汤去桂加茯苓白术汤，健脾利尿以祛水邪；对于“痰郁”，遵《黄帝内经》“在上者因而越之”，采取因势利导的方法，用瓜蒂散吐之，使痰郁从口而出；对“湿热郁结”，仲景抓住“周身发黄”这一主证，将其分为湿热郁结于里、湿热郁结表邪不解、湿热郁阻三焦等，设茵陈蒿汤、麻黄连轺赤小豆汤和栀子檗皮汤；对于“血郁”设桃核承气汤以攻之。

宋代陈无择是最早单独论述七情郁的医家之一，对后世情志致郁的研究颇有启发的作用，他在《三因极一病证方论》中论述情志致郁。如“七情，人之常性，动之则先自脏腑郁发，外形于肢体”，“忧恐怒喜思，令不得以其次，故令人有大病矣”。他还认为各种内伤病是由于七情内伤，情志郁极而发。如“五劳者，皆用意施为，过伤五脏，使五神不宁而为病，故曰五劳。以其尽力谋虑则肝劳，曲运神机则心劳，意外致思则脾劳，预事而忧则肺劳，矜持志节则肾劳，是皆不量禀赋，临事过差，遂伤五脏。”宋代王怀隐《太平圣惠方·痈疽论》讲到七情郁与痈疽的发病的关系。如“郁气伤于血脉，痈疽随积而生……”宋代王衮《博济方·疮科》云：“人有愤郁不遂志欲者，血气畜积，亦多发此疾。”元代罗天益认为情志致郁与人的社会境遇有关。如《卫生宝鉴·脱营》言一士人尝贵后贱，因仕途失意，心思郁结，忧虑不已，耽于饮酒，渐至精神萎靡，后病难治。人的情志欲望得不到舒展，会使脏腑气血郁结，导致病理情况的产生。

明代赵献《医贯·主客辨疑郁病论》载：“木者生生之气，即火气，空中之火，附于木中，木郁则火亦郁于木中矣。不特此也，火郁则土自郁，土郁则金亦郁，金郁则水亦郁。五行相因，自然之理，唯其相因也，予以一方治其木郁，而诸郁皆因而愈。一方者何，逍遥散是也。”明代《景岳全书·郁证·论情志三郁证治》云：“一曰怒郁，二曰思郁，三曰忧郁。如怒郁者，方其大怒气逆之时，则实邪在肝，多见气满腹胀……惟中气受伤矣，既无胀满疼痛等证，而或为倦怠，或为少食，此以木邪克土，损在脾矣”，“忧郁病……盖悲则气消，忧则气沉，必伤脾肺；惊则气乱，恐则气下，必伤肝肾……心脾日以耗伤”。怒郁初病在肝，后病在脾；思郁初病在脾，病甚则上连肺胃，下连肝肾；其余悲忧惊恐四者皆可致忧郁，悲忧伤脾肺，惊恐伤肝肾，日久则耗伤心脾，多属虚证，故初郁之时即平调而不消散。怒郁之治：宜解肝煎、神香散，或六郁汤，或越鞠丸。思郁之治：若初有郁结滞逆不开者，宜和胃煎加减主之，或二陈汤，或沉香降气散，或启脾丸皆可择用。忧郁内伤之治：若初郁不开，未至内伤，而胸膈痞闷者，宜二陈汤、平胃散，或和胃煎，或调气平胃散，或神香散、或六君子汤之类以调之。”

清代陈士铎认为郁的形成病机有二：一是郁发生于七情内伤，久则正气多有不足；二是扶正之品与解散之品同用，既可防止其伤正，又能鼓舞气血运行。如《辨证录·五郁》曰：“或疑郁病，宜用解散之剂，不宜用补益之味，如人参之类，似宜斟酌。殊不知人之境遇不常，拂抑之事常多，愁闷之心易结，而木郁之病不尽得之岁运者也”。不仅指出情志致病妇女多见，还提出以五志相胜、生克制化治疗情志致郁，如“人之郁病，妇女最多……谁知是思想结于心，中气郁而不舒乎？……大约思想郁症，得喜可解，其次使之大怒，则亦可解。”

四、诊断与鉴别诊断

（一）诊断

抑郁症的诊断主要应根据病史、临床症状、病程及体格检查和实验室检查，典型病例诊断一般不困难。目前国际上通用的诊断标准有 ICD-10 和 DSM-Ⅴ。是指首次发作的抑郁症和复发的抑郁症，不包括双相抑郁。患者通常具有心境低落、兴趣和愉快感丧失、精力不济、或疲劳感等典型症状。其他常见的症状：①集中注意能力降低；②自我评价降低；③自罪观念和无价值感（即使在轻度发作中也有）；④认为前途暗淡悲观；⑤自伤或自杀观念或行为；⑥睡眠障碍；⑦食欲下降。病程持续至少 2 周。DSM-Ⅴ中认为单次发作的规定：2 周内出现与以往功能不同的明显改变。

（二）鉴别诊断

1. 神经衰弱　临床表现主要为失眠，多梦，健忘，改善睡眠质量可恢复正常。而抑郁症以持续和严重的情绪低落及动力减低、失眠、悲观、易怒等为主要表现，严重者影响生活质量。

2. 躁狂证　属于精神分裂症状，以迫害妄想、幻听、躁狂为突出表现，与抑郁症持续和严重的情绪低落及动力减低形成不同的临床表现。

五、辨治举要

郁证可引起人体阴阳、气血不和，经络中阻，脏腑功能失常而患病。《灵枢・口问》指出："悲哀忧愁则心动，心动则五脏六腑皆摇。"治疗宜审证求因，属气机不畅者，调畅气机；七情伤脏，情无所主，当依脏腑气机的升降顺逆加以调之；属实邪停积者，暂攻逐邪实，往往气机一畅，邪实一去，情志症状自除。

（一）重在调肝

肝失疏泄所致之病相当广泛，病情也较复杂。其治法虽多，但多不离乎于肝。临床常用疏肝解郁法，以逍遥散为代表方。此外，针对病机，还有清肝泻火、平肝潜阳、滋阴息风、养血柔肝、疏肝和胃、疏肝健脾、解郁安神、理气活血等法。其中疏肝为主要大法。对于肝气素旺、阴虚阳亢的更年期情志病患者，应在滋养肝肾的基础上，兼疏肝解郁、平肝泻火。滋养肝肾、疏肝解郁常用药物，如白芍、山茱萸、女贞子、旱莲草、郁金、柴胡、香附、素馨花、合欢花、木香、青皮等；滋阴潜阳、平肝泻火常用药物，如鳖甲、龟甲、代赭石、石决明、钩藤、磁石、牡蛎、龙骨等。除药物治疗外，调节情志也是不可忽视的，通过适当的心理调节，使患者心情舒畅，消除原发病因，达到疏肝解郁的目的。

（二）滋水制火

人的精神活动与心肾密切相关。心主神明，肾主骨生髓、上通于脑。若肾阴不足，肾水不能上济于心，使心阳独亢，致心肾不交，可见失眠多梦，记忆力减退，头晕耳鸣，腰脊酸软，心悸心烦，小便短赤等。治宜交通心肾，方如黄连阿胶汤、天王补心丹等。严重失眠，伴心悸者，应在滋养肾水的基础上重用养心镇潜安神之品，如珍珠母、浮小麦、酸枣仁、柏子仁、远志、麦冬、马尾松叶、含羞草、龙骨、牡蛎等；若心烦多梦，口舌生疮，小便短赤，治宜滋水降火，可加生地、木通、淡竹叶、酢浆草、知母、黄连、莲子心等。

六、中医预防

抑郁症的发生，受社会、心理及女性月经、妊娠等因素的影响。对有精神疾患家族史的妇女，应定期密切观察，避免一切不良刺激。在临床治疗过程中，应使患者了解妇女在不同时期的生理特点，掌握必要的保健措施，医生应向患者多做解释劝导工作，消除恐惧和忧虑情绪，以乐观积极的态度配合治疗。运用医学心理学、社会学知识，及时解除致病的心理社会因素。医护人员和家属应多予关心爱护，使之保持心情舒畅和良好心态，避免情志刺激。还应强调安神养形法，用运动肢体以养形，呼吸吐纳以练气，调摄精神以练意；鼓励患者多做户外活动，参加有益的群体活动；积极锻炼身体，增强体质。总之，保持心情愉快，少思寡欲，修身养性，神志安宁，才能达到御邪防病之目的。

（王小云 整理）

第十四节 绝经前后诸证的辨治

妇女在绝经前后，围绕月经紊乱或绝经，出现如烘热汗出、烦躁易怒、眩晕耳鸣，心悸失眠、腰背酸楚、面浮肢肿、皮肤蚁行感、情志不宁等症状，称为“绝经前后诸证”。西医称之“绝经期综合征”或“更年期综合征”。

一、绝经前后诸证病名沿革

既往历代医籍无此病名，亦未有专题论述，对妇女在绝经前后出现的诸多症状，依其临床表现的不同，可将其归属中医学“百合病”“脏躁”“不寐”“年老血崩”“骨痿”等范畴。

中医学将情志不宁，分别从百合病、脏躁、不寐做了相关论述。宋代王怀隐《太平圣惠方》云：“伤寒百合病久不瘥，不思饮食，日渐羸瘦。”明代王肯堂《女科证治准绳》载：“妇人脏躁悲伤欲哭，象如神灵所作，数欠伸……”清代沈又彭《沈氏女科辑要》：“所谓子宫血虚，受风化热者是也。血虚脏躁，则内火扰而神不宁，悲伤欲哭，有如神灵，而实为虚病。”清代唐容川《血证论》：“失血家阴脉受伤。凡是恍惚不宁，皆百合病之类。”清代心禅僧《一得集》：“耗伤精血，烦躁不寐，目不交睫者匝月，日间坐卧不安，百感交集，欲食而不能食，欲卧而不能卧，饮食或宜或不宜，神识似痴，脉之空大，指下极乱。余曰：此正金匮所云百合病也。”

关于年老血崩的论述，如宋代许叔微《普济本事方》云：“女子七七数尽，而经脉不根据时者，血有余也，不可止之。”金代张从正《儒门事亲》曰：“夫妇人年及五十以上，经血暴下者。妇人经血，终于七七之数，数外暴下。”明代

《景岳全书》载："经以月至，有常也。其来过与不及，皆谓之病。若荣血亏损，不能滋养百骸，则发落面黄，羸瘦燥热。崩淋之病，有暴崩者，有久崩者。暴崩者，其来骤，其治亦易；久崩者，其患深，其治亦难。且凡血因崩去，热必渐少，少而不止，病则为淋。"清代吴道源《女科切要》云："若妇人四十外，月经或二三日一至者，日久必成淋症"。清代沈金鳌《妇科玉尺》言："妇人四十九岁，经当止。今每月却行过多，及五旬外，月事比少时更多者，血热或血不归经也。"

有关骨痿的论述，如《素问·痿论》曰："热舍于肾，肾者水脏，今水不胜火，则骨枯而髓虚，故足不任身，发为骨痿。"晋代皇甫谧《针灸甲乙经》曰："肾脉急甚为骨痿、癫疾；微滑为骨痿，坐不能起，起则目无所见，视黑丸。肾气热，则腰脊不举，骨枯而髓减，发为骨痿。"宋代陈无择《三因极一病证方论》曰："病者肾热，腰脊不举，骨枯而髓减，其色黑而齿槁，名曰骨痿。"明·代《普济方》言："肾肝内绝，则骨痿筋缓。〈黄帝内经素问集注〉肾者水也，而生骨。肾脏燥热，则髓精不生，是以筋骨痿弱，而为柔。肾气热则腰脊不举。骨枯而髓减，发为骨痿。"明代王肯堂《女科证治准绳》云："肾水绝则木气不荣，而四肢干痿，故多怒，鬓发焦，筋骨痿。"清代张璐《张氏医通》言："如肝肾虚热，筋骨痿弱，颤掉而痛。"

有关心悸的论述，如清代叶其蓁《女科指掌》载："盖心虚则悲伤，悲伤则心动，心动则宗脉感而液道开，令人欲哭，过甚则宗气消而荣卫不利，阴阳相引而作欠伸也。"清代程文囿《医述》言："心气不足，妄有见闻，心悸恍惚者。"

二、主要病因病机

（一）肾精虚衰

《素问·上古天真论》曰："女子……七七，任脉虚，太冲脉衰少，天癸竭，地道不通，故形坏而无子也。"表明肾的精气在生殖功能方面的重要作用。妇女进入七七之年，肾精气渐衰，复加忧思失眠，营阴暗耗，肾阴愈亏，脏腑失养，遂致烘热汗出，五心烦热，头晕目眩，耳鸣，口咽干燥，腰膝酸软，月经失调等绝经前后诸证。

（二）阴虚肝旺

肾藏精，肝藏血，精血同源，肝肾常盛则同盛，衰则俱衰。肝血不足，不能转化肾精，可致肾精亏损；肾阴亏虚，水不涵木，可致肝血不足，肝失濡养，疏泄失常，肝失条达之性，而致肾虚肝旺，可见烦躁易怒，精神紧张，善太息，乳房胀痛，胁肋疼痛，头晕耳鸣，口苦，腰膝酸软，月经紊乱等症。

（三）心肾不交

心属阳，其性为火；肾属阴，其性为水。心火下降于肾，以资肾阳，共同温煦肾阴，使肾水不寒；肾水上济于心，以资心阴，共同濡养心阳，使心阳不亢。只有阴阳相交，水火相济，才能身体处于相对平衡。若肾水不足，不能上滋心阴，则心阳独亢，热扰心神，神明不安，从而出现绝经前后心悸、失眠、多梦、水肿，或口舌生疮等症。

（四）肾阴阳两虚

绝经前后，肾气由盛渐衰，天癸逐渐衰竭，冲任二脉亦日渐亏虚，妇女由于产育房劳、多病体弱、外感六淫、七情内伤等因素耗损肾气，肾藏元阴而寓元阳，阴损及阳，或阳损及阴，使肾中阴阳更加不足，肾脏整体功能减退，真阴真阳不足，肾阴的滋润濡养和肾阳的温煦气化功能下降，不能濡养温煦脏腑或激发推动机体的生理活动，而致烘热汗出、恶风畏寒等肾阴阳两虚诸症丛生。

（五）肾虚夹瘀

肾气渐衰，对人体各脏腑的濡养和温煦功能下降，导致气化不利；或肾阴阳俱虚，重伤肝气，肝气不舒，肝郁气滞；或冲任空虚，虚寒内生，寒凝血滞，均可导致血行不畅，血滞成瘀。瘀血内阻可产生各种痛证、癥积，若瘀血阻滞冲任、血海，新血不能归经，则导致月经过多、或崩中漏下，从而形成虚实夹杂的病理过程。

三、历代医家对绝经前后诸证述要

明代《景岳全书》载："治有五脏之分，然有可分者，有不可分者。可分者，如心肺居于膈上，二阳脏也；肝脾肾居于膈下，三阴脏也。治阳者宜治其气，治阴者宜治其精，此可分之谓也。然五脏相移，精气相错，此又其不可分者也……脾为中州之官，水谷所司，饷道不资，必五路俱病，不究其母，则必非治脾良策。肝为将军之官，郁怒是病，胜则伐脾，败则自困，不知强弱，则攻补不无倒施。不独此也，且五脏五气，无不相涉，故五脏中皆有神气，皆有肺气，皆有胃气，皆有肝气，皆有肾气，而其中之或此或彼，为利为害，各有互相倚伏之妙。故必悟藏气之大本，其强弱何在？死生之大权，其缓急何在精气之大要，其消长何在？攻补之大法，其先后何在？斯足称慧然之明哲。若谓心以枣仁、远志，肺以桔梗、麦冬，脾以白术、甘草，肝以青皮、芍药，肾以独活、玄参之类，是不过肤毛之见，又安知性命之道也。诸证皆然，不止崩淋者若此。""调经之法，但欲得其和平，在详察其脉证耳。若形气脉气俱有余，方可用清用利。然虚者极多，实者极少，故调经之要，贵在补脾胃以资血之源，养肾气以安血之室。知斯二者，则尽善矣。若营气本虚，而不知培养，则未有不日枯而竭者，不可不察也。凡经行之际，大忌寒凉等药，饮食亦然。”“若其既崩之后，则当辨其有火无火。有火者，因火逼血，宜保阴煎主之。无火者，因隔而决，或其有滞，当去其故而养其新，宜调经饮先以理之，然后各因其宜，可养则养，用小营煎；可固则固，用固阴煎之类主之。”

明代徐春甫《古今医统大全·痿证门》言：“治肾损骨痿，不能起床，宜服此益精。”“肾水绝则木气不荣，而四肢干痿，故多怒，鬓发焦，筋骨痿。若五脏传遍则死。自能改易心志，用药扶持，庶可保生。切不可用青蒿、虻虫等凉血、行血，宜用柏子仁丸、泽兰汤，益阴血，制虚火。”

清代周扬俊《金匮玉函经二注》云：“然治相并之邪，必安之和之，用小麦养肝气止躁，甘草、大枣之甘，以缓气之苦急，躁止急缓，则脏安而悲哭愈。然又曰亦补脾气者，乃肝病先实脾，不惟畏其传，且脾实而肺得母气以安，庶不离位过中而复下并矣。”

清代吴道源《女科切要·血崩》曰：“妇人暴崩下血，此因肾水阴虚，不镇制胞络相火，故血走而崩也，凉血地黄汤主之。然此症多起于内伤，若小腹不痛，只宜此药，或八物汤加芩连。”“如妇人年老血崩，八物汤加芩连。此一时急救之药也，必先顾其胃气为妙。”

清代《血证论》言：“治魂以肝为主，治魄以肺为主，二者对勘自明。然恍惚惊悸惑乱怔忡癫狂，皆是神不清明之证。人身有魂魄，而所以主是魂魄者，则神也。故凡诸证，总以安神为主，安神丸、金箔镇心丸治之。”

四、诊断与鉴别诊断

（一）诊断

1. 病史　在40岁以上妇女，月经紊乱或绝经史，或有手术切除双侧卵巢及其他因素损伤双侧卵巢功能病史。

2. 临床表现

（1）典型症状：为血管舒缩功能不稳定症状，如潮热、汗出。

（2）精神神经症状：如抑郁、焦虑、烦躁、易激动、记忆力减退等。

（3）自主神经失调症状：如心悸、眩晕、头痛、失眠、耳鸣等。

（4）泌尿生殖道萎缩症状：如阴道干烧灼感、性交痛、尿频、尿急、反复尿路感染等。

（5）骨、关节肌肉症状：如肌肉、关节疼痛，腰、背、足跟酸痛等。

（6）皮肤感觉异常：如麻木、针刺感、蚁走感、虫爬感等。

3. 实验室检查　生殖内分泌激素检查：血 FSH 升高或正常，E_2 水平可升高、降低或正常。绝经过渡期 FSH ＞ 10U/L，提示卵巢储备功能下降，FSH ＞ 40U/L 提示卵巢功能衰竭。

（二）鉴别诊断

绝经前后诸证需与以下疾病鉴别：

1. 高血压　舒张压及收缩压持续升高（＞ 140/90mmHg），常合并有心、脑、肾等器官病变，绝经前后诸证患者血压不稳定，呈波动状态。

2. 冠心病　心电图异常，胸前区疼痛，服用硝酸甘油症状可缓解，而绝经前后诸证患者胸闷、胸痛服用硝酸甘油无效。

3. 甲状腺功能亢进症　甲状腺功能亢进症患者血清 TSH 减低、FT_4 升高，而绝经前后诸证患者甲状腺功能正常。

4. 绝经前后精神障碍性疾病　精神病患者以精神神经症状为最主要临床表现，往往较绝经前后诸证患者的精神神经症状严重。

五、辨治举要

绝经前后诸证，是妇女由性成熟期到老年期的过渡时期，女性七七前后肾气渐衰，冲任虚损，天癸将竭，阴阳失衡，脏腑气血不相协调，因而出现一系列证候。此病以肾虚为本，常可累及心、肝、脾等多脏功能失调，而出现月经紊乱，烘热汗出，情绪不宁，心烦失眠，骨骼疼痛等诸多不适，严重影响了女性的心身健康。我临证强调善抓核心病机，治病求本，兹将临床辨治思路略述如下：

（一）补肾固本，调和阴阳

肾气衰退引起诸脏乃至全身功能失调，是造成绝经前后诸证发病及转归的根本原因。其临床表现可为肾阴虚、肾阳虚，或肾阴阳俱虚，或伴其他兼证。现代医学研究表明，绝经期综合征肾虚型患者 E_2 水平明显低于正常绝经前后妇女。实验研究发现补肾中药能明显增加卵巢重量及子宫重量，调节患者 E_2 水平，更有预防疾病、提高生存质量和延长寿命的作用。因此采用补肾法当为治疗绝经前后诸证的第一大法，补肾重在调补肾阴、肾阳，使之恢复相对的平衡是治法用药之关键，应贯穿于治疗之始终。

我从多年的临床中体会到，补肾对此本病其独特的疗效。对肾阴虚者，治宜滋养肾阴，多用女贞子、旱莲草、干地黄、熟地黄、山茱萸、白芍、麦冬、天冬、何首乌、桑椹、紫河车、胡麻仁、枸杞子、肉苁蓉等。若肝肾精亏，阴不济阳，阳失潜藏，出现阴虚阳亢诸证，治宜补水制火，或滋水涵木，以滋阴潜阳。肾阳虚者，常用巴戟天、补骨脂、狗脊、仙灵脾、仙茅等温补肾阳，再配干地黄

（滋阴清热）、熟地（益肾填精）、白芍、麦冬、沙参、百合等，使补阳药温而不燥，共达“益火之源，以消阴翳”。值得强调的是，临证虽见阴虚火旺，实乃肾阳亦虚，下元不足，相火浮越，故宜重视调和阴阳。明代张景岳指出：“善补阳者，必于阴中求阳，则阳得阴助而生化无穷；善补阴者，必于阳中求阴，则阴得阳升而泉源不竭”（《景岳全书・补略》）。“善治精者，能使精中生气；善治气者，能使气中生精”（《景岳全书・阳不足再辨》）。因此，补益肾精，阴阳两补，滋肝肾，调冲任，使阳得阴助，火旺水足，气化正常，则疾病可除。

（二）养后天以补先天

肾为先天之本，脾为后天之本。肾精气的充盛，有赖于后天脾胃化生精微物质不断补充，通过调理脾胃，补后天以养先天，对延缓肾气衰退，减轻或消除绝经前后诸证至为关键。我在临证中，补肾同时注重调脾胃，补后天以养先天，用黄芪、党参、白术、山药、茯苓、干姜、白芍、当归等 1~2 味益气健脾养血之品，促使脾胃健运，化源不断，气血充盈，以助机体在短时间内建立新的相对平衡。

（三）补肾健脾，行气化湿

1. 芳香醒脾，燥湿行气　人体运化水湿的功能主要在于脾，脾胃是气机升降、水湿代谢的枢纽，脾阳若被湿邪所困或耗伤，则升降乖戾，气机壅滞，水湿代谢紊乱，证见头面肢体浮肿，脘腹痞胀，纳呆食少，大便溏薄不爽，肢体沉重，体倦乏力，苔腻口黏等，此乃虚实夹杂之候。治疗时，应先予健脾理气、祛湿化浊，待湿邪祛，再滋肾养肾，调治根本，往往能获良获。常用药有白术、苍术、茯苓、砂仁、厚朴、陈皮、藿香、荷叶、荷梗、苏叶、苏梗、泽泻等。

2. 补益脾肾，温阳化湿　主要针对经断前后妇女，素体脾肾亏虚，易受湿邪，或脾湿日久，伤及肾阳，或湿热中阻，过用苦寒，损伤脾肾，湿从寒化者。肾阳虚寒，脾阳不振，水湿不化，临床可见肢体沉重，周身倦怠，颜面及下肢浮肿，脘满纳呆，心烦恶心，四肢不温，舌淡、苔白厚，脉沉滑细。治宜补益脾肾，温阳化湿。常用药有熟附子、干姜、肉桂、白术、黄芪、薏苡仁、白扁豆、茯苓、木香、陈皮等。

3. 疏肝理气，燥湿运脾　经断前后妇女由于劳累操心，情志不畅，可致肝木疏泄太过，横逆犯脾，致肝脾不和；或脾胃虚弱，肝木乘之，脾阳不运，均导致水液泛溢，痰湿内生，出现胸闷呕恶，情志抑郁，多思多疑，腹胀纳差，白带量多质稀，大便溏薄黏滞，纳差神疲，舌苔厚腻，脉弦细滑。治宜疏肝理气，燥湿运脾。常用药有柴胡、青皮、素馨花、佛手、香附、郁金、白芍、炒山药、白术、炒苍术、砂仁、炒杏仁、炒薏苡仁、佩兰、茯苓、泽泻、甘草等。

六、中医预防

在绝经前后诸证发病中，心理压力起着决定性作用，因此对心理异常及早干预和情志调节显得尤为重要。《素问·上古天真论》云："恬惔虚无，真气从之，精神内守，病安从来。"清代吴师机《理瀹骈文》曰：七情之病也，看花解闷，听曲消愁，有胜于服药者矣。"在本病预防上，培养健康心理状态，形成良好的社会和人际关系，不以物喜，不以已悲，阴阳平和，则邪气无从侵犯。

重视心理疏导，又是医者诊疗过程首要议题。《医宗金鉴·妇人杂病脉证并治》描述脏躁："心静则神藏，若为七情所伤，则心不得静，而神躁扰不宁也。故喜悲伤欲哭，是神不能主情也。"因此，应注重解除患者心理障碍，引导患者积极面对疾病，消除致病因素，防微杜渐。

女子一生经带产乳数伤血，为耗血伤精之体。张景岳有言："盖燥胜则阴虚，阴虚则血少。"(《景岳全书·表证篇》)故平素需注意生活规律，睡眠充足，劳逸结合，避免长期熬夜，使阴血暗耗、滋生病端，或使病情加重。

此外，适当膳食调理，少食高脂、高糖类和动物内脏等食物，适当摄入新鲜蔬菜和水果，从中年开始进行补钙，还应积极锻炼身体，节制房事，早期预防绝经期妇女骨质疏松症。如《景岳全书·中兴论》提示："人于中年左右，当大为修理一番，则再振根基，尚余强半。"

最后，注重参加社会保健，定期进行体检，做到未病先防、有病早治、病后防变的"三级预防"。

（王小云　整理）

第十五节　从湿论治更年期综合征经验[4]

路志正教授为全国名老中医，临证60余年，尤其重视研究湿邪为患，善于应用多种辨证体系诊治湿病，临证颇有心得，疗效显著。笔者有幸随师学习，获益匪浅，现将导师论治更年期综合征经验整理如下。

一、理论依据

妇女在绝经前后，肾气日渐衰退，精血日趋不足，肾之阴阳易于失调，导

[4] 注：本文作者王小云、路志正，刊载于《新中医》2003年第35卷第7期，收录本书时进行了修订。

致脏腑功能不调。部分妇女因体质差异，正气不足，易受环境、饮食、情绪等因素的影响，如天暑下逼，或受雾露雨淋，或久居潮湿之地，或暴饮无度、嗜浓茶酒，喜食生冷、肥甘厚味，或易怒抑郁等过度的情绪变化，均可损伤脾阳，致脾失健运，湿邪停聚而易出现湿邪为患。路志正教授认为，湿邪伤人最广，极易困阻脾阳，因脾居中央，为气血生化之源。更年期妇女年过半百，肾气渐衰是属自然规律。如果脾胃健运，则可化生精血以后天养先天，在预防和治疗更年期综合征方面起着决定性的作用。正如刘河间所云："妇人童幼天癸未行之时，皆属少阴；天癸既行，皆从厥阴论之；天癸既绝，乃属太阴经也"（《素问病机气宜保命集》）。指出了脾胃功能健运是绝经前后妇女健康的保证。倘若湿邪困阻脾胃，运化失职，水湿泛滥，势必导致精血乏源，肾气更衰，更年期综合征由此而生。

路教授指出，湿邪与脾胃受损可相互影响，互为因果。湿邪既是病因，又可成为病理产物，一旦停留于体内，不仅阻碍气血运行和津液的输布，同时也不断损耗人体正气；脾胃困损，生化乏源，气化功能低下，津液、精血输布运化障碍，于是水不化则蕴湿，引起各种临床见症。对此，路志正教授强调治疗更年期综合征既要补肾调阴阳。又要注重健脾，以滋生化之源，预防水湿内生。

二、证候特点

路教授指出，湿邪致病有其独特的证候特点，辨证以虚证内湿为主，临证时应注意辨析。

（一）发病的隐袭性

湿邪为患发病缓慢，初期症状较轻，不易被患者所重视，一旦引起重视，则病时已久，病变较深，或累及他脏。

（二）症状的重浊性

湿为阴邪，其性重浊，所以湿邪为患多伴肢体沉重、周身倦怠、头重如裹、面目肢体浮肿、形体肥胖等症。湿性秽浊，湿邪患者临床常见面色晦滞、痰多、带下腥臭、外阴湿痒、大便黏腻不爽、小便混浊、舌苔厚腻、脉滑等。

三、常用治法

（一）芳香醒脾，燥湿行气

人体运化水湿的功能主要在于脾，脾胃是气机升降、水湿代谢的枢纽，脾阳若被湿邪所困或耗伤，则升降乖戾，气机壅滞，水湿代谢紊乱，临床表现为头面肢体浮肿、脘腹痞胀、纳呆食少、大便溏薄不爽、肢体沉重、体倦乏力、苔腻、口黏等，此乃虚实夹杂之证。治疗时，应先予健脾理气利湿，待湿邪症状消失后，再滋肾养肾，调治根本，往往能获良效。常用药有白术、苍术、茯苓、砂仁、厚朴、陈皮、藿香、紫苏梗、泽泻等。

如治杨某，女，49岁，2001年9月16日初诊。绝经2年，伴头晕头重，肢体困重等不适2个月。近来因天气炎热，游泳后食凉饮冷，出现纳呆腹胀，食欲减退，头晕头重，肢体困重，大便烂黏腻不爽，舌淡红、苔白腻，脉弦滑细。自服补中益气丸1个月，症状未改善。经相关检查，诊断为更年期综合征。证属湿困脾土，中阳被阻。治宜芳香醒脾，燥湿行气。处方：藿香、紫苏梗、布渣叶、厚朴、泽泻各12g，白术、陈皮各9g，茯苓15g，白芷6g，水煎服，每天1剂，5剂。药后头晕头重、肢体困重等症好转，食欲增进，仍腹胀，舌淡红、苔薄白，脉沉细。上方去布渣叶、白芷，加川芎6g，山药12g，连服10剂，诸症消失，精神好，饮食正常。

（二）补益脾肾，温阳化湿

主要针对更年期妇女素体脾肾阳虚，复受湿邪，或脾湿日久，伤及肾阳，或湿热中阻，过用苦寒，损伤脾肾，湿从寒化而成者。肾阳虚寒，脾阳不振，水湿不化，临床可见肢体沉重，周身倦怠，颜面及下肢浮肿，脘满纳呆，心烦恶心，四肢不温，舌淡、苔白厚，脉沉滑细。治宜补益脾肾，温阳化湿。常用药有熟附子、干姜、肉桂、白术、黄芪、薏苡仁、白扁豆、茯苓、木香、陈皮等。

如治李某，女，47岁，2001年5月16日初诊。月经先期、量多1年，伴肢冷，时而烘热汗出，面目、肢体浮肿半年。诊见：形寒肢冷，时而烘热汗出，晨起面目、肢体浮肿，神倦乏力，纳少，便溏，食后腹胀，痰多胸闷，夜尿增多，舌淡、苔白腻，脉濡滑。外院给予西药替勃龙片治疗半年，烘热汗出症状基本消失，但其余症状未见明显好转。西医诊断为更年期综合征。证属脾肾不足，阳虚湿阻。治宜补益脾肾，温阳化湿。处方：炒白术、党参、茯苓各15g，熟附子先煎、泽泻各12g，干姜、陈皮各9g，薏苡仁30g。水煎服，每天1剂，7剂。药后精神好转，形寒肢冷、面目浮肿、痰多胸闷等症减轻，但仍有腰酸、夜尿多，纳少便溏，食后腹胀未减，察其舌淡、苔薄白，脉沉细。上方去泽泻、薏苡仁，加金樱子、杜仲各15g，连服18剂，诸症消失，月经来潮，月经量、色、质均正常。

（三）疏肝理气，燥湿运脾

更年期妇女由于劳累操心，情志不畅，可致肝木疏泄太过，横逆犯脾，致肝脾不和；或脾胃虚弱，肝木乘之，肝郁脾弱，脾阳不运，均导致水液泛溢，痰湿内生，而出现胸闷呕恶，情志抑郁，多思多疑，腹胀纳差，白带量多质稀，大便稀薄黏腻，纳差神疲，舌苔厚腻，脉弦细滑。治宜疏肝理气，燥湿运脾。常用药有柴胡、青皮、素馨花、香附、郁金、白芍、山药、白术、佛手、砂仁、茯苓、甘草等。

如治钱某，女，45 岁，2001 年 6 月 27 日初诊。近半年来经期延长，8~10 天方净，近 2 个月月经淋漓不止，量时多时少，伴头晕目眩，神疲乏力，腹胀纳差，情志抑郁，多思多疑，白带量多质稀，大便稀薄黏腻，舌淡红、苔白厚腻，脉弦细滑。西医诊断为更年期综合征。证属肝郁脾虚湿阻。治宜疏肝理气，燥湿运脾。处方：香附、白术、佩兰、法半夏各 12g，素馨花、陈皮各 6g，白芍、干姜各 9g，茯苓 15g。水煎服，每天 1 剂。7 月 3 日二诊：神疲乏力消除，食欲增加，胸闷腹胀症减，舌淡红、苔薄白，脉弦细。湿邪已除，治宜疏肝健脾止血，上方去佩兰、法半夏、茯苓，加阿胶 15g，益母草 20g，紫珠草 30g。续服 10 剂后，月经干净，继续调理半月，诸症消失。3 个月后随访未复发。

第十六节　自拟燮更方治疗更年期心悸

在绝经前后诸证中，自觉心中跳动、心悸不安，本文称其为“更年期心悸”，指中年向老年期过渡阶段，体内阴阳平衡失调，气血运行悖逆，脏腑功能紊乱，导致以心悸为主，兼见多种易变性、或然性症状，客观体征较少，辅助检查排除各类器质性心脏病。

本病的主要症状为心悸，偶有房性期前收缩或室性期前收缩；可伴有精神不稳，胸中懊侬，善太息，或抑郁寡欢，或烦躁易怒，或多疑易妒，或易惊胆怯，潮热汗出，性功能低下等。

常见兼证：①失眠多梦，口干口苦；②腰膝酸痛，肢体麻木，皮肤如有蚁行；③面色㿠白，肢体肿胀，气短乏力，胸闷腹胀，胸胁掣痛，嗳气恶心，大便溏薄；④头晕目眩，血压不稳；⑤女性月经紊乱或停经，性功能低下，男性遗精、阳痿等。

舌象多无固定特殊征象，脉象以沉、细、弦、滑多见，偶有结、代。

更年期心悸病位在心，病本在肾，与肝、脾相关。故治疗重点在心、肾，以平衡阴阳，燮理脏腑，调理气血为主。自拟燮更方作为基础方，依据病情随证治之。

组成：仙灵脾、巴戟天、肉苁蓉、熟地、生地、百合、黄柏、丹参、半夏、枳实。

服法：水煎服。

功用：补肾养心，平衡阴阳，调理气血。

方解：方中仙灵脾、巴戟天、肉苁蓉补肾助阳，温润平和，不而不滞，温而不燥；生地、熟地滋阴补肾，与仙灵脾、巴戟天、肉苁蓉配合，阴生阳长，相互滋生，有平衡阴阳之妙；百合养心润肺，清心缓急；黄柏清降相火；丹参一味功同四物(汤)，养血活血，祛瘀生新，清心安神；半夏降逆和中，化痰祛湿；枳实理气宽中。共奏补肾养心，平衡阴阳，调理气血，稳定体内环境之功效。

加减：

1. 兼心神不宁，胆失静谧，失眠，烦躁，惊惕者，加黄连温胆汤、琥珀。

2. 兼经络痹阻，肢体麻木，关节疼痛者，酌加桑枝、秦艽、威灵仙、鸡血藤、防己、怀牛膝、五加皮等。

3. 兼气郁血瘀，痰湿内停，水液潴留，肢体肿胀者，加薏苡仁、茯苓皮、泽泻、玉米须、益母草、泽兰、三棱、莪术等。

4. 兼肝郁脾虚，胸胁胀满疼痛者，加柴胡、醋香附、郁金、玫瑰花、绿萼梅、谷芽、麦芽等。

5. 兼肝阳上亢，血压波动，情绪不稳，面部潮红者，加夏枯草、决明子、石决明、珍珠母、灵磁石、龙骨、牡蛎、龟板、白芍、丹皮等。

6. 兼肝血虚，胆怯惊惕，加当归、白芍、枸杞子、乌梅、龙骨、牡蛎等。

7. 兼气血两虚，面色萎黄，气短乏力，自汗，大便溏薄者，加黄芪、党参、太子参、白术、当归等。

本病证情复杂，或证似体虚，但不能纯补，补之不受，反现肿胀；或证似壮实，亦不能大破，大破则伤元气，反生喘满。应着眼阴阳失衡为主要病机，宜平衡阴阳，调理气血，兼症略事加减，守方治疗则能取得满意疗效。如合并动脉粥样硬化症、冠心病、高脂血症、糖尿病等，则宜加强联合治疗，不宜拘泥更年期心悸，而贻误病情。

（李锡涛　路喜素　整理）

第十七节　桑贞降脂方治疗围绝经期妇女高脂血症（肝肾阴虚证）60例疗效观察[5]

近年来高脂血症的患病率逐渐上升，女性绝经后各载脂蛋白水平均高于绝经前，其中胆固醇(TC)、甘油三酯(TG)值逐年升高，尤其是绝经前后4年。笔者有幸师从路志正教授，以路教授经验方桑贞降脂方，治疗围绝经期妇女

[5]注：本文作者王小云、路志正，刊载于《新中医》2004年第36卷第11期，收录本书时进行了修订。

高脂血症，收到满意疗效，结果报道如下。

一、临床资料

（一）诊断标准

西医诊断标准采用《中药新药临床研究指导原则》中原发性高脂血症的诊断标准。中医辨证标准采用《中药新药临床研究指导原则》中肝肾阴虚证的标准：主症为眩晕、耳鸣、腰酸、膝软、五心烦热，次症为口干、健忘、失眠、舌红、少苔、脉细数。以上主症及舌脉象必见，次症见两项以上。病情分级标准：轻度，临床症状积分≤10分；中度，临床症状积分在11~17分之间；重度，临床症状积分>18分。

（二）纳入标准

年龄40~60岁的女性患者；符合高脂血症西医诊断标准。中医辨证属于肝肾阴虚证，以原发性高脂血症为观察对象；停用治疗高脂血症的其他疗法3个月以上、中药2个月以上；签署知情同意书者。

（三）排除标准

继发性高脂血症患者；年龄在40岁以下或60岁以上；过敏体质或对本药过敏者；合并肝肾及造血系统等严重原发性疾病；精神病患者；半年内曾患急性心肌梗死、脑血管意外、严重创伤或重大手术后患者；近期使用过降脂措施的患者；未按规定用药、无法判定疗效及资料不全影响疗效或安全性判断者。

（四）一般资抖

观察病例共60例，均为2003年3月—2004年3月在广州中医药大学第二附属医院妇科、内科门诊就诊的围绝经期高脂血症患者，随机分为2组。治疗组30例，年龄40~60岁，平均46.57±6.73（岁）；平均体重指数（BMI）为25.57±0.50；平均病程为18.77±15.96（月）；其中有11人绝经，平均绝经年龄为44.91±3.59（岁），平均绝经时间为7.18±5.27（月）。对照组30例，年龄40~60岁，平均49.70±6.61（岁）；BMI为25.60±0.50；平均病程为22.27±19.66（月）；其中有17人绝经，平均绝经年龄为44.41±3.24（岁），平均绝经时间为9.47±4.69（月）；2组一般资料比较，差异无显著性意义（$P>0.05$），具有可比性。

二、治疗方法

（一）治疗组

采用路志正教授经验方桑贞降脂方治疗。处方：桑寄生、女贞子、钩藤后下、山药各 15g，制何首乌、旱莲草各 12g，陈皮、决明子、怀牛膝各 10g。每天 1 剂，加水 500ml 煎至 150ml，早、晚各 1 次，饭后服。8 周为 1 疗程。

（二）对照组

采用阿托伐他汀（商品名为立普妥，10mg/ 片），每次 10mg，每天 1 次，晚饭后温开水送服。8 周为 1 疗程。

所有病例在试验期间不得合并使用治疗本病的其他药物，若因其他疾病服用药物或治疗，必须在观察表中记录药名、剂量、用法。

（三）观察指标

1. 临床疗效。

2. 治疗前后血清总胆固醇（TC）、甘油三酯（TC）、高密度脂蛋白 - 胆固醇（HDL-C）、低密度脂蛋白 - 胆固醇（LDL-C）等血脂各项指标。

3. 药物安全性指标。

（四）统计学方法

采用 SPSS 11.0 软件统计，等级资料用四川大学华西医学中心统计软件 PEMS 2.0 完成。计量资料治疗前后各指标均值比较用双侧配对 t 检验；计数资料采用 Pearson（卡方）检验；等级资料采用 Ridit 分析（方差取 1/12），2 组间 R 平均值的比较用 u 检验。

三、疗效标准与治疗结果

（一）疗效标准

参照《中药新药临床研究指导原则》中有关疗效标准拟定。临床控制：临床症状、体征消失或基本消失，临床症状积分减少≥ 95%；实验室各项检查恢复正常。显效：临床症状、体征明显改善，临床症状积分减少≥ 70%；血脂检测达到以下任一项者：TC 下降≥ 20%，TG 下降≥ 40%，HDL-C 上升≥ 0.260mmol/L。有效：临床症状、体征均有好转，临床症状积分减少≥ 30%；血脂检测达到以下任一项者：TC 下降≥ 10%但＜ 20%；TG 下降≥ 20%但＜ 40%，HDL-C 上升≥ 0.104mmol/L 但＜ 0.260mmol/L。无效：临床症状、体征无明显改善，甚或加重，临床症状积分减少不足 30%；血脂检测未达到以上标准者。

（二）治疗结果

1. 2 组临床疗效比较　见表 1。总有效率治疗组和对照组均为 96.7%，2 组经 Ridit 分析，差异无显著性意义（$P > 0.05$），但治疗组显效率明显高于对照组（$P < 0.01$）。

表1　2组临床疗效比较　例(%)

组别	n	临床控制	显效	有效	无效	总有效率(%)
治疗组	30	3(10.0)	23(76.7)※	3(10.0)	1(3.3)	96.7
对照组	30	3(10.0)	9(30.0)	17(56.7)	1(3.3)	96.7

与对照组比较，※$P<0.01$

2. 2组治疗前后血脂各项指标变化比较　见表2。2组治疗后TC、TG、LDL-C等指标均显著降低，与治疗前比较，差异均有非常显著性意义($P<0.01$)；但升高HDL-C作用不明显。而且2组治疗后各项指标比较，差异均无显著性意义($P>0.05$)。

表2　2组治疗前后血脂各项指标变化比较(卡方 ±s)　mmol/L

组别	n	TC		TG		HDL-C		HDL-C	
		治疗前	治疗后	治疗前	治疗后	治疗前	治疗后	治疗前	治疗后
治疗组	30	6.77±1.37	5.59±0.58※	2.20±1.61	1.80±0.94※	1.65±0.44	1.64±0.42※	3.61±1.38	3.40±1.44※
对照组	30	6.93±1.32	5.20±0.66※	2.40±1.62	1.40±0.37※	1.84±0.79	1.78±0.42※	3.06±0.77	2.70±0.65※

与治疗前比较，※$P<0.01$

3. 药物安全性　2组治疗中未发现不良反应，治疗后复查血常规、尿常规，肝肾功能、心电图均未发现异常改变。

四、讨论

高脂血症是导致冠心病发病的高危因素。中医学认为，本病多因饮食不节、劳倦内伤，脏腑功能失调所致。其根本病机可以概括为气、血、痰、瘀，而肝、脾、肾之脏腑功能失调为其根本。年至七七，天癸竭，肾元下亏，阴阳俱衰。肝体阴用阳，喜条达疏畅，若肝失疏泄，肝肾阴虚，阴虚阳亢，相火妄动，燥热内生，热灼津液，炼为痰浊；或肾阳不足，火不燠土，致脾失健运，且肾为水脏，主化气行水，肾阳不足，气不化水，水湿内停，凝聚痰浊，均可形成本病。

全国名老中医路志正教授的桑贞降脂方，正是针对本病的主要病机治疗围绝经期高脂血症肝肾阴虚证。方中以桑寄生、女贞子滋养肝肾、调血降脂，为君药；制何首乌、旱莲草、怀牛膝滋肾养肝，旱莲草与女贞子合为二至丸，使滋而不腻，补中兼清；山药健脾益肾，化生精血以滋肝肾，助脾运湿以调脂浊，并使脾健而不受肝乘，共为臣药；钩藤、决明子清肝泄热、平肝潜阳，为佐药；怀牛膝兼活血而引血下行，陈皮理气和胃、化痰祛浊，为使药。诸药合用，共奏滋肾养肝、平肝潜阳、健运脾胃以达降脂化浊之效，体现了肝肾并治、调理气血的大法。现代中药药理实验研究显示，桑寄生、制何首乌、山药、决明子等有降低血脂的作用；桑寄生能抑制甲基羟戊酰酶 A 还原酶生成，阻碍内源性胆固醇合成。本观察显示，桑贞降脂方与西药阿托伐他汀疗效相当，并具有降低 TC、TG、LDL-C 等指标的作用，在治疗过程中亦未发现不良反应，表明桑贞降脂方治疗围绝经期妇女高脂血症疗效确切且安全可靠。

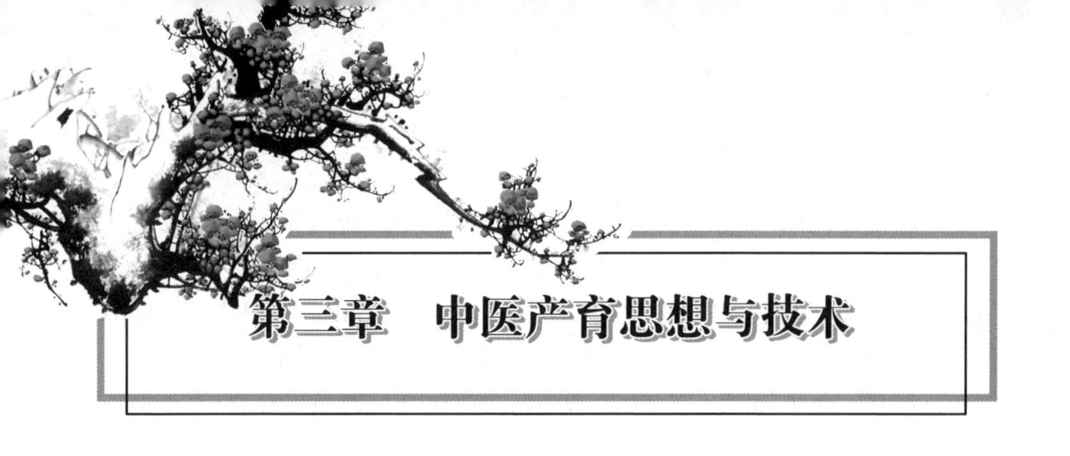

第三章　中医产育思想与技术

第一节　生孩子宜顺其自然[6]

一、助产人员不宜过度干预

法国产科专家奥当博士表示："生产是一个自然过程，越帮助，生产的过程就越困难。一个安静、低调的助产士像妈妈一样的守护，可以帮助产妇降低肾上腺素的分泌、促进催产素的分泌继而分娩得以顺利进行。"

对此，路志正坦言，奥当博士的观点与中医产育思想不谋而合。实际上，早在清代的中医产科专著《达生篇》，即对助产人员提出了"令在旁静坐，勿得混闹"的工作要求。

中医产育思想主张分娩过程由产妇自己主导，要求产妇了解自然分娩的生理过程，顺应这一生理过程，而反对助产人员的过度干扰。据路志正介绍，中医产科古籍中有"试痛"与"正生"的概念，古人将胎儿娩出的过程称为"正生"，而"试痛"是古人对胎儿正式娩出之前产程进展的概括，也称"弄胎"。清代阎纯玺的《胎产心法》有专门的章节"孕妇似产未产须知"，指导产妇了解产程的进展，篇中记载："凡胎孕临月，胎忽乱动而腹痛不甚，或作或止"，"或胎水已来，腰不酸痛而不生者"。均是"弄胎"，而"但觉痛一阵不了，又痛一阵，一连五六阵，渐痛渐紧"，此时方是"正生"。《达生篇》明确提出"睡，忍痛，慢

---

[6] 注：本文系记者叶洲采访国医大师路志正教授的访谈录，刊载于《京华时报》2011年9月18日第2版，录入本书时进行了修订。文前介绍：近日，法国著名产科专家米歇尔·奥当博士表示："怀孕生子本应像呼吸、吃饭一样，是一个自然的生理过程，但是现在的女人却越来越不会生孩子了。"此观点引起了大量关注。对于外国专家的观点，中国又是如何看待的呢？他们的观点是否一致呢？本期我们邀请了国医大师、国家级非物质文化遗产传统医药项目代表性传承人，91岁的老中医路志正教授为我们讲述中医的产育思想。

临盆”的临产六字真言，指导产妇顺利应对分娩过程。

路志正说，在“试痛”过程中，尤其强调产妇对产程的了解与把握，“切不可轻易临盆用力，切不可听稳婆说：孩儿头已在此，以致临盆早了”。应该尽量忍住疼痛，静候产程的发展，“安眠稳食”，养精蓄锐，为“正生”做好准备。至产妇“浑身骨节疏解，胸前陷下，腰腹重坠异常，大小便一齐俱急，目中金花爆溅”，此是“正生”之候，方到临盆用力之时，“但当用力，只有一盏茶时耳”。

二、过度干预易致情商缺憾

奥当博士提出，中国的剖宫产率位居全球第一，是世界卫生组织推荐上限的3倍以上。

对此，路志正表示，剖宫产原本应是一种补救措施，但在目前的中国却成为一种普遍的分娩方式。在西方医学流传入我国以前，中医产育思想指导下的自然分娩方式，是千百年来中华民族赖以繁衍生息的基础。

路志正直言，在国内，导致剖宫产比例上升的众多因素中，社会因素是不可忽视的原因。部分产妇出于对分娩阵痛的恐惧而要求剖宫产，也有一定比例的产妇是出于选择“良辰吉日”的思想而要求择时剖宫产。

路志正说，出生方式对我们以后建立起爱的能力、对外交往的能力极为关键。南北朝时期徐之才有“逐月养胎法”，其中有记载“妊娠一月始胎……八月脏腑具，九月谷气入胃，十月诸神备，日满即产矣。”至妊娠八月，就已经具备了胎儿成活的条件，这与现代医学理论相符合。然而在妊娠九月、十月这最后两个月中，是“诸神”发育的重要时期。“神”是人体生命活动的总称。

他说，对于未进入产程而要求择时剖宫产的产妇来讲，胎儿虽然已具备了生命的物质基础，但是，尚未到“形神具备”的成熟时机。按照中医产育理论，择时剖宫产的胎儿，恰恰是因为其诸“神”发育尚未完备，故其出生后，且不论智商发育是否受影响，诸“神”发育在其一生中将存在缺憾。

古人把分娩视如“瓜熟自脱”一样自然而然，且认为“母子两无所损”。然而，对于剖宫产的产妇来讲，虽然妊娠天数已足，西医学手段检查也已具备分娩的条件，却并未达到“熟落有期”之际。清代沈金鳌认为，未足月而半产者恰如“采斫新栗，碎其肤壳，损其皮膜，然后取得其实，以其胎脏伤损，胞系断坏”。这恰当地反映了择时剖宫产对母体的损害。手术金刃的损伤恰如“碎其肤壳”，对子宫的伤害恰如“生采断其根蒂”，正是“胎脏伤损，胞系断坏”。

三、丈夫陪产可能影响生产进程

时下，让丈夫陪产似乎是一个很时髦的做法，不少产妇都希望陪产的丈夫能给自己提供一个精神支柱，希望借此使产程变得顺利。然而，奥当博士却说："男人陪产有可能让产程变得更困难"。丈夫的紧张情绪可能会感染妻子，使妻子也受到这种紧张情绪的影响。

对此，路志正表示，中医传统思想也和奥当博士的观点不谋而合，不鼓励丈夫陪产。《达生篇》在"临产宜忌"中指出："临产时，宜老成安静二三人伺候，不必多，一切亲族妇女，俱婉言谢却，勿令入房"。之所以拒绝一切亲族入房，目的是为了保证产妇有一个良好的休息环境、避免外来因素影响其情绪。对入产房人员的要求是"切忌在房中大惊小怪，交头接耳，咨嗟叹息，皆能令其忧疑扰乱，以致误事"，"房中宜轻行轻语，不宜多话，令其安睡为妙"。《胎产心法》曰："盖多一人入房，则多一时迟延，此虽俗论，却有至理，恐产妇心烦，以致难产也"。

路志正说，产妇的丈夫没有产育的经验，更无助产知识，面对妻子的阵痛、破水、流血，甚至"大小便一齐俱急"等紧张场面，他如何能保持平稳的心态、给妻子提供精神的支柱与言语的鼓励？同时，在中国还有一个特殊的国情存在，那就是千百年来封建社会遗留下来的重男轻女思想。不排除丈夫的陪产会给分娩中的产妇带来生男生女的精神负担，这不但会影响产程的顺利进行，更会影响产后子宫的恢复。此并非听天由命的迷信思想，而是提倡顺应自然分娩产程进展。实际上，中医产育思想不但包括对产妇应对自然分娩过程的指导，同时还涉及孕妇胎教、"逐月养胎"、产后康复等内容，以及对助产人员的工作要求。从生理、心理、家庭、社会等多方面为产妇顺利分娩、母婴健康做好准备。这些理论在现代社会仍不失其指导意义。

附：答记者问

问1：在整个怀孕、生产的过程中，孕妇本人、助产士等旁人应该怎么做？

路志正：中医产育思想认为孕育、分娩是自然界存在的客观规律，在中医学"人与自然和谐统一"理论指导下，在胎产孕育过程中，产妇、助产人员所做的工作应该是顺应这种生理现象，而不应该人为地改变任何一个环节。

问2：中医讲究怀孕和生产的过程中要"顺承天命"，如何正确理解？

路志正：所谓"顺承天命"，并非消极被动，也并非听天由命的迷信思想，而是顺应自然分娩产程进展的意思。

问 3：现代女性为何会惧怕生产时候的疼痛？这种疼痛是否如传说中那么疼，是否可以忍受？

路志正：不要被传说中生产时的疼痛吓倒，也不要被某些剖宫产不全面的宣传所迷惑。疼痛和精神紧张程度有密切的关系，精神越紧张，对疼痛的感觉越明显。同时，产妇一定要认识到，剖宫产不比顺产轻松，产后遗留的问题很多，应该正确认识。

问 4：产后坐月子期间，饮食方面要注意些什么？

路志正：坐月子的饮食主要围绕着“下奶”这个核心问题，因此，产妇的饮食应该忌辛辣、忌油腻，因为辛辣油腻食品对产妇身体的恢复以及孩子的奶水都不利，不利于伤口的恢复，同时还容易导致孩子、大人上火。不过，月子期间推荐适当吃些鸡、牛、羊肉煲汤和猪蹄汤等富含胶质的食物，这些胶质不仅可以补充生产过程中损失的气血，还可以从根源上促进奶水分泌。

第二节　从中医嗣育理论看现代生活方式对女性生育功能的影响[7]

女性不孕症不但对患者本人的身心健康造成伤害，同时会影响患者的家庭幸福。中医嗣育理论，是中医先贤们在不孕症诊治临床实践中总结出的一套完备理论，不但对后世医家诊断治疗不孕症薪火相传，同时还包括对患者受孕时机、孕前保健、妊娠期保健等内容的详尽指导。然而，随着社会的发展，女性社会地位不断提高，家庭模式与女性生活方式均发生了巨大转变。而从中医嗣育理论的视角出发，现代生活方式却给女性生育功能造成一些新的不利因素，同时也给医家提出了新的治疗难题。这值得引起医患双方的注意。

一、婚育年龄的改变对生育的影响

在数千年的封建主义社会里，早婚在我国是非常普遍的现象，甚至在很多偏远落后地区，存在着蓄养童养媳的风俗。所以在古代文献中，关于婚育年龄问题，历代医家反复倡导晚婚晚育的理念。《济阴纲目》中有记载：“男虽十六而精通，必三十而娶；女虽十四而天癸至，必二十而嫁”。之所以倡导男子“三十而娶”、女子“二十而嫁”，其理由是：“阴阳完实，然后交而孕，孕而育，

[7] 注：本文作者冉青珍、路洁、路喜善、路志正，刊载于《时珍国医国药》2012 年第 23 卷第 8 期，收录本书时进行了修订。

育而子坚壮强寿”。同时对于“未笄之女，天癸始至，已近男色”的严重后果做了非常清楚地交代：“阴气早泄，未完而伤，未实而动，是以交而不孕，孕而不育，育而子脆不寿”。古人认为，女子20岁之前婚育者为早婚早育，其后果很可能是不孕症，即便受孕，后代也将存在先天不足的缺憾。

而在现代社会中，女性的文化层次、社会地位不断提高，女博士、女强人在各行各业中比比皆是，职称的压力、岗位的竞争，使得生育计划无限期地被工作计划推迟。《黄帝内经》对于女性一生的生理变化是这样记载的：“女子七岁，肾气盛，齿更发长；二七而天癸至，任脉通，太冲脉盛，月事以时下，故有子；三七，肾气平均，故真牙生而长极；四七，筋骨坚，发长极，身体盛壮；五七，阳明脉衰，面始焦，发始堕；六七，三阳脉衰于上，面皆焦，发始白；七七，任脉虚，太冲脉衰少，天癸竭，地道不通，故形坏而无子也。”显然，在三七至四七之年，即在20~30岁之间是女性“肾主生殖”的功能最旺盛的时期，此阶段是生育的最佳时机。然而，很多女性在生育计划时已到了“五七，阳明脉衰，面始焦，发始堕”的年龄，甚至不乏有部分女性在六七之年“三阳脉衰于上，面皆焦，发始白”之际，功成名就之后，方开始考虑生育问题。明代医家张景岳指出：“女为阴体，不足于阳，故其衰也，自阳明始”，“盖人之始生，本乎精血之原；人之既生，由乎水谷之养……命门得先天之气，脾胃得后天之气也。是以水谷之海，本赖先天为之主，而精血之海，又必赖后天为之资”。胃为五脏六腑之海，气血生化之源，五脏六腑各司其职，皆赖气血供养，“肾藏精，主生殖”的功能也不例外。“阳明脉衰”意味着气血化源不足，先天之精无后天水谷资助，“肾主生殖”的功能必然不能正常发挥。

女性的一生中，生理功能有一定的变化规律，顺应这种生理规律，生育功能方能得以正常发挥。作为中医妇科医生，我们有责任通过各种方式普及适龄生育的知识，生育计划不应该被工作计划无限期地推迟。

二、不良饮食结构对生育的影响

随着我国经济不断发展，人民生活水平不断提高，中国人不再为“吃了吗”的问题而担忧，而是在“吃什么”的问题上逐渐变得挑剔。在大众的认识中，肉、蛋、鱼等食品与米面果蔬相比似乎更有营养一些，伴随着生活水平的不断提高，我们的饮食结构在这种错误认识的引导下，在不知不觉中发生着改变。高脂肪、高蛋白的饮食结构，高强度、高效率的工作节奏，使得很多中国女性在形体上逐渐向西方人靠拢，同时疾病种也出现了西方人的发病趋势，肥胖、高血压、糖尿病、高血脂等代谢性疾病的发病年龄逐年提前，内分泌失调所引起的不孕症相应也越来越多见。《济阴纲目》记载："浓郁之味，不能生精，惟恬淡之味，乃能补精耳。"过食肥甘膏粱厚味，非但不能运化水谷化生气血津液，以养四肢、充血海，久之劳伤脾胃，反生痰涎湿浊，阻碍于胞脉胞络之间，使得血海不通，两精不能相搏而终至不孕。正如《傅青主女科》所记载："肥胖之妇，内肉必满，遮隔子宫，不能受精，此必然之势也"。

另一部分女性为追求苗条的形体，过度节食，以蔬菜水果果腹，而拒绝淀粉与蛋白质、脂肪。殊不知，在追求"美"的同时，却给生育问题带来严重的后果，临床上因减肥而致闭经来就诊的女性不在少数。薛立斋曰："血者水谷之精气也，和调五脏，洒陈六腑，在男子则化为精，在妇人则上为乳汁，下为月水。"妇女以血为本，月经以血为用，过度节食，水谷之精气生化无源，必致血枯经闭。《丹溪心法·子嗣》篇有："若是怯瘦性急之人，经水不调，不能成胎，谓之子宫干涩无血，不能摄受精气。"血枯经闭，子宫干涸，必然不能摄精成孕。各种不良饮食结构显然都是不利于孕育的。指导现代女性建立正确的饮食营养观，改变饮食结构，调整紧张的生活节奏，是指导她们受孕的必要因素。《黄帝内经》对于饮食结构的配比提出这样的要求："五谷为养，五果为助，五畜为益，五菜为充。"在几种食物分类中，五谷排在第一位，且五谷所起的作用是"养"，即人体的气血津液化生都来源于五谷的充养，而五果、五畜、五菜所起的作用是辅助或补益，却也不可缺少。《景岳全书》记载："世间之物，惟五谷得味之正，但能淡食谷味，最能养精。"为了创造一个良好的孕育条件，五谷在食物配比中不但应该占据绝对的优势地位，而且应该保证足够的摄入量，在此基础上适当配合五果、五畜、五菜，饮食口味宜清淡不宜浓郁，气血化生充盈，冲任血海、胞脉胞络得以充养，月事如期而至，方有孕育成功的希望。

三、女性社会地位的改变对生育的影响

《广嗣纪要》云："女子之性褊急而难容，女子之情媚悦而易感，难容则多怒而气逆，易感则多交而沥枯，气逆不行，血少不荣，则月事不以时也。"古代医家早已认识到，女性不但在生理上有别于男子，在心理上也有区别于男子。较之男子而言，女性更容易受情志因素的影响发生气血运行的紊乱。因此，中医妇科学中古有"嫉妒不孕"一说，《傅青主女科》中即有专治嫉妒不孕之"开郁种玉汤"。封建主义社会中，女性的交际范围非常简单，主妇与妾婢之间的相互嫉妒、婆媳关系、夫妻关系是古代女性情志内伤的主要因素。《济阴纲目》中记载一方专治"妇人妒外家，误夫无子，常服不妒"，另有一方专治"婢外家多郁，情不宣畅，经多不调，故难孕"。

而当今社会中，女性的社会地位、家庭地位不断提高，在身份上不再是男性的附属品，在经济上不再寄人篱下。现代女性在承担必要的家庭职责之外增加了职业职责，人际关系方面在家庭之外增加了职场社会关系。职场上的叱咤风云带给现代女性的不仅仅是成功的喜悦，同时也有身体的疲惫与精神的压力。争强好胜的个性，在处理家庭事务与家庭矛盾中未必是成功之道。女性走出家庭、走进社会，无论身体还是心理都增加了另外一层压力。而社会地位的提高助长了现代女性争强好胜的个性，反而并无助于缓冲身心的压力。情志内伤致月经失调继而不孕的因素，更远甚于古代女性。

《广嗣纪要》云："求子之道，男子贵清心寡欲，所以养其精；女子贵平心定意，所以养其血。"《家传女科经验摘奇》中记载："先察其心性，心性和平，故易治也，若性拗捩，为难治也。"在现代社会中，个性争强好胜"性拗捩"的女强人不在少数，这样的心性不利于冲任血海气血和平，也不利于不孕症的调治。当今社会治疗女性不孕症，恰当的心理疏导是不可缺少的治疗手段。

四、现代生活习惯对生育的影响

《女科百问》载："妇人多因风冷而生诸疾"。《千金翼方》中关于风冷入侵的病因有如下记载："妇人者，众阴所集，常与湿居……行步风来，便利于悬厕之上，风从下入，便成十二痼疾。"生活在工业发达、意识开放的现代社会中的女性，"风冷"入侵的客观因素更加复杂多样。现代女性摆脱了封建礼教的束缚，服饰装束不再像古代妇女那样保守，超短裙、露背装、露脐装固然可以展示女性的形体美，然而空调、风扇无处不在的生活环境中，风寒之邪极易由肌表入侵继而入里，甚至可直袭胞宫，久而久之致"胞胎冷不孕"。加之夏季贪凉饮冷，经期前后不知避忌，更为寒邪入侵创造了条件。正如《女科百问》所云："风冷乘虚而干之，或客于经络，则气血凝涩，不能温养于肌肤，或入于腹内，则冲气亏虚，不能消化于饮食，大肠虚则多利，子脏寒则不生。"傅青主指出："寒冰之地，不生草木，重阴之渊，不长鱼龙"。《黄帝内经》云："虚邪贼风，避之有时"。《女科百问》中有记载："夫人将摄顺理，则血气调和，风寒暑湿不能为害。"向现代女性普及中医调摄观念，也是减少不孕症发病率的重要手段。

在当今社会，伴随着社会模式的转变，女性不孕症的发病机制融入了许多新的因素。现代生活方式对女性生育功能所造成的不良影响应引起中医妇科医家足够的重视。在临床工作中，时时注意提倡适龄婚育、倡导正确的饮食营养观、开展适宜的心理疏导、推广适宜的女性养生调摄观，是当今中医妇产科医生的责任，也是治疗当今不孕症必不可少的手段。

第三节 谈中医产育思想中的人文关怀[8]

现代医学模式正在由传统的生物医学模式向生物 - 心理 - 社会医学模式转变。医学是自然科学、人文科学和社会科学综合的学科。“整体观念”是中医学理论体系的主要特点，中医学诊断治疗疾病本身就是建立在人体 - 自然 - 社会心理医学模式之上的。在中医产育思想中，更体现这一理念，生儿育女、繁衍后代不仅仅是女性的职责，同时关系到家庭、社会的安定。

一、求嗣

现代社会，女性的社会地位、经济地位都发生了巨大转变。学术界、商界、演艺界、政府机构等各行各业都不乏女性精英，她们在职场叱咤风云的时候，往往忽视了自己的最佳生育年龄，等到功成名就之后，再考虑生育问题常常悔之晚矣。因此，在不断发展不孕症诊疗技术的同时，将对女性的人文关怀融入到日常工作中，普及健康生育知识，在晚婚晚育的基础上宣传适龄婚育是妇科医生应尽的职责。

而对于不孕症，古代中医先贤们早已认识到，其发生原因可来源于女方，也可来源于男方。明代万全《广嗣纪要》中记载：“男子精盛以思室，女子血盛以怀胎。男女匹配，所以产子嗣，续纲常也。”“男精女血，混合成胎，子形之肖于父母者，其原固有所自矣。然则求子者，男当益其精而节其欲，使阳道之常健；女当养其血而平其气，使月事之时下，交相培养，有子之道也。”在“求子之道”中，男女共同承担着同样重要的责任。古人也早已认识到男性不育的存在，清代陈士铎在《石室秘录》中提出：“有男子不能生子者，有女子不能生子者”。在封建主义社会中，女性在家庭、社会中都处于附属地位，生儿育女可谓其最重要的家庭职责。对于一个婚后久不孕育的女性来讲，面对的不仅是公婆的指责，甚至有可能是丈夫的抛弃，其家庭地位将更加卑微。基于这一社会现象，明代张景岳明确提出：“不得尽诿之妇人”。一个不孕症的家庭，应该正视不孕症的病因，男女双方共同调治，而不应该将责任完全推卸到女方，体现了古代先贤们科学的认知态度，也体现了他们对女性心理、社会家庭地位的关怀。

---

[8] 注：本文作者冉青珍、路洁、路喜善、路志正，刊载于《医学与哲学》2013 年第 34 卷第 1B 期，收录本书时进行了修订。

一项针对不孕症女性心理健康状况所做的调查显示：213例不孕症妇女焦虑发生率为31.92%，抑郁发生率为23.94%，焦虑伴抑郁发生率18.9%，不孕症妇女压力主要源自自身、家庭、社会及两种以上因素，对日常情绪的影响主要表现为担忧和烦躁。作为当代妇科医生，更应该关注不孕症女性、不孕症夫妇甚至不孕症家庭成员的心理健康，建立相应的心理支持机制，树立可信任的医生形象，保持良好的医患关系，对于不孕症女性的心理健康及不孕症的治疗结局都有重要意义。

二、妊娠

《广嗣纪要》提出："孕而多堕者，男子贪淫情纵，女子好欲性偏，兼以好食辛酸热物，暴损冲任，故有堕胎之患。"中医产育思想强调妊娠期禁房事，否则有可能导致堕胎。明代《景岳全书·妇人规》妊娠寡欲篇提出："妊娠之妇，大宜寡欲。其在妇人多所不知，其在男子而亦多有不知者，近乎愚矣。"《广嗣纪要》载："种子之后，男子别寝，不可再交，盖精血初凝，恐再冲击也。故古者妇人有娠，即居侧室，以养其胎气也。"为顺利度过妊娠期，中医先贤们对妊娠期禁房事的宣教工作不单单只针对孕妇，丈夫更是工作重点。因此，古人提倡孕后男女分居。然而，为呵护孕妇的生活起居，中医先贤们又要求孕妇家庭配备专人"护从"。明代万全《妇人秘科》"妇人怀胎，睡卧之处，要人护从，不可独寝，邪气易侵；虚险之处，不可往来，恐其堕跌。"清代阎纯玺《胎产心法·教养宜忌论》指出："古者妇人有孕，即居侧室，令老妪伴宿，不与夫接，勿乱服药，勿过饮酒，勿信师巫，勿食邪味，勿听淫词暴投，勿去登高涉险，勿妄针灸，勿举重物，立不跸，坐不边，口不可出恶言，手不可行鞭朴，勿看日用薄蚀，勿见鬼神怪戏，毋哭泣，毋嗔怒，毋惊恐，毋沐浴。"孕后由有孕产经验的老年女性陪伴，时时对孕妇的饮食起居进行教导、照顾，对其行为进行约束，这对胎教和优生优育是有益的。妊娠期间与老年女性相伴，较之青年夫妇共同生活，更可以避免不必要的情志变化。可见，中医先贤们为使孕妇顺利安全地度过妊娠期，做了周密细致的安排。

现代女性走出家庭走上社会，交往范围不单单是家庭成员，更要面对各种复杂的社会关系。因此，与古代女性相比较，造成其情绪不稳定的因素更多更复杂。在当今社会，要求女性妊娠后即与丈夫分居，而找一位女性长辈陪同居住显然是不切实际的。然而，一个平和的心态、健康的心理对现代妊娠女性更为重要，妊娠期心理调适有必要列为妊娠期健康教育的一项重要内容来开展。

三、分娩

清代亟斋居士《达生篇》在“临产宜忌”中指出：“临产时，宜老成安静二三人伺候，不必多，一切亲族妇女，俱婉言谢却，勿令入房。”之所以拒绝一切亲族入房，目的是为了保证产妇有一个良好的休息环境、避免外来因素影响其情绪。对入产房人员的要求是“切忌在房中大惊小怪，交头接耳，咨嗟叹息，皆能令其忧疑扰乱。以致误事”，“房中宜轻行轻语，不宜多话，令其安睡为妙”。《胎产心法》曰：“盖多一人入房，则多一时迟延，此虽俗论，却有至理，恐产妇心烦，以致难产也。”

我国是一个被封建主义思想统治了数千年的国家，重男轻女的思想不容忽视。生男生女直接决定着古代女性在家庭中的地位。针对此现象，《达生篇》指出：“生男生女，夫命所招，盖百世礼祀，以夫家为主，与妇人何干？倘或连胎生女，此亦人事之常，不可在傍咨嗟叹息，令其气苦，曾见有不明公婆，愚蠢夫婿，将妇报怨，每每致病伤生”。中医产育思想纠正了这一社会偏见，严厉地批判了这种社会现象。其目的是保护女性的社会家庭地位，同时保证产妇在健康的心理状态下顺利分娩。

近年来很多医院允许丈夫陪产，丈夫陪产与中医产育思想的要求相悖，是西方医学的“舶来品”，其出发点是减少产妇的心理恐惧，加深夫妇感情。然而，在中国这样一个有特殊国情和民俗的国家，我们应该看到丈夫陪产带来的未必是预期的效果。当今时代，占主流的产妇家庭由所谓“80后”独生子女组建，他们更面临着传宗接代的压力，丈夫的陪产无形中会给产妇带来生男生女的顾虑，而另一部分产妇在丈夫面前可能表现得任性、娇气，反而不利于产程顺利进展。而产妇分娩时的出血、大小便失禁等场面给丈夫造成的记忆也未必对今后的夫妻感情起到促进作用。当然，丈夫陪产也有许多成功的案例及其有价值的一面，将人文关怀、伦理学、性心理学等知识融入到产科临床工作中，将会使这项工作开展得更加顺利、更加有意义。

四、产褥

《胎产心法·产后禁忌论》记载：“凡生产既下，不必问是男是女，恐因言语而泄气，或以爱憎而劳神，最忌大喜大怒。喜则气散，或生红汗。怒则气逆，或生瘕。不可独宿，恐致虚惊。”清代陈笏庵《胎产秘书》更是明确强调：“及儿下地，不可喜子慢母。母亦不宜顾子忘倦。又不可产讫即卧，与夫愤怒气逆，皆能致晕也。慎之慎之。”强调了产妇家庭不应该把注意力全部放在新生儿身上，而忽视对产妇必要的将养，更不应该因为生男生女而对产妇情绪心理造成不必要的伤害。

古代中医产育思想对产褥期间产妇生活起居进行了详细的指导。以产褥期饮食调养为例，《胎产心法》指出："产后形体劳倦，脾胃俱伤。是以新产之后，去膏粱，远浓味，食粥茹蔬，以为调摄"，"凡初产……一切滞气坚韧难化之物，及生冷腻滑，皆不宜食。恐新产脾胃气虚，难于运化，易致内伤也"。为避免产妇家庭走入对产妇将养太过的另一个极端，《胎产心法》特别指出："凡富贵之家，保护太过，或过用人参、术以致气壅；或过用糖、酒、炭火，以致内热；或产本不虚，而妄用大补之药，以致增病。此调摄之实证也。又或因产过食，恐其劳困，固令勉强，以致停蓄不散，此内伤之实证也"。即产后将养，宜辨证施治，不可妄补。

《达生篇》中关于产育指导意见的要求是："不但产母宜知，一应老幼男妇，皆当知之。"这体现了中医产育思想的人文关怀。每一个女性都不是一个独立的个体，她们生活在家庭中，扮演着家庭成员中不同的角色，生活在社会中，处在社会关系、人情世故、风土人情的包围之下。更何况，如孙思邈所言："女人嗜欲多于丈夫，感病倍于男子"女性情志变化更容易受外界因素影响。《广嗣纪要》云："女子之性偏急而难容，女子之情媚悦而易感，难容则多怒而气逆，易感则多交而沥枯。"古代中医先贤们正是基于这一点，在产育治疗中尤其注重对女性的人文关怀。

在当今社会，社会模式发生了转变，女性经济、社会地位发生了转变，患者对医生的要求、对医疗技术的要求日渐提高，妇产科是医疗纠纷的高危科室。与古代医家相比较，我们广大医务工作者在医疗水平日益提高、医疗设备日益先进的条件下，却忽视了对患者的人文关怀，面对当今医患关系紧张的局面，这一点值得我们深思。我国著名神经外科专家凌锋谈到："说到人文回归医疗，这不仅是针对患者的关怀，而且也是对医护人员的关怀，是医患双方共同依赖的生存环境。"学习古代医家的医德与人文关怀精神，将对患者的关爱多元化、全方位地体现，对于我们节省医疗资源、减轻医疗负担、改善医患关系都具有重要意义。

第四节　谈中医产育思想中的妊娠期养护

中医先贤们，在有限的医疗条件下，在长期与疾病做斗争的过程中，形成了一套完备的中医产育思想。为使孕妇能顺利度过妊娠期，制定了妊娠期养护的指导意见。这些学术思想和指导意见，直到当今社会，仍不失其参考价值。

一、逐月养胎，胎孕平安

晋代王叔和《脉经·平妊娠胎动血分水分吐下腹痛证》阐述了分经养胎的理论："妇人怀胎，一月之时足厥阴脉养，二月足少阳脉养，三月手心主脉养，四月手少阳脉养，五月足太阴脉养，六月足阳明脉养，七月手太阴脉养，八月手阳明脉养，九月足少阴脉养，十月足太阳脉养，诸阴阳各养30天活儿，手太阳、少阴不养者，下主月水，上为乳汁，活儿养母。"即从妊娠早期，直至分娩，在不同的月份，胎儿分别归属于不同的经脉荣养。《医学正传·胎前》记载："安胎之法，宜各按月依经，视其气血虚实而调之。"

南北朝徐之才逐月养胎思想进一步成熟详尽，在逐月分经养胎的基础上，增加了饮食指导和养胎保胎方药。其《逐月养胎法》内容如下：

"妊娠一月名始胚，饮食精熟，酸美受御，宜食大麦，无食腥辛，是谓才正。妊娠一月，足厥阴脉养，不可针灸其经。足厥阴内属于肝，肝主筋皮及血。一月之时，血行痞涩，不为力事，寝必安静，无令恐畏。妊娠一月，阴阳新合为胎，寒多为痛，热多卒惊，举重腰痛，腹满胞急，卒有所下，当预安之，宜服乌雌鸡汤。""若曾伤一月胎者，当预服补胎汤。"

"妊娠二月名始膏，无食辛燥，居必静处，男子勿劳，百节皆痛，是为胎始结。妊娠二月，足少阳脉养，不可针灸其经。足少阳内属于胆，主精。二月之时，儿精成于胞里，当谨护惊动也。妊娠二月始，阴阳踞经，有寒多坏不成，有热即萎。卒中风寒，有所动摇，心满，脐下悬急，腰背强痛，卒有所下，乍寒乍热，艾叶汤主之。""若曾伤二月胎者，当预服黄连汤。"

"妊娠三月名始胞，当此之时，未有定义，见物而化。欲生男者，操弓矢；欲生女者，弄珠玑；欲子美好，数视璧玉；欲子贤良，端坐清虚，是谓外象而内感者也。妊娠三月，手心主脉养，不可针灸其经。手心主内，属于心，无悲哀思虑惊动。妊娠三月为定形。有寒，大便青。有热，小便难，不赤即黄。卒惊恐忧愁，嗔怒喜顿，仆动于经脉，腹满绕脐苦痛，或腰背卒有所下，雄鸡汤。""若曾伤三月胎者，当预服茯神汤。"

"妊娠四月始受水，精以成血脉，食宜稻粳羹，宜鱼雁，是谓盛血气，以通耳目而行经络。妊娠四月，手少阳脉养，不可针灸其经。手少阳内输三焦。四月之时，儿六腑顺成，当静形体，和心志，节饮食。妊娠四月，有寒，心下愠愠欲呕，胸膈满，不欲食。有热，小便难，数数如淋状，脐下苦急。卒风寒，颈项强痛，寒热或惊动身躯，腰背腹痛，往来有时，胎上迫胸，心烦不得安，卒有所下，菊花汤。”“若曾伤四月胎者，当预服调中汤。”

“妊娠五月始受火，精以成其气。卧必晏起，沐浴浣衣，深其居处，浓其衣裳，朝吸天光，以避寒殃。其食稻麦，其羹牛羊，和以茱萸，调以五味，是谓养气，以定五脏。妊娠五月，足太阴脉养，不可针灸其经。足太阴内输于脾。五月之时，儿四肢皆成，无大饥，无甚饱，无食干燥，无自炙热，无大劳倦。妊娠五月，有热，苦头眩心乱，呕吐；有寒，苦腹满痛，小便数；卒有恐怖，四肢疼痛，寒热胎动无常处，腹痛，闷顿欲仆，卒有所下，阿胶汤主之。”“曾伤五月胎者，当预服安中汤。”

“妊娠六月始受金，精以成其筋。身欲微劳，无得静处，出游于野，数观走犬及视走马。食宜鸷鸟猛兽之肉，是谓变腠理、纫筋，以养其力，以坚背膂。妊娠六月，足阳明脉养，不可针灸其经。足阳明内属于胃，主其口目。六月之时，儿口目皆成。调五味，食甘美，无大饱。妊娠六月，卒有所动不安，寒热往来，腹内胀满，身体肿，惊怖，忽有所下，腹痛如欲产，手足烦疼，宜服麦门冬汤。”“若曾伤六月胎者，当预服柴胡汤。”

“妊娠七月始受木，精以成其骨。劳身摇肢，无使定止，动作屈伸以运血气。居处必燥，饮食避寒，常食稻粳以密腠理，是谓养骨而坚齿。妊娠七月，手太阴脉养，不可针灸其经。手太阴内属于肺，主皮毛。七月之时，儿皮毛已成。无大言，无号哭，无薄衣，无洗浴，无寒饮。妊娠七月，忽惊恐摇动，腹痛，卒有所下，手足厥冷脉。若伤寒烦热，腹满短气，常苦颈项及腰背强，葱白汤主之。”“若曾伤七月胎者，当预服杏仁汤。”

“妊娠八月始受土，精以成肤革。和心静气，无使气极，是谓密腠理而光泽颜色。妊娠八月，手阳明脉养，不可针灸其经。手阳明内属于大肠，主九窍。八月之时，儿九窍皆成。无食燥热，无辄失食，无忍大起。妊娠八月中风寒，有所犯触，身体尽痛，乍寒乍热，胎动不安，常苦头眩，痛绕脐，下寒，时时小便白如米汁，或青或黄或使寒栗，腰背苦冷而痛，目，芍药汤主之。”“若曾伤八月胎者，当预服葵子汤。”

“妊娠九月始受石，精以成皮毛，六腑百节莫不毕备。饮醴食甘，缓带自持而待之，是谓养毛发、致才力。妊娠九月，足少阴脉养，不可针灸其经。足少阴内属于肾，肾主续缕。九月之时，儿脉续缕皆成。无处湿冷，无着炙衣。妊娠九月，若卒得下痢，腹满悬急，胎上冲心，腰背痛不可转侧，短气，半夏汤。”“若曾伤九月胎者，当预服猪石汤。”

“妊娠十月，五脏俱备，六腑齐通，纳天地气于丹田，故使关节入神皆备，但俟时而生。妊娠一月始胚，二月始膏，三月始胞，四月形体成，五月能动，六月筋骨立，七月毛发生，八月脏腑具，九月谷气入胃，十月诸神备，日满即产矣。宜服滑胎药，入月即服。养胎临月服，令滑易产，丹参膏。”

唐代孙思邈《千金要方·养胎》引载的“逐月养胎法”更增加了饮食起居生活调摄的指导：“妊娠一月，应寝必安静处，无令恐畏，饮食精熟。妊娠二月，应居必静处，慎戒房事。妊娠三月，应居必静坐，清虚如一，坐无邪席，立无偏倚，行无邪径，目无邪视，耳无邪听，口无邪言，心无邪念，无妄喜怒，无得思虑，好芬芳，恶秽臭，是谓外象而内感。妊娠四月，应静形体，和心志，节饮食，洗浴远避寒暑。妊娠五月，应卧必晏起，洗浣衣服，深其居处，厚其衣裳，朝吸天光，以避寒殃。无大饥，无饱，无劳倦。妊娠六月，应身欲微劳，无得静处，出游于野，调五味，食甘美，无大饱。妊娠七月，应劳身摇肢，无使定止，无大言，无号哭，无薄衣，无洗浴，无寒饮，居处必燥。妊娠八月，应和心静息，无使气极，无食燥物，无辄失食，无忍大起。妊娠九月，应饮醋食甘，缓带自持而待之。妊娠十月，五脏俱备，六腑齐通，关节人神皆备，但候时而生。”从饮食、生活起居、居住环境、劳逸结合、精神情绪等方面均有不同月份的孕期养护。

二、失于养护，伤及小儿

隋代巢元方《诸病源候论》对妊娠期间起居不当的后果进行论述，《妊娠胎动候》载：“胎动不安者，多因劳役气力，或触冒冷热，或饮食不适，或居处失宜。轻者止转动不安，重者便致伤堕。”并分析一些小儿先天性疾患的发病原因与妊娠期养护失当有关。《四五岁不能语候》云：“人之五脏有五声，心之音为言。小儿四五岁不能言者，由在胎之时，其母卒有惊怖，内动于儿脏，邪气乘其心，令心气不和，至四五岁不能言语也。”

三、合理胎教，生子贤能

《千金要方·养胎》载：“妊娠三月，欲得观犀象猛兽，珠玉宝物，欲得见贤人君子盛德大师，观礼乐钟鼓俎豆，军旅陈设，焚烧名香，口诵诗书，古今箴诫，居处简静，割不正不食，席不正不坐，弹琴瑟，调心神，和性情，节嗜欲。庶事清净，生子皆良，长寿忠孝，仁义聪惠，无疾，斯盖文王胎教者也。”要求孕妇举止行为端庄，多接触一些积极向上美好的事物，对胎儿进行道德品质性情方面的陶冶，并要求孕妇可以通过音乐调畅情志以进行胎教。

四、产前养护，母子安康

产前的妇女自我调摄，对于产程的顺利进展非常重要。清代《傅青主女科·产前后方症宜忌》言："临月必举动从容，不可多睡、饱食饮酒"。孕妇腹痛或痛或止，腰胁酸痛，或势急而胞未破，此为试胎，"服八珍汤加香附自安"，使之足月而顺产，亦为防微之治。临月常服"滑胎散"数剂，以便胎产顺利。方用"当归三五钱，川芎五七钱，杜仲二钱，熟地三钱，枳壳七分，山药二钱。水二盅，煎八分，食前温服。如气虚弱人，加人参、白术，随宜服之；如便实多滞者，加牛膝二钱"。临产之前，傅氏提出孕妇和家人都应做好足够的准备，"与其临时费力，不如先时慎重"；并提出"产时不可多人喧闹，二人扶身或凭物站。心烦用滚水调白蜜一匙，独活汤更妙。或饥，服糜粥少许，勿令饥渴"。遇难产，家人及接产人员应尽量保证孕妇的情绪平静，"只说双胎，或胎衣不下，勿令产母惊恐"。

中医产育思想中的妊娠期养护理念，从逐月调养、生活起居、胎教等内容给予指导，对当今社会的孕期保健、胎教不无参考指导意义，值得发掘和借鉴。

（冉青珍　整理）

第五节　谈中医药疗法矫正异常胎位

正常的胎位应为胎体纵轴与母体纵轴平行，胎头在骨盆入口处。妊娠在28~32周前，由于羊水相对较多，胎儿较小，在子宫内活动范围较大，自然回转率高，若出现胎位不正，可等其自然回转。但妊娠32周后，胎儿生长迅速，羊水相对较少，此时胎儿的姿势和位置相对固定。若在30周后，仍是臀位或横生者，都应矫正为头位，以利产出。

中医学中无胎位不正病名，但可见于"难产""横生""逆产""产难"等。中医治疗胎位不正历史悠久、内容丰富，现简介如下：

一、外治法

艾灸：取至阴穴，位于足小趾外侧，趾甲根角旁0.1寸处，旁开爪甲如韭叶。《针灸经纶》言："横生逆产，危在顷刻，符药不灵者，灸至阴3壮，炷如小麦，下火立产，其效如神。"美国妇产科学院院士撰写的《斯波克怀孕指南》一书中，专门讲述了中医艾灸至阴穴矫正胎位等方法，成为美国唯一认可的中医治胎位不正的方法。

1. 施灸方法　产妇宜在空腹时进行，灸前排空小便，松开腰带，全身放松，心平气和，坐靠椅上，两脚放在小板凳上，脱去鞋袜；或仰卧屈膝位亦可。取艾条 2 支，点燃同时热灸两侧足小指外侧，施灸时艾条距穴位 2~3cm，最好用雀啄灸，每分钟大致起落 30 次左右，灸至皮肤潮红，有温热感，以不产生烧灼疼痛为度。每日灸一次，每次 15~20 分钟，连续 3~4 次为一疗程。

2. 理论依据　至阴穴是足太阳膀胱经最后一穴，属井穴，膀胱经经气由此穴到达肾经，与足少阴肾相表里。胞宫系于肾，胎位不正是足太阳与足少阴二经失衡所致。灸至阴穴可补肾助阳，温通经脉促进子宫活动，胎动增强而胎位得以矫正。

二、内服法

1. 保产无忧散　出自《傅青主女科・产后篇》，又名保产神效方，由 13 味药组成，誉称“十三太保”，是清代以前流传于民间的验方。具有学者考察，早在明末，本方就已在晋、燕、江南流传，傅青主将其收入《女科・难产门》，称治产秘验良方。1831 年，祁学诚将抄本《傅青主女科》付梓，把本方收入附篇。

（1）主治：未产能安，临产能催，偶伤胎气，腰酸腹痛，甚至见红不止，势欲小产，危急之际，一服即愈，再服全安，临产交骨不开，横生逆下，或子死腹中，命在垂危，服之奇效。

（2）方剂组成及用法

组成：酒当归、川芎各 1 钱 5 分（4.5g），炒荆芥穗、炙黄芪各 8 分（2.4g），艾叶、姜厚朴各 7 分（2.1g），炒枳壳 6 分（1.8g），菟丝子 1 钱 4 分（4.2g），川贝母 1 钱（3g），炒白芍 1 钱 2 分（3.6g），羌活、甘草各 5 分（1.5g），生姜 3 片。

煎法：先用水 2 碗，煎至 8 分，倒出药液，药渣再加水 1 碗，煎至 6 分，两遍煎出之药液混合服用。

上方保胎，每月 3~5 剂；临产前先空腹预服 2 剂，临产时则随时热服。原书特别交代：“此乃仙传奇方，慎勿以庸医轻加减其分两”。

（3）方解：清代程国彭《医学心悟・妇人门》谓：“此方流传海内，用者无不响应，而制方之妙，人皆不得其解，是故疑信参半”，余因解之。

新孕妇人，胎气完固，腹皮紧窄，气血裹其胞胎，最难转动，此方用撑法焉。“当归、川芎、白芍养血活血者也；厚朴祛瘀血者也，用之撑开血脉，俾恶露不致填塞；羌活、荆芥，疏通太阳，将背后一撑，太阳经脉最长，太阳治而诸经皆治；枳壳疏理结气，将前面一撑，俾胎气敛抑而无阻滞之虞；艾叶温暖子宫，撑动子宫，则胞胎灵动；川贝、菟丝，最能运胎顺产，将胎气全体一撑，大具天然活泼之趣矣。加黄芪者，所以撑扶元气，元气旺则转运有力也。生姜通神明，去秽恶，散寒止呕，所以撑扶正气而安胃气；甘草协和诸药，俾其左宜右有而全其撑法之神者也。”

2. 兔脑丸　是宋代戴天章在《卫生家宝产科备药》中记载的神效催生方。

（1）主治：横生逆产。

（2）方剂组成及用法

组成：兔脑髓1枚、麝香1钱（3g）、乳香末1分（0.3g）、母丁香1钱（3g）。

用法：后3味混匀，共研细末，用兔脑髓为丸，芡实大，阴干密封，候产妇阵频，以温丁香吞服1丸，产妇不痛，其子顺生。

（3）现代药理研究：据药理研究，兔脑中含有催生素，对促进子宫正常节律性收缩有很好的作用。直至现代，仍是妇产科临床治疗子宫乏力的有效药物。

三、手法助产

早在唐代《经效宝产》一书中，就提出了“夫难产者，内宜用药，外宜用法，盖多门救疗，以取其安也”。此处所谓法，便是指手法助产。北宋杨子建创立了横产、倒产、偏产等“十产论”手法助产，此理论的提出，对胎位异常及脐带绕肩、脐带绕颈等产难问题的解决提供了有效的方法，宋代陈自明在《妇人大全良方》中，亦收载了杨子建的“十产论”。

世界医学史上异常胎位转位术，一般认为是16世纪法国医生阿姆布露斯·巴累所创，但从《十产论》所载的转胎手法来看，我国在这方面的成就领先西欧近500年。因此，可以说，《十产论》记载的“转胎手法”是异常胎位转位术的最早记载，它是中医药助产方面的伟大革命，不仅为妇产科开辟了一条全新的助产思路，更给产妇带了生机盎然的春天。

（苏泽琦　路昭晖　整理）

第六节　中医产育思想和技术在降低剖宫产率中的作用

自西方医学流传入我国以来，西医妇产科技术为我国的母婴保健工作做出了重要贡献。尤其是近年来，在分子生物学、物理学、生物化学等学科技术的支持下，产前诊断、围产期急危重症处理等学科分支飞速发展，所取得的成绩有目共睹。同时，大批产科医生掌握了精湛的剖宫产技术，大大降低了异常分娩与高危妊娠产妇的母婴死亡率。剖宫产术使用恰当是抢救或避免母婴危险的最有效手段，但无节制地扩大使用，则无助于降低孕产妇及围生儿的死亡率。

然而，近年来我国剖宫产率却一直居高不下，一项对近10年北京市海淀区剖宫产构成比所做的调查显示，近10年北京市海淀区剖宫产构成比波动在48.6%~60.5%之间，远远高于世界卫生组织提倡的15%。一项针对上海市某医院2005—2009年剖宫产率及剖宫产指征的临床资料回顾性分析显示，5年内剖宫产率有增加趋势，2005年为59.63%，2009年为66.98%。资料分析者认为多种因素导致剖宫产指征掌握较宽松，导致了剖宫产率上升。而剖宫产指征按所占比率由高到低依次为社会因素、胎儿窘迫、难产、妊娠并发症等，而且社会因素上升最快。

所谓社会因素剖宫产，是指没有医学指征的剖宫产或尚不足以构成剖宫产指征的因单一因素而实施的剖宫产，其中大部分是产妇及家属强烈要求的结果，也称无指征剖宫产。部分产妇出于对分娩阵痛的恐惧而要求剖宫产，更多的是产妇出于选择“良辰吉日”的迷信思想而要求择时剖宫产。随着医疗纠纷的不断出现，医患之间缺乏信任，产科医生由于担心分娩过程中的意外引发医疗纠纷，使目前国内剖宫产指征放宽，社会因素剖宫产从而被产科医生迁就、妥协。

中医产科自宋代成为相对独立的学科，受中国古代社会科学水平及意识形态制约，难免有部分封建迷信糟粕的影响，但它是在中医理论整体框架指导下，经过长期实践反复验证形成的，在西方医学传入我国之前，不可否认中医产科是中华民族赖以繁衍生息的基础。中医产育思想和技术，不但包括对产妇应对分娩过程的指导，同时还涉及孕妇“胎教”“逐月养胎”内容，即女性在妊娠期间为顺利分娩做好身体与心理的准备，同时包括对助产人员工作要求和对产妇家人的指导，如何配合产妇的顺利分娩。从生理、心理、家庭、社会等多方面为产妇顺利分娩、母婴健康做好准备。中医产育思想和技术的精华部分，至今仍有其存在及推广应用的价值。发展现代科学技术的同时，针对现阶段医患双方在分娩方式方面存在的错误认识，不妨借鉴中医产育思想精髓用以宣教。

一、对孕妇的要求——和情性，节饮食，动肢节

在古代中医产育思想中，为顺利分娩所做的准备贯穿于整个妊娠期。可谓：“自初迄于将产，饮食居处，皆有禁忌”。《胎产秘书》中有论：“妇人以血为主，血和则气顺，气顺而产亦顺。”为达到“血和气顺”与“产顺”，中医先贤们对

孕妇有一系列的指导意见。唐代孙思邈在《备急千金要方》中有关孕后养胎有详细论述:“口诵诗书古今箴诫,居处简静,割不正不食,席不正不坐,弹琴瑟,调心神,和情性,节嗜欲,庶事清净。”饮食禁忌方面,孙思邈特别指出:“妊娠食骡肉,产难。”徐之才《逐月养胎法》对生活起居更是按妊娠月份给出了调养意见。如妊娠7月,需“劳身摇肢,无使定止,动作屈伸,以运血气”;妊娠8月,“和心静息,无使气极”“无食燥物,无辄失食,无怒大起”。提倡孕妇注意运动、饮食、起居及调养情志。《胎产秘书》云:“富贵之家,居尊养优,耽于安乐,全不运动,使精血凝于胞胎,气不流通,抑或临产惊恐……以致难产”。

目前国内孕产妇家庭中,占主流的是“80后”甚至“90后”的独生子女,无论是否出身“富贵之家”,双方四位长辈的呵护,几乎每位孕妇具备了养尊处优条件,任性骄横也是部分独生子女难免的个性。这些因素制约了孕妇的气血和顺,她们对疼痛的惧怕、对产后形体恢复的过度关注更是助长了社会因素剖宫产比率的上升。

二、对产妇分娩过程的指导——睡、忍痛、慢临盆

《太平圣惠方》中有如下记载:“夜半子时觉腹痛,来日午时必定生产。谓子午相冲,正半日时数也。”对于初产妇来说,从有规则的宫缩出现至宫口开全大概需要11~12小时,也就是中医古籍中记载的“正半日时数”,这是产妇必须面对的正常生理过程。对此,沈金鳌云:“自己亦勿求速,旁人亦勿多言,惊慌恐惧以乱其心”。

《达生篇》归纳了临产六字真言,言简意赅地对产妇如何应对分娩过程进行了宣传教育,即“睡、忍痛、慢临盆”。劝告产妇将生产视作一件平常事情对待,不应该有惊慌惧恐心理。并教导产妇区分“试痛”和“正生”,“若痛得慢,则是试痛”,“渐痛渐紧”是“正生”。“试痛”是产程进展中的一个阶段,在该阶段,产妇第一应该保持平稳的心态,“初觉腹痛,先要自家拿定主意,要晓得此是人生必然之理,极容易之事,不必惊慌”。第二应尽量做到“忍痛”,“安眠稳食”,安眠的目的是养神惜力,稳食的目的是补充水谷精气,为“正生”做好充分的准备。至产妇“浑身骨节疏解,胸前陷下,腰腹重坠异常,大小便一齐俱急,目中金花爆溅”,此是“正生”之候。方到临盆用力之时,“但当用力,只有一盏茶时耳”。

古代中医用通俗易懂、深入浅出的语言,对产妇进行分娩过程的宣教。使产妇了解分娩的自然进程以及如何配合产程的进展,更重要的是将分娩说成“极容易之事,不必惊慌”,使解除患者对分娩的恐惧心理。

三、对助产人员的要求——沉着冷静，宜"稳"不宜"催"

古代把助产人员称为"稳婆"，该"稳"字一是要求助产人员性格沉稳镇定，二是要求其能帮助产妇稳定情绪，消除惊惧心理。《胎产心法》中有："凡孕妇临产，当选年高有经识稳婆，及纯谨妇女一二人扶持。"《达生篇》中对稳婆更要求"且令在傍静坐，勿得混闹。"

中医古籍中不乏一些催生的方剂记载，如脱花煎，组成：当归、肉桂、川芎、牛膝、车前子、红花。现代药理研究认为，当归、川芎、红花、牛膝等活血化瘀药，均有催产素样促进子宫收缩的作用。可见，脱花煎是通过促使子宫收缩而促进胎儿娩出。然而在中医产育思想中，对这些催生方剂的应用却非常慎重，《达生篇》云："大凡生产，自有时候，未见时候，切不可强用催生药"。中医学不建议用任何催生的手段改变"正半日时数"的生理过程。张景岳云："若期未至而妄用行气导血等剂，以为催生，亦犹摘方苞之萼，揠宋人之苗耳。"

四、对分娩时日的要求——胎元完足，弥月而产

在中医产科理论中，杨子建《十产论》记载："盖一人之生，阴注阳定，各有时日，不可改移"。张景岳曰："凡妊娠胎元完足，弥月而产，熟落有期，非可催也"。在10月数足的情况下，胎儿血气完全、形神俱备，"自能用手拆胞，求路而出"，说明古人把分娩视如"果中栗熟、其壳自开"一样自然而然，且古人认为分娩的过程是"瓜熟自脱"，"母子两无所损"。沈金鳌对未足月而半产的情况描述为："采斫新栗，碎其肤壳，损其皮膜，然后取得其实，以其胎脏伤损，胞系断坏"。这一段话，恰当地反映了择时剖宫产对母体的损害。手术金刃的损伤，恰如"碎其肤壳"，手术时产妇未进入正规产程、无宫缩、子宫下段未充分形成及宫口未开，与日后子宫复旧、恶露持续期长、易引起炎症等有关，对子宫的伤害恰如"生采断其根蒂"，正是"胎脏伤损，胞系断坏"。

妊娠之妇，子在腹中，全赖母子血气相通，在母体水谷精微滋养下，胎儿日渐发育成熟。如徐之才云："妊娠一月始胎，二月始膏，三月始胞，四月形体成，五月能动，六月筋骨立，七月毛发生，八月脏腑具，九月谷气入胃，十月诸神备，日满即产矣。"至妊娠8月，胎儿脏腑骨骼均已发育齐备，具备了胎儿成活的条件，这与现代医学理论符合。然而在妊娠9月、10月这最后两个月中，胎儿仍需要不断摄纳来源于母体的水谷精微，这个阶段的谷气，是用于"诸神"的发育。"神"是人体生命活动的总称。《素问·上古天真论》有"形神合一""形与神俱"的理论。也就是说弥月自然分娩者，胎儿不仅仅"形备"，更主

要的是“诸神备”。对于未进入产程而要求择时剖宫产的产妇来讲，胎儿虽然已具备了生命的物质基础，但是，按照中医产育思想，尚未到胎儿“形神具备”的成熟时机，胎儿即使成活，必是胎元不壮、先天不足之证。

江苏省一家医院的病例回顾性研究显示，1999—2008 年该院社会因素剖宫产率年平均增长速度为 25.83%，而围生儿死亡率年平均增长速度为 6.51%。这一研究结论印证了中医产育思想对社会因素剖宫产的评判。

五、对产妇放松指导——促进催产素分泌

2011 年 5 月 9 日《健康时报》发表了一篇对法国产科专家米歇尔・奥当博士的采访录，题为《女人越来越不会生孩子了》，奥当博士在采访中提出：“当今在全世界范围内，运用人造催产素比剖宫产还要普遍”。文中指出了顺转剖的一个经典过程：“产妇很紧张，宫口打不开，时间长了，医生不耐烦，就打催产素来增强宫缩，结果产妇疼得受不了，又用硬膜外麻醉，于是一个催一个麻，最后彻底生不出来，就只能拉去剖了。”奥当博士反对剖宫产比率的过度上升，提倡自然分娩，谈及：“2012 年 10 月将举办一个太平洋地区的论坛，给大家讲生孩子与健康的关系。其中有一个重要的分论坛——所有与会的女人都不说话，只是安静地坐在一起织毛衣。通过这个特殊的会议，她们会知道做一个助产士最重要的是什么——通过织毛衣这个不断重复的动作让肾上腺素降低，人就放松了；在保持沉默的情况下，大脑皮层不活跃，催产素分泌就多了”。米歇尔・奥当博士所提倡的观点与古代中医产育思想不谋而合。助产人员的心理状态与行为方式，对于产妇能否顺利分娩起着至关重要的作用。

六、产妇分娩——建立顺应瓜熟蒂落的自然观

《达生篇》记载：“天地之大德曰生，生之德无往而不在，要之莫大于生人。夫胎产固生人之始也，是以名之曰生。生也者，天地自然之理，如目视而耳听，手持而足行，至平至易，不待勉强。无难者也……故草木之甲以时，鸟壳之出以日，岂复有导之哉！自然而不待勉强，于人何独不然！”中医产育思想认为孕育、分娩是自然界存在的客观规律，在中医学“天人相应”理论的指导下，在胎产孕育过程中，产妇、助产人员所做的工作应该是顺应这种生理现象，而不该人为地过度干预其中任何一个环节。

总之，千百年来中医先贤在实践中总结形成的中医产育思想，蕴涵着大量科学性内容，其中一些精辟理论，至今对临床有指导意义。现代妇产科技术在处理高危妊娠和异常分娩、挽救孕产妇和围生儿生命等方面，无疑具备

中医学无法比拟的优势，客观地看待中西医产科理论和技术，相互补充，扬长避短，避免偏颇，方能更好地发展产科事业，为母婴健康服务。改变目前远远超出合理剖宫产比率的现状，需要全社会的共同努力。医务工作者的医德与责任心、医疗部门的监管等固然重要，而社会民众对于剖宫产与自然分娩的正确认识、医患关系的改善，更是不可忽视的因素。产科医生对剖宫产指征的把握有待进一步严格规范，同时有责任向社会宣传正确分娩观念，在宣教工作中不妨借用中医产育理论与方法，以减少产妇及其家庭对分娩过程的人为干扰，从而使我国的产科事业健康发展。

（冉青珍　整理）

医案医话篇

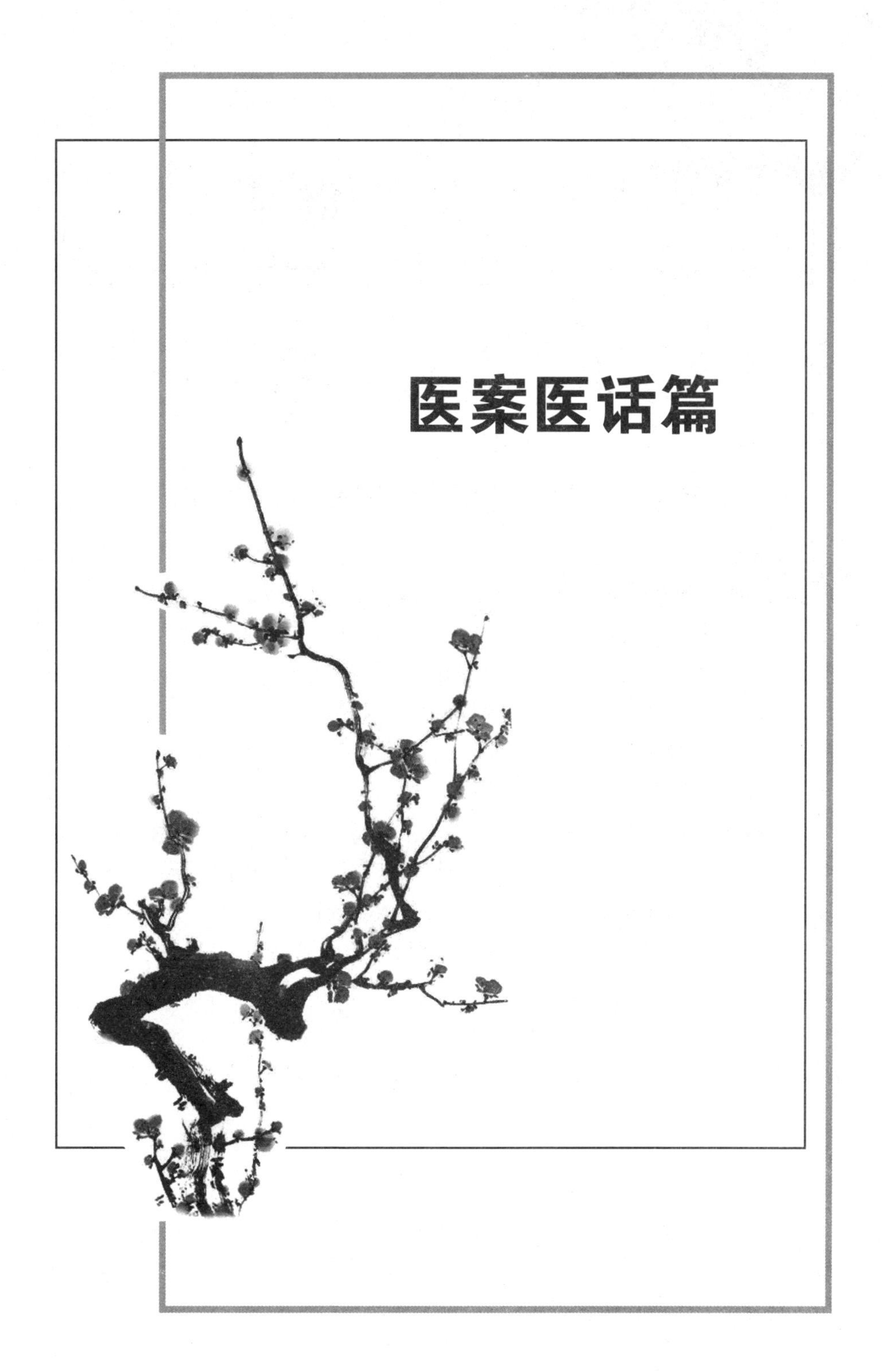

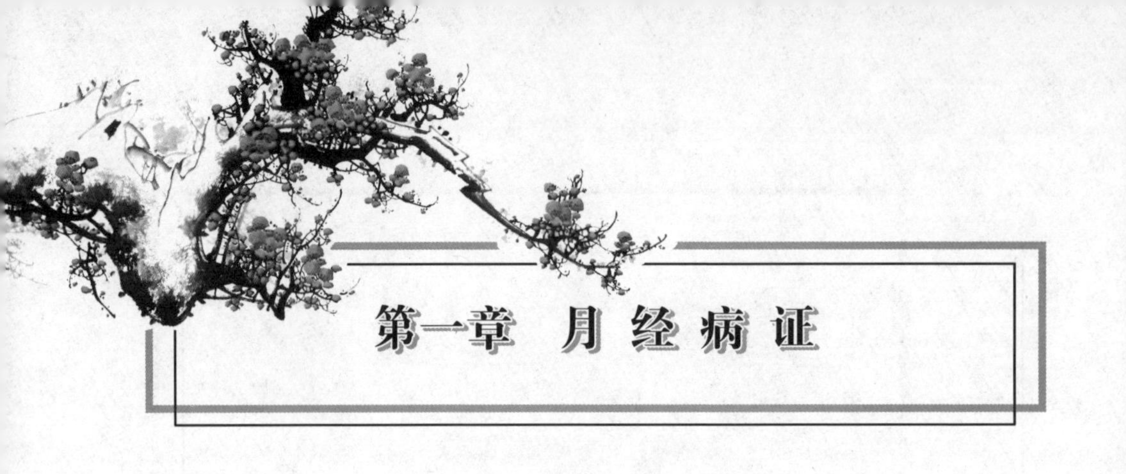

第一章 月经病证

第一节 月经先后期异常

一、气阴不足、肝经湿热致月经后期及带下证

本案患者久居南方湿热之地，近年又常驻英国，易感湿邪，故平素带下量多色黄，即为湿热下注之象。本次发病，缘于经期静脉滴注抗生素，抗生素为西医抗炎之用，其性苦寒，行经之时气血本虚，寒邪乘虚而入，致寒凝胞宫，而发生闭经。余治该案患者，既调其气血，又顾其寒热，首诊取生脉饮、温经汤之意，以达益气养阴、祛瘀养血、温经散寒之目的。

刘某，女，27岁，2004年11月26日初诊。

主诉：月经不调3个月。

现病史：患者3个月前经期静脉滴注抗生素后出现停经1个月，近2个月月经延期，末次月经2004年11月7日。平时带下量多色黄，伴颜面痤疮，夜眠多梦，纳可，二便正常。2003年8月曾行人工流产术。

既往史、个人史、家族史：平素易感冒、牙龈肿痛，性情急躁易怒。患者长期居住在深圳，近年常驻英国。

望闻切诊：舌淡红，根部苔白微腻、水滑；脉细滑、左小弦。

中医诊断：月经后期。

西医诊断：月经失调。

辨证：气阴不足，肝郁肾虚。

治法：益气养阴，养血温经。

方药：太子参12g，麦冬10g，黄精12g，丹参12g，荷叶8g，丹皮10g，生地10g，白芍12g，阿胶珠烊化6g，仙鹤草15g，紫河车10g，醋香附10g，醋元胡10g，乌贼骨先煎15g，炙甘草6g，艾叶8g。7剂，水煎服。

二诊（2004年12月17日）：服上方后月经未潮，但带下改善。舌红，根部苔白微腻、水滑,脉细滑左小弦。

辨证:肝胆湿热。

治法:清泄肝胆湿热。

方药:柴胡 12g,龙胆草 8g,生白术 12g,泽泻 12g,芡实 12g,椿根皮 10g,鸡冠花 15g,白芍 12g,车前草 15g,香附 10g,土茯苓 18g,益智仁后下 6g 7剂,水煎服。

医嘱:忌食生冷、油腻、炙烤,慎起居,畅情志。

三诊(2004年12月24日):进药后于12月18日月经来潮,经血量、色、质均较前改善,颜面痤疮大减,夜眠改善,但仍多梦,二便正常。舌黯红,中部苔白腻、两侧剥脱,脉细滑。

既获效机,上方去龙胆草、芡实、益智仁、椿根皮、土茯苓;加茯苓 18g,竹茹 10g,姜半夏 10g,胆南星 10g,炒枳实 15g,甘草 6g,14剂,水煎服,以加强温胆宁神、健脾化痰之功效。服药7剂,患者诸症缓解,带药7剂出国。

按语:首诊方中太子参、麦冬、黄精益气养阴;丹皮活血化瘀、养血调经;阿胶补血养阴;艾叶散寒温经;紫河车为血肉有形之品,可补气,养血,益精;少佐疏肝和胃之香附、元胡,服药7剂,虽经水未下,但其气血渐复。二诊时湿热之标象显露,故取龙胆泻肝汤之意,以清泄肝胆湿热。方中龙胆草泻火除湿,车前草、泽泻渗湿泄热、导热下行,生地养阴,使祛邪而不伤正;柴胡疏畅肝胆,并能引诸药归于肝胆之经,鸡冠花凉血清热。经治疗,患者正气复、冲任调、湿热渐去,故月经来潮,且量色质均正常。三诊时,患者诸症改善,唯夜眠仍差,方中去清泄湿热之品,合入竹茹、姜半夏、茯苓、胆南星、炒枳实、甘草,取温胆汤之意,以温胆宁神、调理脾胃。带下固、冲任和,则经水自调。

(王秋风 整理)

二、养血和血、调理冲任治月经后期、漏下

女子以血为用,故以肝为先天。如肝血不足,疏泄失常,则经期先后紊乱。肝肾精血同源,病久气阴亏虚、血虚瘀滞,则致月经后期、漏下。故疏肝郁、调冲任、益气血为其治疗大法。

冼某,女,36岁,教师。2007年3月10日初诊。

主诉:月经期延长2年。

现病史:10年前患"甲状腺功能亢进症",经用 ^{131}I 治疗,4年前得到控制。近2年工作繁忙,易急躁,疲劳,月经前头痛、乳胀,经期延后3~7天,始

血色黯、后正常，5~6天血止，1~2天后又来经，色浅或黑，持续4~7天，伴腰酸，两侧少腹偶觉隐痛，自觉热气从少腹上冲，少量白带色黄，多梦，纳可，便调，溲黄。

理化检查：2006年底复查甲状腺功能，促甲状腺激素（TSH）7.6μIU/ml（正常值0.25~4.0μIU/ml），游离F_4（FT_4）0.9mg/dl（0.95~2.23mg/dl）；B超示：子宫内膜增厚，子宫肌瘤（1~2.5cm）。

望闻切诊：面色潮红，舌体胖有齿痕、质紫黯、尖微红、边有瘀斑，脉细弦。

中医诊断：经期延长，漏证。

西医诊断：子宫内膜增生，子宫肌瘤。

辨证：气阴两虚，血虚瘀滞。

治法：益气养阴，和血柔肝，化瘀消癥。

方药：太子参15g，南沙参12g，麦冬10g，丹参15g，白芍12g，生地12g，熟地12g，砂仁后下6g，艾叶10g，阿胶珠烊化10g，桂枝6g，炮姜6g，仙鹤草15g，丹皮12g，茯苓30g，醋莪术10g，生蒲黄包6g，炒蒲黄包6g，醋元胡10g，炙甘草8g。7剂，水煎服。

二诊（2007年3月17日）：服药适逢经期，腹痛好转，带下量少、色黄，晨起疲劳感缓解，仍多梦，小便稍黄，大便正常，舌体适中、淡红，苔薄白，脉细弦。既见效机，治宗前法，上方去丹参，加当归10g，改生地、熟地各8g，14剂，水煎服。

三诊（2007年4月3日）：服药后睡眠好转，气从小腹上冲感减少；时有腰痛，白带量少，4月1日月经来潮，提前6天，血量少，始色黯、后正常，尚未净。舌体适中、质黯红、苔薄白，脉细弦。治法以益气养血，调理冲任。

方药：南沙参15g，西洋参先煎10g，麦冬10g，黄精12g，生白术15g，炒山药15g，桂枝8g，炒白芍12g，胆南星8g，僵蚕8g，丹参15g，炒三仙各12g，桑寄生15g，炒杜仲12g，狗脊12g，枸杞子12g，豨莶草15g，醋香附12g，生龙骨先煎30g，生牡蛎先煎30g。14剂，水煎服。

四诊（2007年4月24日）：药后月经正常，诸症减轻。左下腹抽痛1次，偶有胃痛，纳可，便调，多梦，困乏。舌体中、尖红、有瘀斑，左脉寸弦滑、关尺细弦，右脉沉细。治以益气和血，疏肝调经。

方药：五爪龙20g，西洋参先煎10g，黄精12g，丹参15g，炒枣仁18g，天冬12g，胆南星10g，僵蚕8g，川芎10g，知母12g，炒白芍15g，郁金12g，醋元胡12g，川楝子10g，八月札12g，甘草10g，生姜3片为引。14剂，水煎服。

巩固治疗月余，月经正常，腹痛、胃痛消失。

按语：肝藏血、主疏泄，体阴而用阳。本案阴血不足，心肝郁热，肝气上逆，神魂不藏，则急躁梦多，面色潮红；冲任损伤，则热气从少腹上冲，经前头痛、乳胀；肝经郁热下注，则少量黄带，溲黄；肝肾精血同源，病久气阴亏虚、血虚瘀滞，则致月经后期、漏下，少腹隐痛，腰酸，疲乏。舌体胖齿痕、舌质紫黯、尖微红、边有瘀斑，脉细弦，亦为气阴不足、肝经瘀滞之征。以生脉饮、胶艾四物汤、桂枝茯苓丸意化裁。以太子参、南沙参、丹参、麦冬、生地、熟地，益气滋阴补肾；胶艾四物汤中，丹参易当归以清心凉血，加仙鹤草、炮姜以暖宫收敛止血；桂枝茯苓丸去桃仁，加醋莪术、生蒲黄、炒蒲黄、醋元胡，合炮姜、艾叶，以温经通脉、化瘀消癥止血；砂仁辛香理气、醒脾温中。药后腹痛、热气从少腹上冲、眠差诸症改善，然述腰痛，其后月经提前，遂重用生白术、炒山药、桑寄生、杜仲、狗脊、枸杞子、豨莶草、生龙骨、生牡蛎，补脾肾、固冲任为法；药后诸症减轻，月经正常。改以益气和血、疏肝调经、宁胆安神善后，经月余巩固治疗，月经应期来潮，少腹痛、胃痛告愈。

（冉青珍　杨凤珍　整理）

三、疏肝清热、理气散瘀治月经后期、量少

本案女子善感多郁，情志刺激最易引起肝气怫郁，日久郁而化热，气滞血瘀。肝气郁结，疏泄不利，冲任失调，血脉瘀阻，故月事延期、量少，经行乳胀，善太息，舌质黯红。气郁化热，则经血色红，潮热，心烦易怒，脉数。治宜疏肝解郁，清散郁热。

王某，女，41岁，2011年1月27日初诊。

主诉：月经紊乱2年。

现病史：近2年月经常2~6个月来潮1次，且量少，2天即净，色鲜红，伴经前、经期乳胀，少腹下坠，周身困倦。现已停经2个月，心烦易怒，喜叹息，潮热，周身憋胀感，二便正常。

望闻切诊：面色偏黯，舌质黯红、体瘦，苔薄白，脉弦小数。

中医诊断：月经后期，月经量少。

西医诊断：月经失调。

辨证：肝郁气滞。

治法：疏肝解郁，清散郁热。

方药：丹皮12g，焦栀子8g，薄荷后下10g，当归12g，炒白芍15g，柴胡15g，茯苓20g，炒白术12g，橘叶15g，炒枳壳12g，醋莪术12g，郁金9g，甘草6g，王不留行10g，生姜1片为引。14剂，水煎服。

二诊(2011年3月17日):药后2月16日月经来潮,经量偏少,色淡红,心烦易怒、喜太息、身体憋胀感好转,左侧头部热胀,疲劳乏力,头晕,纳可,眠安,二便如常,面黄少华,舌质淡红、体瘦、中有裂纹,苔薄白,脉细滑。既见效机,原方加减,14剂,水煎服。

按语:首诊仿丹栀逍遥散之意,疏肝解郁,清散郁热。丹皮清热凉血,栀子清透三焦,白术、茯苓健脾实土,所谓"见肝之病知肝传脾当先实脾",芍药、当归补肝血,薄荷散肝热、透达木郁,柴胡疏肝、升发火郁。伍以橘叶、郁金疏肝行气,枳壳破气,莪术、王不留行活血理气通经。药后肝气得疏,肝热得散,经血得复。

(冉青珍　整理)

第二节　痛　经

一、痛经寒热虚实辨[9]

月经以血为本,以气为用,冲任血盈,溢于胞宫,按月而至,是为经水。若情志调畅,体质健壮,气顺血和,则经行畅达和平,自无痛经之苦。反之,外受寒热之侵,内以七情之伤,脏腑失和,阴阳偏胜等,则易致痛经。

痛经宜首辨寒热虚实,虚证多因气血虚弱,经行后以血海空虚、胞脉失养而感疼痛,即所谓"不荣则痛"。若素体脾胃薄弱,生化乏源,或大病、久病亡血,气血不足,运行无力,滞而不畅而引起疼痛。若禀赋不足,肝肾亏损,或房事不节,使精亏血少,冲任失养,亦可产生痛经。实证多因气滞血瘀,如肝气不舒,郁久化火,经血滞于胞中,或久居阴冷潮湿之地,经期冒雨涉水受寒,血为寒凝,滞于胞宫,血行不畅而发为痛经。

辨证时,要注意疼痛发生的时间、部位、性质。从虚实而论,经前痛多实,经后痛为虚,经期痛则有虚有实;痛而拒按为实,喜按为虚,剧痛为实,隐痛为虚。从气血论,经前痛多为气滞,经后痛多属血虚,经期痛则多为气滞血瘀;胀甚于痛为气滞,痛甚于胀为血瘀;疼痛时作时止为气滞,痛无休止为血瘀。从部位论,小腹连及腰背属肝肾,两胁少腹部疼痛属肝胆,全腹部疼痛者属脾胃。经来满腹胀痛连及胁肋者,多属肝胃不和或肝脾失调。从寒热论,

[9] 注:本文转引自《路志正医林集腋》,路志正编著,人民卫生出版社,1990年,收录本书时,对个别字进行核对和补正以括弧标注。

灼痛为热，绞痛为寒，得热痛甚为热，得热痛减为寒。然虚中岂无实？实中岂无虚？若由虚致瘀，经来量少色紫、质黏，血下不畅而腹痛者，岂非虚中夹实？若外受寒湿，滞于胞宫，郁久化热，阴血被灼，经来色黑有块，艰涩难下，小腹刺痛、绵痛交作，岂非由实致虚。因此，宜灵活辨析，始能提高辨证水平。

除上述外，还应结合临床表现，这是很重要的一环。血虚者，当有面色萎黄、心悸、怔忡、舌淡、脉细弱等症；阴虚内热者，以手足心热、潮热、盗汗、舌红、脉细数为主；肾气不足者，以禀赋不足、腰酸肢冷、舌淡、脉沉涩或弱为主；脾胃虚者，以纳呆运迟、体倦乏力、便溏、浮肿、舌淡、脉濡缓为主；肝郁气滞者，以胁腹胀痛、精神抑郁、脉弦为主；瘀血阻滞者，以腹痛且有定处或有积块、舌黯或有瘀斑、脉沉涩为主；寒湿凝滞者，以小腹冷痛、肢冷畏寒、脉沉紧为主。

赵某，女性，22 岁，未婚。患者 13 岁月经初潮，量、色、质均基本正常，无痛经。近 5 年来，每次月经量少，黯红色，夹有瘀块，行经时小腹疼痛，有寒冷感，按之痛不减，痛剧时四肢汗出，于 1978 年 10 月 19 日初诊。除上述症状外，伴有手足不温，精神萎靡，形体偏瘦，舌质黯红边紫，苔白，脉弦涩，按之有力。辨证为寒湿伤于下焦，客于胞宫，寒凝血脉，气血运行不畅所致。治以温经散寒，活血化瘀。方选温经汤与少腹逐瘀汤化裁：当归 12g，桂枝 9g，白芍 12g，丹皮 9g，吴茱萸 6g，炮姜 6g，半夏 9g，小茴香 9g、香附 12g。

11 月 5 日二诊：上方连服 14 剂后即行经，仍有小腹疼痛，但经量较前增多，已无瘀块，血色黯红。以上方加失笑散，继服 10 剂。

三诊，月经来时疼痛大减，已无血块，手足转温，精神好转。再宗前法调治月余，经来得畅。

其后，两次经来腹痛已杳，月经量、色、质均正常，舌质见红活，脉弦缓。嘱其服加味逍遥丸，以善后巩固。

二、变通当归四逆汤治痛经厥逆[10]

当归四逆汤，系仲景为厥阴病“手足厥寒，脉细欲绝”而设，具有温经散寒、养血通脉之功。临床凡遇寒入营络所致之腰背、肢体关节疼痛，用之颇有良效。余思厥阴肝脉主藏血，为女子之先天，司冲任二脉，主月事胎孕。若素体虚弱，血海空虚，风寒中于肝经之脉，血为寒凝，易致痛经。究其机制，则皆

[10] 注：本文转引自《路志正医林集腋》，路志正编著，人民卫生出版社，1990 年，收录本书时，对个别字进行核对和补正以括弧标注。

为寒客血脉，血脉瘀阻所致，故可异病同治。

曾治一妇女，23岁，青年学生，月经不调已年余，每每经期延后，行经时腰痛如折，少腹冷痛，手足逆冷，得温则痛减，痛甚则昏厥。经色紫黯有块，量少，伴有恶心呕吐。平素眠食尚可，带下量少，二便通调。于1984年9月10日延余诊治。细问病史，起于冬季泰山之游，适值经净之时，因入野厕，自感寒袭于下，冷冽非常，旋即腰腹冷痛，经期错后，经来而发痛经。望之，其人面色皖白，形体瘦弱，手足欠温，脉来沉细而弦，左关弦细而涩，舌质淡红略黯，边有瘀斑，苔薄白而润。脉证合参，乃经净之时，血海空虚，寒邪直客胞宫，血脉瘀滞所致。治宜温经散寒、养血通脉法。随疏：当归12g，桂枝9g，白芍12g，小茴香9g，甘草6g，吴茱萸6g，炮姜6g，失笑散包煎18g，半夏9g，通草6g，大枣6g，水煎，每日1剂，分2次服。

1984年10月6日前来复诊。自述进上药18剂后，手足转温，腰腹冷痛亦减，精神倍加，纳谷见增，现月经来潮已2日，自觉面浮手胀、腰腹冷痛明显减轻，经行量多，色黯有块，呕吐、昏厥亦未发作，舌质红，苔薄白，脉来弦细小数。为寒邪得散，有化热之势，因去辛温大热之炮姜，加生姜3片，以防久用化热伤阴；去甘温行血活血之失笑散，以免久用伤正；增醋香附入肝经以理气行滞止痛，调达气机。续进12剂后，诸症悉除，月事得时而下。1985年12月随访，痛经未再发作。

本例痛经发病半年有余，经用当归四逆汤变通施治而愈。此证主症为经期延后，经行腰腹冷痛，色黯有块，手足逆冷，呕吐昏厥，脉沉弦而细。脉证合参，当属厥阴无疑。盖因厥阴肝经之脉起于足大趾，上行络阴器，过少腹，分布于胁肋，挟胃属肝，上交于巅顶。故凡临证遇见阴部、少腹、两胁、头部的病证皆可考虑从肝经论治。寒邪客于胞宫，经血凝滞，气血不畅，筋脉失养，故见腰腹冷痛、呕吐、厥逆、经期错后、色黯有块、脉沉弦而细涩等症。寒邪客于下焦，厥阴之浊气循经上逆，犯于胃则见恶心、呕吐、纳少。上泛于头，则清窍闭塞而发昏厥。故以当归四逆汤去细辛加小茴香，意在温经散寒，养血通脉；增吴茱萸、炮姜暖肝散寒，温中降逆；入失笑散，甘温行血活血以化瘀通经止痛。诸药共用，恰中病机，致寒邪散而阳生，瘀滞去而血脉通。任冲脉盛，血海自充，月事焉有不调之理哉！

综观上述临证诊疾，宜洞察精细，审证论因及立法遣药，井然有序。着眼整体，而不斤斤计较于局部。宗经方之要旨，采时方之灵妙，冶经方、时方于一炉，随证变通，即所谓“法无定体，应变而施”是也。

三、痛经并子宫肌瘤首辨虚实

妇女正值经期或经行前后，出现周期性小腹疼痛，痛引腰骶，称之为“痛经”，中医学有关痛经的记述，最早见于《金匮要略·妇人杂病脉证并治》：“带下，经水不利，少妇满痛，经一月再见者，土瓜根散主之”，指出瘀血内阻使经行不畅是本病的重要的原因，用活血散瘀的土瓜根散治疗。后世医家在此基础上多有发挥，清代傅青主认为：肝肾亏损也是本病的重要因素。因此，在治疗时尚需明辨虚实之不同，分而治之。

穆某，女，51岁，2008年6月24日初诊。主诉痛经3年。患者3年前无明显原因出现经行左少腹痛，月经量多，伴有黑紫血块，甚时影响工作；月经前后易发腰痛。2006年9月行子宫B超检查示：“子宫壁间多发性肌瘤”，2008年多次复查B超，提示子宫肌瘤有逐渐增多的趋势，既往有左侧卵巢囊肿史、已于20岁时切除，有左侧肩周炎史。现症见：经前腹痛，腰痛，月经量多，有血块，经行4~5日，周期2个月左右，伴头痛、牙痛（右侧牙龈肿胀），周身疲劳，心悸，心烦，小便色黄，大便秘结，每日一行，但需服牛黄解毒片保持通畅，纳眠可。舌体瘦小、质黯滞，苔白稍厚，脉沉滑略细。处方：竹节参12g，五爪龙30g，生白术20g，丹参15g，白芍15g，炒山药15g，茯苓30g，泽泻12g，桂枝8g，桃仁9g，杏仁9g，丹皮12g，仙鹤草15g，阿胶珠烊化10g，炮姜8g，醋元胡12g，川楝子10g，甘草10g。14剂，水煎服。

二诊（2008年7月12日）：药后仍心烦、心悸、自汗、盗汗，尤甚早晨5~6时出汗为甚，白天上午阵发汗出，睡眠易醒，疲劳，饮食可，大便通畅，日一次。舌质黯淡，苔薄白。脉沉弦细。处方：上方去泽泻，加麦冬12g，水煎服，14剂，日1剂，2次/日，药后诸症好转。从舌脉诸症来判断当有阴虚之象，泽泻为利水之品，易伤阴液，故去之，而加滋阴之麦冬。以上法加减调制2个月余，痛经明显好转。

《景岳全书·妇人规》云：“经行腹痛，证有虚实。实者或因寒滞，或因血滞，或因气滞，或因热滞；虚者有因血虚，有因气虚。然实痛者，多痛于未行之前，经通而痛自减；虚痛者，于既行之后，血去而痛未止，或血去而痛益甚。”认为本病有虚实之分，气滞血瘀，寒凝血瘀，湿热瘀阻致气血不畅者为实；气血虚弱，肾气亏损等致子宫失养为虚，而在临床中虚实之证常相兼为患。如此例患者，年逾五旬，气血亏虚，因久服寒凉之品，损伤脾胃，寒湿内生，阻滞胞宫经脉，而成腹痛，经色黑而有块等虚实错杂证。因此，在治疗时常需明辨虚实而治之。

该案久患痛经，经水色黑、量多、有血块，伴心烦、心悸等症，提示肝气郁滞；再结合舌白厚、脉沉滑略细，当为寒湿内阻；且患者久服寒凉药，日久必损伤脾胃，故其治当温经散寒、活血散瘀。方中药用桂枝、茯苓、甘草、丹皮、白芍、桃仁，取桂枝茯苓汤之意，方出张仲景《金匮要略》，本方为化瘀消癥之缓剂。以桃仁、丹皮活血化瘀；等量之白芍，以养血和血，可祛瘀养血，使瘀血去，新血生；加入桂枝，既可温通血脉以助桃仁之力，又可得白芍以调和气血；佐以茯苓之淡渗利湿，寓有湿祛血止之用。综观全方，乃为化瘀生新、调和气血之剂；元胡、川楝子，取金铃子散之意，以行气止痛；竹节参、五爪龙、丹参活血散瘀；仙鹤草、阿胶珠活血止血，两者相合散中有补；炮姜温散寒邪；山药脾肾双补；泽泻清热利湿，以利小便。

（冯　玲　整理）

四、健脾和肝、活血化瘀治痛经

王某，女，35岁。2006年7月9日初诊。

主诉：痛经10年。

现病史：10年来每次月经第1天下腹疼痛剧烈，持续3~5小时，伴恶心、呕吐、腹泻，第3天出血量减少，但腹胀，无排气，平时畏寒怕冷，经期尤甚，经前汗多。1997年北京大学第三附属医院诊断：子宫内膜异位症。平素头晕，嗜睡，饮食睡眠可，着急生气后心悸，曾查心电图示：T波改变，大小便正常。

望闻切诊：两目下睑黯黑，皮肤黯黑，舌淡黯，苔薄白，脉沉弦。

中医诊断：痛经。

中医辨证：肝气郁结，寒凝血瘀。

治法：温经散寒，理气活血化瘀。

方药：太子参18g，当归12g，麦冬12g，川芎10g，炮姜8g，清半夏10g，吴茱萸3g，赤芍12g，白芍12g，乌药9g，柴胡12g，丹参20g，檀香后下10g，生蒲黄包煎6g，炒蒲黄包煎6g，醋元胡12g，川楝子10g，益母草12g，炙甘草8g。7剂，水煎服。

二诊（2006年8月5日）：服药后痛经稍轻，经期坠胀感不显，仍月经第1日疼痛，持续2天；月经量少，色黯紫，有血块，月经4~5日后腹胀，仍恶心，头晕，嗜睡，经前期汗出，偶有心悸，经期腰酸明显，痛经时大便质稀、日行4~5次，小便色黄，纳可，经前手足心热、瘙痒，舌淡边有齿痕，苔黄腻，脉弦细。

既见效机，宗方不变，续进14剂，水煎服。

三诊（2006年8月19日）：胸前及后背汗多，眼睑沉重感，嗜睡，夜寐尚安，纳呆，大便日 2 行，质稀。舌体胖边有齿痕，质黯淡，苔薄白、略水滑，沉弦小滑。

治法：清暑益气，健脾祛湿。

方药：生黄芪 15g，西洋参先煎 10g，天冬 10g，麦冬 10g，炒苍术 12g，炒白术 12g，黄连 8g，茵陈 12g，泽泻 12g，茯苓 20g，青皮 9g，陈皮 9g，炒薏苡仁 20g，厚朴花 12g，清半夏 10g，炒枳实 15g，车前草 15g，生龙骨先煎 20g，生牡蛎先煎 20g，炙甘草 6g。14 剂，水煎服。

四诊（2006 年 9 月 2 日）：末次月经 8 月 3 日—9 月 6 日，量少、色黑，经后白带不多，本次月经仍有痛经，第 1 天小腹疼痛剧烈，持续 3~4 小时，第 3~7 天小腹冷胀，双足汗出、发凉，纳少，大便不成形，日行 1 次，进食冷凉则腹泻稀便，小便调，舌质淡红，苔薄白，边有齿痕，脉细弦。

治法：益气健脾，疏肝和中。

方药：生黄芪 15g，西洋参先煎 10g，天冬 10g，麦冬 10g，炒苍术 12g，炒白术 12g，黄连 5g，茯苓 20g，青皮 9g，陈皮 9g，生薏苡仁 20g，炒薏苡仁 20g，厚朴花 12g，清半夏 10g，炒枳实 15g，车前草 15g，生龙骨先煎 20g，生牡蛎先煎 20g，白豆蔻后下 10g，生山药 15g，炙甘草 6g，八月札 12g，赤芍 15g，白芍 15g。14 剂，水煎服。

五诊 2006 年 10 月 14 日：末次月经 9 月 30 日—10 月 6 日，经量不多，经色好转，经期第 1 天腹痛减轻，仍畏寒怕冷，恶心好转，胃部喜温，大便溏薄、日 1~2 行，排便前腹部不适，脐左侧时有疼痛，经前左乳胀痛（左侧乳腺增生），双手湿疹夜间痒甚，手心热，面色萎黄，乏力，纳可，寐安，舌体略胖、有齿痕、质淡，苔薄白，脉沉细小数。

治法：健脾祛湿，和肝调经。

方药：五爪龙 18g，西洋参先煎 10g，天冬 12g，麦冬 12g，茵陈 12g，生薏苡仁 20g，炒薏苡仁 20g，石斛 12g，枇杷叶 12g，防风 12g，茜草 12g，徐长卿 15g，地骨皮 12g，炒白蒺藜 12g，乌蛇 10g，晚蚕沙包煎 15g，赤芍 12g，白芍 12g，醋香附 10g，合欢皮 15g，生龙骨先煎 20g，生牡蛎先煎 20g。14 剂，水煎服。

六诊（2006 年 11 月 18 日）：药后胃部寒凉好转，食欲较前增加，大便正常，上月月经来潮无痛经，现又近经期，乳房疼痛，腰酸痛，小便黄，手掌皮肤瘙痒好转，皲裂减轻，足底晨起汗出，眠可，舌质淡红，稍有齿痕，苔薄黄，脉弦滑小数。再以前方加减。

方药：五爪龙 18g，西洋参先煎 10g，炒白术 12g，生薏苡仁 20g，炒薏苡仁 20g，厚朴 12g，丹参 15g，川芎 9g，赤芍 12g，白芍 12g，檀香后下 10g，生蒲黄包煎 6g，炒蒲黄包煎 6g，广木香后下 10g，炙甘草 6g，小蓟 12g。14 剂，水煎服。

按语：患者经行第 1 天腹痛，当属实证。平素怕冷，经前尤甚，可知寒邪作祟。皮肤黯黑、舌黯为瘀滞的表现；患者着急生气后心慌，经行第 1 天腹泻，说明患者存在肝气郁结、肝木克土的情况；恶心、呕吐是冲气夹胃气上逆的表现。脉弦主肝郁，脉沉主寒凝。治当温经散寒，理气活血化瘀。以温经汤与丹参饮、金铃子散加减组方。二诊服药后痛经、经前坠胀感减轻，说明辨证思路正确，效不更方，继服 14 剂。但患者月经来潮时，大便溏泄，腰部酸痛，存在脾肾虚夹湿浊的病机。时值暑季，患者纳呆、汗多、嗜睡，为伤于暑湿之征。仿李东垣清暑益气汤化裁，清暑益气、化湿和胃，加生龙骨、生牡蛎益阴敛汗。五诊痛经、经色改善，寒凝血瘀有所好转，然暑湿内蕴、脾虚肝旺、血虚生风之象为甚，继治以健脾益气，清暑祛湿，和肝调经。方选五爪龙、西洋参、天冬、麦冬、石斛、茵陈、薏苡仁，以健脾清暑祛湿；徐长卿、炒白蒺藜、防风、乌蛇以祛风；赤芍、白芍养血活血；白蒺藜清肝，白芍柔肝，香附疏肝调经。六诊，痛经发作缓解，诸症改善。继以前方加减再进 10 剂，3 天 2 剂，以巩固疗效。

（冉青珍　整理）

五、疏肝和血、调经止痛治痛经

《济阴纲目》引丹溪语："经水将来作痛者，血实也，一云气滞，四物汤加桃仁、香附、黄连。临行时腰疼腹痛，乃是郁滞夹瘀，四物汤加红花、桃仁、莪术、延胡索、木香。"女子以肝为先天，肝主疏泄，气为血帅，血随气行，气滞则血亦滞，气血阻滞则疼痛以胀痛为主。"欲调其血，先调其气"，故以疏肝和血调经为法。

张某，女，36 岁。2007 年 5 月 5 日初诊。

主诉：痛经 3 年。

现病史：2003 年 8 月，因意外怀孕而行人流术，术后腹痛 4~5 日。以后经行小腹偏左侧坠痛，停经 5~7 日后疼痛逐渐消失，且停经后疼痛较经期严重，痛甚则恶心呕吐。月经周期 24~26 日，经期 8 天，末次月经 4 月 19 日—4 月 26 日，量多、有血块，伴左侧小腹坠胀痛、放射至大腿前侧，停经后 6 天疼痛逐渐消失。平时畏寒，疲乏，腰部酸困、经行加重，下肢水肿，久坐手胀，晨起眼睛酸胀，烦躁易怒，口干欲饮，纳可，眠安，大便质稀、1 次 / 日，小便正常。

既往史：孕 5 产 1，有胆汁反流性胃炎史。

理化检查：2007 年 4 月 9 日当地医院检查，血常规示：红细胞 2.79×10^{12}/L

（3.5~5.5×10^{12}/L），血红蛋白70g/L（110~160g/L），红细胞压积21.1%（37%~54%），平均血细胞体积75.5FL（80~95FL），平均血红蛋白量25.1pg（27~32pg）；尿常规：潜血（±）。

2007年4月25日在外院超声检查示：子宫肌腺瘤可能大；宫颈多发纳氏囊肿。

望闻切诊：形体丰腴，面色偏黄少泽，两颊浮红，舌体偏胖、边有齿痕，舌质淡滞，苔白微腻，脉两寸弦滑、关尺沉细。

中医诊断：痛经。

西医诊断：子宫腺肌病。

辨证：肝郁血瘀。

治法：疏肝和血，调经止痛。

方药：南沙参15g，西洋参先煎10g，青蒿12g，柴胡12g，素馨花12g，丹参15g，檀香后下8g，砂仁后下8g，郁金10g，白芍12g，赤芍12g，醋元胡12g，川楝子6g，甘松9g，醋莪术10g，杏仁10g，桃仁10g，艾叶6g，阿胶珠烊化6g，炒枳壳12g，炙甘草8g。14剂，水煎服。

二诊（2007年5月29日）：药后眼睛酸胀、口干缓解，烦躁减轻。药后第8天月经来潮。末次月经5月15日—5月21日，血量及血块较前减少，血色正常，伴小腹坠胀痛，腰部酸沉，停经6天后疼痛消失，易疲乏，晚间下肢酸胀，眠安，纳可，大便成形，小便正常。舌体胖大、边有齿痕、中有裂纹，舌质淡，苔薄白，脉细弦。既见效机，上方加减，佐入益肝肾之品。去沙参、柴胡、杏仁、桃仁，阿胶珠改8g；加五爪龙18g，桑寄生15g，豨莶草15g，木瓜12g，21剂，水煎服。

三诊（2007年6月30日）：末次月经5月15日，至今未至，6月10日曾感腹痛，双下肢仍酸胀。因“贫血”服用维生素B_{12} 2周，现已停服，纳可，大便溏薄，每日一行，眠安。自述B超提示“子宫大”。舌体中有齿痕，质淡红，苔白略滑，脉弦紧。治宜益气健脾、养血调经。

方药：党参12g，生黄芪20g，炒白术12g，桂枝8g，白芍12g，赤芍12g，炒防风10g，丹参15g，茯苓20g，醋香附10g，八月札12g，艾叶8g，阿胶珠烊化8g，炒三仙各12g，炙甘草10g，炮姜6g，醋元胡12g。14剂，水煎服。

建议患者持方在当地继续调治。

按语：本案首诊以五爪龙、西洋参、南沙参益气养阴；青蒿、素馨花、郁金、金铃子散（元胡、川楝子）疏肝泄热，调经止痛；四逆散（柴胡、白芍、枳壳、甘草）、丹参饮（丹参、檀香、砂仁）合甘松、莪术、桃仁、杏仁，疏肝理气，活血化瘀；胶艾四物汤意，养血活血，暖宫止痛；寄生、豨莶草、木瓜益肝肾，舒筋络。药后痛经好转，月经过程较前顺利。因病延日久，脾气不足，气血亏虚，予黄芪建中汤、升阳益胃汤、人参养荣汤等方加减进退，以期益气养血，健脾升清，调经止痛，化瘀消癥。然治疗“子宫腺肌病”非一日之功，尚需坚持长期治疗。

（冉青珍　整理）

六、清肝理脾、理气和血治头晕并痛经

该案患者素体肝气偏盛。肝藏血、主疏泄，足厥阴肝经绕阴器，与冲、任二脉相通。肝气过旺，致冲气上逆，则头晕头痛。有余之血疏泄于冲脉而产生月经；肝气壅塞郁滞，冲任气血失和，故而痛经、月经先期。究其“上下交损”的症结是气机升降失调、气血失和。脾主升清，胃主降浊，脾胃居中焦为一身气机升降之枢纽。冲脉隶属阳明，任脉联系太阴，故而治疗该案冲任气血失和，从调和中焦气机入手。

邱某，女，33岁，2010年7月1日初诊。

主诉：头晕1年，痛经半年。

现病史：患者1年前出现头晕，情绪波动大，易心烦起急，血压升高，130/90mmHg，间断服中药治疗，头晕时轻时重，颈部发胀，夜寐梦多，既往月经规则，无痛经，近半年出现痛经，经血夹少量血块，色黯红，量中等，月经提前3~5天来潮，纳食可，二便调。

望闻切诊：舌淡红，中有裂纹，苔白，脉细滑。

中医诊断：痛经，头晕。

辨证：气血失和。

治法：清肝理脾，理气和血调经。

方药：天麻10g，钩藤后下15g，葛根15g，姜半夏12g，蔓荆子10g，黄芩12g，炒栀子8g，丹皮12g，丹参15g，白芍18g，炒白术12g，荷叶12g，醋元胡12g，川楝子9g，甘草8g，生姜1片。14剂，水煎服。

二诊（2010年8月26日）：药后头晕、心烦减轻，血压120/80mmHg，工作忙乱、环境嘈杂时仍有头晕，但较前有所改善，颈部发胀已缓；此次月经提前，经前腹痛，遇温腹痛减，伴大便稀溏（平时正常），恶风怕冷，血块减少。

望、闻、切诊：舌质红，苔薄，中有裂纹，脉沉弦。

治法：调和肝脾。

方药：当归12g，炒白芍15g，柴胡12g，薄荷后下10g，炒白术15g，茯苓

30g，仙鹤草15g，荷叶12g，炒麦芽12g，炒神曲12g，炒山楂12g，炮姜8g，阿胶珠烊化6g，醋香附10g，泽泻10g，炙甘草6g。14剂，水煎服。

三诊（2010年10月28日）：服药后头晕明显好转，两次月经来潮均未发生痛经，经前乳房胀痛基本缓解，本次月经提前1周，经前畏寒，血块减少。近日生气后头晕复发，头昏头胀，急躁易怒，睡眠多梦，大便有时黏滞。舌质红，苔薄白腻，中有裂纹，脉沉弦。继以清肝利胆、和胃降浊法调治。

方药：太子参15g，麦冬12g，八月札12g，竹茹12g，青蒿15g，黄芩10g，柴胡12g，清半夏12g，僵蚕12g，胆星10g，菊花12g，茯苓30g，炒枳实15g，醋香附10g，六一散包煎30g。14剂，水煎服。

按语：初诊时春季升发，肝气应之，肝阳亢盛，故此仿丹栀逍遥散加减，清肝和脾，调理气机，以天麻、钩藤平肝阳，丹皮、山栀子、蔓荆子、黄芩清肝火，葛根、荷叶轻清升脾阳，半夏降胃阴平冲气，炒白术健脾胃。辅以丹参、白芍和血柔肝，金铃子散清肝泄热，活血止痛。如此，肝之体用平衡，脾升胃降，冲脉安和。二诊时肝热得清，肝气仍郁、横逆克土，故而大便黏滞，舌苔白腻；经前怕冷、遇温少腹痛减，为胞宫虚寒。故仿逍遥散、胶艾四物汤组方，调和肝脾、温经和血调经。方中当归、炒白芍、炮姜、阿胶珠养血和血柔肝；香附理气调经，柴胡、薄荷疏肝散热；炒白术、茯苓、炒三仙健脾；暑湿当季，荷叶祛暑升脾阳；泽泻利水渗湿；仙鹤草补虚统血。中焦肝脾和调，则冲任气血和顺，故而痛经得愈、头昏得清。

古人云："宁治十男子，莫治一妇人"，是因妇人常有所愿不遂之事，该患者素体肝用偏盛，情志对气机的影响更加明显。故而临床症状易于反复，需及时调治和加强心身修养。

（冉青珍　整理）

七、湿瘀阻滞痛经、带下并卵巢囊肿案

周某，女，42岁，2002年9月6日初诊。

主诉：带下量多7年，痛经2年。

现病史：患者于7年前因白带量多，在外院妇科检查时发现"子宫颈中度糜烂"。当时未重视，仅间断以"康妇特栓"等外治疗法，效果欠佳。2001年6月因月经期间腹痛难忍赴医院就诊，查腹部B超示：右侧卵巢囊肿，经检查诊断右侧卵巢囊肿合并感染，服用抗生素治疗，卵巢囊肿略见缩小。

患者13岁月经初潮，月经周期28~30天，经期7天。自2001年6月之后，每逢经期腹痛难忍，需服用止痛药方能见缓解，月经色、量尚正常，无血

块，腰酸疲乏，经后期常见肛门肿痛，直肠部痉挛疼痛，得温则舒。末次月经2002年8月17日，行经时以上诸症同前。

刻下症：带下量较多、色淡黄，自觉暑湿季节加重，面色萎黄，畏寒，口干，纳可，餐后腹胀，便秘，小便调，寐佳。舌质胖，苔微黄而干，脉寸关弦滑尺弱。

既往史、个人史、家族史：既往有慢性咽炎、鼻窦炎史。

望闻切诊：舌红、苔薄黄，脉沉细。

中医诊断：带下病，痛经。

西医诊断：卵巢囊肿，痛经。

辨证：湿瘀阻滞，带脉不固。

治法：健脾固带，和血祛湿。

方药：太子参15g，炒苍术12g，炒白术12g，生山药15g，土茯苓20g，萆薢15g，炒黄柏10g，炒薏苡仁20g，晚蚕沙包煎15g，桂枝10g，桃仁10g，杏仁10g，丹皮10g，炒白芍12g，大腹皮9g，槟榔9g，醋香附10g，乌药8g，生甘草6g。7剂，水煎服。

医嘱：忌咸辛饮食，节制性生活。

二诊（2002年10月5日）：上药进7剂后停服。于9月19日月经来潮，经期腹痛大为减轻，经后未见肛门肿痛。刻下症：带下质稀、色白、量多，脘腹痞满，喜温喜按，午后及晚间加重，矢气则舒，晨起口苦，大便干，小便黄，舌质黯、体胖，苔薄黄，脉弦滑。既见效机，继宗前法，原方进退。

方药：太子参15g，炒苍术12g，炒白术12g，生山药15g，土茯苓20g，萆薢15g，炒黄柏10g，晚蚕沙包煎15g，炒白芍15g，桂枝10g，杏仁10g，桃仁10g，丹皮10g，砂仁后下6g，乌药8g，生甘草6g，艾叶10g，广木香后下10g，生龙骨先煎20g，生牡蛎先煎20g。12剂，水煎服。

三诊（2002年10月25日）：日前出差，旅途劳顿，颇感疲劳，经期延长至9天，量不多，夹有少量血块，肛门肿痛，但带下较前减少，夜寐梦多，心悸气短，胃纳尚佳，舌质黯红，苔薄黄，脉沉弦小滑。治以益气养血，健脾止带。

方药：西洋参先煎10g，南沙参15g，丹参15g，苦参6g，柴胡10g，赤芍12g，白芍12g，炒柏子仁15g，黄精12g，炒白术12g，炒山药15g，茯苓20g，炒薏苡仁30g，椿根皮12g，炙槐角9g，广木香后下10g，生龙骨先煎30g，生牡蛎先煎30g。14剂，水煎服。

四诊（2002年11月20日）：服上药后，月经周期正常，白带明显减少，经期仍有少腹胀痛。近1周餐后腹胀，泛酸，晚间加重，周身困重、乏力，大便干，2 日 1 行，小便稍黄。舌质淡、尖有瘀点，苔薄，脉弦小滑。治以健脾益气，温经止带，佐清化湿热。

方药：西洋参先炖 10g，丹参 15g，当归 10g，炒白芍 12g，桂枝 6g，炒白术 12g，麦冬 10g，柴胡 10g，炒山药 15g，茯苓 20g，生薏苡仁 20g，炒薏苡仁 20g，椿根皮 10g，黄柏 9g，车前子包煎 15g，芡实 12g，生龙骨先煎 20g，生牡蛎先煎 20g，醋香附 10g，广木香后下 10g。

五诊（2002 年 12 月 24 日）：服上药经期正常，无明显不适，周身仍感困乏，餐后微感腹胀，食欲佳，口干饮而不多，大便稍干，近 2 日头痛。舌质淡尖黯红，苔白根稍腻，脉沉弦尺弱。治以健脾益气，温经止带，佐清化湿热之品。

方药：生黄芪 20g，当归 10g，桂枝 6g，赤芍 10g，白芍 10g，炒山药 15g，丹皮 10g，丹参 15g，炒苍术 12g，白术 12g，炒黄柏 10g，萆薢 15g，桃仁 9g，杏仁 9g，椿根皮 10g，生龙骨先煎 20g，生牡蛎先煎 20g，茯苓 18g，柴胡 12g，木香后下 10g。14 剂，水煎服。

服上方 20 余剂，上述诸症缓解，舌淡、苔薄白，脉沉弱，继以参苓白术散加减调补 2 个月余，痛经、带下皆愈。

按语：本案妇女患带下病 7 年之久，并伴痛经。一诊时视其面色萎黄，脘腹痞满，带下量多色淡黄，舌体胖，脉寸关弦滑，为脾虚湿盛之候。又兼经行腹痛，口干，便秘，尺脉弱，是为下元已亏、冲任虚寒之象。治以完带汤合温经汤加减效果甚佳。二诊时虽湿瘀已见有分解之势，但因湿性黏滞，难以速去，症状转为带下质稀、色白、量多，脘腹痞满，喜温喜按，为脾阳虚寒、湿邪偏盛之象。故继用上方加减，方中增加艾叶，其味苦、辛，性温，既能温经散寒止痛，又可燥湿止带，可见用药之精妙；加砂仁取其芳香醒脾，以增助运之力。患者三诊之时，带下虽较前减少，但因疲劳后出现经期延长，夜寐梦多，心悸气短等症，转为气阴两虚，心血失养为主，兼脾虚带下。故用西洋参、丹参、南沙参、黄精、白芍、赤芍益气养血行血，少佐苦参以清热燥湿，既可防止补益之品化火，又可止心悸；炒白术、炒山药、茯苓、炒薏苡仁和椿根皮、生龙骨、生牡蛎健脾利湿，固经止带；稍加木香以行气流湿而健脾运。四诊之时，腹胀，周身困重、乏力，大便干，2 日 1 行，小便稍黄，为脾虚湿热偏盛之候。故在三诊基础上去黄精、柏子仁、南沙参等阴柔之品，防其滋腻助湿之弊；而以完带汤、温经汤合易黄汤化裁，寒热并用，消补兼施。继以黄芪桂枝五物汤加减而收功。

（边永君　整理）

第三节　月经过多与过少

一、疏肝清热法治月经量少

女子以肝为先天，肝体阴而用阳，喜动喜升。本案患者由于工作紧张，又嗜食辛辣，肝郁气滞，郁久化火伤阴，致经来乳房胀痛、大便干燥、手足心热、月经减少等证。治以疏肝行气，清热除烦为法。

张某，女，27岁，1982年3月12日初诊。

主诉：月经量少半年余。

现病史：患者月经周期正常，半年前出现月经减少，经行2天，质稠色黯，无痛经及腰酸。平时带下色黄、无异味。素嗜食辛辣，工作紧张，性情急躁易怒，手足心热，夜眠梦多，轻度双目干涩，时有两胁撑胀，经前1周明显，伴乳房胀痛，进食辛辣后出现胃脘隐痛，口干口苦，经期大便干燥，平日正常，饮水少则小便黄。

既往史：既往体健，1年前有海鲜过敏史。

望闻切诊：面色晦暗，两目乏神；舌体稍胖边有齿痕、质黯滞，苔薄白；左脉沉弦、关部弦劲，右脉细滑、尺部稍沉。

中医诊断：月经量少。

西医诊断：月经失调。

辨证：肝郁气滞，化火伤阴。

治法：疏肝行气，清热除烦。

方药：丹栀逍遥散意化裁。

焦栀子8g，牡丹皮12g，柴胡10g，淡黄芩12g，当归12g，白芍15g，炒白术10g，云茯苓15g，生谷芽15g，生麦芽15g，炒枳壳12g，生甘草6g，薄荷后下6g，生姜1片为引。7剂，水煎服。

医嘱：节情志、忌恚怒，少食辛辣。

二诊（1982年3月21日）：进上药7剂，胁肋胀满、手足心热、两目干涩、夜寐多梦、心烦急躁等症改善，面色较前有神，左脉弦劲变缓，舌象同前。为郁热得蠲，气机调畅之征。转以养血柔肝、温胆宁神为治。

方药：橘叶12g，八月札10g，丹参15g，赤芍15g，白芍15g，丹皮10g，炒白术10g，云茯苓15g，炒枣仁15g，竹茹12g，青皮6g，陈皮6g，生谷芽15g，生麦芽15g，生龙骨先煎20g，生牡蛎先煎20g。7剂，水煎服。

三诊（1982年4月5日）：患者面带笑容，甫入坐，即告本月3日经水已潮，量较前增多，色黯转红，现仍未净，经前无乳房胀痛，大便转润，舌质红活，苔薄白，脉来沉弦带缓。既见效机，以前方去橘叶、赤芍，加南沙参12g，麦冬10g，以益气养阴，再进6剂，2日1剂，以资巩固。

按语：首诊拟丹栀逍遥散意化裁，经用栀子、丹皮、黄芩清热除烦，当归、白芍养血和营，柴胡、薄荷、生姜宣发火郁，白术、茯苓、甘草理脾和中，特别是生谷芽、生麦芽升发肝脾之气，枳壳以降逆调理气机。二诊服药后郁火得宣，诸证改善。转以养血柔肝，温胆宁心之剂，经血按时而至。方中丹参、赤芍、白芍、丹皮养血柔肝，白术、茯苓、炒枣仁以健脾补肝，橘叶、八月札、生谷芽、生麦芽以疏肝，竹茹、青皮、陈皮以清胆达肝，生龙骨、生牡蛎以镇肝，如是，肝体得养，其用自柔，月事自安。

（路志正　整理）

二、月经过多、经期延长案

心主血脉而脾主统血，心脾两虚，不能统摄血液，故而经血量多；心血不足，心神失养故而失眠多梦；气血不足，清窍失养而头晕头沉。正如《证治准绳・女科》言："经水过多为虚热，为气虚不能摄血"所致。本案采用益气养血止血法，以归脾汤合胶艾四物汤加减而获效。

阎某，女，45岁，2005年1月19日初诊。

主诉：月经量多、经行时间延长3个月。

现病史：患者自2004年10月出现月经量多，经期10余日，色鲜红，有血块，曾行妇科检查未见异常；末次月经自2005年1月5日开始，血量多，血块多，至1月11日开始服汤药，经量有所减少但至今仍未净，无腹痛，夜眠多梦，头昏头沉，纳可，二便正常。

既往史：6年前阑尾炎术后逐渐出现体质下降，颜面皮疹。

望闻切诊：舌质黯、苔薄黄，脉细滑、左脉小弦。

中医诊断：月经过多，经期延长。

西医诊断：月经失调。

辨证：气血亏虚。

治法：益气养血。

方药：归脾汤合胶艾四物汤加减。

太子参15g，丹参12g，生白术12g，莲子肉15g，炒山药15g，炒柏子仁15g，茯苓18g，仙鹤草15g，艾叶10g，阿胶珠烊化10g，川断12g，元胡10g，炒白芍12g，香附10g，炒槐花9g，生地12g，炙甘草6g。7剂，水煎服。

医嘱：忌食生冷、油腻、炙烤；慎起居、畅情志。

二诊（2005年2月7日）：药后5剂月经干净，自行坚持服药14剂，夜眠稍有好转，畏寒、头晕消失，大便通畅、每日1行，停服中药后大便偏干，现手足、下肢发胀，夜寐多梦。舌淡红，苔黄微腻，脉沉细。既见效机，再以上方加减。上方去太子参、生地、炒白芍；改丹参15g，加生黄芪15g，火麻仁12g，生白芍15g。14剂，水煎服。

三诊（2005年3月18日）：末次月经2005年3月12日，量、色、质正常，有少量血块。夜梦减少，双手、双膝以下发胀喜按，平素手心发热，颜面潮红、烘热、发胀，无汗，纳可，二便正常。舌质黯，根部苔黄微腻，脉沉细。

治法：益气养阴，滋阴清热。

方药：太子参12g，生黄芪15g，生地12g，丹参15g，秦艽10g，威灵仙10g，桑枝15g，白芍10g，赤芍10g，丹皮10g，忍冬藤15g，伸筋草12g，山甲珠10g，僵蚕8g，胆南星6g，川牛膝12g，女贞子15g，旱莲草12g。7剂，水煎服。

四诊（2005年4月1日）：药后手足心热、颜面潮热减轻，劳累后觉双手及下肢发胀，纳眠可，大便正常。舌红，根左侧部苔稍腻，脉左沉细小弦、右沉细尺弱。既见效机，治宗前法，原方出入。上方去黄芪、威灵仙、桑枝、僵蚕；加萆薢15g，晚蚕沙包15g，豨莶草12g，忍冬藤15g。14剂，水煎服。

按语：患者月经量多日久，但血色仍鲜红，且血块多，说明虚象中夹有虚热及瘀滞。仿归脾汤合胶艾四物汤，以太子参、白术、山药、茯苓、仙鹤草健脾益气，摄血止血；莲子肉、柏子仁健脾养心安神；丹参、艾叶、阿胶、白芍养血；生地、槐花配伍凉血止血；续断，《滇南本草》言其“生新血，破瘀血”；香附、元胡理气化瘀。服药后血止，头晕减轻。次诊大便干结，考虑长期月经量多，阴血不足肠道失于濡润，故此以火麻仁、生白芍滋阴润肠通便，黄芪益气生血。三诊患者月经量、经期已恢复正常，手心发热、颜面阵发热等阴虚血热症状外显，结合脉象沉细，当辨气阴两虚，虚热内生之证。舌红，舌根左侧部苔稍腻，为肝胆有热。双手、双膝以下发胀喜按，为脾气虚弱、湿阻经络所致。以太子参、生黄芪、丹参、生地、白芍、女贞子、旱莲草益气养阴；秦艽退虚热，桑枝、威灵仙分通上下血脉；忍冬藤、伸筋草、山甲珠通络，川牛膝强腰膝。《圣济总录》中记载僵蚕丸治手足不遂，《本草正》言胆南星“解风痰热滞”，僵蚕、胆南星助疏风化痰通络。服药后患者虚热证见，劳累后肢体发胀，舌苔根部仍显湿热之象，故此以萆薢、晚蚕沙、豨莶草除湿热，忍冬藤清热通络。治疗2个月余，病情得以缓解，月事步入正常。

（冉青珍　整理）

三、健脾益气、养血润肠治便秘并月经过多

本案患者因过度劳倦伤脾，脾失统摄，月经过多；气血亏虚，脾虚失运，大肠传导无力，血少津亏，肠燥失濡；加之久用泻药，更伤气阴；工作忙碌，紧张急躁，使气机郁滞，肺失肃降，肝失疏泄，脾胃升降失调，大肠传导不利。正如《万氏妇人科》云："人身之中，腐化糟粕，运动肠胃者，气也；滋养津液，溉沟渎者，血也……妇人产后老人体虚，糟粕壅滞而不行，沟渎干涩而不流，导致排便困难"。

杜某，女，40岁。2012年6月13日初诊。

主诉：大便秘结，伴月经量多5年。

现病史：患者平素月经量过多，身体虚弱，服用蜂蜜、番泻叶及多吃蔬菜，大便尚通畅；近来工作忙碌，便秘加重，使用番泻叶即腹泻，停药即秘结，常4~5日无大便，排便无力，腹胀，纳差，急躁易怒，精力不集中。

望闻切诊：形体消瘦，面色萎黄，舌质红、苔薄黄微腻，脉细弦。

中医诊断：便秘，月经过多。

辨证：气血两虚，肠道失濡。

治法：健脾益气，养血润肠，肺肾同调。

方药：五爪龙15g，西洋参先煎10g，生白术15g，炒山药15g，厚朴花12g，半夏10g，生谷芽18g，生麦芽18g，当归12g，炒白芍12g，紫菀12g，桃仁10g，杏仁10g，大腹皮10g，炒莱菔子12g，火麻仁12g，炒枳实15g，肉苁蓉10g。14剂，水煎服。

上方进退共调理近2个月，大便恢复正常。

按语：本案方以五爪龙、西洋参、生白术、炒山药，益气滋阴，健脾助运；当归、白芍、桃仁、火麻仁养血润肠；杏仁、紫菀肃肺降气；半夏、厚朴、大腹皮、枳实、莱菔子理气导滞，助肠传输；生谷芽、生麦芽鼓舞胃气、消食助运；肾主二便，故以肉苁蓉温阳补肾、润肠通便。诸药合用共奏健脾益气，养血润燥，肺肾同调，使脾胃健运，肠道濡润，腑气通降，5年之顽固便秘得以2个月内收功，患者道谢，医生亦甚喜悦！

（杨 利 整理）

第四节　月经前后诸症

一、倒经[11]

经以应月，月以30日为盈，经以3旬而一至，如“月之盈亏，潮之有信”，故古人称之为“月事”或“月信”，乃妇人正常生理之象。若经行之时，倒行逆上，出现有规律的吐血或衄血，每伴随月经周期性发作，则为病态，名曰“倒经”。《沈氏女科辑要笺正》云：“倒经一证，亦曰逆经，乃有升无降，倒行逆施”之故。

曾遇一少女，孙某，年方19岁，而倒经一病却有4年之久，多方求治，未见向愈，于1982年9月前来就诊。询其病史，告曰4年前偶因生气出现倒经，每于经前开始鼻衄，血量不多、色红，继而经行量少，鼻衄渐增，乳房发胀，小腹作痛。患者平素情志抑郁，性格内向，面色萎黄，周身酸软乏力，心烦易怒。此次经期，纳谷异常，鼻窍衄血，量多色红，而经来量少，色黑有块，小腹坠胀而痛，二便如常，舌淡边有瘀点、苔薄白，脉沉弦细数。阅其先前所服方药，多为苦寒清热，疏肝理气之剂，系宗先哲治案而来，如《类证治裁·经闭》有云：“倒经，经期气逆，直犯清道而为吐衄，折其逆势而调之。”多采用苦寒清降之品；《傅青主女科》认为此病是“肝气之逆”，而从疏肝理气调治。然依法而施，为何无功？

剖析证情，病起于情志不畅，气血两少流利，木郁化火，迫血上溢，而倒经已越年，面色萎黄，周身酸软乏力，实为病程缠绵，正气已伤，再投苦寒直折，必有“虚虚”之虑。而疏泄太过，又易耗损肝阴，使郁火转盛，是以情志抑郁，心烦易怒，予舒利之剂，反不向愈。况行经之际，色黑有块，舌边有瘀点，脉来沉弦细数，为肝郁血虚兼有瘀滞之象。

观先贤验案，叶天士多从滋阴养血处治，严鸿志（近代医家，著《女科证治约旨》等）又谓治逆经“宜调脾胃为主”。余宗此二法，仿《局方》（《太平惠民和剂局方》）逍遥散化裁，肝脾同治。方用当归、白芍、生地养血柔肝，柴胡疏肝，以遂其条达之性，白术、茯苓健脾益气，使脾土不受木制，丹皮清肝郁之火，元参、藕节清热凉血，蒲黄活血化瘀，牛膝降逆、引血下行，朱丹溪谓其能“引诸

---

[11] 注：本文转引自《路志正医林集腋》，路志正编著，人民卫生出版社，1990年，收录本书时，对个别字进行核对和补正以括弧标注。

药下行”，使血归经，下纳血海。

经用养肝舒气、补脾和中兼以化瘀之剂5帖，郁火已折其上炎之威，正气亦得其扶助之力，是以诸症亦觉向愈，食纳有加，乏力亦减，心烦易怒渐平。效不更方，嘱其继服上药，患者连服20余剂而愈。

二、温胆和胃法治经期头痛、呕吐

《张氏医通》有“经行辄头痛”的记载。妇女以肝为先天，肝体阴用阳。具有刚柔曲直之性，能斡旋敷布一身之阴阳气血之功。若患者素体血虚，经期阴血下注血海，血虚更甚，肝失所养，肝阳偏旺，加之平日精神紧张、焦虑，胞脉滞而不通，肝阳夹瘀血上逆，蒙蔽清窍，则易发为本病。

梁某，女，18岁。2009年4月30日初诊。

主诉：经前期头痛、呕吐半年。

现病史：进入高三半年来出现经前期头痛，呕吐，不欲饮食，鼻塞，鼻流清涕，时常喉中有痰，精力不够，乏力，思睡，行经前腹泻，经后即便秘，纳谷欠馨。

望闻切诊：形体清瘦，面色萎黄，舌淡红，苔薄白腻，脉沉细弦小滑。

中医诊断：经期头痛、呕吐。

西医诊断：经前期紧张综合征。

辨证：胆胃不和，肺失宣肃。

治法：轻清宣肺，温胆和胃

方药：生黄芪15g，炒苍耳子8g，辛夷6g，白芷6g，黄芩10g，青蒿15g，姜半夏12g，虎杖15g，厚朴花12g，佛手9g，生谷芽30g，生麦芽各30g，泽兰12g，益母草12g，炒枳实15g，炙甘草6g，生姜1片为引。14剂，水煎服。

按语：本案患者经行头痛，伴呕吐纳呆，脉沉细弦，为肝胆之气郁结，横逆克土，胃气上逆而呕吐、纳呆。故以清泄肝胆、和胃降逆为治，蒿芩清胆汤化裁，用青蒿、黄芩、姜半夏、生姜、生谷芽、生麦芽、炒枳实、佛手、炙甘草，加虎杖以加强清泄肝胆之湿热。肝木侮金，土不生金，肺卫不实，风阻肺窍，则鼻塞流清涕。以生黄芪健脾实卫，苍耳子、辛夷、白芷散轻宣肺窍，厚朴花理气化湿和胃，以益母草、泽兰活血通经，引血下行，自然气血调和，怫逆不生。

（冉青珍　整理）

三、圆机活法辨治经期头痛并虚劳

本案患者已至不惑之年，长期工作劳累紧张，致脾肾两虚，气血不足，清窍失养，而出现头痛、头晕、健忘、视听力减退、脱发等；因经期血下充于胞宫、而不能上荣于头，故多见经期头痛。先后治以益气健脾，补肾益精，平肝潜阳，肃肺化痰等法而愈。

陈某，女，42岁。2011年9月2日初诊。

主诉：经期头痛3年，双膝关节痛2年。

现病史：患者定居香港7年，常用电脑工作，近3年出现经前、经期前额头痛，平时头晕，健忘，视力、听力下降，脱发，盗汗，偶有胸闷，曾出现心率30次/min，纳食、睡眠可，大便不规律，双膝关节痛。

既往史：平素白细胞偏低，有慢性咽炎、鼻炎、浅表性胃炎、高脂血症、糖尿病、乳腺增生及肿块、宫颈涂片有“病变”、痔疮等史。

望闻切诊：舌体中、质紫黯、苔薄黄而干，脉细弱。

中医诊断：经期头痛，虚劳。

辨证：在港工作，加倍勤劳，不惑之年，诸多病证，总由超负荷工作而过劳所致，证属脾肾两虚、气血不足。

治法：益气健脾，补肾益精。

方药：五爪龙20g，西洋参先煎10g，天冬12g，黄精12g，当归10g，炒柏子仁15g，莲肉15g，炒山药15g，石斛12g，桑寄生15g，炒杜仲12g，紫河车10g，炒菟丝子12g，焦山楂12g，焦神曲12g，生白术12g，茯苓20g，醋香附10g，生龙骨先煎30g，生牡蛎先煎30g。14剂，水煎服。

二诊（2011年9月28日）：服药26天，药后头痛明显减轻，膝关节痛好转，颈项、腰脊疼痛，胸部闷痛，睡寐欠佳，舌瘦偏红、苔少，脉细弱。治宗前法，原方去白术、莲肉，加枳实15g，莲心10g，14剂，水煎服。

三诊（2011年10月14日）：患者诉末次月经后2天，右侧前额、目内眦剧烈疼痛，月经量少，夜寐尚安，纳可，二便调，余症同前，舌质淡红、苔薄白，脉沉弦。治宗前法，结合时令加减。

方药：菊花10g，金蝉花12g，葛根15g，白芷8g，钩藤后下15g，夏枯草20g，天麻12g，当归12g，生地12g，赤芍12g，白芍12g，胆南星8g，僵蚕9g，生白术12g，茯苓20g，醋香附10g，生龙骨先煎30g，生牡蛎先煎30g。14剂，水煎服。

四诊（2011年11月17日）：近1个月头痛未作，唯近来受凉感冒，近1周咳嗽，咯痰呈黄绿色，咳声重浊，咽痒，口干，流黄涕，自服多种抗感冒、止咳、消炎等药物，效果不佳。舌瘦黯红、少苔，脉沉弦小滑。治以润燥止咳，清热化痰。

方药：北沙参15g，青果10g，麦冬10g，桑叶8g，杏仁10g，桃仁10g，川贝

10g，白芍 12g，黄芩 10g，胆南星 8g，僵蚕 8g，黛蛤散包煎 8g，旋覆花包煎 10g，薄荷后下 10g，金钱草 15g，炒苏子 12g，芦根 20g，桔梗 10g，甘草 8g。14 剂，水煎服。

药后随访，外感咳嗽已愈，头痛未发。

按语：首诊药用五爪龙、西洋参、生白术、茯苓、莲子肉、炒山药，健脾益气、养心益肾而不伤阴；天冬、石斛、黄精、紫河车滋补肾阴、大补精血，桑寄生、杜仲、菟丝子补肾益精；当归、炒柏子仁养血安神，生龙骨、生牡蛎滋潜安神；醋香附、焦山楂、焦神曲疏肝解郁、消食助运。诸药合用健脾益肾，滋阴养血，使气血充、精血盛、心肾交、肝气柔、清窍得养，则经期头痛缓矣。二诊、三诊，时值秋季，肺燥当令，患者诉前额、目内眦剧烈疼痛，肝开窍于目，为肝阳偏亢，龙火不藏，故以清热平肝、滋潜息风之剂，药后头痛、目眦痛顿消。因感受凉燥，入里化热，痰热壅肺，遂治以润燥止咳、肃肺制肝，终使燥热清、肺气肃、痰热化，而黄痰蠲，头痛未发。整个病案体现了灵活的辨治精髓。

（杨　利　整理）

第五节　崩　漏

一、从心肺治崩漏[12]

崩漏是妇科常见病、多发病，是指妇女不在行经期间，阴道突然大量出血或下血淋漓不绝，亦称“崩中漏下”。一般指来势急，突然出血而量多的叫做“崩”；下血淋漓，来势缓，久而不绝者称为“漏”。其主要病因病机，系由冲任不调，封藏不固，统摄失司，血不归经而起。由于肾为封藏之本，肝为藏血之脏，脾主统血，冲为血海，任主胞胎，而冲任二脉系于肝肾，故一般辨治多以此三脏为主，而对心、肺二脏在本病中的作用则易忽视。余在临床实践中，对此类病例往往从调理心肺入手，却屡屡收到满意效果。

曾治一何姓患者，19 岁，1986 年 10 月 29 日初诊，崩漏已 6 年余，不用止血药则不能减少或断流。近 2 个月来服止血药亦不能奏效，多方医治不愈而来求诊。现症：据述崩漏已近 2 个月，淋漓不畅，量中等、色鲜红。症见头晕

[12] 注：本文转引自《路志正医林集腋》，路志正编著，人民卫生出版社，1990 年，收录本书时，对个别字进行核对和补正以括弧标注。

目涩，视物模糊，心悸易惊，心情烦躁，失眠多梦，胸闷气短，善太息，纳呆食少，恶心欲呕，口干苦不欲饮，时觉周身肌肉抽搐，舌质淡、尖红、苔厚腻略黄，脉沉细数、重取无力。病起于学习紧张之后，2个月前又因劳心过度而加重。观前所服方药，均为调肝益肾、补脾固摄、凉血止血之品。根据四诊，失血已经2个月，而面色并不㿠白，漏血鲜红而不淡，恶心欲呕，苔厚腻等情况，显系上焦火郁，湿热内蕴之候。治应清心散火、宣肺除湿。处方：炒杏仁9g，炒荆芥10g，防风10g，藿梗后下10g，荷梗后下10g，黄连4g，竹茹12g，姜半夏12g，枳实10g，云（茯）苓15g，厚朴9g，六一散包煎20g，5剂。

1986年11月3日二诊。服上方3剂，经量减少，服至5剂，崩漏已止，纳食亦增，胸闷气短、心烦、易怒、口干苦、失眠等证均减。现轻微头晕，晨起口干苦，小腹时作隐痛，腰酸痛，脊背发沉，遇劳尤甚，舌质淡、尖红、苔薄腻略黄，脉细滑数、重取无力。湿热见清，血已归经，而余邪未净。上方去黄连、六一散，加炒白芍15g、炙甘草6g，4剂。

1986年11月7日三诊。药后胸闷气短、心烦、口苦失眠、小腹隐痛等症均除，唯觉四肢乏力，偶感轻微头晕，劳作后明显，腰酸背沉，眠、纳、二便已复如常，舌淡红、苔薄白，脉沉细、重取无力。为邪热已除，经脉调畅，而正气尚未全复之征，宜进一步补气血、调五脏、扶正气。随处2方，嘱其每日1剂，交替服之，以杜其复发。

方一：太子参12g，生黄芪15g，炒白术10g，桂圆肉9g，熟地炭12g，白芍12g，侧柏叶12g，阿胶珠烊化6g，生炒蒲黄布包各6g，旱莲草12g，醋香附9g，炒枣仁12g，童便15ml（分2次为引）。

方二：丹参15g，炒白芍12g，莲子心6g，地骨皮10g，炮姜炭6g，旱莲草12g，制首乌10g，山药20g，仙鹤草30g，枸杞子12g，怀牛膝10g。

本例患者，因劳心过度，心阴耗伤，致火热内蕴，郁火刑金，肺失宣降，气机壅滞，而积湿生热。湿热合邪，扰乱心神则心烦、心悸、失眠多梦、易惊；壅遏气道则胸闷气短，时欲太息。心主血脉，神乱则血无所主；肺主气，气伤则血无所从。故除导致上述心肺失调的症状外，又出现了血热妄行的漏下症。舌尖红、苔厚腻而黄，是心火偏亢、湿热内蕴之见症。崩漏日久，心阴不足，血不上荣则头晕，肝失所养则视物模糊；湿热内蕴，故恶心欲吐，纳呆食少。诸般病变均由火热内郁、湿热中阻、肺失宣降、心神被扰所致，故治疗以宣肺气、散郁火、清心热、祛湿浊为治本之道。只有郁火得清，湿热得除，肺气通畅，心神安谧，则崩漏之症自能解除。

疾病和任何事物一样，都是处在不断的运动变化之中，既有其常，又有其变。知常为中医基本功之一，但达变更为重要，只有知常达变，才能通晓事物的变化机制。崩漏亦然，由肝脾肾功能失调所致的冲任不固故然多见，而心肺两脏功能失调，同样可影响冲任二脉的气血运行，而导致冲任不固，以肺主气，心主血，此其变也。

二、益气健中治漏下[13]

余曾治一患者付某，女，27岁。1985年7月12日会诊。患者1977年下乡劳动，遭受寒湿，引起两手、足指趾关节肿胀疼痛，近2年疼痛加重，畏寒怕风，阴雨天及劳累后尤为明显，伴双腿及膝部酸重，周身乏力，头晕心悸，气短懒言，腹胀便溏，月经10个月淋漓不断。望其面色萎黄，两目乏神，切诊脉来微弱，舌淡、苔白腻。曾数投清热利湿、活血化瘀、温经通络之剂，痹痛、漏下不仅未减，反而体质更感虚弱。

四诊合参，患者症结在脾，实由健运失司，外不化湿，内不统血而致。因湿为阴邪，最易阻遏气机，伤人阳气，湿邪阻滞经络，阳气失布运之职，则见肢体酸楚倦怠；湿阻中焦则腹胀、便溏；湿邪上蒙清窍则头晕；阻遏心阳则心慌、气短，脉来微弱；湿为阴邪，故畏寒怕风、阴雨天加重，同气相求故也。若不加详辨，仅依所述症状或西医诊断，按“关节炎”就清热消炎，月经不调就活血化瘀、温经通络，则是越清热，脾阳越衰，以致寒湿凝滞不化，气血更加阻滞，而使病情加重。

今病变重心在脏而不在经络，故不宜用温经通络之剂。治以益气健脾、温中摄血。仿归脾汤、理中汤合黄土汤之意，药用：党参9g，炙黄芪12g，炒山药15g，莲子肉12g，丹参10g，阿胶珠烊化6g，炒柏子仁10g，云茯苓10g，炮姜6g，仙鹤草15g，炙甘草6g，先以伏龙肝40g煎水去渣，纳上药煎服，每日1剂，分2次服。该方仅服4剂，缠绵10个月之漏下痼疾若失，关节痹痛等亦明显好转。说明脾气得复则统摄有力，血自可归经；健运正常，则湿邪自祛，湿除则经脉通利而痛自止。

三、气阴两亏、血热崩漏案

本案崩漏日久，气随血失，气血不足，不能统摄，致劳则经漏加重。阴血不足，内生虚热，虚热灼络，致漏下量少淋漓不净，呈深褐色。《黄帝内经》曰：

---

[13] 注：本文转引自《路志正医林集腋》，路志正编著，人民卫生出版社，1990年，收录本书时，对个别字进行核对和补正以括弧标注。

“阴虚阳搏谓之崩”。崩漏者热多寒少，张山雷言：“然即属热，亦是虚火，非实热可比”。故宜养血凉血，调经止血为法。

高某，女，24岁，2005年6月1日初诊。

主诉：月经不调10年。

现病史：患者自10年前，月经初潮时即有月经淋漓不尽，最长持续半年，经血量少，曾行子宫B超等检查未见异常，经服中药汤药月经逐渐正常，近3年来上述症状反复。2个月前月经来潮后淋漓至今未停，过劳则经漏增多，休息后血量减少，经血时呈深褐色，纳眠可，二便正常。

望闻切诊：舌红，苔薄白，少量裂纹，脉细滑。

中医诊断：崩漏。

西医诊断：功能失调性子宫出血。

辨证：气血阴亏，虚热内生。

治法：养血凉血，调经止血。

方药：太子参10g，南沙参12g，生白术10g，生山药15g，仙灵脾6g，仙鹤草15g，丹皮10g，地榆炭12g，生地10g，阿胶珠烊化8g，白芍12g，醋元胡10g，生蒲黄包煎6g，炒蒲黄包煎6g，醋香附9g，川楝子10g。7剂，水煎服。

医嘱：忌生冷、油腻、炙烤，慎起居、畅情志。

二诊（2005年9月21日）：患者服药4剂，经血即净，共服药7剂。7月、8月行经正常，9月6日月经来潮，至今淋漓不尽，血色黯红，时呈黑褐色，纳可，寐安，大便正常，夜尿稍频，3~4次/夜。舌质红，苔根部稍腻，前部有剥脱，脉细滑左小弦。治宜调理心脾。

方药：太子参12g，炙黄芪15g，炒白术12g，炒枣仁15g，丹参12g，炒白芍12g，地榆炭10g，仙鹤草15g，阿胶珠烊化10g，艾叶10g，醋香附10g，炒蒲黄包煎6g，炙甘草10g。7剂，水煎服。

医嘱：忌生冷、油腻、炙烤，慎起居、畅情志。

服药后血止，继宗前法巩固调治而愈。

按语：本案崩漏日久，气阴两亏，内生虚热，故以太子参、南沙参、生白术、生山药、仙鹤草健脾益气，摄血生血。《本草纲目》记载仙灵脾：“益精气……强心力”，《神农本草经》言其“益气力”。本例用仙灵脾温肾助阳、益气摄血；阿胶、白芍养阴血，生地、丹皮、地榆炭凉血止血。古谓“久崩则虚，久漏则瘀”，患者漏下日久，必有瘀滞，以香附、川楝子疏达肝气，生炒蒲黄合用化瘀止血。明代方约之言：“若只塞其流而不澄其源，则滔天之势不能遏；若只澄其源而不复其旧，则孤子之阳无以立。故本末无遗，前后不紊，方可言治

也。"(《丹溪心法附余》)

崩漏的治疗分"塞流、澄源、复旧"三个阶段。初诊后两次月经恢复正常，未坚持继续复诊，患者病之本在于心脾两虚，心不能主血脉而脾不能生血统血，故而气血不足，后又出现经漏不止。二诊治以调理心脾法，仿归脾汤、胶艾四物汤组方。太子参、炙黄芪、炒白术健脾益气；炒枣仁养心安神；"一味丹参饮，功同四物汤"；阿胶、艾叶、丹参、白芍、地榆炭、仙鹤草养血凉血止血；醋香附、炒蒲黄理气化瘀止血。心脾气血得补，虚热得清，瘀滞得散，则月事方能如期而至。

（冉青珍　整理）

第六节　闭　　经

一、治闭经宜从肝脾肾入手[14]

发生闭经，其因甚多，诸如外受寒热暑湿之后，生活居地之变迁，五志过极，饮食不节，嗜食辛辣酸味；内以先天禀赋不足，肝肾两虚，冲任不调，气血虚弱，脾运失健；或久病、失血、房事不节、产育过多等均可引起。临床上，约分虚、实两大类。虚者多为气阴不足，血海空虚，无血可下；实者多属实邪阻隔，胞脉不通。虚证中，尚有血虚、阴虚内热、脾胃薄弱、肝肾不足、冲任失调之分；实证又有寒湿阻滞、瘀血互结、肝郁气滞、躯脂痞塞、痰浊内停等不同，须详加辨析。

其治当遵《黄帝内经》"虚者补之""实者泻之"之旨；而疏肝解郁、调理脾胃、滋补肝肾更不容忽视。以肝为藏血之脏，其经脉与冲脉相连；肾为先天之本，为冲脉从胞中并肾经上行必经之路。然脾胃为后天之本，气血生化之源，为冲脉会于足阳明气街之地，因有"冲脉隶于阳明"之议。可见冲、任二脉（包括督、带二脉），尽管在妇女经、带、胎、产中占有主导地位，但其临床所表现的证候，多属肝、脾、肾之疾患。因此，培补脾肾，两天（先后天）旺盛，天癸充则血海满盈，月经可至；实证宜温经散寒，疏肝调气，活血行瘀，消脂化痰，自能痊愈。值得注意的是，不可过用苦寒或刚燥之剂，以防劫夺津血而损伤正气。为学用一致，特举例以说明之。

---

[14] 注：本文转引自《路志正医林集腋》，路志正编著，人民卫生出版社，1990年，收录本书时，对个别字进行核对和补正以括弧标注。

（一）解郁火、补肝肾治经闭

师某，女，30岁，已婚。1985年10月9日初诊。患者17岁初潮行经1次，18岁又行经1次，共行经2次即闭经。曾服用中药几十剂无效。自1975年开始每年做人工周期治疗数次，月经始来，否则不至。平时腰酸腿软，遇劳加重，头晕且痛，时有便秘。1981年在首都医院妇科检查，诊断为“双侧卵巢囊性肿大”，口服“舒经酚”等治疗。1982年8月因右侧卵巢异位妊娠而手术治疗。术后3个月内月经尚正常，而后又闭经。先后服用八珍益母丸、大黄䗪虫丸、乌鸡白凤丸等多种中成药，只行经1次。因乏效而来我院求诊。现腰酸腿软，头痛目眩，心烦怕热，时又恶寒，大便量少次频，黏滞不爽，带下量少，乳头作痒，时有泌乳，睡眠易惊，纳谷尚可，舌淡红、苔少微黄，脉细弱。根据月经初潮迟、闭经早、腰酸目眩、脉细弱、舌淡红等症，辨证属肝肾不足之候；然闭经日久，情志抑郁，肝气不舒，郁久化火，故心烦恶热、头痛、乳头作痒、时有泌乳、苔少微黄，大便不爽，乃肝木乘脾所致。治当疏肝解郁，清热调经。方以丹栀逍遥散化载，药用：山栀3g，丹皮9g，黄芩3g，柴胡12g，山药15g，苍术10g，泽泻9g，当归10g，白芍12g，云（茯）苓12g，车前子包10g，甘草6g，7剂。

10月6日二诊。大便次数减少，淡黄苔已退，唯肚脐左侧有时刺痛，脉如前。为肝经郁热得蠲，气血凝滞未通之候。治宗上法，增入理气行血之品。上方去山栀、黄芩、丹皮、泽泻，加橘叶以疏肝调气，加坤草（益母草）、王不留行、川芎以活血行瘀止痛。

上方服20余剂后，大便有序，纳可，睡眠转佳，乳头发痒及泌乳现象已止，并行经1次，量少、色黯红，仍腰酸腿软，头晕且痛，舌淡苔白，脉细微滑，为肝郁脾虚之标证已见缓解，而肝肾不足始露。治当益肝肾、调冲任为主。药用：桑寄生15g，川断10g，山药15g，苍术10g，炮姜6g，丹参15g，坤草（益母草）12g，醋香附10g，枸杞子12g，山萸肉（山茱萸）9g，黄精12g，乌药12g。连服上方7剂后，月经再次来潮，后以六味地黄丸和加味逍遥丸缓缓调治。于1986年10月随访，患者于2月、4月、5月、7月、9月份各行经1次。

（二）温经散寒治经闭

郝某，女性，31岁。于1977年1月5日初诊。述1973年开始停经，至今未至，伴有经常性少腹冷痛，四肢不温，食欲不振，肢体倦怠，畏寒怕冷，白带多、质清稀、无臭味。经黄体酮治疗则月经来潮，停药后又经闭。已婚5年，未曾孕育。舌质紫黯，苔薄白，切脉细滑尺弱。经详细询问，方知过去下乡期间，常于经期前、经后涉水劳动，居住环境潮湿，加之情绪一直抑郁不遂，而引起闭经。证属寒湿阻络、气滞血瘀之候。治以温经散寒、祛湿行血为治，仿温经汤意化裁。药用：当归 12g，川芎 9g，赤芍 12g，白芍 12g，党参 9g，丹皮 9g，炮姜 6g，吴茱萸 6g，肉桂 3g，法半夏 9g，炙甘草 3g，醋香附 9g，生姜 6g。

后在此方基础上，寒甚时，加熟附片、艾叶、干姜；湿重时加苍术、薏苡仁、茯苓；瘀血明显时加桃仁、红花、泽兰、鸡血藤、丹参。在服药 30 余剂时，月经开始来潮，量中等、黯红色、有瘀块，行经前少腹胀痛，白带量明显减少，四肢转温。后每于经期前一周开始服温经散寒、行气活血之剂，月经基本按时而至。半年后月经恢复正常，并于第 10 个月时怀孕，后顺产一男孩。

上两例均为闭经，前者肝肾亏损为本，肝郁化火为标，故先解郁火，继补肝肾、养精血；后者为实证，寒湿阻络兼夹气郁血滞，故治以温经、散寒、祛湿、调气、行血。由于合理运用了中医的理法方药，详细辨证，故取得了较好效果。

二、焦虑过劳致闭经治验

引起闭经的原因很多，脾胃失调、气血不足亦是常见原因之一。脾胃为气血生化之源，气机升降之枢纽，脾胃功能正常，则气血生化有源，气机升降有序。若脾失健运，化源不足，则血海空虚，气血不足而闭经。《兰室秘藏》云："妇人脾胃久虚，或形羸气血俱衰，而致经水断绝不行。"脾气不足，不能运化水湿，湿聚成痰，痰浊下阻胞宫，可致闭经。《万氏妇人科》亦提出："妇人女子，闭经不行，一则脾胃损伤，饮食减少，气耗血枯而不行者。一则躯肢迫塞，痰涎阻滞，而经不行者。"说明脾虚失运、痰浊阻滞是导致闭经的病因病机之一。

张某，女，21 岁，学生。于 2006 年 2 月 18 日初诊。主述停经已有半年。自月经初潮至 2005 年 9 月月经正常，之后月经量略有减少，血色尚正常。8 月学习健美操时血量更少，后旅游奔波劳顿，心身疲惫，致经停不至。曾服中药不效，而来就诊。刻下症：神疲腰酸，眠浅易醒，四肢不温，口干欲饮，饮不解渴，纳差，大便稍干，夜尿 2~3 次，带下色黄。平素性情抑郁寡欢。舌体瘦小，质红绛、舌尖红赤，苔薄，脉弦滑。患者就诊时正因"腮腺炎"而服用中药，现风火渐除，而阳明胃热尚炽，故治宜清肺热、益气阴，仿竹叶石膏汤进退。处方：南沙参 15g，麦冬 12g，姜半夏 10g，生石膏先煎 20g，茵陈 12g，枇杷叶 15g，桔梗 10g，葛根 20g，乌梅 10g，玉竹 12g，黄连 8g，白茅根 20g，芦根 20g，佛手 10g，生谷芽 20g，生麦芽 20g，炒枣仁 15g，知母 10g，紫石英先煎 18g。8 剂，水煎服，日 1 剂。

二诊（2006 年 3 月 4 日）：药后自觉疲倦、四肢发凉减轻，睡眠改善，仍口干，梦多易醒，夜尿仍频，多时可达4~5次。既见效机，仍以前方加减，上方去南沙参、枇杷叶、白茅根、芦根，加太子参15g，五味子6g，生龙骨先煎30g，生牡蛎先煎30g。14剂，水煎服。

三诊(2006年3月18日)：睡眠转佳，夜尿减为1次，口干稍减，食欲见振，仍梦多，矢气频转、味臭秽，两耳低鸣，腰酸，月经未潮，乳房、小腹无胀满等经来信息，带下仍稍黄。舌体瘦，质红绛、尖红，苔少，脉沉弦小滑。此为气阴未复，胆胃失和所致，治宜益气阴，清虚热，温胆和胃。方药如下：南沙参12g，西洋参先炖8g，麦冬10g，玉竹10g，生山药15g，莲子肉15g，石斛10g，生谷芽18g，生麦芽18g，焦山楂10g，焦神曲10g，炒枣仁15g，知母10g，菟丝子12g，枸杞子12g，生龙骨30g，生牡蛎先煎30g，夜交藤15g。14剂，水煎服，日1剂。

四诊(2006年4月2日)：睡眠进一步改善，四末已温，体力较前增加，口渴减轻，大便正常。近日食后自觉肚脐带脉处有气滚动，得矢气觉舒，气味臭。带下黄色变浅，质清稀较前稍多，月经仍未至。舌体瘦、质黯红、苔中部薄黄而干，脉细弦。仍以清胆和胃为治，处方：太子参12g，五爪龙15g，黄精12g，炒白术12g，茯苓15g，当归12g，白芍12g，川芎9g，炒枣仁15g，炒山楂、炒神曲各12g，广木香后下10g，郁金9g，合欢花15g，益母草12g，乌药9g，炙甘草6g。14剂，水煎服。

五诊(2006年4月16日)：仍觉肚脐带脉处有气滚动，余症见缓，月经未至，舌体瘦，质黯红，苔中稍黄而干，脉细弦。仍以清胆和胃为治，处方：太子参12g，西洋参先炖12g，金蝉花15g，生谷芽18g，生麦芽18g，鸡内金10g，茯苓18g，八月札12g，砂仁后下6g，薏苡仁30g，黄连6g，炒枳实15g，红花12g，甘草6g，生姜2片。14剂，水煎服。

六诊(2006年5月3日)：药后月经仍未行，脐部已无气体滚动现象，夜眠安，口渴除，纳食增，脘腹舒，偶有矢气，便黏腻不爽，白带量稍多、色微黄，舌体瘦，舌质红、尖赤，中根部苔薄黄，脉沉弦。此为气阴见复，脾虚湿热，带脉不固之证。治宜健脾益气，祛湿止带。处方：太子参12g，五爪龙15g，炒苍术12g，炒山药15g，土茯苓18g，车前子包煎15g，椿根皮10g，乌药9g，泽泻12g，醋香附10g，芡实12g，生龙骨先煎20g，生牡蛎先煎20g，当归10g，炒薏苡仁20g，炙甘草8g，炒山楂、炒神曲、炒麦芽各12g。26剂，水煎服。

七诊(2006年6月1日)：今日月经来潮，但经量不多，色淡黯，有血块，余同前。治宜健脾益气，养血调经。方药：太子参12g，生白术12g，炒山药15g，莲子肉12g，厚朴10g，茯苓15g，当归12g，川芎8g，桂圆肉8g，炒柏子仁15g，广木香后下10g，醋香附9g，炒山楂、炒神曲、炒麦芽各10g，阿胶珠烊化6g，炙甘草6g。14剂，水煎服。经进一步调理，月经按时而至，随访患者告知生活已步入正常。

按语：脾胃乃后天气血生化之源，为全身气机升发的枢纽，在疾病的发生发展中起着重要的作用。脾胃功能正常，则气血生化有源，气机升降有序。若脾失健运，化源不足，则血海空虚，气机升降失常而闭经。余治疗妇女闭经倡用调理脾胃。在临床治疗中，余认为单纯仿四物汤来调养后天往往乏效，随着饮食谱的变化，高脂高热量饮食，使年轻妇女体质发生了改变，单纯脾胃虚弱的已少见，相反食积化热、痰湿内生者屡见不鲜。此外，胆者中精之府，内藏胆汁，由肝之精气所化生，此汇于胆，泄于小肠，以助饮食物消化，是脾胃正常运化的保证；同时肝之余气泄于胆，聚而成精，“凡十一脏取决于胆”。故调肝之阴阳气血，需加温胆清热化痰之品。方剂运用上，以归脾汤或四物汤益气养血；四君子汤去人参，加五爪龙、麦冬等益气养阴；谷芽、麦芽、焦楂曲、鸡内金、砂仁等和胃醒脾；黄连温胆汤加枇杷叶、茵陈、薏苡仁等，清心胆、肃肺胃、利湿热。可谓补气血而不壅滞，益气阴而不滋腻，清胆和胃而不苦寒，健脾化湿而避辛燥。

闭经的原因分为虚实两类，虚证多责之于气血不足、肝肾亏虚、阴虚血燥；实证多由气滞血瘀、痰湿内阻、寒湿凝滞所致。本案闭经患者系年轻女性，由于心身疲惫，损伤脾胃，脾虚蕴湿，故见纳差、白带多；又因奔波劳顿、感受风热，热入阳明，肺胃热炽伤阴，致口干、便秘、痄腮等症，故先以散表邪、清胃热为法，采用竹叶石膏汤化裁。继以益气阴、清虚热、清胆和胃调治，口干、耳鸣、睡眠而安。至五诊，脾虚湿盛之证显现，又以健脾益气、祛湿止带之法，祛湿浊以通血脉。药用五爪龙、太子参、炙甘草健脾益气以生气血；炒苍术、炒山药、炒三仙、茯苓、炒薏苡仁、车前子、泽泻健脾祛湿，炒山药、芡实、椿根皮、生龙骨、生牡蛎收敛止带，白带是湿邪的重要标志，白带祛方能湿邪清，湿邪祛、气机调畅，方能冲任脉通；乌药、醋香附、当归、川芎疏肝活血调经；阿胶珠、桂圆肉、柏子仁养血安神调经。全方补气血而非滋腻，祛湿浊而不温燥，通血脉而重祛湿，故药后血脉通畅，经血来潮，说明辨证用药切中病机，长达半年的闭经因此获愈。

（杨　利　董聪霞　整理）

三、疏肝和血治闭经

正常的月经有赖冲任气血的充盈和任脉的通畅，而冲任二脉隶属于肝脏，故《傅青主女科》提出“女子以肝为先天”的论点。肝脏疏泄正常，血脉通畅，则月事以时下。若情志抑郁，肝失疏泄条达，则气郁血滞、阻滞冲任而致闭经；肝血暗耗，日久肝失所养，胞宫血海不充，因而月经量日减，终至闭经。故临床治疗闭经，当重视调肝。

洪某，女，25岁，学生。于2006年7月22日初诊。平素月经延期，量正常，色初起黯黑，后渐正常。自2006年1月底行经后，因学习紧张，月经至今未行。曾经西医治疗效果不著，而来求诊。刻诊：情绪急躁，胁肋胀满不适，腰酸，平素经前腹痛，小腹胀坠，舌体瘦、质淡、苔薄白，脉弦细。治宜疏肝解郁，温经和血。方药：五爪龙15g，太子参12g，柴胡12g，青蒿15g，郁金12g，八月札12g，炒白术15g，炒薏苡仁20g，当归12g，炒山药15g，醋香附10g，生蒲黄、炒蒲黄包煎各6g，桃仁10g，炮姜6g，乌药10g，炙甘草10g。7剂，水煎服。

二诊：诸症改善，继前方加减：去青蒿、蒲黄，加入补骨脂12g，益智仁后下10g。14剂，水煎服。

三诊：8月4日有极少量阴道出血，随即停止，诉腰腹不适，胁肋乳房胀满，白带量略多、色清、无异味，舌脉同前。治以初诊方减太子参，炮姜增至8g，加入阿胶珠烊化10g，益母草10g。14剂，水煎服。

四诊：服药后8月23日月经来潮，至8月31日月经止，血量、颜色尚可，无血块，无腹痛，白带减少，舌质黯滞、苔薄白，脉沉弦。继服前方14剂。

五诊：经间期少量阴道出血2天，仍腰酸，近日睡眠较差，偶头晕，舌脉同前，治宗前法。原方中加入调理心脾之品，处方：生黄芪18g，西洋参先炖10g，生白术12g，丹参15g，炒山药15g，白芍12g，柴胡12g，郁金10g，生谷芽、生麦芽各20g，焦山楂、焦神曲各12g，路路通10g，山甲珠10g，醋莪术10g，生牡蛎先煎30g。21剂，水煎服，以巩固疗效。

当今社会竞争日趋激烈，学习工作紧张，生活欠规律，持续多源压力对身心造成不良影响。心情抑郁不能及时缓解，郁久成疾，是妇女闭经的一个重要原因。余常以疏肝解郁、益气养血，佐以温经和血为法，方选逍遥散、艾附暖宫丸加减。《本草备要》云：“丹参一味，功同四物”，加丹参养血活血，改善气血瘀滞，比之水蛭等破血逐瘀之品更有妙用；用太子参、西洋参、生黄芪、五爪龙、炒山药、生谷芽、生麦芽、焦三仙，健脾益气、消导助运，以资气血生化之源；青蒿、郁金、八月札、醋香附、乌药，加强疏肝理气解郁，青蒿、郁金、八月札兼清疏郁热，醋香附、乌药调经止痛；闭经、痛经、舌质黯滞，为瘀血之征象，故加桃仁、红花、益母草、蒲黄、醋莪术、山甲珠、路路通等活血化瘀通经；

血遇寒则凝、遇热则行，故以炮姜暖宫和营，加补骨脂、益智仁温肾助阳。药证相合，心情舒缓，肝脾调，心脾和，气血畅，冲任通，则闭经愈。

（杨凤珍 刘宗莲 整理）

四、从脾论治闭经

女子年逾16周岁，经水尚未初潮，或月事已有而又中断，且未受孕，亦未至绝经年龄者，称之为闭经。中医学称之为“经闭”“不月”“月事不来”。女子经水，为气血之盈余者按月储泻。脾胃者为人体气血之大源。因此，如果源头不足，气血虚亏，不能按时储泻而有经脉之证。如《妇科秘书》所言：“经闭不行三候：一则脾胃有损伤，食少血亏非血停，急宜补脾养血，血充气足则经自行。”指出经闭的主要原因是中州虚损，并强调以补益脾胃之法治疗经闭。

李某，女，20岁。2008年7月2日初诊。主诉闭经1年半。患者1年半前开始闭经，经北京妇产医院诊为“多囊卵巢综合征”，经过激素治疗后行经2个月，停用激素后再次停经。诊见易疲倦，关节酸痛，以骶尾部及肩胛骨为著，四肢发麻，手足发凉、有湿潮感，皮肤干燥，脱发，耳鸣，少寐易醒，喜酸甜及热饮食，胃脘胀满，呃逆，大便偏干，小便可，舌淡红、胖大，苔薄黄，脉沉细。证属脾肾虚损、痰瘀交阻；治宜调脾肾、化痰瘀。处方：太子参12g，姜半夏10g，苏梗、荷梗各12g，厚朴花12g，炮姜8g，黄连10g，娑罗子10g，醋元胡12g，生谷芽、生麦芽各30g，炒神曲12g，鸡内金12g，醋香附10g，炒枳壳12g，火麻仁15g，桃仁9g，杏仁9g，甘草6g。14剂，水煎服。

二诊（2009年8月13日）：服上药30余剂，脱发、耳鸣减轻，月经未潮，自觉胃中发沉，食欲不振，喜食酸味，吃油腻则胃胀不舒，进食后胃脘烧灼感，呃逆，小腹胀，大便黏滞，矢气困难，咽部有痰，口干而黏，皮肤干燥，阴天潮湿气候颈部皮肤发黏，双下肢易起痤疮，活动后四肢酸痛，睡眠早醒，急躁易怒，舌质黯滞、边有齿痕，苔白，脉沉缓。上方去生谷芽、生麦芽、神曲、火麻仁、桃仁、杏仁、枳壳，加炒枳实15g，煅瓦楞先煎20g，石见穿15g，大黄炭3g。14剂，水煎服，日1剂，分2次温服。

服上方后月经已来，诸症较前好转，依上法加减进退调治半年，经水已基本正常。

闭经之证，历代医家论述颇多。早在《灵枢·邪气脏腑病形》就有：“肾脉……微涩为不月”；《金匮要略》认为“因虚、积冷、结气”是闭经的主要原因；清代医家傅青主在其《傅青主女科》中提出了“经本于肾”“经水出诸肾”的观点。路师认为，虽肾为先天之本，然其所藏之精需后天五脏之精补充，五脏之精均为脾胃所化生转运而来。因此，调理脾胃可以培补肾精，也可以治疗闭经。

该案患者闭经1年，西医学诊断为“多囊卵巢综合征”，此病主要是由于激素分泌异常而引起的内分泌紊乱的一组疾病。中医学认为，本病多因脾肾虚损而致血瘀、痰湿阻滞等因素导致。该患者易疲劳，关节疼痛，四肢麻木，胃脘胀满，舌淡红、胖大，苔薄黄，脉沉细等，均是脾肾虚损、血瘀痰阻之象，故治法以健脾益肾、化瘀祛痰为主。方中苏梗、荷梗、厚朴、半夏、杏仁，取藿朴夏苓汤之意，祛湿化浊；半夏、炮姜、黄连、太子参、甘草，取半夏泻心汤之意，以期寒温并调，消痞散结；桃仁，一者活血散瘀，二者合杏仁、麻仁润肠通便；生谷芽、生麦芽、炒神曲、炒鸡内金健脾消食，以助脾运；枳壳、香附以行气化湿，使湿随气化。

二诊所见诸症，提示脾虚痰湿阻滞是其根本，但恐药力不够，故去健脾消食之生谷芽、生麦芽、神曲，润肠通便之麻仁、桃仁、杏仁，而加枳实、瓦楞子、石见穿、大黄炭。枳实其功在下气消痞；瓦楞子味咸，善消顽痰；石见穿、大黄炭善活血解毒。

（冯　玲　整理）

五、疏肝健脾、养血活血治闭经

重视调肝是辨治妇女闭经的一大特点。正常的月经有赖冲任气血的充盈和任脉的通畅，而冲任二脉隶属于肝脏，故肝之藏血及疏泄功能正常，血液才能流通，月经应时而至。肝藏血与疏泄功能是协调平衡的，影响着胞宫的藏泻功能，此反映了肝脏“体阴而用阳”的功能特点，故《傅青主女科》中提出“女子以肝为先天”的观点。若情志抑郁，肝失疏泄条达，则气郁血滞、阻滞冲任；或肝血暗耗，肝失所养，血海不充，胞脉不盈，无以溢泻而致闭经。此案从肝论治，解郁疏肝、养血柔肝，辅以益气活血，遂经行而愈。

李某，女，19岁，学生。初诊：2011年7月22日。

主诉：闭经半年。

现病史：平素月经延期，血量正常，初始血色黯黑，后渐正常。自2011年1月底行经后，因学习紧张，月经至今未行。曾经西医治疗效果不著，而来求诊。刻症：情绪急躁，胁肋胀满，腰酸。平素经前腹痛，小腹胀坠。

望闻切诊：舌体瘦，舌质淡，苔薄白，脉弦细。

中医诊断：闭经。

西医诊断：月经失调。

辨证：肝郁血瘀，气血不足。

治法：疏肝解郁，温经和血。

方药：柴胡 12g，青蒿 15g，郁金 12g，八月札 12g，炒白术 15g，炒薏苡仁 20g，当归 12g，炒山药 15g，醋香附 10g，生蒲黄包煎 6g，炒蒲黄包煎 6g，桃仁 10g，炮姜 6g，乌药 10g，五爪龙 15g，太子参 12g，炙甘草 10g。7 剂，水煎服，日 1 剂。

二诊：病情平稳，继前方减青蒿、蒲黄，加入补骨脂 12g，益智仁后下 10g，14 剂，水煎服，日 1 剂。

三诊：月经未至，仍有腰腹不适，8 月 4 日有极少量阴道出血，旋即停止，胸胁乳房胀满，白带略多、色清、无异味，舌脉同前。继以初诊方，减太子参，加阿胶烊化 10g，益母草 10g，炮姜增至 8g，14 剂，水煎服。

四诊：服药后，8 月 23 日月经来潮，至 8 月 31 日经止，经量及颜色尚可，无血块及腹痛，白带量较前减少，舌质黯滞，苔薄白，脉沉弦。既见疗效，继守前法，拟服二诊方，14 剂，水煎服。

五珍：经间期少量阴道出血 2 天，仍腰酸，近日睡眠较差，偶头晕，舌脉同前，治以疏肝健脾、养血活血。

方药：丹参 15g，炒山药 15g，白芍 12g，柴胡 12g，郁金 10g，生谷芽 20g，生麦芽 20g，焦山楂 12g，焦神曲 12g，路路通 10g，山甲珠 10g，醋莪术 10g，生牡蛎先煎 30g，生黄芪 18g，西洋参先煎 10g，生白术 12g。10 剂，水煎服。

后经水届时而至，再以逍遥散加减巩固疗效。

按语：闭经一证，古今文献论述颇多，然不越虚实两纲。实者多责之于气滞、血瘀、痰阻；虚者多求之于脾肾亏虚。揆诸本案闭经，因为学习紧张诱发，其症烦躁不安、胸胁胀满，肝郁血瘀是其主因。故以逍遥散合失笑散法为主，抓住了主要病机。然舌体瘦、舌质淡，脉细，腰酸，小腹胀坠，是脾肾不足，气血乏源，胞宫虚寒之候。故本案不同于一般使用逍遥散，更重视调理脾胃以助治肝。一诊，方以五爪龙、太子参补气而不燥；白术、山药、炙甘草、炒薏苡仁健脾益阴，运脾祛湿；柴胡、青蒿、郁金、八月札疏肝清热；醋香附、乌药疏肝理气，温经止痛；炮姜温经暖宫；当归、蒲黄、桃仁活血通经，蒲黄生炒同用以达活血止血，防止一旦经行而脾失统摄、出血太过。二诊，病情稳定，情绪改善，减青蒿、蒲黄性凉走泄，加补骨脂、益智仁补肾助阳。三诊，加重炮姜温经，增阿胶、益母草养血活血通经。通过补运结合，使脾胃强健则气血生化有源，肝脾肾同治，通补兼施，方证相合，1 个月内即收速效。取效后，更加重补气药如黄芪、西洋参，体现了时时顾护脾胃、“持中央、运四旁”的学术特点。本案对于正确处理肝脾之间的关系具有很大启迪。

（杨　利　王小云　整理）

六、疏肝养血、补肾温通愈闭经

闭经，分为原发性闭经和继发性闭经。女子年逾16岁，虽有第二性征发育，但无月经来潮，或年逾14岁，尚无第二性征发育及月经，称为原发性闭经；如月经来潮后停止3个周期或6个月以上，称为继发性闭经。中医又称“经闭”“不月”“月事不来”“经水不通”等，为中医妇科疑难性疾病，病机复杂，多涉及肝、脾、肾及冲、任脉之亏虚。《素问·阴阳别论》最早即有“二阳之病发心脾，有不得隐曲，女子不月”，指出闭经与心脾功能和精神情志有关。《金匮要略》认为，气血虚弱、寒冷积结、肝郁气滞导致闭经的发生。后世医家又提出痰滞、津液耗伤、肾虚等均可引起闭经。因“经水出诸肾”，肾藏精，精化血，血为女子经水的主要组成成分，血又能生精，精血同源相资，故临证时养血与益精常配合使用，以充先天，益冲任，血海满而经水自溢。

本案患者为年轻未婚女性，病起于学习紧张，多思劳神，肝郁气滞，郁久化火，消灼阴精，精血渐亏，致血不养肝、肾精失充，故审病求因，初治以疏肝解郁、养血调经以治标，二诊转以补脾益肾、温养冲任以治本。

汪某，女，20岁，2016年7月28日初诊。

主诉：月经不调5年，闭经6个月。

现病史：15岁时因学业紧张、精神压力过大，出现月经量少，有时2个月一至，遂至医院诊治，经检查诊断为多囊卵巢综合征，曾用黄体酮及避孕药调经，效果不佳，遂寻求中医药诊治，服中药则经至，停中药则经无。近半年逐渐出现闭经。刻症：易疲乏，好坐懒动，心情抑郁，平素爱生闷气，失眠多梦，健忘，小腹怕凉，久坐久行则腰酸，纳谷馨，二便调。

既往史：既往体健。

月经史：12岁月经来潮，至15岁周期及经量均正常。

望闻切诊：面色晦暗，体型稍胖，精神不振；舌体瘦，舌质黯滞，苔薄白，脉弦缓尺弱。

中医诊断：闭经。

西医诊断：多囊卵巢综合征。

辨证：血虚肝郁，冲任不充。

治法：疏肝解郁，养血调经，少佐温通。

方药：益母胜金丸加减。

益母草15g，当归12g，川芎10g，炒白芍15g，阿胶珠烊化6g，橘叶15g，柴胡12g，醋延胡索12g，醋香附10g，乌药6g，炮姜8g，生艾叶10g，红花8g，川牛膝12g，炙甘草12g。14剂，水煎服。

二诊（2016年8月12日）：服上药2周，情绪较前平和，疲乏、腰酸减轻，时有自汗，纳眠可，二便调。舌体瘦，质黯偏红，苔薄白，脉弦细尺弱。

治法：补肾益精，养血调经。

方药：桑寄生15g，杜仲12g，川断12g，川芎12g，阿胶珠烊化8g，炒白芍15g，炒白术12g，醋香附12g，乌药9g，炮姜6g，生艾叶6g，红花10g，薄荷后下8g，醋冲兑1匙。14剂，水煎服。

三诊（2016年8月27日）：服上药后，月经正常来潮，嘱按二诊方续服14剂，水煎服。

随访：此后经水每月如期而至，量质正常。3个月后，体形正常，面部气色转佳，活泼有神。历时2载，病情无反复，体健如常。

按语：本案患者，起病于年少求学之时，学业压力大致思虑过度，耗伤精血，则肾精不充，肝失所养，肝气失于疏泄，导致月经量逐渐减少，直至闭经。诊见面色晦暗、久坐久行则腰酸、眠浅、健忘等血虚精亏之候；体型偏胖、精神不振、好坐懒动、易疲乏为气虚之征；肝气郁结，失于调达则易生闷气；肾虚肝郁，冲任失于温煦，则小腹怕凉。四诊合参，乃肝气郁结、肾虚气弱、精血不足之候。

初诊，拟益母胜金丸加减以养血通经，合柴胡疏肝散意以疏木气之郁，少佐温通。药用当归、川芎、白芍、阿胶珠养血以柔肝体、达肝用；柴胡、香附、橘叶、延胡索理气以疏肝郁；乌药、艾叶、炮姜温经通脉；益母草、川牛膝、红花活血调经，以使气血下注冲任；炙甘草温中补虚、调和诸药。二诊，药后肝郁得解，情绪较前平和，遂减柴胡、橘叶、延胡索疏肝之品。精血渐复，肾气渐充，则腰酸、疲乏减轻，水生木，木滋荣，肝气既疏，肝体得用，转以补肾调冲之品。继以阿胶珠、川芎、白芍以峻补经血、养血调经；减益母草、川牛膝之活血；用桑寄生、杜仲、川断益肾以养先天，炒白术健脾益气，以培后天，如是则两天得补，生机盎然。但肝气得疏，稍见自汗、舌质偏红之热象，故减炮姜、艾叶之温热，少佐薄荷辛凉入肝，以散郁热。醋古称苦酒，兑入药汁，可助活血通络之功。诸药合用，养血调经、补益脾肾以图本。

闭经之证，虚者补而通之，实者泻而通之，虚实夹杂，调而通之。本案既有肝气郁结、肝郁脾虚，又有精血亏虚，是以冲不盛、任不通，月水不下，属虚中夹实，投以疏解肝气以治标，益脾肾、调冲任以治本，而病自愈。女子以血为本，月事以血为用，冲任二脉的调畅与否，取决于五脏气血与肾精的充盛、气机的调达与否。肝郁不舒，即不能上通心气，亦不能下调冲任，心主血，心气不得下通，冲任失调，故胞脉闭而月事不能以时下，故在养血益精基础上，应用疏肝理气、少佐温药以活血调经，盖气行则血行，即《黄帝内经》曰："木郁达之"，此之谓也。

综观本案，系肝郁脾虚、肾精不充之候，虽体型偏丰腴、有多囊卵巢综合征之病史，而非痰湿阻滞证，我们应鉴别真伪，忌不加辨析，一见闭经，而盲目妄用祛湿消癥、破瘀攻克之剂，如此则愈通愈塞，愈攻愈闭，病无了期。对此，我们在临证时，不可不予深思，不可不谨慎而为之。

（彭益胜　焦　娟　整理）

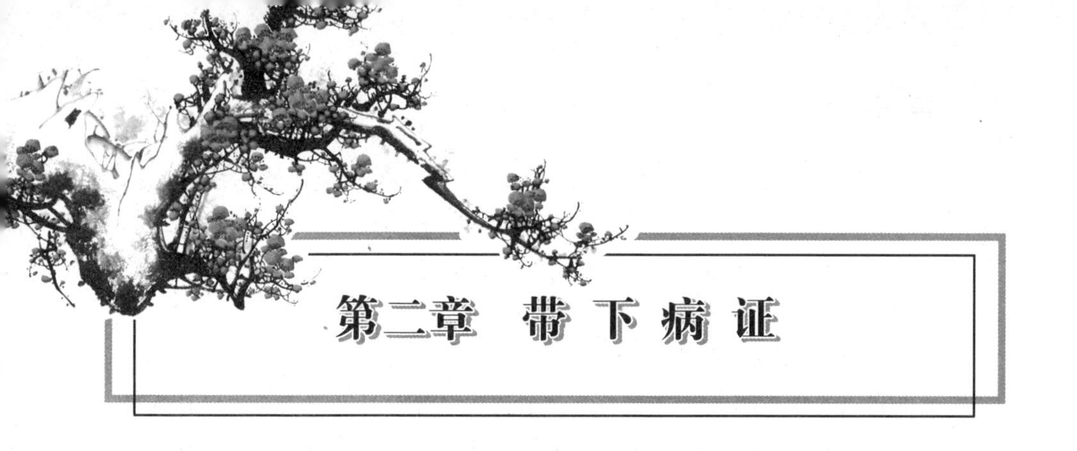

第二章 带下病证

一、疑难杂症宜守方[15]

疑难杂症，以病程迁延、病因多端、虚实兼夹、证候复杂为特点，其治棘手，绝非二三诊所能奏功。有些医者，因急于求效而频换方药，病家以其症情不减而数更医工，致病情缠绵。余临证，首先通过四诊，详为辨析，确定治则，方随法成，在复诊过程中，坚持一个“守”字，而不乱事更张，至于在大法之下，随症增减一二味药物，则灵活而施，从不拘泥。

余曾治一胡姓女子，年27岁，已婚。患者因右下腹疼痛伴有腰酸不适而就诊于北京某医院。妇科检查：宫颈轻度糜烂，宫体中位偏后，活动度差，两侧附件增厚，右侧附件能触及鸡蛋大小的包块，触痛明显。诊断为慢性盆腔炎，炎性包块形成。患者素有胃病，惧怕抗生素刺激胃脘不适，而来本院邀余特诊。主诉右下腹疼痛半年余，痛处固定，时轻时重，触之则痛剧，精神抑郁则加重，伴有小腹坠胀，腰酸不适，月经量少，色黯而有血块，时有头晕恶心，纳可，二便调。舌胖黯有瘀斑，苔白腻，脉沉弦小滑。四诊合参，证属癥积。由情志不舒，郁怒伤肝，肝气郁结，疏泄失职，气机不畅，血运受阻，瘀血留滞，渐成癥积所致。如张景岳说：“瘀血滞留作癥，惟妇女有之，或因恚怒伤肝，气逆血滞，一有所逆，则留滞日积，而渐以成癥矣。”

治宗仲景“当下其癥”之旨，方用桂枝茯苓丸化裁，处方：茯苓9g，桂枝9g，丹皮9g，赤芍9g，白芍9g，炙鳖甲先煎15g，醋元胡打10g，醋莪术9g，甘草6g，水煎服，7剂。方中，桂枝温通血脉，茯苓健脾利水，白芍敛阴和营，鳖甲软坚散结，丹皮、赤芍活血化瘀，元胡、莪术行血中之滞，白芍、甘草缓急止痛，全方共奏活血化瘀，理气止痛，软坚消癥之功。以此方进退，三诊而腹痛

---

[15] 注：本文转引自《路志正医林集腋》，路志正编著，人民卫生出版社，1990年，收录本书时，对个别字进行核对和补正以括弧标注。

未减，肿块未消。病家以其症情不减而要求调整方药。经审核治法，辨证无误，药证相符，何以无效？细思之，始悟癥瘕之害其来也渐，非一日之疾，其治亦非短期所能愈。遂向患者解释，说明不能速效之故，冀其安心配合，坚守原法，偶尔随证加减1~2味药物，至第5诊或6诊而病始减。

个人体会：治疗癥疾，与其峻攻，不如渐磨。经用原方月余，考虑到攻伐之品有伤正气，乃去醋莪术之消伐，加生黄芪、当归以益气养血、攻补兼施。治疗3个月，右下腹痛止，妇科检查，炎性包块消失，唯稍感乏力，经前少腹隐痛。法随证转，以调和肝脾为治，方随法立，以逍遥散合越鞠保和丸加减，缓缓图治，继续治疗月余，半年后随访，疗效巩固，未再复发。

癥瘕积块，多由情志抑郁，肝气不舒，饮食不节，损伤脾胃，以及寒气侵袭，脏腑失和，久则痰食凝聚，气血瘀滞所致。其证病程久延，多虚实夹杂，故治疗当中病即止，寓攻于补之中，攻邪而不伤正。补虚勿忘实，寓补于攻之内。《素问·六元正纪大论》曰："大积大聚，其可犯也，衰其大半而止。"若用药得当，切中病机，病愈之后，宜遵仲景"病虽愈，服之勿止"之训，尚须继续治疗一个时期，以巩固疗效。

临床治疗疑难杂证，首先辨证准确，治则用药恰中病机。尚须正确处理"正"与"邪"、"攻"与"补"、"守"与"变"之间的关系。或先攻后补，或先补后攻，或攻补兼施。观其脉证，知犯何逆，随证施治。

二、辨证得当，一方而二病俱安[16]

患者马某，女，36岁。主因痛经4年，于1980年1月4日来院就诊。月经前期，每次月经来潮之际，先是右少腹开始胀痛，渐及全下腹凝痛难忍，历经4年。曾在妇科检查，诊断为轻度宫颈糜烂，继发性痛经。经服药打针，迄未见功，因之每次经前即精神紧张，恐惧不安，提前服止痛药亦不得缓解，须配合解痉止痛之针剂。经来色黑、多块，腰腿酸软，神疲乏力，纳少嗜睡，夜寐多梦，便秘、2日1行，带下黄白，舌红苔薄黄，脉沉弦小数。经详为问诊，知病起于1976年地震受惊之后，加以地处潮湿，情怀抑郁。显系脾虚湿聚，肝郁气滞，带脉不固，郁久化热，湿热下注所致。治宜健脾祛湿、清热止带，仿傅氏易黄汤合二妙散化裁。药用：芡实15g，山药20g，银杏6g，川黄柏9g，鸡冠花15g，苍术9g，薏苡仁20g，川楝子9g，牡蛎先煎21g，白芍15g，甘草6g。5剂，

[16] 注：本文沈卫陵整理，选摘自《医话医论荟要·路志正医话医论》，中医研究院广安门医院编，人民卫生出版社，1982年。

水煎服。

1月28日前来复诊，适师外出，由我接诊。患者云：药后经汛即至，疼痛大减，未再用止痛药物。既见效机，守方不更，嘱再进5~7剂。2月29日偕其爱人前来谢曰："本月经行亦未腹痛，且带症亦除。前曾经本单位中医诊治，认为系肝郁不舒、气滞血瘀所致，服药20余剂，腹痛如故。今药仅10剂而病霍然，说明祖国医学确是伟大的宝库，老大夫的医疗经验，应很好地继承，加以总结，为人民造福"。闻后倍受鼓舞，但病愈之机理尚未洞悉，遂请教老师。告曰：前医被痛证所惑，而忽略病之本。先贤虽有"不通则痛"之说，但亦要辨"不通"之原由，始能恰中病机。今患者脾虚湿困，郁久化热，湿热下注，带下淋漓，湿热郁阻，气机不畅，故其经来腹胀、凝痛，累及全下腹也，自与瘀血之刺痛如刀割者迥然不同。《傅青主女科》有言："故病带者……况加以脾气之虚，肝气之郁，湿气之侵，热气之逼，安得不成带下之病哉。"现以易黄汤健脾祛湿，二妙散合鸡冠花以清泄湿热，少佐川楝子、牡蛎以疏畅厥阴之气。则脾健而湿祛，三焦得以通畅，郁证自除，故虽不专治痛证，而痛证自失，带证亦除。真可谓辨证得当，一方而二病俱安。

三、异病同治头痛、带下案

患者，女，29岁，1983年6月8日初诊。主诉持续性前额头痛3年。病起于1978年妊娠4个月时，因头晕、目眩、耳鸣诊断为"梅尼埃病"，用西药治疗。产后第7天开始头痛，前额鼻部为中心连及两侧头部，交替疼痛，呈持续性隐痛，月经前后疼痛加重，伴恶心呕吐。1981年3月因情志诱发双目暴盲，某医院诊断为"葡萄膜大脑炎"，给予泼尼松、地巴唑及中医治疗。视力恢复，头痛仍作。刻见：头隐痛而胀，前额痛，午后重，倦怠乏力，脊背疼痛，自汗恶风，半身汗出，胃脘胀痛夜甚，难眠多梦，心烦易怒，口干苦喜饮，大便干，月经前期，白带量多色黄、兼夹赤丝。舌体瘦、边尖红，苔黄腻，脉沉弦细。中医诊断：头痛，带下；证属肝郁脾虚、湿热内阻。治以清热利湿、疏肝止带，予完带汤化裁。处方：炒苍术10g，陈皮10g，柴胡9g，半夏9g，生山药20g，白芍12g，车前子包煎12g，茯苓12g，炒荆芥穗9g，鸡冠花15g，黄柏9g，醋香附9g。5剂，水煎服。

1983年6月13日二诊：药后头痛好转，胃脘疼痛亦减，白带量减少。仍有头部隐痛，晚餐后腹胀，晨起口苦，睡眠不安，脊背发凉。舌边尖红，苔薄白腻，脉弦细。既见效机，原方再进5剂。

1983年6月22日三诊：月经来潮，经前头痛1次，持续时间缩短，刻下月经将净，头痛未复，胃痛大减，夜间略感不适，口苦已除，月经前少许白带夹粉色。舌边尖红，苔白厚腻，脉沉细尺弱。原方再进6剂巩固，病告痊愈。

头痛为临床常见病，内伤、外感均可诱发。人身诸经脉之气皆上注于头，手足三阳经走头面，厥阴经会巅顶，太阳经行后头连颈项，阳明经走前额及眉棱骨，少阳经循头侧连耳。头痛病因病机，或外感六淫之邪阻滞经络，或内伤之肝肾阴虚、虚阳上扰；或肝郁气滞，肝火上犯；或肾精亏损，髓海失养；或脾虚化源不足，气血亏虚，清窍失荣；或脾虚清阳不升，浊阴不降，痰浊上犯等，均可导致头痛发生。

带下病则责之于带脉不固，精微下流，或因脾虚湿蕴，或肝郁失疏，或肾虚失藏，或湿热毒邪下注等。

头痛、带下病，一上一下，本不相及。然本案患者先有妊娠期眩晕、呕吐之证，产后7日复发头痛隐隐、绵绵不休，继之又增暴盲。证似属肝血不足，气血失濡之候。细察病机，当为脾虚卫外不固，肝郁化热，湿热内盛阻滞中下二焦，清阳不升之候。《黄帝内经》云："大小不利，先治其标"。本案治从带下入手，立法清热利湿、疏肝止带。拟傅青主完带汤化裁，此为健脾补中、化湿止带名方，主治肝郁脾虚、湿热下注之带证。本案加醋香附以增强疏肝之力；鸡冠花、黄柏加强清化湿热以止带。

复诊再审证机，头痛绵绵不休、时发时止，倦怠乏力，恶风畏寒，胃纳不佳，为中气不足，生化无力，清阳不升，浊阴不降，清窍不利之证。治当健脾益气、升阳开窍，或以益气聪明汤、人参养荣汤之属。然本案头痛午后有加，为阳明主时，《黄帝内经》载："实则阳明，虚则太阴"，从侧面提示本案为虚实夹杂证，况又有带下量多色黄，大便干结，口干苦喜饮等湿热内蕴之候，纯补不宜。湿热之生固责之脾，然缘于木旺克土，土壅木郁，土无木不疏，木无土不荣也。肝主疏泄，其经脉与带脉连属，上达头巅、下绕阴器。因此，该案虚实夹杂，湿热内蕴及肝失疏泄不容忽视。故上病治下，肝脾同调，以完带汤异病同治，头痛、带下皆获痊愈。

（马秀文　路　洁　整理）

四、带下多从湿（湿热）论治

带下过多，是指带下量明显增多，色、质、味等异常，可伴有局部及全身症状，常见于西医学各类阴道炎、宫颈炎、盆腔炎症，以及内分泌功能失调等。中医学称之为"带下病""赤白沥"等。关于其病因历代医家多有论述，刘完素《素问玄机原病式·附带下》中说："故下部任脉湿热甚者，津液涌而溢，已为带下”。清代医家傅青主也认为“带下俱是湿证”，其所制完带汤、易黄汤等名方，均是从湿或湿热论治。

陈某，女，41岁，2009年7月25日初诊。主诉经前10余日白带多。患者27岁行人工流产术后至今未孕，既往有甲状腺肿大伴结节，宫颈腺体囊肿，心脏左前分支传导阻滞病史。2006年4月11日在某三甲医院查彩超示：双甲状腺多发结节性病灶；2006年4月12日查：TPOAb（甲状腺过氧化物酶抗体）：166IU/L，MCAB（单克隆抗体）：44.30IU/L，TGAb（抗甲状腺球蛋白抗体）：68.10IU/L，T_3、T_4、FT_3、FT_4、sTSH（以上为5项甲状腺素）均正常。就诊时见：经前10余日白带多，清稀透明，月经周期、经期正常，经量可，经前常有右侧偏头痛，头晕，恶心，晨起口渴，眠食佳，二便调，双足午后发胀，踝关节酸楚。舌体胖有齿痕、色黯红、尖微赤，苔薄白。脉沉细迟弱。

处方：

1. 五爪龙20g，八月札12g，炒芥穗10g，炒苍术12g，炒白术12g，炒山药15g，炒薏苡仁20g，萆薢15g，晚蚕沙包煎15g，炒黄柏10g，鸡冠花12g，土茯苓20g，乌药10g，醋香附12g，车前草15g，炮姜6g，芡实12g。14剂，水煎服。

2. 马鞭草20g，蛇床子10g，苦参10g，白矾6g，椿根皮12g，黄柏10g，当归12g，甘草10g，防风15g，防己15g。14剂，水煎外洗。

二诊：（2009年8月19日）：上药服至10日，服药后带下改善，头痛发作减少，睡眠佳，食纳馨，二便正常，舌体胖有齿痕，质淡黯，苔薄白，脉沉细弦。既见效机，上方去鸡冠花、芡实，加当归12g，赤芍、白芍各12g，14剂，水煎服。

患者诸症较前明显好转，从所见诸症来判断为肝郁脾虚之象，故去凉涩之味，加活血行瘀之属。

带下之名，首见于《素问·骨空论》。历代医家多认为本病主因湿邪伤及任、带二脉，使任脉不固，带失其约，故有带下之称。湿之所生由内外之分，内因多因脏腑功能失调，特别是脾肾功能失调，水液代谢异常，聚而生湿，湿浊下扰带脉而成此证。外湿多因久居潮湿之所，涉水淋雨，生活不洁等，以使湿热之邪外侵所致。合而言之，带下之病多湿，故在治疗时化湿浊是其要务。

今观患者舌脉诸症，提示脾虚湿盛，蕴而化热，湿热下注而成带下之证。所选药物山药、芡实、黄柏、车前草，取易黄汤之意。本方出自《傅青主女科》，有固肾止带，清热祛湿之效。肾与任脉相通，肾虚有热，损及任脉，气不化津，津液反化成湿，循经下注于前阴，故带下色黄、黏稠量多，其气腥秽。治宜固肾清热，祛湿止带。方中重用炒山药、炒芡实补脾益肾，固涩止带，《本草求真》曰：“山药之补，本有过芡实，而芡实之涩，更有胜于山药，故公为君药”。

用少量黄柏苦寒入肾，清热燥湿；车前草甘寒，清热利湿，均为佐药。诸药合用，重在补涩，辅以清利，使肾虚得复，清热湿祛，则带下自愈。炒苍白术、山药、荆芥穗，取完带汤之意，以健脾燥湿，疏肝理气；八月札、香附，疏肝理气；五爪龙、炒薏苡仁、萆薢、土茯苓、鸡冠花利湿止带，稍加乌药以蒸腾肾气，肾之气化如常，则湿浊随小便而解。

（冯 玲 整理）

五、健脾化湿、疏肝清热治带下

《傅青主女科》曰："带下俱是湿症。"带下清稀、色白量多者，缘于"湿盛而火衰，肝郁而气弱"，"脾土受伤，湿土之气下陷"。《黄帝内经》曰："脾土者，治中央。"脾主运化，坐持中州，是全身气机升降之枢纽；中土不足，清阳不升，水湿运化不利，则形成湿浊下注，肝郁脾虚之证。

某女，30岁。2012年3月15日初诊。主诉头晕头痛5年，带下多2年。患者5年前无明显诱因出现头晕昏沉欲睡，头颞部跳痛，带下量多、色白、质清稀、有异味，性情急躁，入睡困难，多梦，健忘，耳鸣如蝉，双眼干涩，口干欲饮，饮水后口干愈甚，时感左上腹痛及脐周痛，活动行走时为甚，食欲不振，厌油腻，大便黏滞不爽，食辛辣冷凉后加重。舌淡、苔白腻，脉弦细滑。中医诊断：眩晕，头痛，带下病。辨证：脾虚下陷，湿热下注，湿浊上泛。治以健脾运脾、祛湿化浊、疏肝清热。方药：炒苍术、炒白术各12g，厚朴12g，乌梅12g，荆芥穗10g，橘叶15g，平地木12g，黄连10g，黄柏10g，姜半夏10g，茯苓30g，广木香后下 10g，土茯苓20g，椿根皮15g，车前子包煎 15g，炒白芍15g，大黄炭3g，生姜2片。14剂，水煎服。

二诊：患者药后头痛、头晕昏沉基本消失，白带明显减少，食欲及厌油腻好转，腹中气窜疼痛消失。既见效机，宗原思路继续调治。

该案患者白带量多，为脾虚不固，湿邪下注；头昏欲睡，为湿浊上蒙清窍；口干欲饮、饮后更干，为湿阻气机，津液失布；头颞部跳痛、耳鸣如蝉、眼干、急躁，为肝热阳亢；失眠多梦，系胆热扰心，神魂不宁。故本案从中焦脾土入手，立健脾运脾、祛湿化浊、疏肝清热法。仿完带汤、平胃散、黄连温胆汤化裁。以炒白术、炒苍术健运脾湿；椿根皮、黄柏、平地木清热燥湿止带；土茯苓、车前子清热利湿；荆芥穗疏风胜湿、升清止带；苍术、黄柏合为二妙丸以清化下焦湿热；黄连、姜半夏、茯苓、生姜，师黄连温胆汤之意，清心温胆、祛湿化痰；橘叶疏肝理气，白芍、乌梅味酸生津、柔肝养肝；苍术、厚朴、木香寓平胃散意，燥湿运脾以除胀满；患者大便黏滞，为湿热阻滞大肠，取大黄炭去性存用，以泄浊导滞。本案方药运用中，补泻兼施、寒热并用、燥润相济、升降相宜、上下同调，使脾土健运，肝胆郁解，湿浊得化，气机畅达，诸症遂愈。

（冉青珍　整理）

六、清化湿热法，内服外洗治盆腔炎

本案患者虽以低热就诊，然虑其病程已久，诱因为产后同房，伴有带下量多、色黄、味臭，参合舌脉，乃湿热稽留之象，故从调其带下入手，以固带脉、清湿热、调气机为法治之。

李某，女，25岁，2003年11月8日初诊。

主诉：少腹疼痛，伴发热1年。

现病史：患者2002年11月行药物流产术后、未满1个月即同房，遂出现阵发性少腹痛，发热，体温最高37.8℃，夜间入睡后体温正常，无汗出，发热时无特殊不适感。2003年10月25日盆腔B超示：子宫体积略大，盆腔积液。一直未规范治疗。现仍低热，少腹疼痛，带下色黄量多、味臭，外阴轻度瘙痒；月经后期，推迟5~7天，量、质、色正常，唯行经腹痛、少腹坠胀；眠食尚佳，二便正常。

望闻切诊：舌黯红，苔薄腻，脉弦紧小滑。

中医诊断：发热，腹痛，带下证。

西医诊断：盆腔炎。

辨证：带脉不固，湿热下注。

治法：固带脉，清湿热，调气机。

方药：炒荆芥穗10g，炒苍术12g，炒白术12g，生薏苡仁20g，炒薏苡仁20g，炒山药15g，芡实12g，土茯苓20g，车前子包煎15g，柴胡12g，椿根皮10g，鸡冠花12g，地肤子12g，盐黄柏10g，乌药9g，醋延胡索12g，六一散包煎30g。7剂，每日1剂，水煎服。

自拟燥湿清热外洗方：马鞭草30g，苦参18g，蛇床子20g，白矾10g，凤眼草15g，甘草8g。7剂，每日1剂，水煎熏洗。

药后随访，患者诉发热已退，未再来诊。

按语：首诊方中白术、山药意在补脾祛湿，使脾气健运，湿浊得消，且山药有固肾止带之功；苍术燥湿运脾，以增祛湿化浊之力；车前子利湿清热，令湿浊从小便而去；椿根皮、鸡冠花、地肤子、盐黄柏、六一散清热解毒、祛湿止带；延胡索疏肝理气止痛。诸药相配，使脾气健旺，肝气条达，清阳得升，湿热得化，则带下自止，湿热自去，体温如常。原方中荆芥穗、柴胡用量皆小，其作用需要强调，盖取其风能胜湿且升发脾胃清阳之义；更兼用祛湿清热之外洗方，内外合治，相得益彰。

（王秋风　整理）

七、补益气阴、清化湿热法治带下

本案患者在上焦气阴不足而咽痛，在中焦长期腹痛腹泻，在下焦湿热下注则带下黄稠，舌苔白而根部厚，为脾虚失运，内生水湿之征。余以健脾和胃为中心，益气阴、降阴火，疏肝肃肺，调达三焦，分解湿热。

贾某，女，39岁，2011年6月2日初诊。

主诉：反复咽痛、黄色带下4年。

现病史：患者4年前因反复腹痛、腹泻，在当地医院诊断为溃疡性结肠炎，予“艾迪沙”治疗3个月，腹痛、腹泻好转，但血白细胞下降至（3.1~4.5）$\times 10^9$/L，口服中药治疗，白细胞水平无改善。4年内反复咽部干痛、有痰，反复带下量多，色黄质稠，下腹疼痛，当地医院诊断为慢性咽炎、阴道炎、盆腔炎，口服抗生素治疗无缓解，上述症状仍反复发作。刻下症：咽干、咽痛，小腹痛，带下量多色黄，月经后期，1~6个月来潮1次，血量偏少、色黯，无血块，无痛经，孕3、产1、引产1次。纳眠尚可，二便正常。

既往史、个人史、家族史：有荨麻疹、溃疡性结肠炎史。

望闻切诊：面色晦暗，舌质淡黯，舌尖有小瘀点，苔白根部厚，脉弦小滑。

中医诊断：带下证，月经不调，喉痹。

西医诊断：阴道炎，盆腔炎，月经不调，慢性咽炎。

辨证：气阴两虚，脾虚湿热下注。

治法：益气养阴，清化湿热，健脾和胃。

方药：太子参15g，南沙参12g，功劳叶15g，玉蝴蝶10g，藿梗后下12g，荷梗后下12g，炒杏仁9g，炒薏苡仁30g，八月札12g，炒苍术15g，土茯苓30g，厚朴12g，黄连10g，炒白芍18g，车前子包15g，鸡冠花15g，广木香后下10g，生龙骨先煎30g，生牡蛎先煎30g，生姜1片为引。14剂，水煎服。

外洗方：马鞭草30g，土茯苓30g，地肤子15g，白矾10g，苦参12g，椿根皮15g，炒薏苡仁30g，白鲜皮12g，甘草6g。7剂，水煎先熏后洗，避免烫伤。

既见效机，继前方巩固治疗。

按语：首诊方中以太子参、南沙参、功劳叶、玉蝴蝶益气阴、利咽喉。炒杏仁宣肺利水，炒薏苡仁健脾利湿。脾为阴土，喜燥而恶湿，主升清，苍术、黄连燥湿清热而运脾；胃为阳土，喜润而恶燥，主降浊，藿梗、苏梗、厚朴调中焦气机和胃降逆；土茯苓、车前子、白芍、木香、八月札疏肝健脾，祛湿止带，鸡冠花收涩止带。正如周慎斋言："脾气不得胃气之阳则多下陷，胃不得脾气之阴则无转运"。遣方用药上，健脾与和胃相辅相成，两者和调，方能发挥运化水谷及斡旋气机的功能。

运用外洗方，以祛湿杀虫止带为目的。其中马鞭草、白鲜皮、地肤子、白矾、苦参、椿根皮，文献记载均有清热解毒、燥湿止带、杀虫止痒等功效，现代药理研究证实有杀菌、抗真菌、抗滴虫等作用。

本案治疗上、中、下焦同调，益气阴、健脾胃、清湿热同施，内服与外洗并用，治疗全面准确，获得满意效果。

（冉青珍 整理）

八、调治带下医眩晕

本案患者素有眩晕痼疾，饮酒后加重，眩晕频作，伴恶心欲吐、食欲不振等症；指尖发凉，为脾阳不能荣于四末；头胀甚，系气机郁滞之征。尤为重要的是白带量多色黄，月经有血块，此乃湿阻带脉、气滞血瘀之象。舌体瘦、质黯，苔薄白，脉细滑，为肝郁脾虚、带脉不固之证。人乃一有机整体，治以疏肝理脾，渗湿止带，肝脾和，气血调，湿邪除，则眩晕、带下皆愈。

刘某，女，40岁，2004年4月9日初诊。

主诉：头晕间断发作5年余，加重2个月余。

现病史：患者于5年前出现轻度头晕，未予重视。自2004年2月饮酒后头晕加重，于宣武医院行多项检查未见异常，给予谷维素口服，头晕略减轻，但仍有头晕，日发作4~5次，每次持续1至数小时不等，伴头胀，无视物旋转，恶心欲吐，食欲差，夜眠可，二便正常。月经周期正常，经期8~9天，量适中，有血块，白带量多、色黄。平素手足指尖发凉。

既往史：有"慢性浅表性胃炎"，一直服用"胃铋治"（复方铝酸铋片）。

望闻切诊：舌体瘦、质黯，苔薄白，脉细滑。

中医诊断：眩晕，带下证。

辨证：肝郁脾虚，带脉不固。

治法：疏肝理脾，渗湿止带。

方药：炒芥穗10g，柴胡12g，炒苍术12g，炒白术12g，炒山药15g，白芍12g，萆薢15g，车前子包煎15g，泽泻12g，土茯苓20g，芡实12g，椿根皮15g，生龙骨先煎20g，生牡蛎先煎20g，炒枳壳12g，乌药9g，黄柏10g，甘草6g。

7剂,水煎服。

二诊(2004年4月21日):服药后自觉头晕、头胀减轻,仍有晨起恶心,伴嗳气,胃脘隐痛,食后脘腹饱胀,食欲一般,二便正常,夜眠可,有时右耳鸣,劳累后出现,本次月经量较少,黄白带下明显改善,仍指尖冰冷。舌体瘦、边有齿痕,质红,苔薄白,脉沉细。湿去热孤而脾胃虚寒显露。既见小效,予前方增删。上方去椿根皮、黄柏、枳壳,土茯苓改15g,加厚朴10g,砂仁后下8g,炒枳实15g,生姜2片为引。12剂,水煎服。

药后诸症悉减,遂宗前法,上方加减以善后。随访半年,眩晕未复发而告愈。

按语:首诊治予疏肝理脾,渗湿止带。方中白术补脾祛湿,使脾气健运,湿浊得消;山药补肾以固带,使带脉约束有权;苍术燥湿运脾;白芍柔肝理脾,使木达而脾土自健;萆薢、车前子利湿清热,令湿浊自小便而去;柴胡、芥穗辛散,得白术则升发脾胃清阳,配白芍则疏肝解郁;泽泻利湿浊,合白术取泽泻汤意,治疗支饮眩冒;土茯苓、芡实健脾祛湿止带;椿根皮、生龙骨、生牡蛎固涩止带;乌药温肾散寒,行气散滞,达脾阳于四肢;黄柏苦寒燥湿,可防诸药化热;枳壳理气宽中,使补而不滞;甘草调和诸药。诸药相伍,寓补于散之中,寄消于升之内,培土抑木,祛湿化浊,使脾气健旺,肝气条达,清阳得升,湿浊得化,则带下自止,清窍畅达而眩晕得止。

二诊收效后,尚有晨起恶心、呃逆、胃脘隐痛、餐后脘胀等脾胃不和之证,时右耳鸣,指尖冰冷,乃湿浊未尽去,阻遏清阳达于清窍、四末所致。舌体瘦、质红、边有齿痕,苔薄白,脉沉细。病机同前,既见小效,前方增删,去椿根皮恐留邪也,脾阳不达故去黄柏,枳壳改为炒枳实、厚朴以加强行气宽中、消胀除满之力,砂仁燥湿醒脾,生姜温胃和中。

(边永君　整理)

九、调治带下医头痛

头为"诸阳之会""清阳之府",又为髓海之所在,凡五脏精华之血、六腑清阳之气,皆上注于头。若气血充盈,阴阳升降有序,外无非时之感,则头爽神慧。若六淫之邪外袭,或直犯清空,或循经上干;或痰浊、瘀血痹阻经脉,阻遏清阳;或气虚清阳不升;或血虚清窍失养;或肝肾阴亏,虚火上扰;或情志怫郁,日久化火,肝阳上亢等,均可导致头痛的发生。

本案患者病程长,呈持续性全头疼痛,夜间加重,此特点以湿浊内阻证较常见。阴痒、带下时多味重,舌黯,苔白厚腻,脉细滑尺沉,俱为痰浊内盛之征。痰浊中阻，清气不升，而见头晕、耳鸣、目花；浊气不降，清窍被遏，气机壅塞，故头胀痛，伴颜面肿胀感；湿为阴邪，“夜半而阴陇为重阴”(《灵枢·营卫生会》)，故夜间痛甚；胃失和降，故见恶心。治宜运脾燥湿、约带固下法。

钟某，女，43岁，2005年3月9日初诊。

主诉：头痛4年。

现病史：患者4年前无明显诱因开始头痛，呈持续性、全头胀痛，伴颜面肿胀感，有时夜间痛醒，曾查头颅CT未见异常。伴头晕，恶心，眠差，耳鸣，视物昏花，腰部冰冷感，纳可，二便正常。曾辗转于数家医院，服用多种中西药物，罔效。

即往史、个人史：既往体健。月经周期正常，带下时多、味重，阴痒。

望闻切诊：舌黯，苔白厚腻，脉细滑尺沉。

中医诊断：头痛，带下证。

辨证：痰浊中阻，带脉不固。

治法：健脾升阳，除湿止带。

方药：荆芥穗后下 10g，炒苍术 12g，炒白术 12g，山药 15g，茯苓 20g，白芍 12g，车前子包煎 15g，陈皮 10g，醋香附 10g，姜半夏 9g，炒薏苡仁 20g，黄柏 9g，鸡冠花 12g，桑寄生 15g，川断 12g，生龙骨先煎 30g，生牡蛎先煎 30g，椿根皮 10g。7剂，水煎服。

医嘱：忌生冷、油腻、炙烤，慎起居，畅情致。

二诊：上方服用14剂，药后头痛、恶心、腰部冰冷减轻。既见效机，宗前法，上方去香附，加防风 10g，再进14剂。

药后诸症大减，继以前法进退善后。

按语：首诊方中苍术、白术、山药运脾燥湿，健脾固带；陈皮、半夏、茯苓、薏苡仁取二陈汤意燥湿化痰；香附为“血中之气药”，疏肝调经、行气止痛，合白芍以柔肝；芥穗辛散，得白术则升发脾胃清阳，配白芍则疏肝解郁，又有祛风胜湿之意。桑寄生、川断、生龙骨、生牡蛎补益肝肾，滋潜固涩；椿根皮、鸡冠花、黄柏清热燥湿、固下止带。诸药合用，肝肾与脾胃兼顾，约带脉而固下元，攻补兼施，标本同治，使4年顽症得以缓解，康复如初。

（边永君　整理）

十、健脾固带医胸痹

本案患者以胸痹就诊，表现为劳累后心前区隐痛，持续时间较长，乃心气亏虚之证。因“劳则喘息汗出，外内皆越，故气耗矣”，劳后气虚更甚。如《灵枢·经脉篇》所谓：“手少阴气绝，则脉不通，少阴者心脉也，心者脉之合也，脉不通则血不流。”故劳累后气血不荣养于心而心痛。

但本案若徒用补养心气之法，则非治本之举。《素问·天元纪大论》曰：“热伤气”，患者病初先有高热、心悸，后致心脾气虚，患者面色萎黄，两目乏神，四末不温，纳食不馨，易发腹泻，乃一派脾胃虚弱之表现。脾胃系后天之本，气血生化之源，化源不济，气血自难恢复。脾失健运致水湿内停，而见眼睑浮肿。如《素问·平人气象论》所言：“目裹微肿，如卧蚕起之状，曰水。”带下量多色黄味腥，《诸病源候论》曰：“脾脏虚损，故带下而挟黄色。”《明医指掌》认为“白带腥臭……寒也。”舌胖边有齿痕，苔白微腻，脉沉细，提示脾胃虚寒、湿浊内阻。脾喜燥而恶湿，湿浊不去则脾运难健，带下不止。

故治疗当从调理脾胃入手，温中固带，使湿去脾健，开生化之源，为治本之法也。正如《傅青主女科》所言：“带下俱是湿症……夫白带乃湿盛而火衰，肝郁而气弱，则脾土受伤，湿土之气下陷，是以脾精不守，不能化荣血以为经水，反变成白滑之物，由阴门直下，欲自禁而不可得也。治法宜大补脾胃之气，稍佐以疏肝之品，使风木不闭塞于地中，则地气自升腾于天上，脾气健而湿气消，自无白带之患矣。”

陈某，女，33岁，2004年12月10日初诊。

主诉：劳累后胸痛10余年。

现病史：患者于10年前患“病毒性心肌炎”，当时高热，心悸，乏力，胸闷，曾住院半年，全休1年。以后每于劳累后出现心前区隐痛，胸痛彻背，持续数小时，休息后缓解，无明显胸憋，时伴心悸，口唇发绀，夜寐不安，食纳欠佳，进荤腥、寒凉食物即腹泻。

即往史、个人史：既往体健。月经尚正常，带下量多色黄味腥，伴外阴瘙痒。

望闻切诊：面色萎黄，两目乏神，下眼睑浮肿；舌稍胖、边有齿痕，苔白微腻，脉沉细。

中医诊断：胸痹，带下病。

辨证：脾胃不足，化源不济，气血两虚。

治法：先调理脾胃，温中固带，再治他疾。

方药：荆芥穗后下 8g，炒苍术 12g，炒白术 12g，炒山药 15g，茯苓 20g，莲子肉 15g，当归 10g，龙眼肉 8g，川芎 9g，厚朴 10g，姜半夏 10g，广木香后下 10g，砂仁后下6g，炙甘草6g，泽泻12g，生龙骨先煎20g，生牡蛎先煎20g。7剂，水煎服。

医嘱：忌生冷、油腻、炙烤，慎起居、畅情志。

二诊（2004年12月24日）：上方进14剂，药后仍有劳累后心前区疼痛，但较前减轻，白带量减少，色仍黄，食欲差，仍不敢进油腻食物，夜寐欠安，二便尚调。舌体胖边有齿痕、质淡，苔薄白，脉沉细滑。既见效机，宗法不更，前方进退。

方药：上方去荆芥穗、龙眼肉、砂仁、川厚朴，加太子参15g，炒柏子仁15g，车前子包15g，黄柏10g。14剂，水煎服。

药后带下颜色转白，异味消失，胸痛、心悸缓解。随访月余，心前区疼痛未再发作。

按语：本案治疗仿完带汤和归脾汤之意，方中炒苍术、炒白术、山药、茯苓、莲子肉，补脾胃之气而祛湿，当归、川芎、龙眼肉养心肝之血，厚朴、半夏、木香、砂仁、泽泻理气燥湿渗湿，荆芥穗祛风胜湿，莲子肉及龙骨、牡蛎有固涩止带之功。诸药相伍，气血同治，攻补并用，兼顾脾胃、心、肝，培土抑木，祛湿化浊，使脾复健运，肝气得疏，清阳得升，湿浊得化，带下自止。

二诊症减而带黄，系湿去但有化热之象，故去荆芥穗、龙眼肉、砂仁、川厚朴等温燥、滋腻之品，加太子参、柏子仁补气养心血，车前子、黄柏清热利湿以治黄带，巩固疗效。通过本案，体会到中医整体恒动观、上病治下、辨证论治的真谛。

（边永君　整理）

十一、益气养阴、运脾祛湿治狼疮脱发并带下

脱发为肾精不足之证，精血的化生，全赖后天脾胃。若饮食不节，或情志内伤，久则伤脾胃，脾胃升降失常，水湿内停，气血化生不足，可导致脱发。本案患者系统性红斑狼疮，经采用激素和免疫抑制剂虽见好转，但气阴已伤，故严重脱发，神疲乏力，口干，面色浮红；气虚脾运失常，湿热内蕴，故见纳呆，白带增多，肥胖，面肿；舌体胖有齿痕、质黯尖红，苔白滑略黄，脉沉细小数，亦一派湿浊中阻、化热伤阴之象。

姚某，女，33岁。2009年10月12日初诊。

主诉：脱发4个月。

现病史：患者半年前出现周身关节疼痛、伴红斑，曾在某医院确诊为系统性红斑狼疮，给予激素、免疫抑制剂等治疗，症状好转，但出现严重脱发，伴神

疲乏力，面红肿胀，向心肥胖，白带增多，而转求治中医。自发病以来，口干，纳呆，睡眠多梦，二便尚调。

望闻切诊：舌体胖、边有齿痕，质黯尖红，苔白滑略黄，脉沉细小数。

中医诊断：周痹，蝴蝶斑，脱发，带下证。

西医诊断：系统性红斑狼疮，脱发。

辨证：湿浊内盛，气阴两伤。

治法：益气养阴，运脾祛湿。

方药：五爪龙 30g，太子参 12g，天冬 12g，八月札 12g，炒苍术 15g，炒白术 15g，土茯苓 30g，炒山药 15g，炒薏苡仁 30g，荷叶 12g，椿根皮 12g，车前子 15g，鸡冠花 12g，炒白芍 15g，醋香附 12g，生龙骨先煎 30g，生牡蛎先煎 30g。14 剂，水煎服。

外洗方：苦参 15g，蛇床子 12g，白矾 8g，马鞭草 30g，黄柏 15g，公英 30g，防风 12g，防己 15g。14 剂，先熏后洗。

二诊（2009 年 10 月 26 日）：药后关节疼痛未作，红斑已退，白带略减，质稀、味腥，脱发明显，面色浮红，肿胀减轻，舌脉如前。治宗前法，上方去天冬、荷叶、香附，加荆芥穗 10g，当归 12g，泽泻 15g，14 剂，水煎服。

三诊（2009 年 12 月 28 日）：药后脱发减轻，白带明显减少，面部肿胀消失，但仍有浮红，舌胖质黯，苔薄白腻，脉弦细滑。既见效机，仍宗上方化裁，14 剂，水煎服。

患者经用药 2 个月余，脱发愈，白带止，关节疼痛消失，肢体红斑未作。

按语：本案方中，药选五爪龙、太子参、白术、苍术、薏苡仁、荷叶、荆芥穗，益气健脾、升清化湿；天冬、山药、白芍、当归养阴和血；土茯苓、椿根皮、车前子、鸡冠花、泽泻清利湿浊；生龙骨、生牡蛎滋潜敛涩；八月札、香附疏肝理气，取健脾必疏肝之意；二术并用，俾脾健运。全方伍用，使气血充，湿浊去，毛发得养，故脱发止。同时配以疏风清热燥湿止带之外洗方，内外合治，集中药力，使红斑狼疮伴关节痛、脱发重症得以康复，对于脱发伴湿浊盛者，临床亦可参考运用之。

（杨　利　整理）

十二、益气固肾、清利湿热治老年高血压、阴道炎

本案患者以头痛、失眠为主诉，按常规思路，很难想到补中益气汤和二仙汤，且该老年患者已过更年期。但余临证不拘于常规，以辨证论治为本。虽然患者以头痛、失眠为主症，但不能忽视兼症，有时兼症对辨证更为重要。该

案便溏乏力、面色㿠白，脾虚气陷之象明显，所谓“中气不足，溲便为之变”（《灵枢·口问》）。肾主二阴，患者年迈肾元亏虚，脾虚气陷，脾湿下流，内蕴湿热，阴火上冲，上扰清空，故致头痛、失眠、大便溏泄、小便频急、小腹坠胀、下肢浮肿、髋沉膝痛、阴道干痒等。治以补中益气，固肾强腰，佐以和血为法。

杜某，女，69岁。2012年3月12日初诊。

主诉：间断头痛4年，小腹下坠2年。

现病史：患高血压4年，血压波动时头痛，目不欲睁，服美托洛尔、硝苯地平，血压控制在140/60mmHg，平时睡眠差，每天睡4~5小时，疲倦乏力，纳可，大便溏薄，4~5次/日。近2年尿频、尿急，甚至二便失控，小便气味重，阴道干痒，小腹下坠，牵至双髋部沉重，双膝疼痛，行走困难。

望闻切诊：面色㿠白，两目乏神，伸舌左偏、舌淡红、舌边紫斑、苔白，脉弦滑。

中医诊断：头痛，劳淋，阴痒。

西医诊断：高血压病。

辨证：脾虚气陷，肾元亏虚，湿热下流，阴火上冲。

治法：补中益气，固肾强腰，佐以和血。

方药：太子参12g，生黄芪15g，炒白术12g，升麻6g，柴胡5g，当归12g，炮姜6g，炒三仙各12g，仙灵脾15g，仙茅10g，炒薏苡仁30g，夜交藤15g，益母草12g，醋香附10g，生龙骨先煎30g，生牡蛎先煎30g，盐黄柏4g。14剂，水煎服。

二诊（2012年3月26日）：服药14剂，头痛消失，睡眠好转，目前晚上睡眠5小时，白天半小时，梦多，健忘，血压趋于平稳135~150/60~65mmHg，尿频，尿急，小腹坠胀，昨日赴妇产医院检查，诊断：阴道炎（中度炎症），饮食尚可，大便溏薄、3~4次/日，下肢浮肿、晚上为甚，左膝疼痛、行走困难。伸舌左偏、质黯红、苔白腻，脉弦滑。治宗前法，原方加减。

方药：炒白术12g，当归12g，炮姜6g，炒三仙各12g，仙灵脾15g，仙茅10g，夜交藤15g，益母草12g，炒杏仁9g，炒薏苡仁30g，萆薢15g，晚蚕沙包煎20g，盐黄柏6g，生龙骨先煎30g，生牡蛎先煎30g。14剂，水煎服。

三诊（2012年4月9日）：药后头痛、失眠均已缓解，记忆力改善，小腹下坠，尿频，大便急散、3次/日，伸舌左偏、舌淡红、苔薄白，脉弦滑。以上方加减调理月余，患者小腹下坠、尿频、便急诸症缓解。

按语：首诊方拟补中益气汤健脾益气升清，中气健则便溏、小腹坠胀杳；

以二仙汤调冲任、清相火，则尿频尿急自息；加炒杏仁、炒薏苡仁、萆薢、晚蚕沙，以畅三焦、清湿热、利关节，益母草活血利水降冲，夜交藤滋肾养心安神，生龙骨、生牡蛎滋阴潜敛安神，补泻并施，标本同治，所谓治病求本，圆机活法是也。

（杨　利　整理）

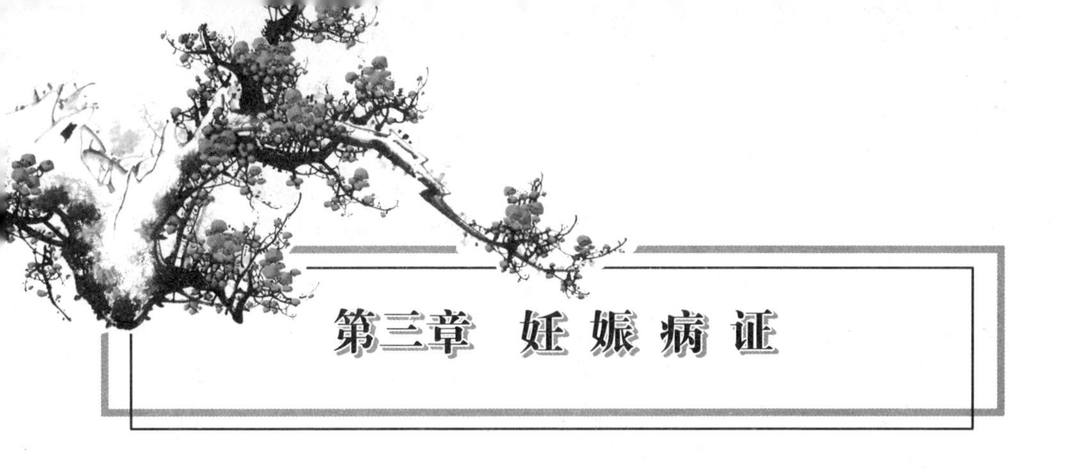

第三章 妊娠病证

一、胎漏[17]

妊娠期间，阴道不时少量下血，或淋漓不止，或时有时无，谓之“胎漏”，亦称“漏胎”，《金匮要略》叫做“妊娠下血”，《妇科大全》则称之为“胞漏血”。若长期下血不止，常可导致堕胎或小产，与现在所说的“先兆流产”不无近似之处。多缘肾气不足、冲任不固等所致。

前人对其脉因证治均有较详的论述。男女媾精，受孕成胎，贵在冲任旺盛，气血充盈，脏腑安和，情志调畅，饮食如常，身体强健，则可保十月满足，分娩无虞。《妇人大全良方》卷十三“妊娠数堕胎方论”明确指出：“若血气不足，故不能养胎，所以数堕胎也。”

“胎漏”之因，为受孕之后，阴血内聚以养胎气，母体卫外之气相对较弱，易受外邪之侵袭；或饮食失节，伤脾败胃，日久则血失生化之源；或久病体虚，或精血素亏，胎失所养；或情志所伤，肝失调达，郁久化火，迫血妄行；或房室失节，损伤肾气，冲任失固等引起。其治疗当宗“治病求本”之旨，血热者清之，血虚者养之，气虚者摄之，肾亏者益之。但应随时注意保护胎元，以防小产。

潘某，女，34岁，上海市工人。1979年初孕，孕后6个月即“下肢浮肿，血压170/100mmHg，有时高达210/140mmHg，头晕目眩，肢体搐搦，尿中无蛋白，在当地医院诊为“先兆子痫”，由于病情未得控制，致8个月时胎儿死于腹中。来诊时又怀孕3个月，觉腹中隐痛；少腹胀满，阴道不时下血，色鲜红，伴五心烦热，头晕目眩，头痛头胀，腰酸腿软，急躁易怒，鼻衄。望之两颧娇红如妆，唇红绛而干，舌红少苔，脉弦细数、尺弱，测血压170/100mmHg。四诊合参，

---

[17] 注：本文转引自《路志正医林集腋》，路志正编著，人民卫生出版社，1990年，收录本书时，对个别字进行核对和补正以括弧标注。

为肝肾阴亏、虚火内炽、血热妄行、损伤阴络所致。治宜滋阴益肾、凉血止血。方用：沙参12g、麦冬12g、元参9g、生地6g、白芍10g、旱莲草12g、白术10g、黄芩6g、牡丹皮10g、仙鹤草12g、炙甘草6g、枸杞子9g，10剂。方中沙参、麦冬、元参养阴增液润燥，旱莲草、枸杞子滋补肝肾，丹皮、白芍、仙鹤草凉血止血，黄芩、白术清热安胎。复诊时鼻衄已止，五心烦热、夜寐不安等症亦减，而头晕目眩如故。上方去牡丹皮、仙鹤草、沙参、麦冬，加菊花、钩藤、蝉衣清肝泄热，制首乌加强补肾之功，7剂，水煎服。

三诊，药后眩晕减轻，漏血减少，但近来脘腹痞胀，食后尤甚，呕恶不适，困倦乏力，大便溏薄，活动后心悸气短，胎动不安，舌红苔腻，脉细弦无力。治以养心益脾，和胃调中，佐以安胎。以"冲脉隶属于阳明"，冀阳明和则冲任固，气血旺则胎漏止而母子安。方用：太子参12g、麦冬10g、黄精10g、炒柏子仁12g、怀山药15g、云（茯）苓9g、白术10g、车前草12g、苏叶后下6g、黄芩6g、缩砂仁后下2g、醋香附9g，5剂，水煎服。

四诊，上方迭进20余剂，胎漏已愈，呕恶、腹胀、心悸等症亦除，唯近日干咳少痰，夜寐稍差，舌淡，脉细数。为肺燥阴伤、血不养心之候。宜滋阴润燥，养心育神，佐以安胎。药用：西洋参4g、麦冬9g、玉竹10g、枇杷叶12g、阿胶烊化6g、炒杏仁9g、丹参12g、炒枣仁12g、山药12g、苎麻根10g、白芍12g、炙甘草6g。患者携此方返上海服药待产。3个月后其夫来京，特来致谢，言其顺产一女婴，体重3kg，小儿肥胖可爱，母体健康，精神愉快。

该案首先从肝肾论治，清肝凉血，平补肝肾；继则健脾祛湿，益气养血；终以润肺滋阴，养心育神。由于各阶段的主要矛盾不同，通过现象，抓其本质，进行针对性治疗，同病异治，非用一法一方而收全功。

二、肾虚郁热胎漏（先兆流产）

患者年近"五七"，肾气始衰；形体消瘦乃阴血不足之体质；性情急躁，则易致肝气郁结，加之阴精不足，则郁热内生，症见大便偏干、面色浮红；热扰心胆则少寐多梦，难以入眠；肾虚而不能"作强"，故劳累后发病；肾失摄纳，热扰阴血，故胎漏乃作；脏气内结化为胎气，致使浊气不降，故食后脘腹胀满；舌体瘦尖红，苔薄黄，脉沉滑小数，乃阴虚内热之征。取补肾柔肝，清胆养心之法。

孙某，女，32岁，2003年8月22日初诊。

主诉：妊娠1个半月，阴道出血半月余。

现病史：此为初次妊娠，于8月1日怀孕近1个月时，因工作繁忙劳累，次日晨出现阴道出血、量少，初始血色鲜红，偶有腰痛，无腹痛，曾注射西药“黄体酮”，疗效欠佳，至今出血未止。8月17日B超检查示：胚胎发育正常，子宫内有少量积血。目前每日有少量出血，色黯红，偶有少许血块，伴进食后脘腹胀满，无恶心呕吐，大便略干，性情急躁易怒，少寐多梦。

望闻切诊：形体消瘦，面色浮红；舌体瘦尖红，苔薄黄；脉沉滑小数。

中医诊断：胎漏。

西医诊断：先兆流产。

辨证：肝肾阴虚，虚热上扰。

治法：补肾柔肝，清胆养心。

方药：桑寄生15g，炒杜仲12g，竹茹10g，莲子心4g，南沙参15g，生地10g，麦冬10g，炒白芍12g，炒枣仁12g，地榆炭12g，仙鹤草15g，丹参12g，炒扁豆10g，炒枳壳10g，荷叶10g，甘草6g。7剂，水煎服。

二诊（2003年8月29日）：药后出血减少，腹胀大减，仍偶有少量黯红色出血，带下呈茶色或褐色，面色潮红，少寐多梦，入睡困难，大便略干。舌体瘦尖红，苔薄黄，脉沉滑。

方药：桑寄生15g，川续断10g，炒杜仲10g，生地黄12g，生白芍12g，仙鹤草15g，黄芩10g，藕节12g，艾叶6g，阿胶珠烊化8g，侧柏叶10g，佛手9g，炒枳壳10g，丹皮10g，甘草5g。4剂，水煎服。

三诊（2003年9月3日）：药后出血已止，仍带下呈黄色或茶褐色、量不多，进食后腹胀，时轻时重。偶有轻度腰酸，少寐多梦，入睡困难，大便略干。舌体瘦、尖红，苔薄黄根部微腻，脉沉滑小数，左尺部不足。

方药：南沙参15g，麦冬10g，枇杷叶15g，玉蝴蝶8g，炒麦芽10g，炒山楂10g，炒神曲10g，鸡内金10g，荷叶8g，牡丹皮10g，佛手9g，预知子10g，炒枣仁12g，知母6g，桑寄生15g，川续断10g。3剂，水煎服，以巩固疗效。

此后病情稳定而停药。

按语：首诊方中桑寄生、杜仲补肾安胎，南沙参、麦冬益气养阴，沙参另有金水相生之意；竹茹、荷叶、莲子心除热清心，丹参、生地、炒白芍、炒枣仁养血滋阴，安神除烦；地榆炭、仙鹤草止血；炒扁豆健脾，炒枳壳行气通滞；甘草调和诸药。二诊出血减少，继采用桑寄生、续断、杜仲、生地、白芍、阿胶珠，补肾养阴清热；藕节、侧柏叶、仙鹤草、黄芩、丹皮清热止血；佛手、炒枳壳理气消胀，并防止前药滋腻碍胃；艾叶温肾止血。三诊时出血已止，带下色黄、失眠为余热未尽，以知母、炒枣仁、玉蝴蝶、丹皮养阴清热、安神除烦；桑寄生、续断、沙参、麦冬功用同前；炒麦芽、炒山楂、炒神曲、鸡内金健脾消食；荷叶醒脾；枇杷叶佐金平木，以防肝逆犯脾；佛手、预知子理气而不伤阴。巩固3剂后而愈。

（边永君　整理）

三、子痫治验[18]

子痫，是指妊娠晚期临床出现高血压、水肿、蛋白尿，又突然头晕昏仆，不省人事，全身痉挛，四肢抽搐，牙关紧闭，口吐白沫，两目上窜等症状。轻者少时苏醒，移时又作；重者昏迷不醒，抽搐不止，血压持续上升，危及母婴生命，为妊娠中毒的严重阶段。为产科四大急症之一。临床以其发于妊娠晚期、分娩时及产后，而分为产前子痫、产中子痫、产后子痫。

中医学有关子痫的记载，首推《金匮要略》，其《妇人产后病脉证并治篇》之新产"痉病"，当属产后子痫范畴。迄《巢氏病源》(《诸病源候论》)始明确提出"子痫"病名。此后，历代医家不乏精辟之论。如清代程钟龄《医学心悟·子痫》中说："其症最暴且急……此症必速愈为善，若频发无休，非惟胎妊骤下，将见气血随胎涣散，母命亦难保全"。因此，如何及早防治本病，是个重要课题。

子痫的病因病机，多由素体肝肾不足，气血亏虚，重身后精血下趋滋养胎儿，肝失血养而上亢，心失血濡而火炎，阳亢火炎，风火相煽，虚风内起，夹火夹痰，蒙闭清窍，则发为神昏、抽搐之证。其治当本"急则治其标"之旨，先以"息风开窍，降火祛痰"为当务之急，虽古有"切忌香燥"以免重伤其阴之说，但"有故无殒，亦无殒也"，勿以妊娠而又阴血亏虚而不敢投剂，致风火愈炽，痰火胶结，贻误病机，铸为憾事。

1983年9月19日，曾诊一孕妇，权某，32岁。患者妊娠6个月余，经常头昏、胸闷、寐差神疲，纳呆呕恶，下肢微肿，昨日突发昏仆，四肢抽搐，两目上视，口角流涎，少时苏醒，移时又作。现除时发抽搐外，尚有头晕胸闷，四肢乏力，口苦泛酸，大便畅，溲频急，眠差多梦，耳鸣如蝉，舌体胖大、苔薄白，左脉弦而滑、右脉沉细小数，咳嗽痰多而黏。下腹B超示：羊水过多，液面4~5.6cm，血压170~150/100~90mmHg。素有心悸、泛发风疹史，叠治无效。四诊合参，为脾虚湿盛，气阴两虚，重身后阴血亏虚更甚，肾阴亏则水不济火，心火独旺；肝血虚则肝失血濡，肝阳易升，风火相煽，炼液为痰，风夹痰火上蒙清

[18] 注：本文转引自《路志正医林集腋》，路志正编著，人民卫生出版社，1990年，收录本书时，对个别字进行核对和补正以括弧标注。

窍，故突发昏仆，四肢抽搐，两目上窜，牙关紧闭；头晕眠差，耳鸣如蝉，乃肾精亏虚之明证；神疲乏力，纳呆食少，舌胖大、苔薄白，乃心脾气虚之实据；下肢微肿，口角流涎，痰多而黏，此痰湿内盛无疑。

纵观本案，风火痰浊为其标，心脾肾亏为其本。本着“急则治其标，缓则治其本”的原则，应以息风降火祛痰、开窍醒神止痉为当务之急。遂处方如下：钩藤后下 15g，蝉衣 9g，僵蚕 6g，胆南星 6g，竹茹 12g，半夏 10g，云（茯）苓 12g，黄芩 9g，苏叶后下 4.5g，炒枳壳 9g，郁金 9g，甘草 6g。方中钩藤、蝉衣、僵蚕、黄芩清热泻火，平肝息风；蝉衣、僵蚕为对药，非但息内风以解痉，又能疏散外风而使风疹得蠲；胆南星、半夏、竹茹祛痰浊、降逆气，为治风痰之要药，配郁金、枳壳有开窍醒神之能，且竹茹配苏叶可理气、清热、止呕；茯苓、甘草健脾和中，宁心安神，与黄芩、苏梗（叶）、枳壳相配有安胎之功。本方主以息风祛痰泻火，辅以健脾行气安胎。

药进 4 剂，昏仆抽搐即得控制，唯头晕、胸闷、咳嗽、心悸、大便干结。以上方去苏梗（叶）、云（茯）苓，加瓜蒌皮、竹沥、杏仁化痰宽中，润肠通便。三诊时患者欣然告曰：“昏仆一直未作”，唯头晕、胸闷依然，并觉口鼻干燥，周身乏力，口苦泛酸，咽膈不利，夜寐欠安，心悸，大便已畅，而溲短赤，脉细滑数，舌红苔白边有齿痕，血压日趋正常，尿检阳性转阴。遂以益气养心、清热安胎为法。药以沙参、麦冬、玉竹、太子参、白术、山药、小麦、炙甘草益气养心，安胎治本，另以黄芩、兰根叶（大青叶）、砂仁、苏梗清热行气安胎，化湿醒脾。上法调治 2 个月余，诸恙皆平，4 个月后，顺产一男婴，体重近 4kg，至今母子康健。

综观上述证治，正值妊娠末期，既守胎前应慎，亦执“有故无殒”之旨，在邪伤其胎时以祛邪为主。风痰火邪盘踞，辛燥祛痰、息风止痉之半夏、胆南星、钩藤、僵蚕不可缺，清热理气安胎之黄芩、苏叶、枳壳等更不宜少，两者相得益彰。三诊时风痰已去，昏仆得止，邪去大半，随即转入益气养心、醒脾宽中、理气安胎、兼清余邪之途。调理 2 个月，诸恙得愈，其心悸、风疹之宿疾亦除。由此可见，治危急复杂病证，应详细准确辨证，明察标本缓急，当机立法，随症处方，祛邪而不忘固本，扶正而勿忘除邪。如固执一端，犹疑不决，必坐失良机。

四、妊娠期哮证

《妇人良方大全·妊娠胎水肿满方论》载：“《产乳集》养子论，妊娠自三月成胎之后，两足自脚面渐肿腿膝以来，行步艰辛，以至喘闷，饮食不美，似水气状……谓之子气。"肺主气、司治节，外合皮毛。该案患者病起于外邪袭表，肺金受损不得肃降，遂致咳喘发作，发病初期治疗不彻底，而成宿疾。孕后胞胎壅遏，气机不得升降，水饮不得流通。肺气不降，故而咳嗽、气喘症状复见且加重，脾虚不能制水，以致水湿停蓄，面浮足肿，胸膈满闷，而成胎水肿满之症。傅青主指出，子气之治疗"总以健脾补肺为大纲"，并曰："脾统血，肺主气……健脾则血旺而荫胎，肺清则气旺而生子。"(《傅青主女科》)

付某，女，36岁。2007年11月23日初诊。

主诉：哮喘9年，孕4个月，哮喘发作5天。

现病史：1998年赴南京出差，感冒后诱发哮喘，虽经治疗、但治未彻底，之后哮喘反复发作。从2000年起开始使用喷雾剂止喘，得以临床控制。现患者妊娠4个月，5天前因工作紧张劳累，咳嗽、哮喘再次发作，且症状较平素发作严重。纳谷呆滞，脘腹胀满，大便干燥、色褐质黏，小便短少。到医院就诊，签署知情同意书后，医生予静滴抗生素、口服激素类及止咳平喘药，然症状控制不佳。患者担心西药对胎儿的副作用，而来求诊中医。刻下：神疲肢倦，胸膈满闷，咳喘气急，不能端坐、平卧，弯腰撷肚俯于桌案，咯痰色黄，呃逆频作，面浮足肿。

望闻切诊：形体丰腴，面色萎黄、晦滞，口唇发绀，舌体胖、质紫黯，苔薄微黄而腻，脉沉弦小滑而数。

中医诊断：子气。

西医诊断：中期妊娠，支气管哮喘。

辨证：肺脾两虚。

治法：健脾化饮，肃肺定喘，以保胎元。

方药：仿茯苓导水汤化裁。

太子参12g，生白术12g，厚朴花12g，炒杏仁9g，炒薏苡仁15g，桔梗12g，黄芩10g，炒葶苈子包煎15g，茯苓皮30g，冬瓜仁15g，炙百部12g，胆南星8g，苏地龙12g，炙紫菀12g，陈皮9g，炙甘草8g，生姜1片为引。7剂，水煎服。

二诊(2007年12月30日)：服上药1剂，咳喘大减；服毕3剂，痰色由黄转白，易于咯出，咳喘缓解，可平卧入睡，纳谷见增，精神见振；7剂尽，二便好转。望其舌体胖质黯，舌苔已不黄，脉沉弦小滑。既见效机，继宗前法调治。上方改葶苈子包煎8g，7剂，水煎服。

随访：2008年6月25日顺产一男婴，健康可爱。

按语：首诊方选《医宗金鉴》茯苓导水汤之意，健脾益气、利水除湿，清肃肺金、止咳平喘。重用茯苓皮为君药，健脾气、开腠理、利水道，以达利水消肿；以太子参、白术健脾益气，与冬瓜仁、炒薏苡仁相配伍，以加强健脾利水之力；炒杏仁、桔梗、葶苈子宣降肺气，炙百部、胆南星、炙紫菀、陈皮化痰止咳平喘。患者咯痰色黄，舌苔薄微黄而腻，脉沉弦小滑而数，为肺经有热之征。《黄帝内经》言："有故无殒亦无殒也"，故以黄芩清肺热，地龙清热平喘。肺脾同治，以调节水湿运化、气机升降，终达气血调和、胎元稳固之效。

（冉青珍 整理）

五、妊娠便秘[19]

便秘乃临床常见之疾，而妊娠便秘与内科有所不同，其治亦异。缘妇人重身，阴血皆聚于冲任以养胎，而胞脉系于肾，肾主五液，职司二便，若本元素亏，下焦精血不足，或脾胃虚弱，气血生化乏源，肠道失于濡润，加之胎儿渐长，胎头压迫直肠，则易致便秘。

余于 1983 年 5 月曾治一姓侯的妇人，31 岁。素禀瘦弱，体倦乏力，经行不调，常延期而至，量少色淡，曾 3 次怀孕而自然流产，以致而立之年仍未有子。现又妊娠 4 个月，而便秘不通，艰涩难行，颇以为苦。纳谷欠馨，食少腹胀，小腹时觉下坠隐痛，无恶心呕吐，舌质红、苔薄白，脉弦滑而尺弱。

参合诸症，实为脾气虚弱，气血乏源，肝肾不足，冲任失养所致。盖妇人以血为本，经水为血所化，而气血必赖后天水谷以资生。今患者素禀不足，先天有亏于前，脾胃失健，后天失养于后，致冲任虚衰，血海不充，经行错后而量少色淡，此即《万氏妇人科》所云："瘦人经水来少者，责其血虚少也"。肝肾同司下焦，肝藏血，肾藏精，精血互生，为冲任之本，肝肾不足，冲任不固，系胞无力，故数次滑胎。此次妊娠，脏腑经络之气血皆聚于冲任以充养胎元，则更需后天之补充，气虚则难以载胎，血虚则不足以养胎，此小腹下坠隐痛之病机也。

为今之治，非大补肾气不能以系胞，非举胎不能通肠道，否则只从养血润便着眼，恐便秘未解，而滑胎之变即在目前。然瘦人多火，胎前多热，又虑其虚不受补，必佐以清热安胎之品，始为万全。遂毅然以景岳胎元饮化裁，补中益气、固肾安胎为治，旨在中气得建，肾气得固，不治便秘而大便自行矣。药用：太子参 15g，山药 15g，升麻 6g，白芍 12g，炒杜仲 10g，生地 10g，黄芩 9g，

[19] 注：本文转引自《路志正医林集腋》，路志正编著，人民卫生出版社，1990 年，收录本书时，对个别字进行核对和补正以括弧标注。

菟丝子 12g，枸杞子 10g，桑寄生 15g，肉苁蓉 20g，炙甘草 6g。

连投 5 剂，药已中病，是以诸症向愈，纳食有增，小腹坠痛得减，大便渐畅，前方去杜仲、白芍、炙甘草，加沙参 12g、旱莲草 10g、香附 9g。守法再进 7 剂而诸症悉除，足月顺产一女婴，母女健康。

六、妊娠阴痒[20]

妇人外阴、阴道瘙痒，甚则奇痒难忍，有时连及肛门周围者称作“阴痒”或“阴门瘙痒”，多由肝郁脾虚，湿热下注，或卫生不洁，感染病虫所致。而孕后阴痒，临床一般尚属少见。

余曾诊治一妇人杨某，25 岁，结婚 2 载，现已怀孕 3 个月。近 1 个月来，外阴及阴道瘙痒，以夜间为甚，经用中、西药物内服、外洗，病情依然。1974 年 10 月 18 日来我院门诊。患者形体瘦削，两颧浮红，面皖无华，肢体倦怠，纳谷欠馨，便干 2 日一行，日间头昏而胀，精神不振，日暮则外阴及阴道瘙痒难忍，心烦易怒，坐卧不安，常需以手时时搔挠，甚至抓挠出血，而其痒不减，影响睡眠，故唯恐夜幕之降临。其舌体瘦小、尖红少苔，脉来细数。四诊合参，此乃肝血不足、化燥生风之故也。

盖足厥阴之脉，环阴器，行少腹，主藏血，为女子之先天，肝血足则溢于冲任。“任主胞胎”，“冲为血海”，在女子为生养之本。冲任二脉同起于胞中，出于会阴与足三阴并行腹里，当妇女怀孕之后，脏腑经络之血，皆下注冲任以养胎元。今肝血既亏，不能荣润本经经脉，致宗筋失荣，血虚化燥生风，而瘙痒不止。治宜养血荣筋，润燥息风。

药用：生黄芪 15g，丹参 12g，干地黄 12g，白芍 12g，丹皮 9g，炒枣仁 12g，首乌藤 15g，天仙藤 12g，地肤子 6g，炒白术 10g，黄芩 9g，炙甘草 6g，水煎服，5 剂。本方系仿补血汤及补肝汤意衍化而来。鉴于当归味甘辛而性温，动而滑，为血中气药，长于行血，川芎辛温升浮，香窜辛散，长于散血，于胎前多热者不宜，故易以丹参、丹皮以养血凉血；干地黄以滋阴、润燥；加首乌藤、天仙藤、地肤子以补肝肾、养心神、和络脉、止瘙痒；佐白术、黄芩、炙甘草以和中安胎。意在补肝体而实肝用，养血润燥以息风，以患者形体瘦削，瘦人多火故也。

10 月 29 日前来复诊，言进药 2 剂，夜来外阴及阴道瘙痒稍减，夜寐稍安，

---

[20] 注：本文转引自《路志正医林集腋》，路志正编著，人民卫生出版社，1990 年，收录本书时，对个别字进行核对和补正以括弧标注。

服完第5剂，瘙痒大见好转，睡眠因之得安，精神见振，纳谷稍增，舌尖红变淡，脉来沉细有力。既见效机，守方不更，后迭经5诊，原方去天仙藤、地肤子、丹皮，加黄精、山药、旱莲草、枸杞子等少事增损，进药20余剂，而瘙痒得止，体质康健。

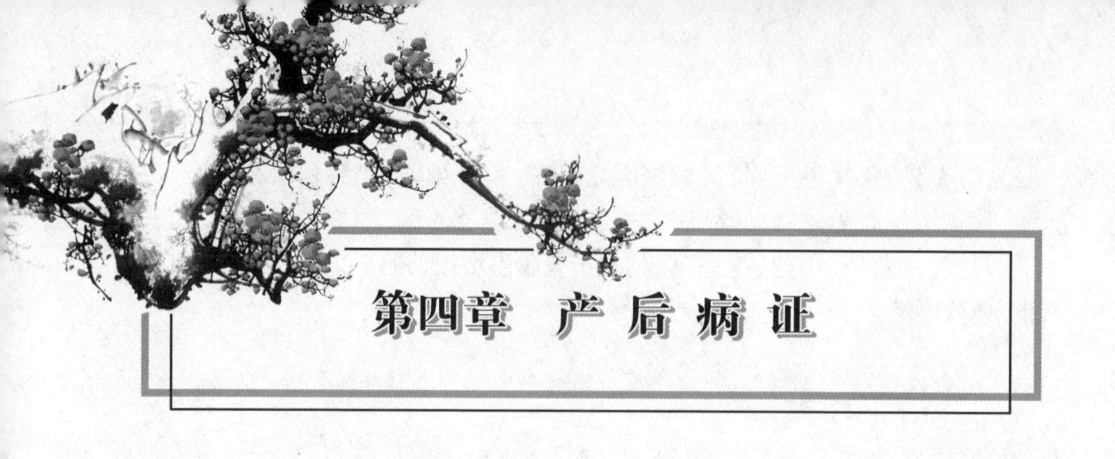

第四章 产后病证

一、太少并调治产后喘

喘证不仅在北方寒冷之域较为多见，南方温热诸省亦屡见不鲜。产后妇人百脉空虚，更易患喘，尤为难治。

余曾治患者刘某，女，28岁，1980年9月18日初诊。1980年7月，产后月余，乘车外出沐浴，浴后即出。约过2时许，恶寒始作，身热如炙，立至医院诊治。经口服、肌注抗生素类药物，3天后热退，但咳喘时作，喉如拽锯，日渐加重，少气不足以息，胸憋，难以平卧，夜间尤甚，重则气憋而醒，不能再寐，痰黏咯出不爽，唇紫舌青，肢体疼痛，不欲行走，时时恶风，晨起口黏恶心，音哑难言，鼻中如嗅到特殊气味，进食后或病情突然加重，痛苦不可言状。数次急诊求治，效果不著。延至8月中旬，海淀医院和宣武医院据右肺有哮鸣音，诊为喘息性支气管炎，处以四环素、氨茶碱、沙丁胺醇、枇杷露、磺胺类、异丙嗪等药，病情暂缓，稍后又作。

遂请中医诊治，服降逆平喘之剂亦未控制，体力渐衰。随后又在北京某医院求治，服石膏、瓜蒌、板蓝根等清热解毒和肃肺化痰之剂，病情不但未减，反而加重，喉间痰鸣如水鸡声，胸闷发憋欲死，医者见状，改用养阴清肺和人参归脾等补益之剂，病情仍不减轻，反而汗出恶风、寒热时作，周身酸楚，胸闷脘痞加重，胁满不舒，纳呆厌食，恶心欲吐，抑郁心烦，少寐多梦。

延余诊治，观其舌质黯滞，苔薄白微腻，脉沉弦小滑，舌面干涩。此乃产后沐浴，外受风寒，治当宣肺解表，自易霍然，惜失宣散，致外邪束肺宣降失职，而喘证时作。继又清热健脾，养阴滋腻等法杂投，太阳表邪非但未蠲，又波及少阳阳明，病程已久，且是产后，而外证未除，亦不宜补益。当急以发散表邪，和解少阳，兼调阳明为治。方以柴胡桂枝汤合桂枝加厚朴杏子汤加减。处方：太子参9g，柴胡9g，黄芩10g，鱼腥草12g，清半夏9g，云茯苓12g，川桂枝6g，白芍10g，佛手9g，厚朴花9g，杏仁9g，甘草6g。

服药3剂，寒热汗出恶风均消失，可进少量饮食，痰量减少，喘息渐平，唯胸中烦闷未除，时有阵咳，后以栀子豉汤代鱼腥草，旋覆花9g代厚朴花，去桂枝、白芍，加苏叶后下6g，又服3帖，烦消咳减。但仍口干咽中不适、周身乏力，乃表邪得解，正气不足之候。乃君以太子参、玉竹、麦冬、云茯苓、炙甘草各10g，以益气养阴、培补中气，薤白、清半夏、菖蒲、郁金、丹参各10g，以活血宣痹通阳，和胃祛痰。

继服6剂，诸症消失，体力恢复，劳作如常，嘱其继服河车大造丸和金匮肾气丸各30丸以善其后，随访7年，至今未作。

《灵枢·五阅五使》曰："肺病者，喘息鼻张。"本例系喘病难治案，病因产后沐浴不慎，气逆作喘；病性为因虚致实，以实为主；当本急则治其标，散寒宣肺化痰为主。惜医失于宣散而寒邪郁闭，肺气宣降失司，日渐加重，咳喘时作，延久不愈，冉以苦温苦寒之剂一味攻伐，徒伤胃气。从少气不足以息，难以平卧和周身酸楚看，仍为虚中夹实表邪未解之候。《伤寒论》43条云"太阳病，下之微喘者，表未解也，桂枝加厚朴杏子汤主之。"根据汗出恶风，寒热时作，脘痞胁满，口干口苦见证，均与《伤寒论》146条"太阳少阳并病"之病机相吻合，故以柴胡桂枝汤合桂枝加厚朴杏子汤加减，则病有转机。因为病起产后，气血已亏，加之外邪得蠲，出现正虚之候，故用太子参、麦冬等益气养阴，以复肺脏清肃之令，前后治疗10余日，疾病告愈。后予河车大造丸和金匮肾气丸补肾固本，以防再发。

（刘文昭　整理）

二、产后哮证案

本案患者素有哮喘史，今产后气血双亏、卫气不固之际；因使用空调冷气，风寒袭表，乘虚而入，肺失清肃，胃失和降，引起哮喘宿患，而汗出而微恶寒，鼻流清涕，咳逆倚息，喉中痰哮，痰少色黄白相间，咯出不爽。产后正气不足易于外感，腠理不固易于汗出，津血不足而易大便难，实乃仲景《金匮要略》所谓："新产妇人有三病是也"。治宜益气解表、肃肺和胃。

付某，女，37岁，2008年7月10日产后复诊。

主诉：产后16天，咳喘、胸憋加重1周。

现病史：现产后16天，因暑热使用空调温度较低，致外感风寒，微恶寒，鼻流清涕，出汗量多，咳喘，胸憋，咽痒，喉中哮鸣，痰少质清、色黄白相间，纳呆，大便干涩，小便正常，因哺乳婴儿，夜寐不安，舌质淡、苔薄白，脉濡缓。

西医诊断：支气管哮喘，产褥期。

中医诊断：哮证。

辨证：风寒袭表。

治法：益气解表，肃肺和胃。

方药：仿参苏饮意化裁。

太子参 15g，麦冬 10g，苏叶后下 10g，浙贝 10g，银柴胡 12g，前胡 12g，炒杏仁 9g，炒薏苡仁 30g，枇杷叶 12g，生谷芽 15g，生麦芽 15g，炒神曲 12g，炒枳壳 12g，炙甘草 6g，生姜 1 片、大枣 2 枚为引。7 剂，水煎服，分 2 次温服，宜微汗。

医嘱：暂停空调，宜用电扇侧风，啜稀粥以助汗源，调和营卫。

当日进药 1 剂，辅啜稀粥，全身微汗，鼻塞流清涕减，微恶寒除；3 剂后全身舒适，汗出减少，咳喘平；5 剂后胃纳开，腑气降；7 剂后诸症杳，后以生脉饮合八珍汤缓调收功。

按语：该患者在妊娠中期、产后期分别发生哮喘发作，均与外感诱发有关。孕期咳喘有伤胎之虞，因此，应肃肺健脾、调理气机、止咳定喘为急。余强调治病应与安胎并举，用药应注意掌握“有故无殒亦无殒也”的分寸。产后咳喘，源自气血亏虚，风寒外袭，因此以益气解表、调和营卫为治。由于两次咳喘发作时患者所处生理时期不同，患者的体质与咳喘发生的病因病机迥异，因此，治则治法也完全不同。此即治疗妇人疾患当“和”其特殊生理阶段的理论。

（冉青珍　整理）

三、温胆宁心、调卫和营治产后汗证

《金匮要略·妇人产后病脉证治》：“新产妇人有三病，一者病痉，二者病郁冒，三者大便难，何谓也？师曰：新产血虚，多汗出，喜中风，故令病痉；亡血复汗，寒多，故令郁冒……所以产妇喜汗出者，亡阴血虚，阳气独盛，故当汗出，阴阳乃复。”曾治一例产后自汗盗汗患者，既有阴虚燥热，又有阳虚畏寒，证候复杂，涉及多脏腑，与心胆郁热、情志因素有关。

某女，30 岁。2003 年 10 月 10 日初诊。主诉自汗盗汗近 1 年。自 1 年前产后出现自汗盗汗，汗出如油，伴自觉燥热，恶风背寒，晨起颜面、手足肿胀，关节弹响，夜寐差，噩梦多，时心悸，胸痛，胃脘及两胁隐痛，纳差，进食烧心，大便飧泄、1 次 / 日，小便短黄。月经周期不规律，量多、色黯、血块多，带下量多、色黄、味臭。舌胖黯、边有齿痕，舌苔根部稍腻，脉细弱。中医诊断：汗证。辨证：卫虚营弱，胆胃不和，湿热下注。治法：调卫和营，温胆宁心，清化湿热。方药:南沙参15g,麦冬10g,莲子心6g,胆南星8g,竹茹10g,桑叶8g,桂枝10g,白芍10g,赤芍10g,小麦20g,萆薢15g,地骨皮10g,椿根皮18g,益母草12g,土茯苓20g,车前子包煎15g,六一散包煎20g。7剂,水煎服。

二诊(2003年10月22日):服上药后汗出略有减少,汗退后仍觉燥热,背部寒热交替,并出现周身皮肤针刺感,眠差,咽部痰多堵闷,口干酸苦,两胁、腰部疼痛,纳呆,腹胀,大便成形,有时干燥,白带量多、色黄。舌淡红、边有齿痕,苔黄白腻,脉细弦。治宗前法,以蒿芩清胆汤合桂枝汤意化裁。方药:太子参15g,银柴胡12g,青蒿12g,白薇10g,麦冬10g,炒枣仁12g,地骨皮10g,丹皮10g,桂枝8g,白芍12g,炒枳壳12g,枇杷叶12g,甘草6g。7剂,水煎服。

三诊(2003年10月28日):燥热、汗出明显好转,仍时有烦闷欲哭,哭后心烦有减,晨起恶心,背痛,手麻针刺感,纳差,胃脘冷凉,乏力,会阴部燥热,月经色红量多,带下色黄。舌体胖、质略红、苔薄黄,脉细涩。证属心胆郁热,卫虚营弱,寒热错杂,虚实兼夹。上方去银柴胡,加川楝子清热泄肝,加甘麦大枣汤以治脏躁,继续调治巩固。

按语: 患者产后阴血不足、营卫失和,更因情志不畅、胆失宁谧,心肝郁热内生。“汗为心之液”,“阳加于阴谓之汗”。患者汗出、心悸、眠差、噩梦、小便黄,为阴血不足、心经有热。汗出、恶风、背部寒热阵作、皮肤麻木针刺感,系卫虚营弱。胆胃不和,湿热下注,气血瘀滞,故见纳差,腹胀,脘胁腰痛,带下色黄,月经量多、血块多。仿清心莲子饮合桂枝汤化裁,以沙参、麦冬、莲子心滋阴清心除烦,小麦养心缓急,桂枝、白芍调和营卫,桑叶、地骨皮清泄肺热,胆星、竹茹清胆化痰,椿根皮、土茯苓、车前子、六一散清利下焦湿热,赤芍、益母草凉血活血调经。二诊、三诊继宗前法,以太子参、麦冬益气养阴;银柴胡、青蒿、白薇、地骨皮、丹皮清退虚热;枇杷叶、炒枳壳、川楝子肃肺清肝;甘麦大枣汤合炒枣仁,柔肝缓急、养心益脾、敛汗安神;桂枝汤调卫和营。经三诊治疗,汗出、心悸、带下色黄等症明显好转,抑郁焦虑状态尚需进一步调治,特录之以供同道研讨。

(冉青珍 杨凤珍 整理)

四、脾肺同调治产后身热

本文身热,是指自觉发热,然体温不高,肌肤初按之不觉热,按之稍久则觉灼手的症状,是由于湿热阻遏气机所致。女性产后,百脉空虚,肌腠不固,易受外邪侵袭。路师认为肺主皮毛,脾为气血之源。若肺气健旺,肌表固密,则邪无以入；脾胃健运，气血充足，正气有力抗邪，亦使免遭邪侵。正如《黄帝内经》所言：“正气存内，邪不可干”。因此，对于产后身热之证，亦可从脾肺二脏入手调治。

刘某，女，36岁。2008年2月19日初诊。主诉产后自觉身热1年余。患者2006年11月底在澳门剖宫产一女婴，时值当地气候暑热，住院期间因空调冷气受凉，产褥期劳累，开始出现自觉身热、汗出，夜间为甚，午后喷嚏，易感冒。既往有青霉素过敏史，荨麻疹、肺结核史。家族史，父亲患有高血压，母亲有高脂血症、冠心病。就诊时见：夜间身热，少许汗出，手足心汗多，双目干涩，口干渴不欲饮，纳少，不喜食凉，大便成形，每日2次，眠浅多梦。产后始有双手关节痛，晨僵7~8个月后愈，现双上肢无力，活动时酸痛感。近几日感冒，咳嗽痰多色白，偶黄黏痰，不易咯出。产后9个月月经来潮，月经周期不定，经期10天左右，经前1~2日量多，色黯，少血块，无痛经，经前期头痛、前额部为著。舌体胖有齿痕，质黯红，苔根薄黄，左弦滑右沉弦。辨证为邪犯肺卫，郁热内扰，胆胃失和；治宜轻清宣肺，和胃化浊。处方：竹节参12g，苏叶后下10g，炒桑枝20g，柴胡12g，炒黄芩10g，浙贝10g，桔梗10g，百部12g，秦艽12g，赤芍、白芍各12g，前胡10g，紫菀10g，炒杏仁9g，炒薏苡仁30g，生谷芽、生麦芽各30g，炒神曲12g，炒枳壳12g，甘草8g，生姜1片。14剂，水煎服，日1剂，2次/日。

二诊（2008年3月4日），药后咳嗽、发热好转，仍有干咳，少量咯痰，咽部不适，时有喷嚏，夜间时有燥热，手足心时有汗出，多梦易醒，醒后不易再眠，双下肢肌肉及双手关节酸痛，双目干涩，夜间醒后口干苦，平素不喜饮水。纳食尚可，大便不畅。2月16日月经来潮，经行10天，前4日量多，色黯红，有少量血块。舌体胖大，质黯滞微紫，苔薄白，脉弦滑略细。治宗前法，处方：上方去桑枝、桔梗、前胡、柴胡，加银柴胡15g，丹参12g，14剂，水煎服，日1剂，2次/日。

三诊（2008年3月22日），药后夜间燥热除，大便已通畅。刻下：咽痒轻咳，痰清稀透明、量多易咯。纳食一般，食冷脘腹不适，二便可。双手指及前臂疼痛，手足心汗出。夜眠多梦，梦境清晰，夜间醒后咽干，但较前易于入睡。月经提前5日，3月11日来潮，至今未净，前2日色鲜红量大，以后黯红，有少量血块。舌体胖，质黯红，苔边有齿痕，苔薄脉细弦。辨证为脾虚痰湿、郁热内扰；治宜清肺理脾，和血调经。处方：竹节参12g，太子参12g，炒白术15g，生山药15g，莲子肉15g，前胡12g，炒杏仁10g，炒薏苡仁30g，竹沥半夏12g，川贝10g，冬花12g，丹参12g，炒白芍15g，仙鹤草18g，阿胶珠烊化8g，醋香附

10g，生龙骨先煎、生牡蛎先煎各30g。14剂，水煎服，日1剂，2次/日。

《医宗金鉴》有云："产后发热之故，非止一端，如食饮太过，胸满呕吐恶食者，则为伤食发热。若早起劳动，感受风寒，则为外感发热。若恶露不去，瘀血停留，则为瘀血发热，若去血过多，阴血不足，则为血虚发热。亦有因产时伤力劳乏发热者，三日蒸乳发热者，当详其有余不足，或攻或补，或用凉药正治，或用温热反治，要在临证细细参考也。"因此，可知产后发热一证，与饮食劳倦、气血不足关系密切，人之气血生化又关乎脾肺二脏，故可从脾肺而治。

该案患者因产后护理不周，感受外邪而致身热诸证。今观临证所见，身热夜间为甚，少许汗出，上肢无力，经期头疼，以前额为甚，舌体胖有齿痕、质红，苔根薄黄，脉左弦滑右沉弦等，提示邪犯肺卫，郁热内扰，胆胃失和，治宜轻清宣肺，和胃化浊。方中桔梗、甘草、百部、紫菀、生姜，取止嗽散之意。紫菀辛温润肺，苦温下气，补虚调中，消痰止渴，治寒热结气，咳逆上气。百部甘苦微温，能润肺，治肺热咳呛。甘草、生姜气温，补三焦元气而散表寒。柴胡、黄芩相合，升清阳以达表，养阴液以退邪热。苏叶、枳壳行气化湿，桑枝通利关节，杏仁、前胡、浙贝润肺降气化痰。生神曲、生谷芽、生麦芽健脾消食。全方脾肺同治，清热化湿。

初诊药后诸症好转，然经水持续时间较长，从手足心汗出，舌体胖大，质黯滞微紫，苔薄白，脉弦滑略细来看，系痰瘀内阻之象。治宜清热散瘀，故去桑枝、桔梗、前胡、柴胡等温散之品，加以银柴胡清解虚热，丹参活血散瘀。

二诊药后身热已愈，大便通畅。然三诊仍有咳嗽诸证，月经提前5天，至今未净，舌体胖，质黯红，苔边有齿痕，苔薄脉细弦。提示脾虚痰湿、郁热内扰，治宜清肺理脾，和血调经。方中太子参、白术、山药健脾益气，以杜生痰之源；半夏燥湿化痰，杏仁、薏苡仁宣上启下，使痰湿从水而解；川贝、冬花润肺化痰；丹参、仙鹤草活血止血，生龙骨、生牡蛎、莲子肉其性顾涩，意在收涩止带；香附调经理气。

（冯　玲　整理）

五、益气养血、疏风祛湿治产后痹

本案患者曾于产后气血亏虚之际，感受风寒之邪，叠因情绪不畅，致外证经脉关节痹阻，内证心脾肝肾气血亏虚、气滞血瘀。病久不愈，呈多关节僵痛、活动后稍缓，汗出恶风、心悸气短、心烦眠差、胃脘胀痛食冷凉诱发。显系脾虚肝郁，卫阳抑遏，营卫不和；脾失健运，胃失和降，内外湿合，三焦阻滞。心脾气血亏虚，使心神失养；心烦急躁又生郁热，使湿热相合；肝肾亏虚，筋骨失养；正虚邪恋，内外合邪，故而迁延不愈。

柴某，女，32岁，2009年8月6日初诊。

主诉：四肢关节疼痛4年半。

现病史：患者4年余前因剖宫产后受风寒，出现肩及后背、肘、手等关节疼痛，伴自汗，并在月子期间心烦急躁，曾服用3个月中药（药不详），疗效不佳，后逐渐出现肩背、上下肢关节疼痛，曾做各项检查未见异常。刻诊：肩背、肘、膝、腰、足跟疼痛发僵，活动后稍缓，恶风畏寒，头部恶风，汗出尤甚，气短乏力，心悸而烦，情绪不畅，眠差梦多，食冷凉后胃脘胀痛，纳食尚可，二便正常。

望闻切诊：舌淡黯，苔薄白腻，脉细弦弱。

中医诊断：产后痹。

辨证：脾虚肝郁，营卫不和，风湿郁热，痹阻经络。

治法：益气健脾养血，通阳疏风祛湿，清热活血蠲痹。

方药：生黄芪20g，炒白术12g，防风10g，防己15g，炒杏仁9g，炒苡仁30g，秦艽12g，威灵仙12g，片姜黄12g，当归12g，川芎9g，山甲珠10g，桂枝6g，赤芍12g，白芍12g，忍冬藤20g，鹿衔草15g，鸡血藤20g，怀牛膝12g。14剂，水煎服。

依上方加减，迭经五诊，服药2个月余而瘥。

按语：首诊治以益气健脾养血、通阳疏风祛湿、清热活血蠲痹。方选玉屏风散、防己黄芪汤，益气固表、健脾利湿、祛风通痹；黄芪、桂枝、白芍、赤芍、当归、川芎、鸡血藤，仿黄芪桂枝五物汤，益气通阳、调和营卫、养血活血；炒杏仁、炒薏苡仁，通调三焦、健脾利湿；秦艽、威灵仙、片姜黄、山甲珠，祛风除湿蠲痹、行气活血通络；忍冬藤清热通络；鹿衔草、怀牛膝补肝肾强筋骨，鹿衔草兼祛风湿。合方共使脾阳健运，气血充盛，三焦湿化，气血调达，心神得养，风湿痹痛得蠲。

（冉青珍　杨凤珍　整理）

六、益气通阳散寒、祛风除湿清热治产后痹并带下

患者缘于产后气血骤虚，外受寒湿，诱发产后痹；更因脾虚湿蕴，郁而化热，瘀阻下焦，而致少腹痛、带下病。患者伴有经血量多、色黯，为脾虚失摄、内有瘀热；恶心纳呆、大便溏薄、疲倦乏力、舌体胖淡黯、脉弦细，为脾虚肝乘、湿热内蕴。

陈某，女，31岁。2010年2月25日初诊。

主诉：下肢交替疼痛1年4个月，伴双上肢疼痛6个月。

现病史：患者于1年7个月前分娩后受凉潮湿，3个月后自觉右下肢疼痛酸胀，多方寻医求药效果不显，后转移至左下肢疼痛，半年前新增双上肢疼痛，服药治疗期间新发盆腔炎。刻诊：四肢疼痛发凉，双踝关节交替酸痛，右踝僵硬，天气变化或受凉时疼痛加重，月经后期，量较大、色黯，睡眠较差，疲倦乏力，纳呆恶心，大便溏薄，小便正常。

望闻切诊：舌体稍胖大、质淡黯，苔薄白，脉弦细。

中医诊断：产后痹。

辨证：气血亏虚，风寒痹阻，脾虚湿困，湿蕴化热。

治法：益气通阳，温经散寒，祛风除湿，佐以清热。

方药：仿桂枝芍药知母汤化裁。生黄芪20g，知母12g，桂枝12g，白芍15g，淡附片先煎10g，炒白术15g，防风12g，防己15g，当归12g，炒杏仁9g，炒薏苡仁30g，豨莶草15g 鸡血藤20g，细辛4g，厚朴花12g，茵陈12g，甘草8g。14剂，日1剂，水煎2次，每日2次温服，食远服。

二诊（2010年3月11日）：双手、双膝关节胀痛，下肢酸胀，遇天气阴凉为甚，受寒全身不舒，腰部酸困，少腹胀痛，阴痒，带下较多，疲倦乏力，纳差，呃逆，偶有恶心，二便可。舌稍胖质红、苔薄黄腻，脉弦细。产后致痹，治须缓图，予上方进退。

内服方：生黄芪20g，知母12g，桂枝12g，白芍15g，淡附片先煎10g，川乌先煎6g，炒白术15g，当归12g，桑寄生15g，炒薏苡仁30g，豨莶草15g，狗脊12g，补骨脂12g，厚朴花12g，川楝子10g，醋元胡12g，甘草8g，14剂，水煎服。

外洗方：苦参15g，白矾10g，蛇床子15g，地肤子20g，土茯苓30g，防风12g，防己15g，炒薏苡仁30g，当归15g，芒硝30g。14剂，水煎分4次熏洗外阴，注意保暖，防止灼伤。

三诊（2010年3月28日）：仍述右膝、踝关节疼痛，阴雨天及夜晚痛甚，夜间有时左膝关节痛，艾灸后关节疼痛缓解，下肢发沉，动则疲劳，眠食尚可，大便通畅，月经延后，经色紫黯较前好转，有血块，右下腹部持续隐痛，妇科诊断盆腔炎。舌体瘦、质黯淡、苔薄白腻，脉沉弦。治法以益气养血、温肝健脾。

方药：生黄芪20g，当归12g，桂枝10g，白芍12g，赤芍12g，桃仁10g，红花10g，桑寄生15g，炒杜仲12g，仙灵脾15g，泽泻15g，茯苓30g，炒苍术15g，炒白术15g，鹿衔草15g，淡附片先煎10g，制川乌先煎6g，川牛膝15g，怀牛膝

15g，防风12g，防己15g。14剂，水煎服。

四诊（2010年4月15日）：药后关节疼痛减轻，精神体力转佳，白天温暖时疼痛消失，夜晚仍感疼痛，左膝为著，遇事则睡眠不实，仍有小腹疼痛，以左侧为著，生气、劳累后加重，腰酸，二便通畅，舌质淡黯，苔薄白，脉弦细。治法以温经通脉、滋补肝肾。

方药：生黄芪20g，当归12g，桂枝10g，白芍、赤芍各12g，通草10g，细辛3g，茯苓30g，泽泻15g，桑寄生15g，狗脊12g，补骨脂12g，杏仁9g，桃仁9g，醋元胡12g，川楝子9g，益智仁后下6g。14剂，水煎服。

五诊（2010年5月20日）：因月经前左下腹痛，曾服用3剂调经药，双膝疼痛、肿胀、僵硬，以左膝为著，走路沉重，疲乏无力，继服路老中药诸证好转，睡眠改善，仍有左少腹疼痛、放射至左腰背，生气和经行加重，痛时伴肛门坠胀，大便正常。经温经通脉、煨肾暖腰等法，逐渐得到改善，转以温经散寒、调理冲任善后。

按语：该案符合桂枝芍药知母汤证阳气虚弱、风寒湿侵、内有郁热的病机。病起产后多虚多瘀之时，并有寒凝血滞、脉络痹阻的病机。故以桂枝芍药知母汤，合当归四逆汤、黄芪桂枝五物汤、玉屏风散、防己黄芪汤等化裁，以益气通阳散寒、祛风除湿蠲痹，佐以清热利湿。其后增桑寄生、牛膝、狗脊、补骨脂、仙灵脾、鹿衔草等，加强温经通脉、滋补肝肾。期间因带下病、少腹痛加重，酌加健脾燥湿、疏肝行气、化瘀止痛药味，并结合疏风散寒、清热利湿之外洗方。迭经四诊，患者关节疼痛消失，精神体力康复如初。

（冉青珍　杨凤珍　整理）

七、益气健脾、调和营卫愈顽痹

本案患者因8年前产后受凉出现关节疼痛，平素畏寒，因气候阴冷、感受风寒、及夏季湿盛而加重，系产后气血不足，感受风寒湿邪，而为产后痹；伴恶风畏寒，得微汗则舒，与桂枝汤汤证颇为相似，《伤寒论》曰："太阳中风，阳浮而阴弱，阳浮者热自发，阴弱者汗自出，啬啬恶寒，淅淅恶风，翕翕发热，鼻鸣干呕者，桂枝汤主之"。然而，久病迁延不愈而成顽痹。患者关节疼痛，伴有食后腹胀、乏力、少寐多梦、月经前后诸症，但以虚为本，疼痛为标，为本虚标实之候。

李某，女，38岁，已婚，吉林省长春市人，2010年7月7日初诊。

主诉：关节疼痛8年。

现病史：缘于8年前产后受凉，出现双侧肘、膝关节疼痛，夏季、气候变化、或外感时加重。曾在当地医院检查抗链球菌溶血素O升高，服中西药物疗效欠佳。刻诊：伴恶风畏寒，微汗则舒，双目微红痒甚（曾行过敏检查诊为过敏体质），少寐多梦，食欲尚可，餐后腹胀，呃逆，大便偏干，溲黄；月经周期规律，末次6月13日，经前乳房胀，少腹微痛，经量适中、夹有血块。

望闻切诊：舌体中、质黯尖红、少苔，脉沉弦小紧。

中医诊断：产后痹（顽痹）。

辨证：气血两虚，营卫不和，脾失健运。

治法：益气健脾、调和营卫。

方药：五爪龙20g，太子参12g，桂枝8g，白芍12g，赤芍12g，当归12g，川芎9g，生地12g，炒苍术15g，厚朴花12g，旋覆花包煎10g，姜半夏10g，炒三仙各12g，夜交藤18g，伸筋草15g，鸡矢藤15g，枳实15g，生龙骨先煎30g，生牡蛎先煎30g，生姜2片，大枣2枚为引。14剂，水煎服。

二诊（2010年7月28日）：服药后关节疼痛明显缓解，汗多畏寒、眠差腹胀、呃逆等症均有改善，但停药后症状复发。刻下：关节疼痛以双膝部为甚，眠差多梦，头痛，经前乳胀，痛经，二便正常。舌中、质淡略黯、苔薄白，脉沉弦细、尺数。治宗前法，上方去太子参、姜半夏，加防风10g，片姜黄12g，海桐皮12g，地龙12g，山甲珠10g，以疏风除湿、活血通络。14剂，水煎服。

三诊（2010年8月11日）：服上方14剂，夜寐好转，双肘关节疼痛、恶风畏寒、汗出减轻，已能穿短袖上衣，右肩背恶风寒明显，偶有头痛，药后腹胀，纳食不馨。舌体中、质红，苔薄白，脉沉细。治以益气和血，祛风通络。

方药：五爪龙15g，生黄芪20g，当归12g，川芎10g，生地12g，白芍12g，赤芍12g，桂枝8g，夜交藤18g，豨莶草15g，山甲珠10g，乌梢蛇10g，炒三仙各12g，炒苍术12g，炒白术12g，炒枳实12g，半夏10g，厚朴10g，炙甘草6g。14剂，水煎服。

四诊（2010年9月1日）：服上方21剂，配合加味保和丸，每次1袋、每日2次，诸症大减，头痛缓解，右肩背疼痛、恶风寒明显减轻，双肘、膝关节受风及阴雨天尚感疼痛，纳食增加，喜凉食，但进食冷凉则胃胀加重，并出现双肘、膝关节疼痛，仍畏寒汗出，服药后轻度腹胀，夜寐好转，二便正常，2月份体重增加2kg。舌体中、质淡红，苔薄白，脉沉细小弦。届时出伏，燥邪渐生，前方去川芎、豨莶草，生地改15g，加鸡矢藤15g，忍冬藤18g，以滋阴清热、通络消食。14剂，水煎服。

四诊（2010年9月15日）：服上方14剂后，已无明显不适，原方再进14剂，3日2剂，俾资巩固。

按语：首诊治宜益气健脾、调和营卫。以桂枝汤调和营卫；四物汤养血活血；加五爪龙、生黄芪、太子参、炒白术、炒苍术、炒枳实、厚朴、姜半夏、炒三仙等，健运中州、理气消胀；夜交藤、生龙骨、生牡蛎养血潜敛安神；在祛风湿、通经络药物运用中，以五爪龙、豨莶草、夜交藤补气阴、益肝肾、祛风湿、通经络，防风、片姜黄、海桐皮疏风祛湿、行气活血，忍冬藤清热通络，伸筋草舒筋活络，鸡矢藤活消食化积、活血消肿，地龙、山甲珠、乌梢蛇，虫药搜剔，通经络以愈顽痹。本证用药重在补气血，运脾胃，调营卫，通经络，根据兼夹病情，佐以疏肝和胃、养血安神之品，标本兼顾，法度严明，故收良效。

（杨　利　整理）

八、益气血、清肝胆、滋肝肾治产后痹

患者素体尚健，年未及二十而嫁，早婚早育耗伤肾精，肝肾同源，肝藏血主筋，肾精亏虚而肝血不足；产后情绪不宁，内生郁热而耗伤气阴，故辨证为肝肾不足、气血两虚。治法以益气血，清肝胆，滋肝肾。

某女，22岁。2011年2月25日初诊。

主诉：产后双膝疼痛1年。

现病史：2010年底剖宫产一女婴，产后23天出现发热，外出就医时着凉，出现双膝关节疼痛，畏寒，伴头晕乏力，气短，心烦易怒，双目干涩，有时眼泪自溢，耳鸣如蝉，口干，入睡困难，眠浅易醒，夜尿频，间断服用中药，效果不佳，特来诊治。

经带胎产史：月经初潮14岁，经期正常，近1年经期缩短为2天，量少，有血块，有痛经，孕1产1。

望闻切诊：形体消瘦，面色皖白，舌质淡红、边有齿痕、苔黄腻，脉沉弦。

中医诊断：产后痹。

辨证：肝肾不足，气血两虚。

治法：益气血，清肝胆，滋肝肾。

方药：太子参12g，功劳叶15g，麦冬12g，酒黄精12g，当归12g，川芎9g，炒枣仁15g，八月札12g，柴胡12g，黄芩8g，黛蛤散包煎6g，桑寄生15g，补骨脂12g，鸡血藤15g，生龙骨先煎30g，生牡蛎先煎30g，陈皮9g，生姜1片。14剂，水煎服。

2012年4月复诊，服上方30余剂，患者诸症消失。

按语：首诊仿生脉饮、酸枣仁汤、小柴胡汤组方。药用以太子参、功劳叶、麦冬、酒黄精益气阴、清虚热，当归、川芎、炒枣仁养血安神，柴胡、黄芩、黛蛤

散和解枢机、清泄肝胆，桑寄生、杜仲、补骨脂补益肝肾、强壮腰膝，鸡血藤养血通络，生龙骨、生牡蛎滋潜安神，佐陈皮、生姜和胃降逆。全方上清下滋，滋补肝肾，和解枢机，养血安神，共达荣筋和络、宁心安神。幸患者体质尚健，治疗及时，得获佳效。

（冉青珍　整理）

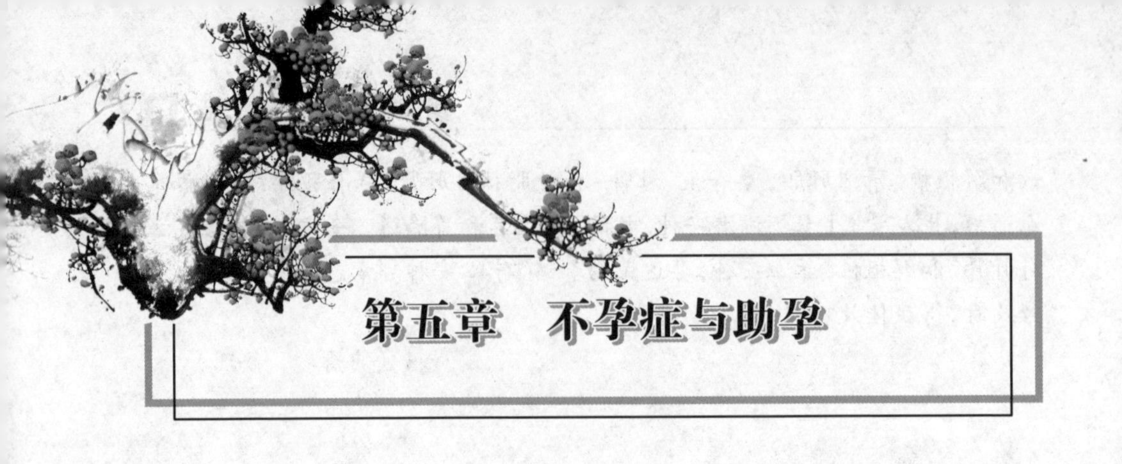

第五章　不孕症与助孕

一、防己黄芪汤治闭经、不孕症

防己黄芪汤出自《金匮要略·痉湿暍病脉证治》，原为风湿表虚证而设，具有益气祛风、健脾利水之功效，“风湿脉浮身重，汗出恶风者，防己黄芪汤主之”。因其具有健脾利湿作用，吾在临床用其治疗胖人闭经，亦收到满意效果。

某女，32岁，已婚，2003年10月9日初诊。主诉月经稀少10余年，闭经2年。患者15岁初潮，月经尚调，1993年6月怀孕3个月自然流产，出血较多，经清宫术、中药等治疗出血止。但自此经量逐月减少，渐至2年前经闭不行。先后服中药500余剂效果不彰，唯行人工周期疗法，月经始潮，否则不至，亦未能再受孕，伴身体逐渐发胖，而来求治。刻诊：形体丰满，体重78kg（病前58kg），纳谷欠馨，大便不溏软，小便量少，神疲乏力，动则汗出，微恶风寒，周身骨节疼痛，下肢肿胀，性欲淡漠，带下清稀，月经未潮，盼子心切。因家人以离婚相逼，心理压力很大，情绪抑郁。舌体胖有齿痕、质略黯、苔白腻，脉沉细滑。前医处方多为温经通脉、理气活血、调补冲任等方药，尚属正治。此为脾虚失运，水湿停聚，闭阻经脉而致闭经。治宗《金匮要略·水气病脉证并治》“先病水，后经水断，名曰水分……去水，其经自下”之旨，方选防己黄芪汤加味。处方：防己12g，黄芪20g，炒白术15g，茯苓20g，生薏苡仁、炒薏苡仁各30g，泽泻12g，藿梗10g，苏梗10g，防风10g，香附10g，益母草15g，车前子包煎15g，车前草15g，炙甘草10g。7剂，水煎服。

药后下肢肿胀消退，乏力、恶风、身重减轻，舌脉同前。已见效机，乘胜追击，治宗上法，原方去防风，加桂枝10g、川芎10g，以增温经活血化瘀之力。再进14剂，水煎服。服药至第12剂，月经来潮，但经量极少，色淡，2天即净，其余诸症悉减，体重减至76kg。遂以上方加减，调理3个月余，服药百余剂，月经周期量、色恢复基本如常，诸症消失，体重减至65kg。后喜获身孕，于2005年2月26日顺产一男婴。

本例患者流产之后，出血较多，气血俱损，复因过早工作劳累，再加饮食失于调理，致使脾胃受损，运化失职，水湿不化，聚湿酿痰，化为脂膏，停于皮下脂膜，而渐致肥胖；水湿阻于胞宫，气血运行失常，冲任不调而致闭经；脾主肌肉四肢，脾虚湿阻，则神疲乏力，肢体酸重；气虚卫外不固，而微恶风寒，动则汗出；气机升降出入失常，则纳少便溏；湿邪趋下，故带下清稀，下肢肿胀。本病缘于脾虚湿困而致闭经，与《金匮要略》"先病水，后经水断，名曰水分"病机相合，故先予健脾祛湿之防己黄芪汤，使脾土健运，以绝水湿产生之源；以疏风祛湿之品，使已成之水从表里分消而去；复加行气化瘀药味，使气畅水运血行，则闭阻之经脉得以调畅如初。本案辨证精准，理、法、方、药一贯，10余年之闭经顽症，经治疗3个月余，得以月经正常，后怀孕生子。

（路　洁　魏　华　王秋风　整理）

二、疏肝理脾法治痛经、不孕症

不孕，指婚后未采取避孕，有正常性生活，同居2年而未受孕者。《素问·上古天真论》中首先提出："肾气盛，天癸至，任通冲盛，月事以时下，故能有子"。因此，可知女子受孕与肾气、天癸、冲任二脉的充盛相关。冲、任二脉皆起于胞中，任脉有"阴脉之海"之称，主阴经之气血，亦主胞胎；冲脉有"血海"之称，主十二经之气血，亦主经血之来潮，两者均以血为用。人体的气血由脾胃所吸收的精微物质所化生，而由肝所贮藏调节。因此，不孕与肝脾不调有密切的关系。

陈某，女，30岁，2008年7月9日初诊。主诉不孕2年。婚后2年欲怀孕而未果，故求中医调理。素来痛经，月经色黯、有血块，曾服中药后月经颜色及血块好转，痛经亦缓解。冬天手足冷，夏天手足热，饮食正常，二便调，睡眠可，舌质红，苔薄白，脉沉细弦。半年前因宫颈糜烂行手术治疗。辨证为肝郁脾虚，胞宫虚寒。治宜益气养血，疏肝调经。处方：太子参12g，党参10g，生白术12g，莲子肉15g，当归12g，炒白芍12g，阿胶珠烊化8g，仙鹤草15g，柴胡12g，艾叶8g，炮姜8g，八月札10g，延胡索12g，川楝子10g。14剂，水煎服。

二诊（2008年12月17日）：患者遵医嘱服上方14剂，痛经缓解2个月，后停药4个月。近2个月又出现痛经，月经量少色黯、有血块，经行7~8天，经前乳胀，饮食正常，大便不成形，日行1次，睡眠可，舌质红，苔薄白腻，脉象弦细。在某医院曾检查诊断为乳腺增生结节。治宗前法，佐以护阴。处方：太子参15g，麦冬12g，当归12g，炒白芍18g，炒白术20g，炮姜10g，艾叶8g，阿胶珠烊化10g，元胡12g，川楝子10g，桃仁9g，桂枝8g，炙甘草10g，炒枳壳

12g，黄酒5g为引，14剂，水煎服。

该案患者婚久不孕，心绪不畅，故使肝气郁结不舒。肝气郁结益盛，更使冲任不能相资，不能摄精成孕，且肝气横逆犯脾，脾伤不能通任脉而达带脉，亦是不孕之因。患者素有痛经，其经色黯且有块，当为气滞血瘀之征。参其舌脉，舌红苔白为有热之象；脉来沉弦而细，沉者主里，弦细主肝肾阴虚，血虚肝郁。故治宜益气养血，疏肝调经。方以逍遥散合金铃子化裁。逍遥散出自《太平惠民和剂局方》，主治肝郁血虚脾弱之证。以柴胡疏肝解郁，白芍柔肝养血，当归养血和血。当归、白芍与柴胡同用，补肝血而助肝用，使血和肝柔。白术甘苦温，归脾、肺经，健脾益气，有"脾脏补气健脾第一要药"之称，可治脾气虚弱。延胡索、川楝子为金铃子散，加八月札，疏肝理气泄热，活血止痛。太子参、党参皆补脾肺之气，何以合而用之？缘同中有异。党参味甘、性平，既补脾肺之气，又可补血；太子参偏于清补，性味甘平而微苦，兼能养阴，用于阴虚有热、气阴两亏。莲子肉甘平而涩，可补脾气之虚、兼有收涩止带之功。阿胶珠、仙鹤草、艾叶皆调经止血之品。阿胶过于滋腻，今患者脾气虚弱，恐更伤脾胃，故用阿胶珠，阿胶珠是以蛤粉或蒲黄炒之，去其滋腻之性，又有养血止血之用；仙鹤草补虚调经止血；艾叶则有温经散寒之功。纵观全方肝脾同调，气血双补。

患者初诊服药后见效，但因停药而致反复，大便溏、经量少说明脾阳虚，但从痛经、乳房发胀、舌红、脉弦细等，说明仍有肝气不舒，且有阴虚之象，故上方去党参、莲子肉、八月札，加麦冬、桃仁、桂枝，以加强益气活血温中之作用。另以黄酒为引，黄酒富含氨基酸，有助于消化，促进食欲，舒筋活血，保护心脏等功效。

不孕为妇科常见病症，临证之时当需抓住主诉，查明原因，分析病位，辨明虚实，须明脏腑、气血、冲任、胞宫之寒热虚实，而后辨证施治。如本案患者有痛经史，且经血色黯有块，当知其素有气滞血瘀之证，加以求子心切，心绪不畅，而致肝气不舒，从而影响脾胃气血之生成，导致不孕，故以疏肝理脾、益气活血法治之。

（冯　玲　整理）

三、补肝肾、调冲任治月经量少、不孕症

不孕症主要有肾虚、肝郁、脾虚、寒凝、湿热、痰湿、血瘀等病机，或单独出现，或兼杂并见。本案患者曾有妊娠史，或自然流产，或宫外孕，可见其肝肾不足、胞宫虚冷，又因宫外孕后服活血化瘀药达2年之久，更伤气血，损伤

胞宫血络，致经水量少，难以妊娠。余从补益肝肾、调理冲任入手而获小效。然病久宜缓图，贵在坚持调治。

张某，女，33岁，2004年9月24日初诊。

主诉：月经量少、不孕3年。

现病史：患者3年前出现月经量少，带经2天，色黯，少量血块，周期正常，未行避孕，一直未怀孕；带下量极少，色透明、有异味，伴腰腹痛，易疲劳。于某医院行B超、血液等检查提示："子宫内膜薄"，促卵泡激素升高，促黄体生成激素降低，泌乳素升高。纳食、睡眠可，二便正常。平素足凉，腰背怕风，既怕冷又怕热。

既往史、个人史、家族史：6年前怀孕3个月时自然流产，3次宫外孕，2002年、2004年两度试管婴儿失败。患者宫外孕后曾服用血府逐瘀汤、三棱、莪术等药长达2年，近来3个月采用雌激素补充疗法亦未果。

望闻切诊：舌尖红，苔白，脉细弱。

中医诊断：月经量少，不孕症。

辨证：肝肾不足，冲任不调。

治法：补肝肾、调冲任。

方药：独活10g，桑寄生15g，炒杜仲12g，仙茅12g，仙灵脾15g，巴戟天10g，当归10g，知母10g，黄柏9g，炙龟板先煎15g，鹿角胶烊化10g，怀牛膝12g，肉桂后下3g，防风10g，防己10g，醋香附10g。14剂，水煎服。

二诊（2004年10月15日）：服上方共21剂，带下异味减少，但仍量少，色透明，外阴干燥，伴腰酸痛，手足凉，偶觉双手肿胀，尤以经前7~10天明显。末次月经9月25日—9月26日，经期2天，量极少，黯褐色，无鲜血。平素饮水量正常，但尿量少。舌瘦、黯红，苔白干，脉细滑小数。

既见效机，前方增减。上方去独活、鹿角胶、防风、防己，加川芎10g，生白芍12g，桃仁10g，14剂，水煎服。

三诊（2004年11月10日）：服上方26剂，末次月经10月24日，经期2天，少量红色鲜血，余为黯红褐色。11月8日月经第16天未净，B超提示"子宫内膜7mm"（近3个月由7.8mm→8.4mm→7mm），经间期少量透明白带，外阴干燥，有异味，伴腰酸痛，劳累后加重，手足冰冷，纳眠可，二便正常。舌红，苔白干、舌尖花剥，脉细滑。昔日服消积破瘀之品长达2年，气血受损，拟从养血调经入手。

方药：丹参15g，炒白芍12g，川芎9g，熟地12g，旱莲草12g，女贞子15g，制首乌12g，山茱萸10g，枸杞子12g，益母草12g，肉桂后下3g，通草8g，怀牛膝12g，砂仁后下3g。7剂，水煎服。

四诊（2004年12月15日）：诸症有减，变化不著。舌体瘦，质淡红，尖边有齿痕，可见瘀点，苔薄稍黄，脉沉细小滑，右寸细弦。12月15日于某医院B超检查提示：子宫后位，内膜6~7mm。

方药：桑寄生15g，炒杜仲15g，狗脊10g，炒山药15g，当归10g，白芍、赤芍各12g，桂枝8g，茯苓20g，丹皮12g，桃仁10g，益智仁6g，益母草12g，鹿角胶烊化6g，阿胶珠烊化6g，醋香附10g，炙甘草6g，14剂，水煎服。

五诊（2005年1月19日）：末次月经2005年1月15日，经期2天，量较前稍多，色正常，少量血块，排卵期少量白带。舌瘦、边有齿痕、尖红，苔薄白，脉细滑。治宜凉血活血调经。

方药：丹参15g，桃仁10g，红花9g，白芍10g，赤芍10g，生地12g，川芎9g，丹皮10g，生蒲黄6g，元胡10g，炒枳实15g，川牛膝12g，甘草6g，14剂，水煎服。

患者因异地工作未再复诊，2个月后电话随访，诉继续前方交替使用，月经量较前增加，经来通畅。

（王秋风　整理）

四、培气血、调冲任、益脾肾促孕保胎医腹泻

“胎非血不荫，非气不生”，气血在孕育胎儿过程中具有奠基之功，不仅胚胎着床需要母体气血充沛，胎儿在胞宫正常发育，更要求气血旺盛。气能生血、摄血、行血，血附于气而下达胞宫以养胎元；脾为后天之本，主生化气血，因此，中焦脾胃功能正常对胎儿发育尤为关键。脾胃虚弱，则气血生化不足，势必致胎元失养，胞胎难固，故应重视气血与脾胃在妊娠中的重要作用。肾为先天之根，主持生殖功能，胚胎乃二五之精妙合而成，所以脾肾先后两天对胎元生长具有重要意义。

本案患者求诊时，欲备孕第2胎，然平素喜食冷饮，导致脾胃薄弱、寒湿伤阳，间断腹泻5年。初治以温中运脾，理气化湿，愈腹泻，促受孕；后转以滋养益胃，补肾安胎，培根本，保胎元，顺利度过孕期，得以足月生产，母女平安。

黎某，女，32岁，2016年5月12日初诊。

主诉：间断腹泻5年余，欲备孕第2胎。

现病史：间断腹泻5年余，每于外出进餐或进食油腻、冷食则腹泻即作，持续1日至1个月乃可缓解；1周前外出就餐后，腹泻又发，大便不成形，日行1~3次。平素喜冷食，易急躁。纳谷馨，餐后腹胀，眠安，小便调。已育一子4

岁，现备孕第2胎。

既往史：曾有贫血史。

望闻切诊：形体羸瘦，面色无华，舌体瘦、边有齿痕，质黯红，苔薄白腻，脉弦缓尺弱。

经带胎产史：12岁天癸至、月经初潮，周期、经量正常，血色淡，血块较多，伴痛经。已育一子4岁，备孕第2胎。

辨证：肝郁脾虚，湿浊凝滞。

治法：疏肝健脾，理气化湿。

处方：四君子汤加味。太子参12g，炒白术15g，茯苓18g，佩兰后下12g，炒薏苡仁30g，八月札12g，炒三仙各12g，黄连6g，大腹皮12g，佛手6g，炙甘草6g，生姜1片、大枣2枚为引。14剂，水煎服，日1剂。

医嘱：少食辛辣、寒凉、不易消化食品。

二诊（2016年8月11日）：进上方后，腹泻未作，大便渐成形，日1次。上周末食冷酸奶后，复见腹泻，伴腹痛、呕吐。坚持服用上方，并调整饮食后，症状已缓解。现大便成形，质软，偶黏滞，日1次，纳可，餐后无腹胀，眠安，小便调。2周前月经至，无明显痛经，前4天经量较多，伴少量血块，后淋漓不尽，经期持续12日。舌体瘦，质红略黯，苔薄白略腻，脉弦细。治以温中运脾，理气消胀，投之加味理中汤。

处方：太子参12g，炒白术10g，茯苓15g，干姜8g，八月札9g，炒三仙各10g，炒苍术10g，广木香后下9g，鸡内金10g，黄连6g，炙甘草8g，生姜1片、大枣2枚为引。14剂，水煎服。

三诊（2016年12曰25日）：本月月经未潮，检验提示早孕，身体羸瘦，面色无华，大便溏薄、日1行，纳少，眠安，小便调。舌体瘦，质淡黯，苔薄白，脉弦细小滑、尺弱。

历经二诊，结合调整饮食，肠胃诸症轻缓，体力渐复，已受孕。但据孕妇目前脾胃虚弱、食少便溏状况，从母子健康考虑，建议其放弃妊娠。然孕妇决意生二胎，尤愿再添一女儿。医者有好生之德，遂尽量满足其心愿。治宜健脾运脾，养血调肠。

处方：太子参12g，生黄芪15g，炒白术8g，炒苍术10g，炒山药15g，白芍12g，当归10g，黄连8g，厚朴花12g，炒枳实12g，佛手8g，玫瑰花9g，炙甘草6g。14剂，水煎服；1剂分3次服，日服2次。

四诊（2017年5月23日）药后食欲体力增加。诉脐周肠鸣，矢气频作，晨起腹痛作泻，便后不爽，周身畏寒，夜寐欠安，小便调。舌体瘦，边有齿痕，质黯红，苔薄白润；脉沉弦，右细数小滑，两寸弱。治宜运脾益气，温中快胃。

处方：西洋参先煎 6g，黄精 12g，炒苍术 12g，炒白术 10g，炒山药 15g，茯苓 15g，炮姜 6g，炒白芍 12g，当归 9g，炒三仙各 12g，砂仁后下 3g，醋香附 9g，茯苓 30g，炒白芍 15g，生龙骨先煎、生牡蛎先煎各 30g，生姜 1 片、大枣 2 枚为引。14 剂，水煎服，3 天 2 剂。

五诊（2017 年 7 月 10 日）：大便成形，排便畅快。近日咽干，有少量白痰，无咳嗽，进食少量温性食物（如 2 个荔枝或杨梅）后常鼻衄，纳谷馨，少食多餐（日食 4 餐），偶反酸，矢气频多，眠安，小便调。产检结果：孕 6 个月有余，体重增长缓慢（5.6kg），轻度贫血，胎盘位置偏低，产科医生估算胎儿大小正常。舌体瘦，边有齿痕，质黯红，苔薄白；脉沉弦，右细数小滑，两寸弱。治以滋养胃阴，益肾安胎。

处方：南沙参 12g，生山药 12g，炒白术 12g，阿胶烊化 6g，桑寄生 15g，菟丝子 10g，丹皮 9g，黄芩 10g，苎麻根 12g，佛手 9g。14 剂，水煎服，3 天 2 剂。

药后鼻衄得止，继以前法调理脾肾，妊娠后期复查贫血缓解，孕期顺利度过。因第 1 胎剖宫产子，产检示子宫壁薄，产科医生建议行剖宫产。遂于 2017 年 9 月 28 日，足月行剖宫产，喜得一女，母女平安。

解析：本案患者平素喜冷食，损伤脾阳，运化失司，寒湿内生，每于外出进餐或进食油腻、冷凉，则内外合邪、腹泻即作，经 5 年有余。求诊时见：形体羸瘦，面色无华，经水色淡、淋漓不尽，为气血双虚之象；土虚木乘，情绪急躁。舌体瘦、边有齿痕，质黯红苔薄白腻，脉弦缓尺弱，四诊合参，乃脾虚肝郁、湿浊凝滞、气血两虚之候。

初治以四君子汤健脾益气，加佩兰芳香醒脾，炒薏苡仁化湿运脾，炒三仙消食和中，大腹皮、佛手理气消胀，八月札疏肝和胃；瘦人多火，佐以黄连以清热，炙甘草温中补虚、调和诸药。更叮嘱患者调整饮食，少食辛辣、寒凉、不易消化食品，以免加重脾胃负担。

二诊药后湿邪渐去、气机得调，排便基本成形，痛经缓解，遂减大腹皮、佛手。仍不耐冷食，经水淋漓不尽，此为脾阳未复、脾失统血之象，故投之加味理中汤，继以四君健脾，干姜温中暖胃，木香行气导滞，易炒薏苡仁为炒苍术以增运脾燥湿之力，加鸡内金助消导、增食欲。

如此调理半年，患者成功受孕，但仍身体羸瘦，面色无华，大便溏薄，后天薄弱，继以健脾运脾、益气养血、益肾安胎之养胎法。孕程中因血聚冲任，气逆热扰，曾现鼻衄，易炮姜、生姜，加苦寒黄芩、丹皮，甘寒之苎麻根，以清热安胎止血。

《金匮要略·妇人妊娠病脉证并治》中论述安胎养胎七法，即包括健脾温中、散寒安胎。黄元御曰："胎之化生，非有他也，气以煦之，血以濡之而已。气恶其滞，滞缘于湿……妊娠养胎之要，燥土而行滞，润木而达郁，无余蕴矣。"(《金匮悬解·妊娠》)

本案患者，孕前法即健脾温中、理气祛湿，孕后养胎安胎，用药补肾之中不忘健脾，扶脾之中寓有固肾，体现了脾肾兼顾的辨治思想。"不足者补之以复其正，有余者去之以归于平"(费伯雄《医醇賸义》)，组方遣药以平和之药纠偏归醇，缓缓图治，"平淡之法，平淡之极，乃为神奇"(《医醇賸义》)。益气养血、补肾健脾，是养胎保胎之大法，时时不忘顾护气血，不忘固肾培脾，是为要旨。

（焦　娟　苏泽琦　整理）

五、理中益肾治肌营养不良并不孕症

面肩肱型肌营养不良症(FSHD)，是一种染色体缺陷性遗传性疾病。临床表现为脸、颈、肩、上臂部肌肉慢性变性、萎缩和肌力减退。一般面肌受累症状出现较早，表现为苦笑面容，睡眠中两眼不能闭实，不能使用吸管、吹气球或口哨。随着病情逐步发展，继而出现颈、肩、肱部位的肌肉变性萎缩少力，以致两肩部峰明显隆突，酷似"衣架"。通常躯干、骨盆、肢体远端(前臂肌)肌肉较少累及，并且很少影响心脏或呼吸系统，所以一般不会危及生命，大部分患者都有正常的寿命。

本案患者中年女性，特为调经孕子来诊，因素患面肩肱型肌营养不良症，虽经中西医多方调治，且两次采用试管婴儿辅助生殖技术，均因胚胎不能着床而失败。今抱着一线希望，经朋友介绍于2017年7月13日请余诊治。

宋某，女，38岁，汉族，北京籍，职员，2017年7月13日初诊。

主诉：婚后多年不孕；伴上半身疲乏1年半；干咳2个月。

现病史：有家族性面肩肱型肌营养不良症(FSHD)遗传病史，其母和哥哥患有此症。本案患者被诊为轻型面肩肱型肌营养不良症。但因患遗传病，很难自然受孕，随着年龄增大，夫妻求子心情越发迫切。2年来往返于北京某知名中医院和西医院妇产科，坚持中西药物治疗，并于2016年和2017年5月10日两次采用试管婴儿辅助生殖技术，均因胚胎不能着床而失败。

刻下：身形羸瘦，乏力，上半身沉重，提重物乏力，眼皮无力。月经周期27~28天，经期5天，经量正常，色淡夹有血块，偶有腹痛，白带量多、清稀，伴腰部、小腹冷凉酸痛。食欲尚馨，吃硬物胃脘刺痛，大便溏薄，便时不爽，2~3

天一行，1周前艾灸后大便每天1次。近2个月出现干咳无痰，伴胸痛。夏季易发耳鸣。

望闻切诊：形体羸瘦，舌质黯红，苔薄腻，舌底紫滞，脉弦细，尺沉弱。

经带胎产史：月经周期27~28天，经期5天，经量正常，色淡夹有血块，偶有腹痛，白带量多、清稀，伴腰部、小腹冷凉酸痛。婚后10余年未孕。

辨证：肝郁脾虚，肾阳式微。

治法：运脾益气，温经通脉。

处方：太子参12g，苍术15g，炮姜6g，炒白芍15g，茯苓20g，仙灵脾15g，当归12g，醋元胡12g，通草8g，细辛3g，乌药6g，炙甘草6g，盐知母、盐黄柏各3g，紫河车粉分2次冲服3g。7剂，水煎服。

医嘱：忌暴饮暴食及寒凉、辛辣之品，宜食嫩烂、性温，如生姜、羊肉等食品。

追访补记：患者因患有面肩肱型肌营养不良症，虽经中西医多方调治，并两次采用试管婴儿辅助生殖技术，均失败。服上方14剂时，因未挂上号，曾来电询问能否按原方继服一个疗程？询问得知：当服药7剂时，大便开始成形，偏软、日1次；经期、经量正常，血块有所减少，周身乏力、腰酸、小腹冷凉等明显改善。既见小效，余无不适，故应允再服原方7剂。此后便无消息。2017年10月，介绍人来电言："路老的药太神了！小宋连服此方28剂后，竟自然受孕（末次月经2017年8月18日）！她们全家特别高兴，请我转达对路老的崇敬之情和衷心感谢！"

2018年5月介绍人再传佳音：小宋在妊娠31周时，因血压等项指标偏高，2018年3月23日在北京某妇幼医院，行剖宫产生下一对"龙凤胎"。因属早产儿，在育幼箱特护1个月余，两孩儿长得很快，发育良好。总之，母子平安，皆大欢喜，现已出院。

按语：中医学早在《黄帝内经》对女性的生殖生理特点作了高度的概括，如《素问·上古天真论》曰："女子七岁，肾气盛，齿更发长。二七而天癸至，任脉通，太冲脉盛，月事以时下，故有子……五七，阳明脉衰，面始焦，发始堕……七七，任脉虚，太冲脉衰少，天癸竭，地道不通，故形坏而无子也"。王冰注曰："任脉冲脉，皆奇经脉也。肾气全盛，冲任流通，经血渐盈，应时而下……然冲为血海，任主胞胕，二者相资，故能有子。"

从上述可知，肾气盛，天癸至，冲任通，经血盈，乃是孕子的必备条件。诚如朱丹溪《格致余论》言："精成其子，血成其胞，胎孕乃成。"结合现代医理就精血的化生、运行而论，肾藏精（先天生殖之精和后天五脏之精），主骨生髓，髓生血，心行血，脾主营，肝藏血，精血互化，"乙癸同源"。虽然肾为先天立命之本，然“气、血、精、津”化生的本源在“脾胃”。脾胃属土，位居中州，胃主受纳腐熟水谷，脾主运化水谷营气，脾升胃降，调畅气机，长养万物，灌溉四旁，故又有“脾为后天之本”“补肾不如补脾”之说。

据患者身体羸瘦，上半身重，不能持物，小腹冰凉，腰酸腹冷，白带量多，质清稀，大便溏薄，脉来弦细尺弱等一派脾肾阳虚、命火不足、气虚血少之象。经云：“脾统血”，“脾在体合肌肉，主四肢”。脾阳气虚，失于运化，不能统血，血虚津少，血海不充，胞宫不荣，岂能孕育。据患者两次采用试管婴儿辅助生殖技术，均因胚胎不能着床而失败的事实推知，“面肩肱型肌营养不良症”虽侵蚀部位主要是面、肩、上臂部，但“胞宫”(肌壁)及其内环境已受累。夫寒水之地，草木难发，重阴之源，鱼龙不腾，元阳式微，种子实难。由此可见，本证脾肾阳虚为本，血虚宫寒，冲任不调为标；治当运脾燥湿、振奋脾肾阳气为切入点。方选理中汤合当归四逆汤，师其意，灵活化裁以治。

1. 理中汤

(1)主治及适应证：理中汤原为脾胃阳虚、寒湿内困而设，症见神疲乏力，便溏不爽，或呕吐泄泻，或腹胀隐痛，不欲饮食；舌苔白腻，脉虚弱；女性可见白带清稀而量多等。其治重在温中祛寒，补气健脾。诚如程应旄《伤寒论后辨》所言：“阳之动始于温，温气得而谷精运，谷气升而中气赡，故名曰理中，实以燮理之功，予中焦之阳也。若胃阳虚，则中气失宰，膻中无发宣之用，六腑无洒陈之功，犹如釜薪失焰，故下致清谷，上失滋味，五脏凌夺，诸证所由来也。参，术，炙草，所以守中州，干姜辛以温中，必假之以焰釜薪而腾阳气，是以谷入于阴，长气于阳，上输华盖，下摄州都，五脏六腑皆以受气，此理中之旨也。”

“脾主肌肉四肢”，据本患者“上半身重，不能持物，伴腰酸、腹冷，便溏不爽”等症可知，其病位当在中、下焦。“脾为后天之本”，故脾肾阳虚同见，首当理脾。

(2)本案化裁变法

1)太子参易人参，缘太子参性微寒，药性平和，为气阴双补之品；人参性微温，补力峻宏；考虑时令已近春末夏初，再结合患者的体质，为防“虚不受补”，故选太子参以缓图之。

2)苍术15g易白术，意在强化运脾燥湿之力。

3)炮姜易干姜，缘炮姜“辛苦大热，除胃冷而守中”，其性虽温，辛燥之性弱于干姜，但其“守而不走”，温里之力较绵，长于温中止痛、温经活血之功，宫寒不孕及中气虚寒腹痛、腹泻尤为适宜。

4)加茯苓，寓有四君子汤益气健脾之意。

总之，方中重用太子参补气、炒苍术燥湿运脾为君，炮姜温中止泻、温经止痛为臣；佐以甘淡茯苓健脾渗湿，苍术、茯苓相配，祛湿运脾之功尤著。使以炙甘草，益气和中，调和诸药。五药相配，共奏益气运脾、健脾止带之功。

2. 当归四逆汤

（1）主治及适应证：其治重在温经散寒、养血通脉。本为手足厥寒……肩臂疼痛，舌淡苔白，脉沉细之血虚寒厥证而设。

（2）本案化裁变法："脾主肌肉四肢"。据本患者"上半身重，不能持物，伴腰酸、腹冷，便溏不爽"等症可知，其病位当在中、下焦。由于未现"手足厥寒"之症，且已用炮姜，温守而不走、能引血分药入气分而生血，温补作用强于桂枝，故舍去桂枝，另加甘温之仙灵脾，甘咸性温之紫河车，辛温之乌药、元胡，少佐苦寒盐知母、盐黄柏组成新方。

综合分析，本案处方遣药，以太子参益气健脾，炮姜祛寒邪、通经脉、温脾阳；配仙灵脾、紫河车血肉有情之品，益肝肾、补后天之命火，以治遗传疾患，共用为君。以当归补血活血，调经止痛；白芍养血柔肝，解痉缓急，二药合用柔养中行气血以祛瘀滞，相辅相成，共奏养肝平肝、调脾胃、行气血、畅胞宫之效，是以为臣。以细辛、乌药、通草和盐知母、盐黄柏为佐。辛温之细辛、乌药与炮姜相伍，内温脏腑、和气血，外通经脉以散寒邪。又因脾虚湿盛者，常夹相火、湿热之邪，故佐少量盐知母、盐黄柏，甘淡微寒之通草，清下焦湿热；且三药滋阴润燥，可防因姜、苍、辛、仙诸药温补燥烈太过而伤阴血，是以为佐。炙甘草味甘，益气健脾，调和诸药是以为使。

另外，患者干咳、无痰，伴胸痛近2个月余。从季节而论此"干咳无痰"当与"燥邪"无干；而因脾虚湿阻、津液不能上承所致，一旦脾运升降得复，其"干咳"之症自愈。故方中所选诸药未涉及此症。由此可见，纵览全局、抓主症、谨守病机是十分重要的，切不可青白不分，见一症加一药而失去章法。

本案处方遣药，乍看似平淡无奇，然诸药合用，温而不燥，补而不滞，共奏益气健脾，理气畅中，调补肝肾，温经通脉，和调冲任、温煖胞宫之功；使阳气振，经脉通，天癸至，阴血盈，冲任和，孕自成。28剂中药，竟扭转乾坤，令患家大喜过望，喜得"龙凤胎"。足以彰显"辨证准确，用药精专，药少量轻、力专效宏"的临证风格和特色；同时树立了不被西医"病名"，尤其是"先天遗传""不治之症"等所囿，始终把中医思维放在首位，紧扣中医"辨证论治"这一活的灵魂，信心满满地走自己的路，终获佳效的榜样，更彰显老一辈中医大家的临证之风范。

（路昭远　整理）

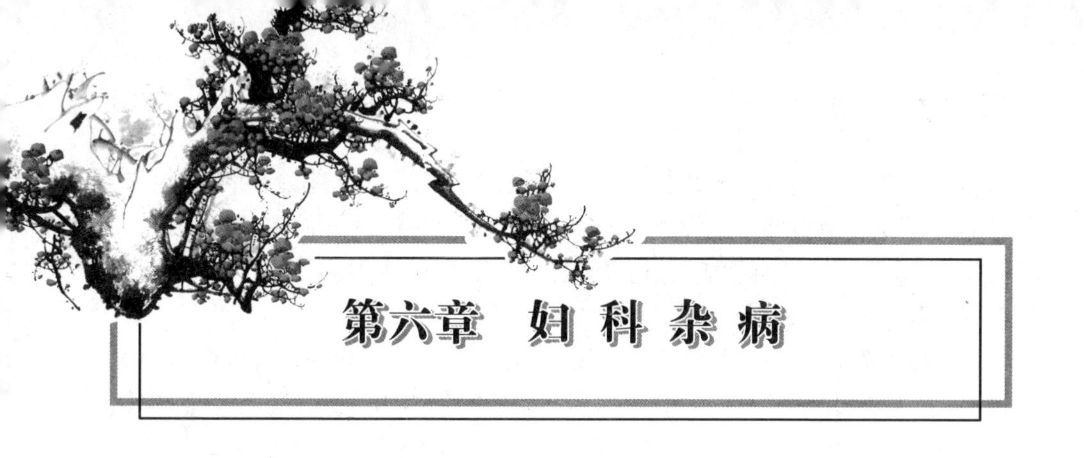

第六章 妇科杂病

一、建中宫治阴吹[21]

阴吹一症，首见于《金匮要略·妇人杂病脉证并治》，师曰："胃气下泄，阴吹而正喧，此谷气之实也"。指出本证之成因，是由大便闭塞，胃气下泄所致。针对谷气实的病机，仲景提出用润燥导下法，"猪膏发煎"治之，使大便通利，则阴吹自止。后经历代医家的不断充实和发展，其脉因证治日趋完善。如有因气血虚弱，中气下陷者，《医宗金鉴·妇科心法要诀》主以十全大补汤加升麻、柴胡，升提以治之；有因水饮停积中焦所成者，吴鞠通在《温病条辨·下焦篇》中说："饮家阴吹，脉弦而迟，不得固执《金匮》法，当反用之，橘半桂苓姜汤主之"。此非有意背离仲景，而是师古不泥，治病必求于本，正可谓善学仲景者矣。

1981年6月，余曾诊一女患者范某，35岁，教师。自述中学读书期间，中午常以凉食充饥，复饮以冷水，久之渐感胃脘隐痛，下腹坠胀，呃逆时作，饮食日减，喜温喜按，经常不适，婚后，生育失血过多，淋漓不断者月余，致使身体极度衰弱，经服人参等药而渐康复。但从此阴道经常有气体排出，如矢气状，至今已有10年之久，羞于告人。

今因脾胃病来诊，询其现状，据述胃脘隐痛、按之觉舒，纳谷不馨，嗳气频作，下腹坠胀，四末不温，畏寒，阴道常有气体排出。经某部队医院诊断为"胃下垂"。面色㿠白，神疲肢懒，舌淡苔白。细诊其脉，则脉来细弱、尺部尤甚。显系脾虚气陷、气血不足所致。法宜健中州以资化源，益气血以补其虚，佐以益肾固脱之品为治，拟小建中汤化裁。药用：生黄芪15g，桂枝6g，白芍12g，当归10g，云(茯)苓15g，升麻4.5g，甘松9g，佛手9g，炙甘草6g，生龙骨先煎

[21] 注：本文转引自《路志正医林集腋》，人民卫生出版社，1990年，收录本书时，进行了个别字词修订。

15g，生牡蛎先煎15g，饴糖3匙为引。并嘱患者如无不良反应，则可常服此方。进药20剂后，患者前来复诊，言胃脘隐痛已止，纳谷见增，而10年之阴吹亦已痊愈，甚为感谢。面色红润，精力充沛，脉来沉细，嘱继服香砂养胃丸、补中益气丸各5袋，以资巩固。

本患者先有饮食不谨、脾胃受损之病史，乃后天失养于前，继以产后失血过多，脾失统血之职于后，致脾胃虚弱，运化无权，生化无源，气血两虚，中气下陷而成。以标本言之，则脾虚气陷为本，阴吹由中气不足引起为标。其治当以建立中气为急务。前人有言，欲求中气之立者，必以建中，盖中者，脾胃也，为后天之本、气血生化之源，脏腑肢体，皆禀气于脾胃。若思虑过度，饥饱劳役，伤其脾胃，则众体无以禀气而病矣。故治以小建中汤化裁，一加黄芪以补气，一加当归以养血，实为黄芪建中、当归建中之意，因有形之血必生于无形之气，经所谓"阳生阴长"是也。

建中者，建其脾，脾欲缓，急食甘以缓之，故方用饴糖、黄芪为君，炙甘草甘温补脾养胃为臣，以甘淡平缓之茯苓助脾；升麻升清举陷；甘松温而不热，甘而不滞，其气芳香悦脾，其性温通能行气止痛，余临证每以此药与佛手配伍，则和中理气、醒脾开胃止痛之功尤著；芍药之酸，收敛脾气而益营；桂枝之辛温，通阳和营而益脾气；用龙、牡以益肾固脱，从而达到标本同治之目的。

病有标本，本为病之源，标为病之变，临证如能谨守病机，抓住主症，自能提高辨证水平。

二、识病辨证，纲举目张[22]

中医学是以观察人体功能，运用演绎逻辑说明问题的"辨证病理学"。辨证论治，乃以人体所表现出来的功能变化为主，以四诊八纲为手段，以宏观的藏象经络学说为理论基础，以阴阳五行学说为说理工具，以整体观念与个体特异性相结合，以辨病与辨证相结合为特点的病理学和治疗学。

辨证沦治，乃一细察微析的过程，这里既须有"据经以洞其理"的基本功，又须有"验病而悟其义"的理论与实践相结合之锻炼。辨证求因，据因施治，总观整体，不囿一隅，故《素问·至真要大论》云："谨守病机，各司其属，有者求之，无者求之，盛者责之，虚者责之，必先五胜，疏其血气，令其调达，而致和平"。

---

[22] 注：本文李炳文整理，转引自《医话医论荟要·路志正医话医论》，中医研究院广安门医院编，人民卫生出版社，1982年。

尝治一女性患者赵某，年40余，乳中结核累然，乳头时渗出清水，胸次膹郁，胸膺、腋下、胁肚支满掣痛，经期尤甚，乳房作胀，腰脊酸痛，心烦躁扰，面部时发翕热汗出，经行先期、色红量多。舌红有瘀点，舌苔薄白，脉象沉弦。

北医（原北京医学院附属医院）病理检查：乳头液涂片可见少数淋巴球，极少数白细胞、泡沫细胞与脱落上皮细胞，诊为乳腺副腺增生症。

某医以"炎症"从火，予清热解毒之治，率用银花、大青叶诸苦泄清降之品，药后更感胸次郁闷不舒，持续钝痛，遂求余为之诊治。

乳房乃足阳明经脉之所过，乳头乃足厥阴肝经之所主，《黄帝内经》云："五七，阳明脉衰"，更加忧思恚怒，肝气失于条达，此叶氏所谓："阳明脉虚，加以愁烦……木横土衰"者也。肝失条达疏泄，则气血滞而不行；肝木乘虚侮土，则脾失健运湿郁生痰，气血痰湿胶结不化，久郁化热，致成"乳癖"。是以病名"乳癖"，因在气滞，病在肝脾。故遵"木郁达之"之法，行疏肝健脾、解郁通络之治，俾肝复条达之性、脾行健运之职，则气血调畅，痰湿郁热，自可消散于无形矣！药用醋柴胡、青蒿、橘叶、丹皮、栀子、当归、白术、茯苓、薄荷、王不留行、路路通、生甘草，前后5诊，历时月余而诸证悉平。

中医治疗，务在辨证求因，然并非中医无辨病之举，早在《黄帝内经》一书中，已胪列血枯、酒风、鼓胀等病名，并分别立四乌贼骨一藘茹丸、泽泻白术麋衔（方）、鸡矢醴等方治之。迨至《金匮要略》，则进一步以病名命篇，树识病辨证相结合之圭臬，后世递相发展，使中医学辨病、辨证相结合的理论体系蔚然可观。

徐灵胎云："凡病之总者谓之病，而一病必有数证"（《医学源流论》）。余尝求先贤之意，更参个人之临床体会，认为辨病足以明病之类，辨证乃可求病之因，病名为纲，证候为目，病因为本。辨病、辨证相结合，则纲举目张。

盖人生天地之间、社会之中，疾病之成，因素非止一端。故于辨病、辨证之时，必参地之高下，气之温燥，禀赋厚薄，性别男女，年龄老幼，形志苦乐……合是数者，计较分毫，议方治疗，方可适中。

此例患者之治，首明"乳癖"之名，谨守肝气郁结之机，"伏其所主，先其所因"，采用丹栀逍遥散化裁投之，行气不以燥烈，清凉避其凝滞，有方有守，故得治愈。由此可见，辨证论治是不可废而不用的。若但囿于"炎证"从火之论，恣用寒凉，必致旧病未已，新病复起。无怪乎有云："中医疗效不能重复"。夫中医的实践，必须用中医的理论为指导去重复，君不见一部《伤寒杂病论》，重复千余年，至今仍在有效地指导着中医的临证实践。抱残守缺，故步自封，固属不妥；削足适履，断鹤续凫，亦属可悲！

三、乳腺增生症案

西医认为，乳房是女性主要的性器官，受到性激素的调节和影响。在整个月经周期中，女性体内的性激素发生着周期性的变化。如果在某个阶段身体的内分泌系统或卵巢功能发生紊乱，就会对月经周期及乳房组织有影响，从而产生一系列病变，最常见的症状就是月经前乳胀。如果不给予必要的调治，就会出现更多的不适，如经前头痛、烦躁、失眠，甚至经前周身疼痛、轻度浮肿等。这些症状在月经后逐渐消失，逐月一次，反复发生，医学上称之为经前期紧张综合征。长此下去就会形成乳腺病，最常见的是乳腺增生，月经也可能因此而失调，出现月经紊乱或闭经，续而引发不孕。

王某，女性，39岁。2009年12月24日初诊。

主诉：经行乳胀13年。

现病史：患者缘于1996年分娩哺乳期间与家人生气，出现双侧乳房胀痛，乳汁减少，不伴发热，经医院检查诊断为乳腺增生症。随后每于月经期间即出现双侧乳房外侧胀痛，不可触碰，伴急躁易怒，胸胁胀满，入睡困难，多梦易醒，曾于多家医院就诊，病情轻重反复。2个月前再次生气后病情加重，经前、经期均感两乳外侧胀痛难忍，触痛明显，腰部酸困，急躁恼怒，头目胀痛，失眠多梦，健忘，呃逆，胃脘胀闷，大便不规律、质地偏干，小便尚调。月经周期28天，经期5天，有血块，经行腹痛。

既往史：有肝血管瘤史，胆石症术后，阑尾炎术后。

望闻切诊：舌淡红略黯，苔薄白，脉弦细。

西医诊断：乳腺增生症。

中医诊断：经行乳房胀痛。

辨证：肝郁气滞，脾胃失和。

治法：疏肝解郁，理气和胃。

方药：橘叶15g，八月札12g，郁金10g，炒苍术15g，生白术12g，泽泻12g，茯苓30g，旋覆花包煎10g，醋元胡12g，川楝子9g，虎杖12g，醋莪术10g，炙甘草6g，车前子包15g，14剂，水煎服。

医嘱：饮食宜清淡，少食辛辣肥甘，忌恚怒。

二诊（2010年1月14日）：服上药后双侧乳腺外侧胀痛、急躁易怒等症明显改善，腰部酸困较前减轻，心情平和，睡眠好转，二便调，记忆力减退。舌黯红稍胖大，苔薄黄，脉滑弦细。

既见效机，上方去旋覆花、车前子，加当归12g，白芍15g，炒王不留行

12g，14剂，水煎服，以资巩固。

按语：中医对乳房经络、解剖、生理、病理的认识，在最早的中医经典著作《黄帝内经》中已有记载，后世医家也多有论述。如“男子乳头属肝，乳房属肾；女子乳头属肝，乳房属胃”，指出了乳房的经络归属；“妇人乳有十二穰”，指出了乳房的解剖结构；“冲任为气血之海，上行则为乳，下行则为经”，指出了乳汁的生成来源；“妇人以冲任为本，若失于将理，冲任不和，或风邪所客，则气壅不散，结聚乳间，或硬或肿，疼痛有核”，指出了冲任不和是乳房病重要的发病因素之一。这些论述，为中医乳房病学理论体系的形成奠定了基础，是现代中医乳房病理论研究和临床诊治的学术渊源。

一般认为，肝、肾、脾、胃以及肝经、胃经、冲脉、任脉功能活动与乳房的生理、病理关系密切。其中，以肾的先天精气、脾胃的后天水谷之气、肝的藏血与疏调气机，对乳房的生理病理影响最大。在乳房的发育过程中，先天肾气起着决定性的作用。肾气盛，天癸至，使冲任二脉通盛，下作用于胞宫而产生月经及生殖功能；上作用于乳房，使乳房发育，为孕育后哺乳做准备。可见，乳房与足阳明胃经、足厥阴肝经及冲任二脉有着密切的关系。足阳明胃经之直者自缺盆下于乳，贯乳中；足厥阴肝经上贯膈，布胸胁绕乳头而行；冲任两脉皆起于胞中，任脉循腹里，上关元，至胸中，冲脉挟脐上行，至胸中而散。这些经脉的通调和濡养作用，共同维持着乳房的生理功能。若经络闭阻不畅，冲任失调，则可导致多种乳房疾病的发生。

常见的病因病机为：一是忧愁思虑，所愿不遂，或精神紧张，心神疲惫，致肝郁气滞，经脉不通，血瘀凝滞，“不通则痛”，可见经期乳房胀痛，不可触碰，伴烦躁不安，胸闷胁胀，呃逆反胃，月经色黑血块，痛经等。二是忧郁伤肝，气机不畅，或思虑伤脾，湿聚成痰，而致痰气互结，阻遏经脉。可见经前或经期乳房胀痛，扪之有结，触之疼痛，伴胸胁满闷，纳呆脘痞，四肢困倦，月经量多色淡，腰酸带下等。三是慢病体弱，脾虚血亏，而致肝肾阴虚，冲任失养。可见经期或经后乳房胀痛，伴腰膝酸软，五心烦热、睡眠不宁、头痛眩晕、两目干涩等。

本案患者病程历13年之久，双侧乳房胀痛缘于哺乳期间与家人生气所致，之后每于月经期间发作，不可触碰，常伴有急躁易怒，胸胁胀满，入睡困难，多梦易醒，记忆力减退，腰部酸困，经行腹痛、有血块。结合舌脉，可知其平素肝肾不足，性情急躁，稍遇不遂即动肝火，久之必致肝郁气滞，或瘀阻经脉，乳房胀痛；或横逆犯胃，呃逆脘胀。路老详查细诊后，明其原由，阐其医理，知其病位，辨证为肝郁气滞，脾胃失和。须肝胃同治，通补兼施，宜疏肝解郁、理气和胃之法。方中橘叶性味苦平，功能疏肝行气，化痰散结，乃治疗胸胁胀痛、乳胀乳痛之常用药。八月札又名预知子、燕蓄子、木通子，性味甘寒，功能疏肝理气，活血止痛，除烦利尿。《陕西中草药》谓其："疏肝益肾，健脾和胃。"配郁金、醋元胡、川楝子疏肝行气，散瘀止痛。

《金匮要略》早有"见肝之病，知肝传脾，当先实脾"之古训，故此患虽未见泄泻、水肿之脾虚证，但其病程13年，肝郁日久必克脾土，此时只关注疏肝解郁止痛，而忽视肝脾之间生克制化，则因一味疏肝易导致耗伤肝阴、乘侮脾土的局面。既明此理，余崇治未病，实脾为先。方中炒苍术、生白术健脾运脾以祛湿，茯苓、泽泻、车前子淡渗利湿，使湿去脾健；旋覆花和胃降逆，虎杖利湿清热，醋莪术散瘀通脉，炙甘草调和诸药。诸药合用，俾肝气舒，经脉畅，脾气健，冲任调，而乳痛止。辨证精确，方药合拍，取效自在情理之中。二诊之时，诸症明显改善，既见效机，仍宗前法，原方去旋覆花、车前子，加当归、白芍、炒王不留行，重在养肝和血以巩固疗效。

（尹倚艰　整理）

四、乳癖、月经不调案

乳房属肝经分布范畴，乳房结节胀痛当从肝论治。本案患者舌体瘦，脉沉细，阴血素有不足；睡眠差，为血虚不能养神。肝血不足，不能制阳，则肝气郁逆不顺，发生乳房胀痛结节，心烦易怒；疏泄失度则月经先后无定期，肝气横逆犯胃则胃脘胀痛。耳鸣、惊恐为胆府不宁。腰为肾之府，肾主骨生髓，腰膝痛、足底痛为肾虚之候；尿频、尿急、尿余淋，说明下焦有热。患者肝气郁滞的病机来源于肝血不足，故拟法养血柔肝。胆府不宁的同时存在肾虚，故宜温胆益肾。

于某，女，37岁。2012年11月3日初诊。

主诉：左侧乳腺结节疼痛7个月。

现病史：左侧乳腺结节，按压疼痛，胀痛，经前酸胀疼痛，经后好转，肿块变软。曾查B超示：双乳腺增生，左乳腺低回声肿物；钼靶示：左乳腺外上象限不对称致密影伴钙化。月经周期不正常，经来量大，有血块，白带正常。伴心烦易怒，颞颌关节酸疼，左耳鸣，眠差，入睡难，易惊恐，胃脘胀稍疼，喜温喜按，腰膝疼痛，双足底疼痛，大便正常，尿急、尿频、尿有余淋。

既往史：腰椎间盘突出症，双膝关节退行性变，梅尼埃病。

理化检查：胸部CT示右肺中叶及纵隔多发钙化灶。

望闻切诊：舌体瘦质黯红，苔薄黄，脉沉细。

中医诊断：乳癖。

西医诊断：左侧乳腺结节。

辨证：肝郁血虚，痰瘀结滞，肾虚有热。

治法：养血柔肝，温胆益肾。

方药：太子参15g，橘叶15g，郁金12g，当归12g，白芍15g，炒枣仁18g，姜半夏12g，旋覆花包煎10g，炒白术12g，桑寄生15g，炒杜仲12g，补骨脂10g，茯苓20g，益智仁后下8g，盐知母6g，盐黄柏6g，紫石英先煎30g，生姜1片，大枣2枚。14剂，水煎服。

茶饮方：莲子肉15g，玉竹12g，炒山药15g，炒麦芽12g，炒神曲12g，炒山楂各12g，醋元胡10g，川楝子9g，乌药5g，猪苓12g，陈皮6g，炙甘草3g。14剂，水煎代茶饮。

二诊（2011年12月1日）：仍感左乳腺疼痛，疼痛发作无规律，心烦易怒，易惊惕，食纳可，胃部发凉，泛酸，呃逆，口干喜饮，眠可，二便正常；月经21天来潮1次，5天净。舌体瘦，质黯，苔薄白，脉弦细滑

治法：既见效机，治宗前法。

方药：太子参15g，橘叶15g，郁金12g，当归12g，白芍15g，炒枣仁18g，姜半夏12g，旋覆花包煎10g，炒白术12g，黄连8g，煅瓦楞先煎20g，竹茹12g，茯苓20g，干姜8g，盐知母6g，盐黄柏6g，紫石英先煎30g，生姜1片，大枣2枚。14剂，水煎服。

三诊（2011年12月29日）：服上药诸症减轻。现述左乳房不适，仍心烦易怒，睡眠差，易惊醒，纳可，口干，饮水不多，二便调，月经正常，舌红苔薄白，脉沉弦细。

治法：既见效机，治宗前法。

方药：太子参15g，橘叶15g，郁金12g，当归12g，白芍15g，炒枣仁20g，姜半夏12g，旋覆花包煎10g，炒白术12g，浙贝母12g，竹茹12g，醋香附10g，茯苓20g，生麦芽30g，盐知母6g，盐黄柏6g，紫石英先煎30g，生姜1片，大枣2枚。14剂，水煎服。

按语：本案首诊以太子参、当归、白芍养血柔肝，郁金、橘叶清肝疏肝气，枣仁养血安神。桑寄生、杜仲、补骨脂、益智仁补肾；知母、黄柏除肾中虚火；紫石英镇心定惊，益血暖宫；姜半夏、白术、茯苓、旋覆花温胆和胃降气；生姜、大枣合营卫安神。二诊，患者胃凉，而兼有泛酸、呃逆，为寒热互结于中焦，方中加煅瓦楞制酸，黄连、竹茹除中焦湿热，干姜温中，辛开苦降，寒热并

用，助中焦气机恢复。三诊既见效机，治宗前法巩固之。该案临床病机复杂，主诉乳腺结节疼痛、伴月经失调，病位却涉及肝、胆、肾、胃等脏腑，路师融会贯通，养血柔肝以清肝疏肝，温胆以和胃，补肾以清相火，最终达到乳房症状缓解，月经恢复正常的治疗目的。

（冉青珍　整理）

五、补益气阴、清热化湿治狐䘌病

本案患白塞综合征，属于中医狐䘌病范畴。患者四诊资料，口腔溃疡、小腿有红斑、头皮易起疮疖、脉弦滑小数，为湿热熏蒸之表现；大便溏薄、舌苔白，系中阳不足、湿邪内蕴；肝开窍于目，藏血而主疏泄，两目干涩，月经后期、量少，当责之于肝郁血虚；且二阴溃疡、头顶疮疖，均为肝经循行部位，傅青主云："后期而来少，血寒而不足，后期而来多，血寒而有余"。故辨证当属脾虚肝郁，湿热内蕴，寒热互结。治以辛开苦降、清利湿热法。

李某，女，25岁。2009年7月25日初诊。

主诉：反复口腔、外阴、肛门溃疡5年余。

现病史：患者5年余前反复口腔溃疡，治疗效果不佳，继则出现外阴肛门反复溃疡，北京某中医院诊为白塞综合征，遂一直用中医药治疗，以清热解毒利湿汤药为主，口腔溃疡有所减轻，外阴肛门溃疡3个月左右发作1次。刻诊：口腔溃疡2处，眼睛干涩，曾赴北京同仁医院检查诊为干眼症、玻璃体混浊、白内障，有时小腿有红斑，头皮易起疮疖，偶有头痛，纳眠尚可，大便溏薄，小便正常。

经带史：经常月经错后，有时45~60天来潮1次，月经量少、色黯、有血块，无痛经，白带尚可。

既往史：4~5岁时患甲型肝炎已愈，易反复扁桃体炎发作，曾行2次扁桃腺摘除术。

望闻切诊：舌质偏红，苔白稍干，脉弦滑小数。

中医诊断：狐䘌病，月经后期。

西医诊断：白塞综合征，月经失调。

辨证：寒热互结，湿热熏蒸。

治法：补益气阴，清热化湿，清肝明目。

内服方：仿甘草泻心汤化裁。西洋参先煎 10g，竹沥半夏 12g，黄连 10g，炒黄芩 10g，生甘草、炙甘草各 12g，密蒙花 10g，菊花 12g，僵蚕 10g，青蒿 15g，干姜 10g，佩兰后下 12g，桂白芍 15g，炒枳壳 12g，盐知母 6g，盐黄柏 6g，郁金

10g，川楝子9g。14剂，水煎服。

外洗方：马鞭草30g，苦参15g，地肤子18g，蝉衣15g，白矾10g，当归15g，土茯苓30g，生薏苡仁30g，炒白蒺藜12g，槐花12g，败酱草15g，甘草10g。14剂，水煎熏洗，1~2次/日。

外用散剂：锡类散、冰硼散，混合后外敷患处。

二诊（2009年9月5日）：药后外阴、肛周溃疡消失，溃疡以口腔为主，眼睛干涩，鼻干结痂、易出血，眼睛视物时有絮状漂浮物、光线强时为甚，偶有胃痛、胸闷气短，纳眠尚可，但睡醒后易头痛，大便溏薄，小便尚调，带下色黄，舌体稍胖、质黯红、边有齿痕、苔薄白腻，脉弦细滑数。治以寒热并用，辛开苦降，佐以清燥润肺。

方药：西洋参先煎10g，竹沥半夏12g，黄连10g，炒黄芩10g，炮姜12g，桔梗10g，茵陈12g，炒杏仁9g，炒薏苡仁30g，炒麦芽12g，炒神曲12g，炒山楂12g，茯苓30g，肉桂5g，炒白芍12g，密蒙花10g，炒枳壳12g，炙甘草8g。14剂，水煎服。

三诊（2009年12月27日）：外阴、肛周溃疡未再发作，仅见舌尖溃疡一处，纳馨，寐安，晨起时有头痛，月经周期40~45天，末次月经12月18日，经期6天，量少、色黯、有血块，经期腰痛，带下量减，质稠色微黄，大便成形，1~2次/日，小便微黄，口鼻眼干，舌淡胖、苔薄白，脉右弦、左细滑。

治宗前法，上方去桔梗、炒薏苡仁，加石斛12g，木贼花6g，生甘草、炙甘草各12g，14剂，水煎服。继续维持治疗。

按语：首诊仿甘草泻心汤化裁，药用炙甘草和中补虚，生甘草清热解毒，西洋参补益气阴，黄连、黄芩、半夏、干姜辛开苦降、清化湿热，密蒙花、菊花清肝养血明目，僵蚕、青蒿、郁金、枳壳、川楝子疏泄肝经郁热，佩兰配青蒿清暑化湿，盐知母、盐黄柏，清降相火、除下焦湿热，桂白芍（用桂枝炒制白芍）养肝血、调营卫，内服汤剂旨在调理整体，合外洗方及散剂以加强清热除湿、解毒敛疮之局部治疗。二诊、三诊，外阴、肛周溃疡已愈，溃疡仅以口腔为主，患者口、鼻、眼干明显，治宗前法，改用杏仁、薏苡仁、茵陈，清泄肝经与三焦湿热，加木贼花、密蒙花清肝明目，石斛养阴明目，桔梗载药上行，并寓交泰丸意交通心肾、引火归原。湿热之邪久恋，易伤阴津，除湿热过程中，还宜时时固护阴液、生津润燥。

（冉青珍　整理）

六、肃肺制肝、清热涤痰治胁痛、呃逆

本案患者因情志不畅诱发胁痛、呃逆等症，属中医"郁证"范畴，好发于"七七"之年，与天癸将断有关。肝主藏血舍魂，主疏泄条达，如一有怫郁，相火不藏，诸症蜂起，故郁证多责于肝胆。

杨某，女，48岁，2011年11月26日初诊。

主诉：两胁胀痛、呃逆8年，加重4年。

现病史：患者8年前因生气后出现两胁胀痛，伴有呃逆，曾服舒肝丸、加味逍遥丸等治疗，疗效不显，B超检查示：轻度脂肪肝；4年前行卵巢良性肿瘤切除术后上述症状加重，坐位明显，心烦易怒，一直服用中药治疗，疗效欠佳。刻下：频频呃逆，两胁胀痛，口干欲饮，纳可，饭后腹胀，心情焦虑，少寐，胸背部偶有发热，下肢发凉，腰膝疼痛，夜尿频3~4次，大便尚调。

望闻切诊：舌红，根部苔黄、有裂纹，脉细弦、右脉尺弱。

中医诊断：胁痛，呃逆。

西医诊断：广泛性焦虑症。

辨证：肝郁气滞，横逆犯胃，湿热内阻。

治法：疏肝和胃，清化湿热。

方药：藿梗后下12g，苏梗后下12g，厚朴花12g，炒杏仁9g，炒薏苡仁30g，茵陈12g，炒苍术12g，青皮、陈皮各9g，枇杷叶12g，泽泻15g，刀豆6g，黄连8g，旋覆花包煎9g，生谷芽30g，生麦芽30g，炒神曲12g，炙甘草6g，生姜6g。14剂，水煎服。

二诊（2011年12月31日）：患者自诉服药5剂后，仍呃逆不止，随停药改服自拟方，口干减轻，腰膝痛改善，仍两胁胀满，鼻塞，咽部有痰，痰黏难咯，疲乏，眠差、夜寐睡3~4小时，大便黏滞不畅、日行1次。舌黯红，根部苔黄，脉弦细。

治法：肃肺化痰以制肝，和胃清化湿热以止呃。

方药：瓜蒌皮15g，姜半夏10g，苏叶后下8g，黄连6g，竹茹12g，枇杷叶12g，旋覆花包煎10g，桃仁9g，杏仁9g，黛蛤散包煎6g，紫菀12g，火麻仁12g，炒莱菔子15g，胆南星10g，生大黄后下3g，甘草3g。7剂，水煎服。

三诊（2012年1月21日）：服上药呃逆明显减轻，两胁胀满、后背发紧好转，鼻塞消失，喉中黏痰减少，夜寐改善，心情舒畅，体重增加，纳可，大便稍干。舌红，根部苔白稍厚，有裂纹，脉细弦。既见效机，上方加减。

方药：瓜蒌皮15g，姜半夏10g，苏叶后下8g，黄连6g，刀豆6g，枇杷叶

12g，旋覆花包煎10g，桃仁、杏仁各9g，黛蛤散包煎6g，紫菀12g，火麻仁12g，炒莱菔子15g，胆南星10g，佛手9g，甘草3g，生姜1片为引。14剂，水煎服。

药后呃逆已愈，唯时有心情波动、后背发紧。此类疾病不可仅恃药物，应加强心理疏导，嘱患者放松心情，乐观对待，安慰其病非深重，完全可以治愈，患者高兴而归。

按语：本案患者肝郁气滞，肺胃不降，湿浊蕴痰，始用藿朴夏苓汤、半夏泻心汤化裁，疗效不著，改以肃肺制肝，清热化痰，和胃降浊法，仿苏叶黄连汤、小陷胸汤、旋覆花汤，佐黛蛤散，加刀豆、枇杷叶、胆南星、杏仁、桃仁等，肃肺泄肝，清心涤痰，和络止呃，终使胁痛、呃逆顽疾顿愈。然此类患者，病象在躯体，病根在心理，不能仅依赖药物而忽视心理疏导，结合对患者心理治疗，可收事半功倍之效，这种“心身同治”的理念和方法，值得我们深入学习研究。

（杨　利　整理）

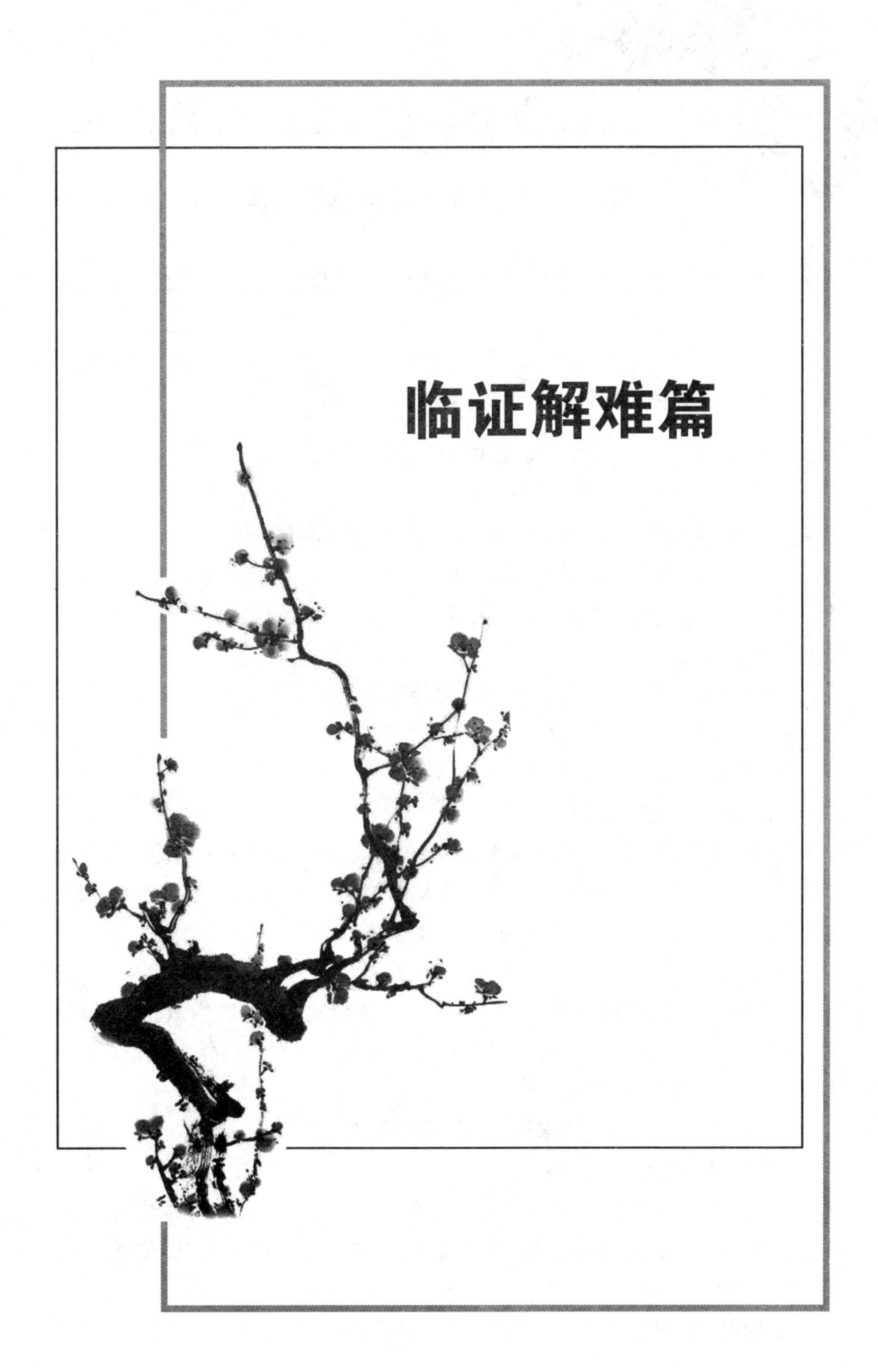

临证解难篇

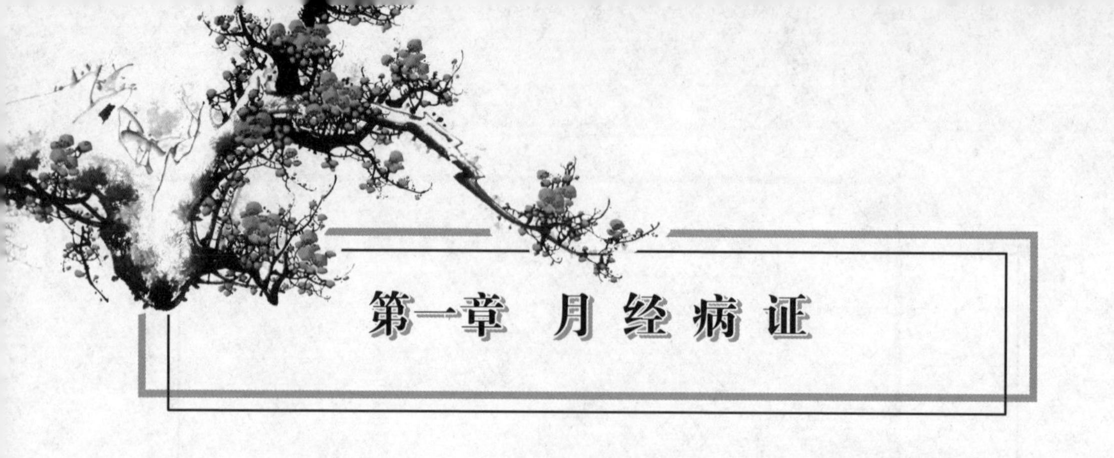

第一章　月经病证

一、月经失调案

病案：张某，女，40岁。1977年4月12日初诊。

病史：月经稀发，月经量逐渐减少2年多。近半年月经来潮2天干净，并出现头晕、头痛而胀，颜面浮肿，胸闷，心悸，时感心中灼热，纳呆，恶心，口干不思饮，腰背畏寒，大便不爽，小便短黄。舌尖红，苔薄黄，脉沉弦实。1976年出现高血压，当时170/110mmHg，尿蛋白(+)，尿白细胞：5~8个/HP。北京积水潭医院诊断为高血压病。

中医诊断：月经后期，月经过少，月经前后诸证。

西医诊断：月经失调；高血压病。

辨证：脾失健运，肺失宣降，气机升降失常。

治法：健脾宣肺，兼以潜降。

处方：苏叶后下10g，马尾连5g，生磁石先煎15g，连翘10g，生薏苡仁15g，大腹皮15g，冬瓜皮15g，赤小豆15g，夏枯草10g，车前草10g，石决明先煎15g，谷芽15g，麦芽15g。6剂，水煎服，每日1剂。

二诊(1977年4月18日)：服上方后，浮肿稍减退，尿量增加，纳可。仍有头晕，头痛，耳鸣，神困嗜眠，心悸，气短，右胸憋闷，心胸灼热，口干不欲饮，咯痰少许，鼻涕带血丝，腰痛，肢倦乏力，舌尖红、苔薄白略腻，脉寸弦滑、关尺弱。血压：150/90mmHg。

辨证：肺宣发之职依然未复，胸中气机郁滞。

治法：开胸解郁，宣肺利水。

处方：栀子豉汤合麻黄连翘赤小豆汤加减。栀子10g，淡豆豉9g，麻黄5g，连翘10g，赤小豆15g，生薏苡仁15g，冬瓜皮25g，杏仁10g，山药25g，旱莲草15g，益母草18g，车前草15g，广木香后下5g。6剂，水煎服，每日1剂。

三诊(1977年4月27日)：诸证改善，现颜面及下肢肿，入睡困难，心胸烦闷、烧灼感，大便不爽，夹不化之物，乏力，舌质红、苔薄白，脉沉弦滑。血压：150/110mmHg。

辨证：肺气不宣，水湿内停。

治法：宣肺解郁，利水化湿。

处方：麻黄 5g，杏仁 12g，生石膏先煎 15g，甘草 15g，前胡 15g，大腹皮 15g，陈皮 15g，生薏苡仁 15g，冬瓜皮 15g，赤小豆 15g，白茅根 15g，芦根 15g。30 剂，水煎服，每日 1 剂。

四诊（1977 年 6 月 10 日）：诸证反复，阳亢之症突出，水肿如旧，头晕益甚，目不欲睁，眉棱骨痛，颜面烘热，耳鸣，多梦，口苦，纳可。5 月份月经来潮经，量少。血压：180/130mmHg。

治法：平肝潜阳，滋养肝肾。

处方：天麻钩藤饮加减。羚羊角粉冲服 10g，钩藤后下 12g，菊花 15g，苦丁茶 12g，夏枯草 12g，茯苓 15g，生龙骨先煎 25g，生牡蛎先煎 25g，制首乌 10g，车前子布包 12g，牛膝 15g，淡附片先煎 15g。6 剂，水煎服，每日 1 剂。

五诊（1977 年 6 月 18 日）：其夫代诉，头晕头昏，口干欲饮，舌尖红、有裂纹，苔白。血压：170/120mmHg。

处方：熟地 15g，山药 30g，石斛 12g，麦冬 15g，菖蒲 12g，肉苁蓉 9g，仙灵脾 10g，桑寄生 15g，牛膝 10g，制首乌 15g，生龙骨先煎 30g，生牡蛎先煎 30g。5 剂，水煎服，每日 1 剂。

六诊（1977 年 6 月 23 日）：服上方竟获良效，患者欣然来告诸证减轻，月经来潮，经量较前增多，色鲜红。血压有所下降，为 150/120mmHg。现觉眼目疼痛，心中烘热，眠差，舌质嫩、苔薄黄，脉弦细数。继服上方加用酸枣仁，30 剂，水煎服，每日 1 剂。

复诊告知，服上药症状明显好转，月经周期、经量恢复正常，血压 150/94mmHg。立久时腹胀，矢气则舒，舌尖红、苔薄白，脉细弦。继服上方以资巩固。3 个月后电话随访，精神佳，睡眠好，血压稳定，月经正常。

点拨：患者病久伤脾，脾失健运，肺失宣降，气机升降失常，引起水湿诸患，而见颜面部肿，纳呆恶心，口干不思饮，大便不爽，小便不利等症；脾虚生化之源不足，致使冲任血虚，血海不充，故见月经后期、月经量少。路老指出，水湿病证大体来说与肺、脾、肾关系密切，辨证要分清侧重于哪一方面。正如《景岳全书·肿胀》所云："凡水肿一疾，乃肺脾肾三脏相干之病，盖水为至阴，故其本在肾；水化于气，故其标在肺；水惟畏土，故其制在脾，今肺虚则气不化津而化水，脾虚则土不制水而反克，肾虚则水无所主而妄行。"三者以肾为本，以肺为标，以脾为制，为水肿病机的要害。

中医对水肿的治疗方法众多。治疗水湿引起的各种病症，当注意分辨其阴阳表里虚实，标本缓急，切不可见水利水。中医治疗水肿病，多遵循《黄帝内经》提出的“去宛陈莝”以祛瘀、“开鬼门”以发汗、“洁净府”以利小便的法则。一般水在上在表者，可发汗；水在下在里者，可利小便；正虚者，培之、补之；邪实者，汗之、利之。此外，尤须重视阳气的盛衰情况，凡病初起者，病多在肺在脾，阳气尚未虚衰；久病者，病多累及脾和肾，阳气渐衰，故治疗时应针对所累及的脏器之不同，或宣肺利水，或健脾燥湿，或温肾利水，或补脾益肾。

问难：为什么水湿内停会导致月经量少？

解惑：脾气不振，湿气不化，肺气不宣，水液内停。水湿有形之邪聚于胞脉，阻滞冲任，血行不畅，故经血减少。另一方面，脾失健运，气血生化乏源，经血化生不足也可令经血涩少。

问难：麻黄连翘赤小豆汤，出自《伤寒论》第262条：“伤寒瘀热在里，身必黄。麻黄连轺赤小豆汤主之”。用于因于表邪，阳明湿热蕴结兼表发黄之证，此处为何选用麻黄连翘赤小豆汤？

解惑：依孙星衍所辑《神农本草经》，麻黄“主中风，伤寒，头痛，温疟，发表出汗，去邪热气，止咳逆上气，除寒热，破癥坚积聚”。连轺，后世虽用连翘，但宋版《伤寒论》262条中，连轺下注：“连翘根是”，而连轺、连翘在《神农本草经》中是有区别的，连轺“主下热气，宜阴精”；连翘“主寒热，鼠瘘，瘰疬，痈肿，恶创，瘿瘤，结热，蛊毒”。但无论原文中真正使用的是连轺抑或连翘，其目的皆不在解表，应与清热有关。杏仁“主咳逆上气，雷鸣，喉痹，下气，产乳，金疮，寒气奔豚”；生梓白皮“主热，去三虫”；炙甘草“主五脏六腑寒热之气，坚筋骨，长肌肉，倍力，解毒”；大枣“主心腹邪气，安中养脾，助十二经，平胃气，通九窍，补少气，少津液，身中不足，大惊，四肢重，和百药”；赤小豆“主下水，排痈肿脓血”；生姜虽未单列，但将其与干姜混列于干姜条内，谓“主胸满，咳逆上气，温中止血，出汗，逐风湿痹，肠下利。生者尤良，久服去臭气，通神明”。

方中麻黄、杏仁宣泄肺气以启上闸，令上焦湿热得以外越；连翘、生梓白皮透达气机，清泄瘀热。赤小豆、甘草解热毒，利小便，使湿热由小便而去。生姜佐麻黄宣肺以行水，合大枣调和营卫，顾护胃气。全方有宣畅肺气，透达气机，通调水道，发泄瘀热之功，故能获化湿、清热、解毒之效。

麻黄连翘赤小豆汤中除麻黄外，其余药物或降肺气，或下湿热，而麻黄亦能祛邪热气，且麻黄的用量和煎煮方法表明，麻黄连翘赤小豆汤煎成后，麻黄的含量是比较少的。如此显示，麻黄连翘赤小豆汤的主要作用在于调理上焦气机和清泄湿热，即使方中麻黄确为解表而设，药效也较薄弱。

瘀者，即留蓄壅滞也。郁热与胃中之湿气互结，湿蒸如淖淖中之淤泥，水土黏泞而不分。《黄帝内经》云：湿热相交，民多病瘅。麻黄连轺赤小豆汤能治表，利小便，解郁热，故以此主之。此证虽曰在里，但因表邪外束失于宣散，犹宜结合汗法治之，配以栀子豉汤，加强清上焦郁热之功。

麻黄连翘赤小豆汤治疗湿热兼表诸证固然可以，然而，仅因本方有麻黄，或因"伤寒"二字，而认为此证必兼表邪是片面的。我们更应该在充分理解张仲景《伤寒论》原文的基础上，窥其真正精意，抓住本方宣畅肺气、发散瘀热之功，灵活运用本方，以扩大其应用范围，使之发挥更大的作用。

问难：何谓提壶揭盖法？临证如何应用？

解惑："提壶揭盖"本义为灌满水的壶倒不出水，而揭开水壶盖以使壶内之水从壶嘴流畅而出。使之上气得宣，则下气遂泄，乃启上闸而开支流也，为治疗风水相搏证的常用方法。《金匮要略·水气病脉证并治》提出："风气相搏……身体洪肿，汗出乃愈"。即通过发汗（揭盖）而宣通肺气，开发腠理，使聚水消散（提壶），起到利水消肿之效。同时又提出："风水恶风，一身悉肿，脉浮不渴，续自汗出，无大热，越婢汤主之"。越婢者，发越肌腠之津气而为汗。通过开提肺气、提壶揭盖之法，使水气从汗而泄，从而达到宣上窍以利下窍的目的。

究其原理，盖因肺为水之上源，主气布津，有通调水道之功。正常时通过肺气的宣发肃降而达到水津的正常输布。宣发，就是使水津布散到全身，通过皮毛汗孔排泄；肃降，就是使无用的水液下归于肾而输于膀胱，排出体外。由于肺有调节水液代谢的作用，因此有"肺主治节"为"调水之脏"的说法。如果肺为风邪所伤，则在水液代谢方面失于宣散，就会形成腠理闭塞而皮肤水肿；失于肃降，水液不得通调，就会出现水肿、小便不利等症状。又由于风为阳邪，善行而数变，则风水相搏于上，故水肿起于颜面，以面肿为甚；风助水势，迅即泛滥全身。

由此可知汗的分泌和小便的通利与否与肺的宣发肃降有密切关系。邪壅于肺则肺气失于宣发肃降，致上焦不宣而下焦不通也。故治疗上应遵守《黄帝内经》："平治与权衡，去宛陈莝……开鬼门，洁净府"。又如张仲景曰："诸有水者，腰以下肿，当利小便；腰以上肿，当发汗乃愈。"（《金匮要略》）由此可知治风水，应开上以启下，"提壶揭盖"，一方面宣散水气，使水气之邪从皮毛而解；另一方面宣肺利小便，使积聚水液从下而消，正所谓"其高者，因而越之"，"其在皮者，汗而发之"。

“提壶揭盖”的代表方为越婢汤，本方由麻黄、石膏、甘草、生姜、大枣组成。方中以麻黄宣发肺气，以行皮毛之水，通过发汗而利水即“揭盖”也；以生石膏之辛凉，清肺利水，清热而可防止麻黄发汗过多；更以甘草配麻黄以扶中利水；以辛散之生姜合石膏之辛凉，又可消肌间之肿；大枣与甘草合用，以和中焦脾胃之气；姜枣同用，调和营卫，使风水从皮毛而出。诸药合用，解表疏风，利水消肿，宣肺气而布散津液，不利水而有利水之效，正所谓“提壶揭盖水自流”是也。明代赵献可在《医贯·郁病论》中指出：“只解表可尽泄金之义，不必更论渗泄利小便”。即通过宣肺气即可解金郁而达到利水之目的。

体悟

1. 水湿多从肺、脾、肾着手论治　津液的生成、输布与排泄，是一个复杂的生理过程，有多个脏腑参与活动，其中肺、脾、肾三脏在津液的代谢过程中起决定作用。《素问·经脉别论》说：饮入于胃，游溢精气，上输于脾，脾气散精，上归于肺，通调水道，下输膀胱，水精四布，五精并行。基本上概括了肺、脾、肾三脏在津液代谢中的作用。饮食物中的水谷精微被胃、小肠、大肠吸收后输送到脾，脾将其化为津液并直接向四周布散至全身，并上输于肺。这一新陈代谢过程，如果脾失健运，水液停聚会形成水湿，发为水肿，《素问·至真要大论》：“诸湿肿满，皆属于脾”。肺接受从脾转输的津液，通过宣发肃降布散于全身及肃降到肾，这一阶段如果肺的宣发、肃降、通调水道的功能失常，水液会停聚于肺而生痰饮或发为浮肿，故有“肺主行水”“肺为水之上源”之说。肾接受肺通过肃降向下输布的水液和全身流注的水液，通过肾中精气本身的蒸腾气化，把水液中之清者蒸腾返向全身，浊者化为尿液注入膀胱排出体外。如果肾的气化功能失常，水液停滞体内发为水肿，《素问·逆调论》说：“肾者水脏，主津液”。所以说肺、脾、肾三脏在津液的代谢过程中起着至关重要的的作用。各种原因使肺、脾、肾三脏的功能失常会使津液的代谢失常而发为水肿、痰饮等症。所以水湿多从肺、脾、肾三脏着手论治。

2. 脾肾两脏对月经的影响　脾主运化，升提气机，统摄血液；脾胃运化水谷化生气血，而致“太冲脉盛”，是“月事以时下”的一个重要条件。脾胃化生的气血，一方面充养肾精，另一方面又通过经络输注于子宫，作为月经的主要来源。而肾精天癸在月经产生的过程中起主导作用。因此脾肾功能的失调对月经影响巨大。

3. 风虚痰瘀是高血压的核心病机　高血压病属于中医学“眩晕”“头痛”“肝阳”“肝风”等病范畴。本病以头晕、头痛、血压升高等为主症，常伴随失眠、心悸、胸闷、耳鸣、易疲劳、烦躁及情绪激动、肢体麻木等症状。临床上应根据其病因病机进行辨证论治，才能取得良效。本病发生的原因，历代医家均有不同的见解。《黄帝内经》指出："诸风掉眩，皆属于肝"。刘河间则认为因风火所致；朱丹溪则偏重于痰；张介宾则强调"无虚不作眩，当于治虚为主"。王清任则主瘀血阻滞。综上所述，风、虚、痰、瘀为高血压发病的四大机制。盖风是标，虚是本，痰瘀为实，阻滞经络，致气血运行失常，阴阳平衡失调。日久失治致真阴真阳亏损，损及脏腑，而致中风，变为顽疾。

（王小云 整理）

二、崩漏案

病案：熊某，女，21岁。2007年8月7日初诊。

病史：患者14岁月经初潮，初尚正常。15岁上高中后，日间学习紧张，晚间睡眠不足，遂出现崩漏，每次来潮量少、淋漓不净长达30天，甚则2~3个月方净，颜色鲜红，无血块，无腹痛，带下正常。末次月经7月30日。刻下：阴道出血、量少色红，无腹痛，偶有手足心热，面色略潮红，神疲乏力，自汗，眠安，纳可，二便调。舌体中、质淡红、苔薄白，弦细小滑。

中医诊断：崩漏。

西医诊断：异常子宫出血。

辨证：气血两虚，冲任不固。

治法：益气养血，调理冲任。

处方：太子参12g，五爪龙15g，麦冬10g，黄精12g，生白术12g，炒山药15g，枇杷叶12g，桑寄生15g，茵陈12g，艾叶8g，炒杜仲12g，仙鹤草15g，醋香附10g，阿胶珠烊化8g，炮姜6g，盐知母9g，盐黄柏9g。14剂，水煎服，每天1剂。

二诊（2007年8月25日）：服药后8月17日阴道出血干净。仍手足心热、夜甚，反复出现前额两颧湿疹、不痒，近日乳房胀，偶腰酸，带下量多色黄，小便正常。舌质淡黯、苔薄白、尖赤，脉沉弦小数。

治法：疏肝健脾，祛湿清热。

处方：五爪龙20g，炒芥穗10g，炒苍术15g，炒白术15g，炒杏仁10g，炒薏苡仁30g，炒山药15g，盐黄柏9g，椿根皮10g，鸡冠花12g，地肤子15g，徐长卿15g，竹沥半夏12g，炒枳实15g，车前子包煎15g，土茯苓20g，芡实12g，生龙骨先煎30g，生牡蛎先煎30g。14剂，水煎服，每天1剂。

三诊（2007年9月8日）：患者服药后病情明显好转，带下减少，湿疹减轻。现经行2天，色红顺畅，经行第1天血量较前增多，轻微小腹痛，少量血块，近日血量开始减少。仍有手足心热、夜甚，无腰酸，纳可，眠安，二便调。舌质淡黯、尖略红，苔薄白，脉沉细小弦。既见效机，前方加减。上方去芥穗、杏仁、薏苡仁、椿根皮；加丹参 12g，炒白芍 15g，仙鹤草 15g，炒枳实改 12g。14 剂，水煎服，每天 1 剂。

四诊（2007 年 9 月 22 日）：末次月经 7 天干净，经量正常，手足心热好转，带下较多色黄，纳可，二便调，眠安。舌质淡红，苔薄白，脉沉细小滑。

治法：疏肝健脾，止带调经。

处方：

1. 太子参 15g，素馨花 12g，炒芥穗 10g，炒苍术 12g，炒白术 12g，炒山药 15g，炒杏仁 10g，炒薏苡仁 30g，仙鹤草 15g，丹参 12g，白芍 12g，赤芍 12g，土茯苓 20g，椿根皮 6g，车前子包煎 15g，广木香后下 10g，炒枳实 15g，川楝子 9g，醋元胡 12g，生龙骨先煎、生牡蛎先煎各 30g。14 剂，水煎服，每天 1 剂，巩固疗效。

2. 西洋参 12g，五爪龙 20g，菟丝子 12g，紫河车 12g，竹沥半夏 10g，防风 10g，防己 12g，炒麦芽、炒神曲 12g，炒山楂 12g。14 剂，水煎取汁，代茶频饮，两天 1 剂。

点拨：经血非时而来，或暴下不止，或淋漓不尽，前者为崩，后者为漏。“崩”字出自《黄帝内经》，“漏下”一词首见于《金匮要略》。本患者出血量少淋漓不净故当属“漏下”。患者起病源自学习紧张劳累，二七之年，天癸始至，任脉方通，冲脉方盛，睡眠不足劳倦伤肾，冲任受损，而致冲任不足。学习紧张思虑伤脾，脾虚而水谷化生无源以致气血亏乏，神疲乏力、出血量少为气血两虚之象，脾虚者，水湿运化失职必有痰湿生成，故患者脉有滑象。手足心热、面色潮红为气血两虚，虚阳外浮之征；出血色红表明血分伏热；气阴两虚，卫阳不固，故而自汗。脉细小滑，为气血两虚之象，患者学习负担重、且久病不愈，这难免会给患者造成较大的思想负担，气机郁滞而表现脉弦。故本患者病机有冲任不足、气血两虚、虚阳上浮、脾虚、痰湿、肝郁之因素存在。可谓病理错综复杂。方中以太子参、麦冬取生脉散之意以益气阴，五爪龙健脾益气，白术补脾阳，而山药益脾阴，健脾益气以使气血生化有源；太子参、五爪龙、阿胶、艾叶组方为参芪胶艾汤之意益气血，阿胶、艾叶、炮姜组方仿《金匮要略》胶姜四物汤之意理冲任；桑寄生、杜仲相伍增强补冲任之力；茵陈、枇杷叶去痰湿；香附疏肝气，盐知母、盐黄柏折虚阳；仙鹤草收敛止血。

患者经治阴道出血已止，脾虚湿热之象渐显。脾虚夹湿，湿浊下注则见湿疹、带下多，湿浊化热则带下黄。手足心热缘于患者长期崩漏阴血不足，乳房胀印证了上诊关于患者有肝郁病机存在的分析，舌质黯印证了上诊久漏则瘀的分析。以完带汤、易黄汤组方疏肝健脾，祛湿清热止带。中药调理月经期、经量渐恢复正常，进入复旧阶段，逐步恢复正常的月经周期。肝藏血而主疏泄，肝的疏泄功能正常与否，关系到胞宫血海能否按时满溢，因此，疏肝在复旧过程中亦有重要作用。此诊组方在完带汤的基础上增加了疏肝之力，药如素馨花、广木香、川楝子、醋元胡行气活血。

问难：崩漏，病情易于反复缠绵难愈，以该患者为例，病情迁延6年之久，有时药物虽可一时止血，但不易治愈，临床当如何安排治疗计划？

解惑：明代方约之在《丹溪心法附余》中写到："治崩次第，初用止血以塞其流，中用清热凉血以澄其源，末用补血以还其旧；若止流而不澄源，则滔滔之热不可遏；若只澄源而不复旧，则孤孑之阳无以立，故本末不遗，前后不紊，方可言治。"塞流、澄源、复旧被后世尊为治崩三法。所谓塞流是急则治其标，出血期应塞流止血。病之所起，必有所因。所谓澄源者，即"治病必求其本"。辨其虚实寒热，随证治之。复旧，即是善后调理，巩固疗效。因此，在崩漏的治疗中，一则注意不可仅以"止血"而居功，复旧调周才是最终治疗目标。二则注意在任何一个阶段都勿忘辨证施治。

问难：古有"急则治其标"，出血期塞流止血一说，那么出血期当如何辨证选药？

解惑：这就首先需要了解崩漏发生的病机。古来对崩漏发生的病机论述很多。有代表性且对后世影响较大的有几个方面的论点：

1.《黄帝内经》有"阴虚阳搏谓之崩"。阴虚则阳亢，阳亢则迫血妄行。沿承《黄帝内经》的学术思想，李东垣亦指出："妇人血崩是肾水阴虚不能镇守胞络相火，故血走而崩也"，后世多有医家从"热"辨治崩漏，用药以滋阴清热，凉血止崩为法。需要注意的是，即使有火有热，虚热者多，而实热者少。阴虚是本，而阳亢是标。正如《沈氏女科辑要笺正》曰："崩中一证，因火者多，因寒者少，然即使是火，亦是虚火，非实火可比"。清热治崩选方用药时，当注意不可过用苦寒，并应注意兼顾滋阴。

2. 李东垣是脾胃学说的代表医家，提出"脾胃内伤，百病由生"。这种学术思想同样体现在李杲对崩漏的辨治。他认为暴崩属火，而久崩则化为寒。《兰室秘藏》有"经漏不止有三论"篇。李东垣论述了崩漏的病机，一为"脾胃有亏，下陷于肾，与相火相合，湿热下迫"，治疗宜"大补脾胃而升举血气"。二为"心气不足，其火大炽，旺于血脉之中，又致脾胃饮食失节，火乘其中"。治宜"大补气血之药举养脾胃，微加镇坠心火之药治其心"。三为"假令当是热证，令下焦久脱，化为寒矣”，“寒湿大胜，当急救之……大升大举，以助生长，补益气血，不致偏竭”。李东垣将元气与阴火的关系有机地结合在崩漏的辨治中。脾主统摄，其升举脾胃之气而止崩的有许多有效方剂流传。补中益气汤、归脾汤都是补脾统血的代表方剂。《景岳全书·妇人规》载：“若大吐血后，毋以脉诊，当急用独参汤救之。”为以独参汤补脾胃以益生发之气，脾胃气强，则阳生阴长，而血自归经，即脾统血之意。

3. 宋代陈自明《妇人大全良方》曰：“妇人月水不断、淋漓腹痛……或因经行而合阴阳，以致外邪客于胞内，滞于血海故也”。《傅青主女科》有“闪跌”致崩篇。故血瘀者，瘀血内阻，新血不能归经亦是崩漏的一种常见病机。傅青主逐瘀止崩汤即使针对瘀血崩漏的著名方剂。

4.《女科经纶》引《圣济总录》曰：“女人以冲任二经，为经脉之海。手太阳小肠之经，与手少阴心经，此二经相为表里，主下为月水。若劳伤经脉，则冲任气虚，冲任既虚，则不能制其气血，故令月事来而不断也。”《金匮要略》胶姜汤即是调补冲任、温经摄血止血之方。《医学衷中参西录》固冲汤亦为后世广为采用。

5. 肾藏精，主生殖。《黄帝内经》云：“女子二七而天癸至，任脉通，太冲脉盛，月事以时下，故能有子。天癸者，谓先天肾中之动气化生癸水”。月经的正常来潮，肾的功能至关重要。唐容川《血证论·用药宜忌论》载：“血证之补法……当补脾者十之三四，当补肾者十之五六。”

明清时期，中医妇科学发展已相当成熟。《妇科冰鉴》对于崩漏发生的病机进行了总结概括，内容系统而全面，其中言：“崩者，血卒大下，若山崩难遏之势；漏乃不时淋漓，绵绵弗已之谓。致此之由，或思虑伤脾，中气困馁，则不能统摄归源；忿恚伤肝，火动于中，迫血无藏纳之所；悲哀太过，心包系损，因而血乏主宰；房欲不谨，肾命日亏，以致闭藏失权……向有瘀停，因新血冲激而始泄，或热伤阴结，为火搏击而妄行。”

问难：复旧阶段的治疗应侧重于哪些方面？

解惑：复旧，应侧重于恢复患者的月经周期。经过了崩漏的气血两伤，善后阶段，补虚固然重要，关键是补虚的侧重点是什么？脾胃学说代表者李东垣认为，凡下血证，无不由于脾胃亏损，不能摄血归经，万全即主张“宜用补中之剂”，加味补中益气汤主之。肾藏精，主生殖，主蛰封藏之本。肾气盛则开阖有节，二便自调，月经如期来潮。肾的开合闭藏失司，则经血非时而下。古有“治崩不忘肾”之说。肝主疏泄，具有疏泄气机与调节血量的作用，肝气条达，则脏腑安和，肝血充足，则冲任脉通盛，月事以时下。肝郁则诸脏皆郁，诸病丛生。叶天士强调:“女子以肝为先天”。肝、脾、肾三脏在月经复旧过程中有重要作用。冲为血海,为十二经之海,能调节十二经的气血。任主胞胎,为阴脉之海,与肝、脾、肾交会于曲骨、中极、关元。任脉对人身的阴经具有调节作用,与月经、胎孕有直接关系。

因此,恢复正常的月经周期,应侧重于调肝、脾、肾三脏与冲、任二脉的生理功能。

体悟:崩漏为“经乱之甚”,是一种完全失去月经周期、经期、经量的无规律出血。崩漏的治疗,分塞流、澄源、复旧三个阶段。出血期间,急则治其标,以塞流止血为治疗目的。可结合患者证候,选择健脾益气固摄止血,如补中益气汤、归脾汤;滋阴清热凉血止血,如傅青主清海丸;固冲止血,如固冲汤;化瘀止血,如逐瘀止崩汤;补肾止血,如左归丸、右归丸。为防止塞流阶段留瘀,选方用药应注意:一则不可过用苦寒,二则注意不可过用收涩。澄源即正本清源,找出崩漏的致病原因,辨其虚实寒热,随证论治。复旧旨在恢复患者的月经周期,应侧重肝、脾、肾三脏及冲、任二脉的调补。

(冉青珍 整理)

三、痛经案

病案:王某,女,35岁。2006年7月26日初诊。

病史:患者近10年每次月经第1天下腹疼痛剧烈,持续3~5小时,伴恶心,呕吐,腹泻,第3天月经量减少,但腹胀,无排气,平时怕冷,经期尤甚,经前汗多。1997年在北京医科大学第三附属医院诊断:子宫内膜异位症。平素头晕,嗜睡,时有心悸,多于着急生气后诱发,大小便正常。两下眼睑晦暗,皮肤黯黑。舌淡黯,苔薄白,脉沉弦。曾查心电图示:T波改变。

中医诊断:痛经。

西医诊断:子宫内膜异位症。

辨证:肝气郁结,寒凝血瘀。

治法:温经散寒,理气活血化瘀。

处方:太子参18g,当归12g,麦冬12g,川芎10g,炮姜8g,清半夏10g,吴茱萸3g,赤芍12g,白芍12g,乌药9g,香附12g,檀香后下10g,生炒蒲黄包各6g,醋元胡12g,艾叶12g,炙甘草8g。7剂,水煎服,每天1剂。

二诊(2006年8月5日):服药后痛经程度稍减轻,疼痛时间缩短,小腹坠胀缓解。月经量少、色紫黯、有血块。痛经时大便溏薄,一日4~5行,恶心,腹胀,头晕,嗜睡,腰酸,经前汗出,手足心热而痒,偶有心悸,小便色黄。舌淡、边有齿痕，苔黄腻，脉弦细。既见效机，宗方不变，续进 14 剂，水煎服，每日 1 剂。

三诊(2006 年 8 月 19 日)：神困嗜睡，不欲睁眼，纳呆，大便溏、日 2 行，自汗出、胸前及后背较多。舌体胖边有齿痕、质黯淡，苔薄白、略水滑，沉弦小滑。

治法：健脾益气，化湿调冲任。

处方：生黄芪 15g，党参 10g，炒苍术 12g，炒白术 12g，茯苓 20g，青皮 9g，陈皮 9g，炒薏苡仁 20g，厚朴花 12g，清半夏 10g，炒枳实 15g，扁豆 30g，炙甘草 6g。14 剂，水煎服，每天 1 剂。

四诊(2006 年 9 月 12 日)：末次月经 8 月 3 日—9 月 6 日，月经量少、色黯红，仍有痛经，第 1 日小腹剧烈疼痛，持续 3~4 小时，第 3~7 天小腹胀、凉感，双足出汗、发凉，纳少，大便软，每日 1 次，进食凉物后呈稀便，小便调，舌质淡红、边有齿痕，苔薄白，脉细弦。治法：益气健脾，疏肝温中。上方加白蔻仁 10g，生山药 15g。14 剂，水煎服，每天 1 剂。

五诊(2006 年 10 月 14 日)：末次月经 9 月 30 日—10 月 6 日。经量不多，经色好转，经期第 1 日腹痛减轻，恶心、乏力好转，经前乳胀痛，畏寒，胃部冷凉，大便溏、日 1~2 行，便前左侧脐腹时有疼痛，双手湿疹、夜间痒甚，手心热，面色萎黄，舌体略胖有齿痕、质淡，苔薄白，脉沉细小数。有左侧乳腺增生史。

治法：健脾祛湿，和肝调经。

处方：五爪龙 18g，西洋参先煎 10g，天冬 12g，麦冬 12g，茵陈 12g，生薏苡仁 20g，炒薏苡仁 20g，石斛 12g，枇杷叶 12g，防风 12g，茜草 12g，徐长卿 15g，地骨皮 12g，炒白蒺藜 12g，乌蛇 10g，晚蚕沙包煎 15g，赤芍、白芍各 12g，丹参 12g，醋香附 10g，合欢皮 15g。14 剂，水煎服，每天 1 剂。

六诊(2006 年 11 月 18 日)：药后胃部冷凉好转，食欲增加，大便正常，手掌皮肤瘙痒、皲裂减轻，上月月经来潮无痛经，现经期将近，乳房疼痛，腰酸痛，小便黄，足心汗出，舌质淡红、稍有齿痕，苔薄黄，脉弦滑小数。守前方加减。

处方：五爪龙 18g，西洋参先煎 10g，炒白术 12g，生薏苡仁 20g，炒薏苡仁 20g，厚朴 12g，丹参 15g，川芎 9g，赤芍 12g，白芍各 12g，檀香后下 10g，生蒲黄包煎 6g，炒蒲黄包煎 6g，广木香后下 10g，炙甘草 6g，小蓟 12g。14 剂，水煎服，每天 1 剂。

点拨：患者经行第一日腹痛，当属实证。平素怕冷，经前尤甚，可知寒邪作祟。皮肤黯黑，舌黯为瘀滞的表现。患者着急生气后心慌，经行第一日腹泻说明患者存在肝气郁结，肝木克土的情况，恶心、呕吐是冲气夹胃气上逆的表现。脉弦主肝郁，脉沉主寒凝。治当温经散寒，理气活血化瘀。以温经汤与丹参饮加减组方。患者服药后痛经、经前坠胀感减轻，说明上诊辨证思路正确，中药效不更方，继服 14 剂温经散寒，行气活血。但患者月经来潮时大便较多，一日 4~5 行，便溏，腰酸痛。说明患者存在脾肾虚夹湿浊的病机。在今后的辨证论治中要注意这一点。

三诊患者自汗，神困，嗜睡，纳呆，此是伤于暑湿之象。大便日 2 行，质稀亦说明脾虚夹湿。舌体胖齿痕为脾虚之象，质黯为血瘀之征，舌苔水滑主湿主寒。仿李东垣清暑益气汤组方清暑益气。以平胃散健脾燥湿和胃。

数诊治疗后经行腹痛减轻，经色好转，说明寒凝血瘀病邪大除，病情有所好转。经前乳房胀痛是肝气郁结的表现，胃仍怕冷，大便仍溏，说明中焦脾胃仍有虚寒，便前腹部不适，脐左侧疼痛是肝木克土的表现。手心热、面色萎黄是血虚的表现，湿疹近夜痒剧是血虚生风之征。故宜健脾祛湿，和肝调经。五爪龙、西洋参、天麦冬、石斛、茵陈、生薏苡仁、炒薏苡仁乃清暑健脾祛湿之意。以徐长卿、炒蒺藜、防风、乌蛇祛风止痒，赤芍、白芍养血活血柔肝，香附疏肝理气调经。

问难：西医学对子宫内膜异位症的解释，指有活性的子宫内膜组织出现在子宫腔以外的身体其他部位，伴随着卵巢周期发生周期性的出血，从而发生痛经、月经失调、不孕、卵巢巧克力囊肿、子宫直肠陷凹、骶韧带结节等一系列症状。那么中医当如何辨治子宫内膜异位症？

解惑：《黄帝内经》曰："二七而天癸至，任脉通，太冲脉盛，月事以时下"。在肾气旺盛的情况下，天癸至，任脉通畅，冲脉血海充盈，胞宫才能按时满溢，月事如期来潮。然而，古有"冲任不能独行经"之说，月经以血为用，月经的来潮同时离不开脾胃生化气血的功能、肝司疏泄藏血的功能、心主血脉的功能、肺主通调水道的功能。如妇女经期摄生不慎、产后失于调养、多产、堕胎、盆腔手术金刃损伤，致使脏腑经络的功能任何一项发生异常，都可能导致气血逆乱，血溢脉外而产生"离经之血"。子宫内膜异位症的异位内膜周期性出血正是中医所讲的"离经之血"。唐容川提出："离经之血便是瘀血"。"离经之血"蓄积体内日久而成癥瘕，瘀血内阻，不通则痛而成痛经，瘀血内阻，新血不能归经便致经血量多、淋漓不净之证，胞络不通则两精不能相搏故而不孕。子宫内膜异位症的总体病机是"血瘀"。《景岳全书 · 妇人规 · 癥瘕类》说："瘀血留滞作癥，惟妇人有之。其证则或由经期，或由产后，凡内伤生冷，或外受风寒，或恚怒伤肝，气逆而血留……或积劳积弱，气弱而不行，总由血动之时，余血未净，而一有所逆，则留滞日积而渐以成瘕矣"。瘀血是本病的基本病机，然由于患者本身的体质差异、致病原因不同，临床又常有寒凝血瘀、气滞血瘀、肾虚血瘀、气虚血瘀、痰瘀互结之不同。尤其是该病渐积日久，损伤正气，邪实正虚、虚实夹杂之证更为多见。

问难：本患者以痛经就诊，痛经有“不通则痛”之说，又有“不荣则痛”之说，临床如何辨别？

解惑：按八纲之虚实辨证，痛经可分虚证痛经与实证痛经。《格致余论》曰：“往往见有成块者，气之凝也；将行而痛者，气之滞也……”实证痛经的特点是疼痛发生在经血将来或经行之初，经行伴血块，疼痛程度往往较剧。痛经的实证以寒凝血瘀、气滞血瘀证为常见。《医宗金鉴・妇科心法要诀》云：“经前腹胀痛，血凝气滞，胀过于痛，是气滞血也……若痛过于胀，是碍气也。”女子以肝为先天，善怀而多郁，常因所愿不遂而肝气郁结，气滞不能行血，瘀阻冲任，经行不畅而痛经。经前或经期下腹胀痛拒按，经行不畅、经色紫黯有块伴经前烦躁易怒，胸胁、乳房胀痛。舌质黯，脉弦。气滞血瘀证中又有偏于气滞、偏于血瘀之不同。四诊合参，辨证论治，行气与活血当各有侧重。《妇人规》云：“若寒滞于经，或因外寒所逆，或素日不慎寒凉，以致凝结不行，则留聚为痛”(《景岳全书》)。巢元方云：“妇人月水来腹痛者，由劳伤血气，以致体虚，受风冷之气客于胞络，损冲任之脉。”妇人经期产后冲任胞脉亏虚，冒雨涉水或过食寒凉，寒邪入里客于冲任胞宫，寒性凝滞收引，经脉挛缩不利，气血滞涩不畅，不通则痛。寒凝血瘀者一般经前数日或月经初期下腹冷痛，伴四肢厥冷甚则冷汗出，腹痛喜温按，得热痛减，月经色黯、夹有血块，色淡黯，苔白，脉沉紧。治以温经散寒止痛为主。

不荣则痛者为胞脉失于荣养而痛。《医宗金鉴・妇科心法要诀》中说：“凡经来腹痛，在经后痛，则为气血虚弱”。胞脉素有不足，经血来潮后更加亏虚，胞宫血海失养故而疼痛。疼痛特点为绵绵作痛。《景岳全书・妇人规》认为“痛在经后者，多由血虚……凡妇人但遇经期必作痛，或食则呕吐，肢体困倦，或兼寒热者，是必素禀气血不足……”血虚痛经与脾胃虚弱，气血化生不足有关。月经量少，色淡，质稀，月经来潮末期或月经来潮后小腹疼痛，绵绵不休，体倦乏力，面色萎黄无华，脉细。此气血两虚证痛经，治以补气养血为主。《景岳全书》所云：“调经之要，贵在补脾胃以资血之源，养肾气以安血之室，知斯二者，则尽善矣。”《傅青主女科》载：“盖肾水一虚，则水不能生木，而肝木必克脾土，木土相争，则气必逆，故尔作痛。”肝为藏血之脏，主疏泄，肾为先天之本，主藏精气，主生殖。肝肾乙癸同源，精血同源，相互滋生。若肝之阴血亏虚，肝体不足则肝用太过，肝经火郁，必伤肾阴，精血不足，冲任失养而痛经。肝肾亏虚之痛经，证见经血色淡量少，经后小腹隐隐作痛，腰酸目涩。舌淡红，脉细。治宜调补肝肾为主。

问难：温经汤是温经散寒的名方，来源于《金匮要略》，既然要温经散寒，方中用麦冬、丹参等凉性药的目的是什么？

解惑：《金匮要略·妇人杂病脉证并治》曰："问曰：妇人年五十所病下利数十日不止，暮即发热，少腹里急，腹满，手掌烦热，唇口干燥，何也？师曰：……曾经半产，瘀血在少腹不去。何以知之？其证唇口干燥，故知之，当以温经汤主之"。温经汤原方主治证为"年五十所"的妇人，冲任虚寒，同时伴有瘀血发热、阴血不足内生虚热的病机。故原方用吴茱萸、桂枝温通经脉，当归、川芎、芍药养血和血，阿胶、人参补益气血，丹皮逐瘀而除血分伏热，麦冬补阴血而除阴分伏热。半夏、生姜和胃鼓舞胃气以助气血化生。本证患者寒邪、瘀血病机前已分析，虽无"唇口干燥""手掌烦热"等明显的阴血不足表现，但患者经前多汗，也说明患者素有阴血不足，经前血聚胞宫，阴不敛阳，而经前多汗。故方中用赤芍、坤草、生蒲黄活血，而用麦冬、太子参滋补阴血，清虚热，丹参性凉，古有"一味丹参饮，功同四物汤"之说，既可养血和血，又清血分虚热。

体悟：子宫内膜异位症是一种症状复杂的疾病。中医古籍中虽无"子宫内膜异位症"的病名记载，但中医临床是建立在辨证论治基础之上的。子宫内膜异位症患者多以"痛经""崩漏""经期延长""月经过多""不孕""癥瘕"等症状为主诉就诊。可参考古代医籍中相应的篇章论治。按照中医"离经之血便是瘀血"的理论，子宫内膜异位症符合"血瘀"症的病理机制。其总体病机是血瘀。临床又有寒凝血瘀、气滞血瘀、肾虚血瘀证等不同。本病例患者以痛经就诊，即按"痛经"诊治。痛经总体可分虚证不荣痛经、实证不通痛经，不荣则痛者以气血亏虚、肝肾不足为多见，不通则痛者以寒凝血瘀、气滞血瘀为多见。

本例患者为肝气郁结、寒凝血瘀证。即以理气活血化瘀、温经散寒为主要治疗思路。仿《金匮要略》温经汤组方治之。然患者病程久远，病机复杂，夹杂血虚、脾虚、湿浊等病机，治疗过程中，随着时令气候的变化，患者情绪等因素的影响，几种病理机制在患者身上主次交替，临证应圆机活法，不可墨守成规。并注意固护脾胃，中焦气机升降有权，不但气血生化有源、胞脉得以温煦，四肢百骸的气血运行，均得到中焦气机的鼓舞。

（冉青珍　整理）

四、经行头痛案

病案：尤某，女，17岁。2010年4月15日初诊。

病史：患者3~4年前无明显诱因出现经前头晕，劳累后加重，昏沉欲睡；

近1年来又出现头痛，每次头晕发作必伴头痛，呈全头痛，两侧太阳穴处跳痛，少寐多梦；半年来出现左上腹痛及脐周痛，活动行走时为甚，感觉腹中有气不能排出，食欲不振，厌油腻，食辛辣凉食物后脘腹不适，大便质软黏滞不爽，日2次，口干欲饮，饮后更干，双眼干涩，耳闷，偶有耳鸣，急躁，健忘，夏天手足热，冬天四末凉。月经周期尚准，经量中等、色黯，无痛经，带下量多色白、质清稀、有异味。舌淡，苔白腻，脉弦细滑。颈部血管多普勒检查示：椎动脉供血不足。消化道造影示：结肠炎。2007年患慢性胆囊炎。

中医诊断：经行头痛。

西医诊断：经前期综合征；慢性结肠炎。

辨证：脾虚下陷，湿热下注，湿浊上泛。

治法：运脾祛湿，化浊止痛。

处方：荆芥穗10g，橘叶15g，平地木12g，炒苍术12g，炒白术12g，厚朴12g，黄连10g，姜半夏10g，茯苓30g，广木香后下10g，土茯苓30g，椿根皮15g，车前子包煎15g，炒白芍15g，乌梅12g，黄柏10g，大黄炭3g，生姜2片。14剂，加水煎服，每天1剂。

二诊（2010年6月24日）：患者头痛、头沉缓解，食欲增加，厌油腻、脘腹不适好转，腹中有气感觉消失。因上学的原因，在洛阳当地间断中医药治疗，服当地医院中药后腹泻明显，再度出现头晕头沉，后头顶部压痛，学习时间长后心烦不宁，多梦，健忘，耳鸣，食欲不振，心悬如饥，时有胃痛，口苦，口干欲饮，双侧手臂痛，双足热胀，腰部酸痛，舌淡、苔白腻，脉弦细滑。

治法：和解枢机，清化湿热。

处方：太子参12g，柴胡18g，黄芩12g，姜半夏12g，八月札12g，炒杏仁9g，炒薏苡仁30g，厚朴12g，娑罗子10g，石见穿15g，茵陈12g，生谷芽30g，生麦芽30g，炒神曲12g，黄连8g，醋元胡12g，川楝子10g。14剂，水煎服，每天1剂。

三诊（2010年7月11日）：药后诸证减轻。近期学习紧张，感觉巅顶头痛头沉，耳内疼痛，呈针刺样痛，急躁易怒，夜寐多梦、咬牙，白天困倦，食欲欠佳，有时腹痛，痛后欲便，便后痛减，平时大便溏软，口淡口苦，口唇干裂，遇冷风脸部起红疹，后背酸困，月经尚正常。舌胖质稍黯，苔白微黄腻，脉滑数有力。

治法：清少阳，泻阳明，祛湿热。

处方：荷叶12g，荆芥穗10g，炒苍术12g，炒白术12g，升麻10g，藁本9g，炒杏仁9g，炒薏苡仁30g，厚朴12g，姜半夏12g，茯苓30g，泽泻15g，柴胡15g，黄连10g，茵陈20g，草豆蔻后下6g，醋香附9g，怀牛膝15g，生姜1片。30剂，水煎服，每天1剂。

四诊（2011年1月13日）：头晕、头痛明显减轻，白带明显减少。学习过度后头痛，疲劳感，走路过多时头沉，耳内酸胀，嗜睡多梦，每天约睡10小时，跑步后左胁疼痛，时有饭后胃痛，大便偏软，日1次，咽部有痰，反复感冒，遇冷风颜面起荨麻疹。月经有血块，经前腰痛，少量白带，色透明、略有腥味。舌质黯红，苔薄白，脉沉弦滑。既见效机，治宗前法。上方去荆芥穗、藁本、茵陈、草豆蔻，加炒三仙（炒山楂、炒麦芽、炒神曲）各12g，僵蚕10g，胆星8g，甘松6g，生龙骨先煎、生牡蛎先煎各30g，14剂，水煎服，巩固疗效。

3个月后患者母亲电话告知，孩子恢复很好，食欲、睡眠安好，考试学习成绩优良。

点拨：这是一个比较典型的病例，临床上头晕与带下并发的患者不在少数，只是医生常常忽视这两个症状的相关性。以该患者为例分析，患者头晕，昏沉欲睡，是湿浊蒙蔽清阳，缘于湿性重浊。带下清稀，色白量多，有异味，是湿浊下注的表现。口干欲饮，饮水后口干更明显，系湿邪内阻、津失敷布之故。那么，湿邪来源于哪里？是外湿还是内湿，接下来就要进一步分析。患者大便溏软、黏滞不爽，是脾虚运化失职的表现。感觉腹中有气不能排出，食欲不振是脾气亏虚，不能升清的表现。由此可见，患者湿邪为内湿，为脾虚运化失职，水湿运化不利而产生的。患者头晕伴头痛，两侧颞部太阳穴处跳痛，耳内堵塞感，偶有耳鸣如蝉，眼干涩，急躁，此为肝胆湿热的表现。胆热扰心则失眠多梦。该患者在上表现头晕、头痛、耳鸣，在下表现带下，《素问·五常政大论》云："病在上，取之下，病在下，取之上"即"上病下治"，"下病上治"。纵观患者一系列症状，似乎非常杂乱，实则不然。该患者湿邪产生的根本病机在于脾胃运化失职，水湿运化不利，湿浊上泛则头晕，湿浊下注则带下，湿浊横逆侵犯肝胆致食欲不振，厌食油腻，湿浊化热而成肝胆湿热。

《临证指南医案》载："上下交损，当治其中"。《素问·太阴阳明论》曰："脾者土也，治中央"。因此，该患者的治疗应从脾土入手，健脾运脾祛湿，化热止带，以完带汤、平胃散、黄连温胆汤为基础方化裁而成。以炒苍术、炒白术运脾健脾，椿根皮、黄柏、平地木燥湿止带，车前子、土茯苓除湿热。黄连、姜半夏、茯苓、生姜以黄连温胆汤之意除肝胆湿热，橘叶疏肝气，白芍、乌梅入肝养肝柔肝，荆芥穗疏风升提与疏肝养肝之品共解脾土之困。苍术、厚朴、木香仿平胃散之意燥湿运脾除胀满。患者有结肠炎，大便黏滞，大黄炭的作用是去性存用，有祛湿收敛之能；与荆芥穗、木香等升提药相呼应，起到欲升先降，欲降先升的作用。

患者头痛以巅顶为主，急躁易怒，是患者学习紧张，肝用太过的表现。耳内针刺样疼痛是胆经湿热郁阻不通之征，睡眠多梦是胆热扰心。口苦是胆热犯胃，口唇干燥热是阳明热象，痛后欲便，便后痛减是肝木克土的表现。舌胖主脾虚，苔白微黄腻主热已入里，脉滑主湿，脉数主热。治法宜清少阳，泻阳明，祛湿热。以荷叶、藁本、茵陈清少阳热，柴胡和少阳枢机，炒苍术、炒白术、厚朴健脾运脾，姜半夏、黄连泻阳明热，炒杏仁、炒苡仁、茯苓、泽泻、草豆蔻除湿热。方中有半夏厚朴汤行气散结降逆，怀牛膝补肝肾与清少阳一清一补、上下呼应。可见路老具有深厚学术造诣，其丰富的临证经验，真正值得我们认真总结和学习，不断提高诊疗水平。

问难：如何认识带下发生的病因病机？

解惑：《脉经》曰："大风邪入少阴，女子漏白下赤"。巢元方曰："劳伤过度，损动经血，致令体虚受风冷，风冷入于胞络，搏其血之所以成也"。此是外邪入侵致带下之说。

巢氏有云："阴阳过度，则伤胞络，故风邪乘虚而入于胞中，损冲任之经，伤太阳少阴之血，致令胞络之间秽液与血相兼连带而下。"此是肾虚冲任损伤之故。刘完素指出："下部任脉湿热甚者，津液涌溢，而为带下也。"《丹溪心法附余》云："妇人赤白带下之症，多是怒气伤肝。"《妇科玉尺》曰："或缘惊恐而木乘土位，浊液下流。"此是情志内伤所致。《丹溪心法》曰："胃中痰积流下渗入膀胱"，此是痰浊下渗膀胱。至清代，中医妇科学的发展到了相对成熟的阶段，对带下病病因病机的认识也相对客观而全面。《妇科玉尺》云："带下之因有四。一因气虚，脾精不能上升而下陷也；一因胃中湿热及痰，流注于带脉，溢于膀胱，故下浊液也；一因伤于五脏，故下五色之带也；一因风寒入于胞门。"唐容川《血证论》认为，带下病机为"带脉受伤，脾不制水"。《傅青主女科·带下门》开篇即云："夫带下俱是湿证"，"因带脉不能约束而病此患"。可见，带下的形成，起因可源自房劳伤肾、外邪入侵、情志内伤、痰浊、冲任带脉损伤等，最终发生带下的病机是湿浊下注。

问难：本医案方中土茯苓为何重用30g？

解惑：土茯苓味甘、淡、性平，功能利湿解毒，常被用于药膳食用。临床内服药量范围在30~60g。土茯苓又名仙遗粮，《外科正宗》载仙遗粮汤为治梅毒之专方。《本草备要》指出："治杨梅疮毒，瘰疬疮肿"。《滇南本草》则载："治妇人红崩，土茯苓，水煨，引用红砂糖治红崩、白砂糖治白带。"中华人民共和国成立后，屡见报道土茯苓重用治疗梅毒螺旋杆菌、钩端螺旋体病、淋病、慢性盆腔炎有效者。该患者长期反复带下，难免有病菌感染可能，故重用土茯苓有抗菌抑菌之意。

问难：患者已出现腹痛、痛后欲便、便后痛减的肝木克土症状，泻阳明、清少阳与补脾土是否有冲突？

解惑：脾主升清，而胃主降浊，脾升胃降是人体气机升降出入的枢纽。《素问·六微旨大论》云："气之升降，天地之更用也。"升和降两个方面，既互相对立，又互相联系；既互相制约，又互相依赖。"升已而降，降者谓天；降已而升，升者谓地。天气下降，气流于地，地气上升，气腾于天。"因升的作用，又使之转化为上升。气之一升一降，一降一升，相互为用，相辅相成。这是升降理论的核心。因此，泻阳明与升脾气不但不冲突，反而相辅相成。

《临证指南医案》云："治肝不应，当取阳明。"叶天士治肝，有"治用，治体，治阳明"之说。《沈绍九医话》言："柔肝当养胃阴，疏肝当通胃阳"。脾胃是气血生化之源，当肝用太过时，通过通胃阳，使脾胃运化有权，气血津液化生有源，则补肝血柔肝体而泻肝用。泻阳明与清少阳亦是相互为用的关系。

体悟：看似杂乱无章、无从下手的一系列症状，经路老诊治时的缜密分析可找到基本的病机，在于"湿邪"。湿浊上泛则头晕，湿浊下注则带下。这正是辨证论治的巧妙之处。中医治病，切忌"头痛治头，脚痛治脚"。而应将四诊资料进行整合分析，这是辨"证"，归纳出一个基本病机。确立了这个"证"，明确了病机以后，针对证候来确立治则与治法、方药。湿浊的形成，在于中焦水湿运化不利，因此"上下交损，当治中央"。治中焦脾胃，是治疗该病的契机。肝木克土，疏肝与补脾之间有着密不可分的联系，"治肝不应，当泻阳明"，清肝与泻阳明有者相辅相成的作用。这都是在祛湿过程中应该考虑的因素。

带下的形成，起因可源自房劳伤肾、外邪入侵、情志内伤、痰浊、冲任带脉损伤等，最终发生带下的病机是湿浊下注。傅青主对带下病的总体病机进行了概括："带下俱是湿证"，"加以脾气之虚，肝气之郁，湿气之侵，热气之逼，安得不成带下之病哉？"完带汤虽是众所周知的治疗带下的方剂，但其主治病机为脾虚肝郁，湿浊下注，其组方特点为重用健脾药，轻用疏肝升提药，"寓补于散之中，寄消于升之内"。以疏肝健脾、祛湿止带之完带汤加减投之，该患者不但带下杳，头晕头痛亦得到蠲除。

（冉青珍　整理）

五、绝经前后诸证案一

病案：郑某，女，54岁。2002年3月24日初诊。

病史：子宫全切除术后反复头晕、浮肿、乏力16年，睡眠障碍4年。患者

1986年因子宫肌瘤、继发性贫血，行子宫全切除手术。手术后患者身体状况一直不好，感觉常年在病态中生活。反复头晕，恶心，颜面、双手浮肿，倦怠嗜卧。1998年出现睡眠障碍，时差颠倒，深夜1点以后入睡，第2天早上10点多起床，夜寐惊醒，难再入睡，次日每发口腔溃疡，心烦不安，食欲极差，大便干燥。常汗出，恶风，喷嚏，流涕。每次发病用药治疗，只要汗出透畅，浮肿顿消，余症得解。多年来奔跑于多家医院求治，未得出明确诊断，病情反复难愈。因病久不愈，时而痛不欲生。刻诊见：脸色苍白，面目浮肿，舌淡体胖，苔薄白，脉沉细。

中医诊断：绝经前后诸证。

西医诊断：更年期综合征。

辨证：卫气不足，脾虚胃热。

治法：益气固表，健脾清里。

处方：以玉屏风散、泻黄散合清胃汤加减。生黄芪15g，炒白术10g，防风10g，藿香后下10g，生石膏先煎20g，苦参6g，升麻6g，丹皮10g，当归10g，鸡内金10g，夜交藤15g，生龙骨先煎20g，生牡蛎先煎20g，炒枳实12g，生姜2片为引。7剂，水煎服，每天1剂。

二诊（2002年3月31日）：患者精神情绪好转，浮肿减轻，食欲增加，因家人工作忙不能陪送就诊，故嘱继服上方2个月。

三诊（2002年6月7日）：诸症明显减轻，睡眠时间正常，但入睡欠佳，食欲正常，大便偏硬，面色㿠白，舌体中、质红，苔微腻，脉沉弦细、较前稍有力。治守前法，上方进退。

处方：生黄芪15g，炒白术12g，防风10g，藿香后下10g，炒杏仁10g，炒薏苡仁10g，川厚朴10g，生石膏先煎30g，丹皮10g，焦山楂10g，焦麦芽10g，焦神曲10g，炒枳实15g，生龙骨先煎20g，生牡蛎先煎20g，甘草6g，生姜1片为引。12剂，水煎服，每日1剂。

玉屏风散颗粒6盒，每次1包，每日1次，以调善后。

三诊时患者上症明显改善，尚有入睡欠佳，大便偏硬。舌质红，舌体不胖，苔微腻，脉沉弦细，较前稍有力。在上方的基础上，加杏仁开上焦肺气，薏苡仁化中焦湿邪，川厚朴理气通腑，焦三仙消导化滞，三焦同治，则邪可速去。

问难：患者已过“七七”，《素问·上古天真论》云：“七七任脉虚，太冲脉衰少，天癸竭，地道不通……”据此，当辨证为“肾虚”，却为何出现卫气不足的症状？和肺有什么关系呢？

解惑：肺与肾有母子关系，肾为肺之子，肺为肾之母，当肾水发病可子病传母（肺金），从而发生传变。其病机变化主要有二：一是子虚累母。张景岳认为“肺金之虚多由肾水之涸，正以子令母虚也”因肺肾金水相生，故肾阴不足不能上济于肺可形成肺肾阴虚证。二是虚实夹杂。《杂病源流犀烛》云：“肾水上泛为痰，肺受之，则喘壅而嗽”。张仲景认为“水病为喘者，以肾邪干肺也，然水不能化而子病及母”，其实质为肾阳虚不能蒸腾气化，而致水寒射肺的虚实夹杂证。故肾气衰竭，便可由子及母，肺金亏虚，出现一系列卫气不足的症状。

问难：本证还合并周身浮肿、病程缠绵等一系列“湿邪”导致的临床表现，如何分析病因病机？绝经前后诸证患者“湿证”的特点？治疗特色是什么？

解惑：路老认为，“百病多由湿作祟”。湿的形成与脏腑功能失调密切相关，五脏之中，肺、脾、肾三脏与水液代谢有着密切的联系，因肺主宣降，能通调水道；脾主运化，能调节水湿；肾主水，气化水湿，能升清降浊。肺脾肾功能紊乱是内湿产生的重要原因。正如《医原・百病提纲论》所指：“内湿起于肺、脾、肾，脾为重，肾为尤重。盖肺为通调水津之源，脾为散输水津之本，肾又为通调散输之枢纽”。叶天士在《温热论》说：“……外邪入里，里湿为合，在阳旺之躯，胃湿恒多，在阴盛之体，脾湿亦不少”。脾运化水液的功能正常，水液在体内就不会停滞，也就能防止水液在体内的积聚。反之，脾运化水湿的功能减退，不能运化水湿，必然导致水液在体内停滞，产生湿、痰、饮等病理产物，甚至导致水肿。绝经前后妇女年过半百，肾气渐衰，如果脾胃健运，则可化生精血以后天养先天，倘若湿邪困阻脾胃，运化失职，水湿泛滥，势必导致精血乏源，肾气更衰，经断前后诸证由此而生。

湿邪伤人最广，湿邪致病有其独特的证候特点，路老强调临证时应注意辨析以下几方面：

1. 发病的隐袭性　湿邪为患发病缓慢，初期症状较轻，不易被患者所重视，一旦引起重视，则病时已久，病变较深，或累及他脏。

2. 症状的重浊性　湿为阴邪，其性重浊，所以湿邪为患多伴肢体沉重甚或酸痛，周身倦怠，困倦思睡，头重如裹，面目、肢体浮肿，形体肥胖，胸闷脘痞，口腻不渴，纳谷不馨，甚至恶心欲吐等症。湿性秽浊，湿邪患者临床常见面色晦滞、痰多、带下腥臭、外阴湿痒、大便黏腻不爽、小便混浊、舌苔厚腻、脉滑等。

绝经前后诸证从湿论治主要包括：

1. 芳香醒脾、燥湿行气　路老常用药有白术、苍术、茯苓、砂仁、厚朴、陈皮、藿香、紫苏梗、泽泻等。

2. 补益脾肾、温阳化湿　主要针对绝经前后妇女素体脾肾阳虚，复受湿邪患者。常用药有熟附子、干姜、肉桂、白术、黄芪、薏苡仁、白扁豆、茯苓、木香、陈皮等。

3. 疏肝理气、燥湿运脾　常用药有柴胡、青皮、素馨花、香附、郁金、白芍、山药、白术、佛手、砂仁、茯苓、甘草等。

问难：绝经前后诸症常常应用补肾健脾法调理善后，但该病例用玉屏风散调善后，那此处用意如何？

解惑：脾和肺为土金相生的母子关系，有“脾为生气之源”，“肺为主气之枢”之说。脾和肺在病理上也相互影响。脾虚导致肺虚为临证所常见。土不生金就是脾肺的相生关系失去了平衡，脏气不及所引起的病变。从母子关系来说，叫做母不顾子，或母病及子。从脏腑关系来说，就是脾虚肺病。由于脏气不及，所以病变多为虚证。由于脾土生化不足，不能滋养肺金所致。因脾虚则肺之化源不足，脾胃阳气不升则不能固护肺卫之气。反之由于肺气虚不能抵御外邪，影响脾胃阳气不升，更不能固护肺卫。故补肺先得补脾，此乃“培土生金”之法也。

《成方便读》载玉屏风散曰：大凡表虚不能卫外者，皆当先建立中气，故以白术之补脾建中者为君，以脾旺则四脏之气皆得受荫，表自固而邪不干；而复以黄芪固表益卫，得防风之善行善走者，相畏相使，其功益彰，则黄芪自不虑其固邪，防风亦不虑其散表，此散中寓补，补内兼疏，顾名思义之妙，实后学所不及耳。《古今名医方论》又曰：防风得黄芪，其功愈大耳。白术健脾胃，温分肉，培土即以宁风也。夫以防风之善驱风，得黄芪以固表，则外有所卫，得白术以固里，则内有所据，风邪去而不复来，当倚如屏，珍如玉也。故用玉屏风散，抓住疾病的本质，健脾益气固本，缓图收功。

体悟

1. 辨证把握根本　绝经前后妇女年过半百，肾气渐衰是属自然规律。如果脾胃健运，则可化生精血以后天养先天，在预防和治疗绝经前后综合征方面起着决定性的作用。正如刘河间所云：“妇人童幼天癸未行之时，皆属少阴；天癸既行，皆从厥阴论之；天癸既绝，乃属太阴经也。”指出脾胃功能健运，是绝经前后妇女健康的保证。倘若湿邪困阻脾胃，运化失职，水湿泛滥，势必导致精血乏源，肾气更衰，绝经前后诸证由此而生。湿邪与脾胃受损可相互影响，互为因果。湿邪既是病因，又可成为病理产物，一旦停留于体内，不仅阻碍气血运行和津液的输布，同时也不断损耗人体正气；脾胃亏损，生化乏源，气化功能低下，津液、精血输布运化障碍，于是水不化则蕴湿，引起各种临床见症。

2. 不可忽视其他病因　综观本病，病程长达10余年，病情反复，上、中、下三焦同病，临床病势缠绵，性质和特点与湿邪重浊，黏滞不爽，胶着难解之势颇为相似。路老善于在错综复杂的症状中，抓住主症，因势利导，使湿邪内蕴的其他症状，渐次明朗。对于"湿"的治疗，《素问・至真要大论》提出"湿淫于内，治以苦热，佐以酸淡，以苦燥之，以淡泄之……湿淫所胜，平以苦热，佐以酸辛，以苦燥之，以淡泄之，湿上甚而热，治以苦温，佐以甘辛，以汗为故而止"的论述。而路老认为，治湿病，理气为先。湿性黏腻，易阻气机，湿病治疗首当疏畅气机。而疏畅气机，应着眼于肺、脾二脏。脾属阴土而位居中央，既能运化水谷精微，又主人身之气机升降，所以脾具有坤静之德，又有乾健之能，可使心肺之阳降，肝肾之阴升，而成天地交泰之常，故为气机升降之枢纽。所以，只有脾肺之气机通畅，才能达到气化湿亦化的目的。

3. 勿忘标本同治　本案为卫气不足，脾虚胃热之本虚标实证，为绝经前后诸症的一种特殊证候，方以益气固表、清里湿热为主，祛邪同时不忘健脾固卫治本。路老辨证不拘泥于常法，剥茧抽丝，抓住疾病本质，突破常法辨证论治，对绝经前后诸证的临床诊治具有指导意义。

（王小云　整理）

六、绝经前后诸证案二

病案：肖某，女，52岁。2008年8月13日初诊。

病史：绝经2年，伴头晕，头部颜面、耳部及手心发热半年余。头晕时脚下无根，身体晃动感，腰酸，尿有灼热感，唇舌干燥，夜间为甚，睡眠不实，饮食欠佳，大便日1~2次，形体消瘦，面色萎黄，手掌如姜黄色，舌偏红，苔白腻，弦沉弦数。曾测血压148~158/80~90mmHg，未用降压药。

中医诊断：绝经前后诸证。

西医诊断：更年期综合征。

辨证：肝肾阴虚，夹有湿热，虚阳上扰。

治法：滋养肝肾，潜降虚阳，佐清湿热。

处方：菊花10g，蝉衣10g，当归9g，白芍12g，桑寄生15g，炒杜仲12g，制首乌10g，炒苍术12g，黄柏9g，仙灵脾15g，仙茅12g，炒杏仁9g，炒薏苡仁30g，珍珠母先煎20g，益母草12g。14剂，水煎服，每天1剂。

二诊（2008年8月27日）：药后精神较佳，头晕、头面部热感、腰酸、尿灼热感已杳，睡眠改善，食欲好转，手掌黄渐转红润。仍左颞部及后头部血管跳动感，左耳稍热，手心发热，夜间口干唇燥，大便日1~2次。舌体胖、苔薄黄腻，脉沉弦。既见效机，前方化裁。守上方去首乌，加女贞子15g。14剂，水煎服，每天1剂。

三诊（2008年10月29日）：药后诸症减轻，停药月余，病情反复。刻下：头部发热，左颞部跳动感，左耳热痒，夜间咽部痰梗难咯，健忘，腰酸，乏力，纳可，大便日1~2次。舌质红、苔薄黄，脉弦滑数。

辨证：肝肾阴虚，虚阳上浮，风痰上扰。

治法：上清下滋。

处方：钩藤后下15g，天麻10g，菊花12g，柴胡10g，黄芩10g，僵蚕9g，胆南星9g，白芍15g，夏枯草20g，当归12g，桑寄生15g，炒杜仲12g，旱莲草12g，女贞子15g，枸杞子12g，生龙骨先煎30g，生牡蛎先煎30g，佛手10g。14剂，水煎服，每天1剂。

四诊（2009年1月15日）：治疗后诸证改善。现轻度舌干，夜间双手指发胀，小便有灼热感。舌偏红、苔薄黄，脉弦细数。

治法：柔肝息风，和血通络，佐以滋补肝肾。

处方：菊花10g，桑叶6g，天麻10g，蝉衣10g，僵蚕10g，丹参15g，青蒿15g，黛蛤散包煎6g，桑寄生15g，炒杜仲12g，仙灵脾15g，仙茅12g，盐知母6g，盐黄柏6g，川牛膝12g，木瓜12g，白芍15g，甘草8g。14剂，水煎服，每天1剂，以巩固疗效。

点拨：患者七七之年，肾气已衰，真阴枯竭，精血亏损，任脉虚，太冲脉衰少，天癸已竭，地道不通，是导致月经前后诸证的主要病机。头晕、脚下无根是下元虚损，虚阳上浮的表现；阴不敛阳，虚阳上浮外越则头耳颜面、手心发热；肾虚外府失养则腰酸；虚热上扰心神则睡眠不实，口舌唇干系阴津不能上潮。舌苔白腻主湿，手掌如姜黄主湿热，尿灼热为患者有湿热下注之征；脉弦系肝木不舒，脉沉主虚，脉数主热。在诸多的病理因素中，先抓主要矛盾，即肝肾阴亏，虚阳上扰，夹有湿热。拟治法滋肝肾，潜降虚阳，佐清湿热。以菊花、蝉衣清肝经之虚热，当归、白芍养肝血，首乌滋肾阴，珍珠母镇静安神；仙茅、仙灵脾补肾气、温肾阳；桑寄生、杜仲滋补肝肾；苍术、黄柏、杏仁、薏苡仁、益母草配伍，仿四妙清利湿热，活血通络。

二诊既见效机，说明前诊辨证思路正确。然患者舌体胖，舌苔薄黄腻，首乌有滋腻之弊，故去首乌，加用女贞子。女贞子味甘、苦，性凉，补而不腻，既可补益肝肾之阴，又有清虚热之功。

经数诊调治，患者湿热已清，改善了下元虚损，虚阳上扰的病机，故诸证得解而奏效。

问难：本案治则为滋肝肾，潜虚阳，镇肝熄风汤、大补阴丸等是我们熟悉的治肝肾阴虚、肝阳上亢、虚火上炎的方剂。为何本案方中不用龙骨、牡蛎、龟板这些滋阴潜阳的药物？

解惑：方中选当归、白芍、首乌养阴血，仙茅、仙灵脾、桑寄生、杜仲滋补肝肾。用菊花、蝉衣清肝经虚热。大补阴丸的主治证是肝肾阴虚、相火妄动。熟地滋阴，知母、黄柏、龟板滋阴降火。相火旺是大补阴丸证的特点，证如骨蒸潮热、心烦易怒、遗精盗汗、咳嗽咯血、舌红苔少，脉象特点在于尺脉数而有力。所以熟地、龟板滋补肾阴，且药量较大。黄柏、知母清泄相火。镇肝熄风汤的主治证是肝肾阴亏、肝阳上亢。肝阳亢盛，亢极生风是镇肝熄风汤的主治特点。其组方特色在于“潜阳”“息风”。用龙骨、牡蛎、代赭石、龟板重镇潜阳是其组方思路。

本例患者在肝肾阴虚的基础上，存在虚阳上浮。李东垣曰：“夫圣人治病，必本四时升降浮沉之理……天地之气，以升降浮沉，乃从四时，如治病不可逆之”，“春夏，乃天之用也，是地之体也。秋冬，乃天之体也，是地之用也”。患者就诊时正是夏季暑热之际，阳气旺盛而外发、伏阴在内是这个季节的时令特点。因此，在这一季节，对于浮越在上的虚阳，只宜清泄，而不宜重镇潜伏。所以用菊花、蝉衣清热，两者都是归肺、肝二经，用在此处的目的，是轻清除肝热，另外，肝体阴而用阳，阴虚不足，则肝气必旺，菊花、蝉衣又可通过疏风热、息肝风，达到轻疏肝气的作用。

问难：患者阴血亏虚，且有明显的口干、唇干的症状，用苍术辛温之品有没有可能更加劫伤阴液？

解惑：滋阴与祛湿并不矛盾。《伤寒论》中猪苓汤即是滋阴与祛湿兼用的方剂。猪苓汤主治水热互结、小便不利而阴伤，阴液被水热互结而伤，若利水而不滋阴，则阴液更伤。猪苓汤以茯苓、猪苓、泽泻健脾利水，以滑石甘寒生津，以阿胶滋阴。本病例为湿热蕴于下焦，阻碍气机升降，若不去除下焦湿热，滋阴与潜阳不能达到上下相滋、阴阳相济的目的。苍术辛温之品，在方中与其他药物搭配是仿四妙丸之意。杏仁与薏苡仁配伍健脾利水、宣肺祛湿，黄柏清热燥湿，益母草利水引水湿下行，肝阴不足，肝用过旺，气血互根互用，必有血脉瘀滞，益母草又可入血分活血。全方清热祛湿，反而更有利于滋阴潜阳。

问难：该患者主诉是“头晕”，对于眩晕中医有“无风不作眩”“无痰不作眩”“无虚不作眩”之说，当如何理解应用？

解惑：“无风不作眩”之说，源自《素问・至真要大论》：“诸风掉眩，皆属于肝”。风，包括内风、外风；掉眩，刘完素《素问玄机原病式・五运主病》解释：“掉，摇也；眩，昏乱旋运也”。《类证治裁》言：“风依于木，木郁则化风，为眩、为晕”，“头为诸阳之会，烦劳伤阳，阳升风动，上扰巅顶。耳目乃清空之窍，风阳旋沸，斯眩晕作焉”。肝在地为木，在天为风，藏血主疏泄，体阴而用阳，其性主动主升；肝气郁结、肝阴不足虚阳上亢、肾阴不足水不涵木、肝火炽盛上炎均可致风邪作祟而致“目昏耳鸣，震眩不定”。平息肝风而定眩的治法，包括疏肝解郁，补肝阴则肝阳潜，滋水涵木则肝火清。

《金匮要略》有“心下有痰饮，胸胁支满，目眩，苓桂术甘汤主之”，“心下有支饮，其人苦冒眩，泽泻汤主之”，“假令瘦人，脐下有悸，吐涎沫而癫眩，此水也，五苓散主之”等内容，《医学心悟》半夏白术天麻汤更是治疗风痰上扰而眩晕的著名方剂。阳气不足、气化不利可形成痰饮，脾虚水湿运化不利可聚湿生痰，水饮痰浊上蒙清窍，则眩晕。温阳化气、利水渗湿、健脾燥湿化痰，都是治疗痰浊眩晕的重要方法。

《灵枢・海论》曰：“髓海不足则脑转耳鸣，胫酸眩冒”，张景岳在此基础上提出“无虚不作眩”学说。其《景岳全书・眩晕》曰：“眩运一证，虚者居其八九。而兼火兼痰者不过十中一二耳”。气虚者清阳不升，血虚者清窍失养，肾精亏虚、髓海不充者，均可表现头眩或头晕昏蒙。益气升阳、滋补阴血、补肾填精都是治疗虚证眩晕的治法。陈无择在《三因极一病证方论》中曰：“……拔牙金疮，吐衄便利，去血过多，及妇人崩伤，皆能眩晕，眼花屋转，起则眩倒，属不内外因，治法各异。”“无痰不作眩”“无虚不作眩”“无风不作眩”等说法，显然不够全面。临床上尚需四诊合参，辨证论治。

问难：患者小便又现热感，为何未用清利湿热之品？

解惑：患者首诊时尿有灼热感，手掌色如姜黄，脉沉弦小数，苔白腻，是湿热上蒸于心。而经过诊治，目前湿热已清，患者脉细小数，兼有口干，一派阴血不足之征，此时的小便热正是肾阴虚发热的表现，而非湿热下注。故用盐知柏，而不用四妙，知母滋肾润燥、清热泻火，黄柏退虚热。两者配伍，滋阴清肾中伏火。配用青蒿清阴分伏热。

体悟：在肝肾阴亏的病理基础上，有可能继发肝气郁结、肝阳上亢、肝风内动、肾阴虚火旺等各种病机，临床应紧密跟踪患者的证候变化，仔细斟酌，认真辨证。纵观本病例资料，患者的临床症状最初是以头晕、脚下无根为主，后转变为以耳热、颞部跳动为主，后转为以肢体血管跳动为主。在掌握患者基本病机的前提下，随时根据其四诊资料，辨证立法组方遣药，不可固守一方。该患者头晕的发生源于阴虚阳亢，下元不足。在临床辨证用药时，不可忽视“天人相应”和“四时升降”。春升、夏长、秋收、冬藏，四时节令有升降，人体气机有升降，药有升降浮沉，组方遣药过程中，不但应顺应四时节气的升降规律，更应该顺应脏腑气机的升降规律。在滋补五脏之阴血外，还应注意女性“以肝为先天”，肝体阴而用阳，女子善怀而多郁，常有所愿不遂之事，在辨治过程中，不但在用药时注意舒达肝气，更应予以必要的心理疏导。

脾胃为气血生化之源，为后天之本。滋补阴血应注意固护、健运脾胃。如本例患者治疗过程中出现舌苔黄腻的现象，去首乌之滋腻而易用女贞子，更以佛手疏肝和胃，均是固护脾胃之意。另外，七七之年，五脏皆虚，应注意指导患者建立正确的养生观、饮食观，养成正确的作息习惯，保持平和的心态情绪，有益于患者的保健与康复。

（冉青珍　整理）

七、绝经前后诸证案三

病案：李某，女，57岁。2007年4月4日初诊。

病史：自汗10年。患者50岁绝经，自绝经前3年开始出现自汗，动则尤甚，汗后手足、额头发凉。刻下：自汗，口渴，口唇灼热，咽部不适，双目干涩，耳鸣憋胀，下肢乏力，舌质黯红、体胖有齿痕，苔黄稍厚，脉沉弱。高血压病史20余年，2006年8月发现糖尿病。

中医诊断：绝经前后诸证（汗证）。

西医诊断：更年期综合征。

中医辨证：气阴两虚，卫表不固。

治法：益气养阴，固卫止汗。

处方：生黄芪15g，生白术10g，防风6g，桑枝15g，赤芍12g，白芍12g，南沙参12g，太子参15g，麦冬10g，炒枣仁15g，五味子4g，黄精12g，地骨皮12g，茵陈12g，黄连8g，石斛12g，生龙骨先煎30g，生牡蛎先煎30g。14剂，水煎服，每天1剂。

二诊（2007年4月18日）：药后口渴、咽部不适、耳鸣好转。仍全身汗出，饥饿时全身发抖、汗出严重，双下肢无力，手足麻痹、发凉，全身憋胀感，焦躁不安，口唇灼热，双目干涩，神疲困倦，眠佳，纳可，大便略干。舌红、边有齿痕，苔薄白，脉沉弱。

治法：益气阴，和营卫，通腑气。

处方：生黄芪15g，生白术10g，防风6g，桂枝6g，赤芍12g，白芍12g，南沙参 12g，太子参 15g，麦冬 10g，炒枣仁 15g，五味子 4g，黄精 12g，桃仁 9g，杏仁 9g，茵陈 12g，黄连 8g，火麻仁 12g，炒莱菔子 12g。14 剂，水煎服，每天 1 剂。

茶饮方：浮小麦 30g，玉竹 12g，百合 15g，麻黄根 6g，荷叶后下 10g，枇杷叶 12g，桑叶 6g，佛手 9g。14 剂，水煎代茶饮，每天 1 剂。

三诊（2007 年 6 月 5 日）：全身发抖、乏力改善，汗出不减，汗后双手、额头凉感，头重脚轻，右侧鼻塞，下唇灼热，咽部异物感，双耳憋闷，无耳鸣，眠可，午饭后胃脘胀满，大便干，2 日 1 行。舌体胖有齿痕、尖红，脉虚弦。

治法：补益气阴，清肝滋肾。

处方：太子参 15g，麦冬 10g，石斛 12g，桑叶 10g，黄精 12g，炒枣仁 15g，菊花 10g，炒薏苡仁 20g，当归 12g，白芍 12g，炒白术 15g，生龙骨先煎 30g，生牡蛎先煎 30g，丹皮 10g，木蝴蝶 8g，佛手 10g，炙甘草 8g。14 剂，加水煎服，每天 1 剂。配合杞菊地黄丸，每次 6g，每日 2 次。

四诊（2007 年 6 月 20 日）：治疗后全身发抖已止，自汗、乏力、口唇灼热诸证明显改善，双耳憋闷感基本消失。守上方 10 剂，巩固疗效。

点拨：患者自汗，动则尤甚，是卫气虚不能固表之征。口渴、乏力、口唇灼热是气阴两虚的表现。其双目干涩、耳鸣说明患者肝血不足。舌质黯红说明气血瘀滞，舌体胖有齿痕是脾虚之象，苔黄稍厚主湿热。在众多的病理因素中，先抓主要矛盾，即气阴两虚与卫表不固。其余因素应该兼顾。以生脉饮益气阴，玉屏风固表止汗，地骨皮、石斛、黄精、沙参、白芍滋阴清热，黄连清心火，与茵陈配伍利湿清热，赤芍、白芍与桑枝配伍柔肝舒筋活路。生龙骨、生牡蛎潜阳敛汗。经滋补肝肾、益气阴调理后，现气阴得复，自汗、乏力、口唇灼热等气阴两虚症状明显减轻。

问难：临床上自汗和盗汗较为常见，除此之外，汗出异常具体包括哪些情况？

解惑：《素问·阴阳别论》言："阳加于阴谓之汗"。汗有生理性和病理性之分。《灵枢·五癃津液别论》曰："天暑衣厚则腠理开，故汗出……天寒则腠理闭，气湿不行，水下留于膀胱，则为溺与气"。五脏化液，心为汗。在人体剧烈活动、天气炎热等情况下，汗出是人体阳气外泄以达到阴阳平衡的一个自稳过程，这种情况下，汗液也是正常的体液排泄。而汗证是汗出非其时、非其量、非其正常色味的病理状态。是人体阴阳失调、营卫不和、腠理开阖不利而引起汗液外泄的病证。《伤寒论》与《金匮要略》中关于汗出一证的记载有自汗、盗汗、战汗、脱汗、大汗出、微汗出、头汗出齐颈而还、额上微汗出、额上生汗、手足濈然汗出等。

当汗出而无汗出也是一种病理状态，古人谓之“汗不出”，今谓“无汗”。《灵枢·刺节真邪》说：“阴气不足则内热，阳气有余则外热，内（两）热相搏，热于怀炭，外畏绵帛近，不可近身，又不可近席，腠理闭塞则汗不出，舌焦唇槁，腊干嗌燥”，《素问·阴阳应象大论》言：“阳胜则身热，腠理闭……汗不出而热，齿干以烦冤”，在阳热炽盛的情况下，阴液枯竭，故而无汗可出。《伤寒论》云：“阳明病，无汗，小便不利，心中懊侬者，身必发黄”。《素问·金匮真言论》曰：“夏暑汗不出者，秋成风疟”，《素问·刺疟》曰：“湿疟汗不出”，邪气郁闭腠理，不得疏泄，亦可表现无汗。

自汗、盗汗是临床上最常见的两种病理情况。张景岳给出了言简意赅的解释：“汗出一证，有自汗者，有盗汗者。自汗者，濈濈然无时而动作则益甚；盗汗者，寐中通身汗出，觉来渐收”。

战汗症状特点，是先见全身战栗，随之汗出。一般见于高热患者，是机体正气与病邪斗争，祛邪外出的一种防御措施。战汗后一般继之高热、汗出，《濒湖脉学·网言举要》曰：“汗后脉静，身凉则安；汗后脉躁，热甚必难”。

绝汗是指在高热大汗或吐下过度及失血过多等病情危重情况下，出现大汗不止，每可导致亡阴或亡阳，故又称脱汗。又有亡阳绝汗与亡阴绝汗之分。冷汗淋漓，汗味淡稀而凉。手足厥冷，气微，脉浮数而空，或脉微欲绝，舌白润。乃亡阳之汗。高热或久病阴亏的情况下，汗出如油，汗热而味咸，口渴，舌红干，脉洪实无力或微细欲绝，此为亡阴之汗。

黄汗是汗出颜色的异常，这种情况以黄疸患者多见，也可见于其他湿热熏蒸证。汗出沾衣色如黄柏汁，小便不利，脉沉滑，苔黄腻。

还有一些汗出异常比较特殊，那就是并非遍身汗出，而是以身体局部为主，《类证治裁·汗证》云：“胃热上蒸，额汗发黄，小水不利”，《伤寒明理论·头汗》言：“但头汗出，身无汗，齐颈而还，小便不利，渴饮水浆，此为瘀热在里，身必发黄，如热不得越而上达者也。又热入血室，与其虚烦，或阳明被火，及水结胸，皆但头汗出也，俱是热郁于内，而不得越者也”。头面部汗出者以阳明热盛，熏蒸于上有关。《医林绳墨·汗》载：“又有心汗者，当心膻中，聚而有汗”。因忧思惊恐，心脾两伤所致。《素问·生气通天论》载：“汗出偏沮，使人偏枯。”姚止庵注：“阳虚则气不周流，而汗出一偏，气阻一边，故云偏沮”。

问难：汗证如此复杂，辨证时有无基本思路可循？

解惑：阴阳气血五脏之虚，风寒暑湿燥火食滞之实，均可致汗出异常，其病机或营卫不和，或里热炽盛，或湿热熏蒸，或阴虚火旺，或阳气衰微，或正邪交争。不外营卫、阴阳、气血失和，辨证当先分虚实，再定病位，分清正邪主从，即可确立证候、遣方用药。

问难：古有“自汗属气虚、阳虚，盗汗属阴虚、血虚”的说法，这种说法是否正确？

解惑：气虚、阳虚自汗与阴虚、血虚盗汗在临床上较为常见，故而这种说法确实存在。然《景岳全书》曾提出：“自汗亦有阴虚，盗汗亦多阳虚也。所以自汗盗汗亦各有阴阳之证，不得谓自汗必属阳虚，盗汗必属阴虚也”。

若卫气虚弱，不能固表，津液外泄此为气虚自汗。症见汗出频作，动则益甚，倦怠乏力，易于外感，舌淡苔白，脉缓弱。阳虚表疏，腠理不固，津液外泄者为阳虚自汗。症见汗出，气短，动则尤甚，形寒怕冷，面色㿠白，舌淡胖嫩，脉沉细。阴液亏虚，虚热迫津外泄者为阴虚自汗。症见自汗，五心烦热，口干喜饮，颧红，舌红苔少，脉细数。外邪袭表，营卫不和，卫外失司，腠理不固致汗液外泄者为营卫不和证自汗。汗出恶风，或半身、局部出汗、周身酸痛、头痛，脉浮缓，苔薄白。里热炽盛自汗者由于热邪在里，蒸迫津液外出。症见蒸蒸汗出，身热，口渴饮冷，烦躁，大便干结，脉洪大或滑数。

湿热熏蒸自汗者，身热不扬，倦怠乏力，汗出黏腻色黄，口渴不欲饮，舌红苔黄厚，脉滑数或濡数。临床实践证明外感、阳虚、湿热、瘀血等多种原因亦可引起自汗。

而盗汗固然以阴虚者最为常见。阴血不足，寐中卫气乘虚陷入阴中，虚火内炽，表卫不固，迫津外泄而汗出。阴虚盗汗者形体消瘦，颧红，口渴喜饮，五心烦热，虚烦少寐，脉细数，舌红少苔。

程钟龄《医学心悟》曰：“杂症盗汗，乃阴虚之证。伤寒盗汗，乃外感之邪，自不同类”。程氏认为外感盗汗当从少阳经辨治。曰“汗睡而出，觉而收，是邪将盛于阴，而未深入阴，故曰半表半里也”。《伤寒论》134条曰：“太阳病，脉浮而动数，浮则为风，数则为热，动则为痛，数则为虚，头痛发热，微盗汗出，而反恶寒者，表未解也”。表热欲传入里而尚存于半表半里之间，入夜卫气行于阴分，与内热相合，助里热外蒸，则见微盗汗出。外邪入侵少阳，则少阳经症口苦、咽干、目眩、耳聋、寒热往来、舌滑、脉弦与盗汗悉具。

王肯堂在《杂病证治准绳·汗》即有阳虚致盗汗的论述：“阳衰则卫虚，所虚之卫行阴，当瞑目之时，则更无气以固其表。故腠理开津液泄而为汗，迨寤则目张，其行阴之气复散于表，则汗止也。夫如是者，谓之盗汗，即《内经》之寝汗也”。其临床表现为寐中汗出、畏寒恶风、烦躁困惫、舌淡、脉虚缓。

《张氏医通》所言："酒客睡中多汗，此湿热外蒸也"。湿性黏腻，日久化热，熏蒸营阴，寐中阳舍于阴，卫表不固加重，津液被蒸外出，而成盗汗。证见身热不扬、日晡潮热、盗汗、口干不欲饮、大便黏滞不爽，舌红苔黄厚，脉滑数。

问难：《金匮要略》中有甘麦大枣汤，此处百麦安神饮与之有何异同？

解惑：甘麦大枣汤养心安神，和中缓急。主治五脏阴亏，以心阴虚、神志不宁为主要表现的脏躁。余所制百麦安神饮，是在甘麦大枣汤与百合汤的基础上化裁而来。百合汤亦出自《金匮要略》，以百合、生地黄汁组方，又名百合地黄汤。功能滋阴清热安神。故重新组成百麦安神饮后加强了清热的作用。本方中桑叶与荷叶即代替生地黄汁起到了滋阴清热之功。患者诸症反复多年，焦躁不安，患者汗出不止、全身憋胀、手足麻痹、自觉搔抓后好转，均是功能失调的表现，而并无器质性改变。也暗示着患者在五脏阴血皆亏的特殊时期，思虑过度，心阴暗耗，久汗不止，阴液更亏，以致心失所养，虚热扰心，心神不宁。故此以小麦益心脾而养心神，百合养血和营而安神定志，配以荷叶、桑叶滋阴清虚热。百麦安神饮较之甘麦大枣汤增加了滋阴清虚热之力。临床上以茶饮方给予患者，缓缓图之，补虚而不助邪，祛邪而不伤正。

问难：常见您在汤剂基础上又增加茶饮方，一般茶饮方的特点是什么？

解惑：茶饮方以中药煎煮代茶，其特点是通过频频饮服，药物可以缓和而持续地发挥作用。在一些疑难、慢性疾病的治疗中，增加茶饮方可与汤剂相辅相成，发挥疗效；或在主要疾病就诊过程中，出现了外感等特殊变化，可以予茶饮方对症处理，不影响主要疾病的疗程和疗效；暑令季节，暑多夹湿，暑热伤津，在主要疾病治疗过程中，佐以茶饮方清暑益气阴；久病久服药者，增加茶饮方固护脾胃。茶饮方的选药标准必须是药性轻灵、药味清淡，方适合茶饮。

体悟：汗证包括自汗、盗汗、绝汗、战汗等，以自汗、盗汗最为常见。"阳加于阴谓之汗"，汗证本身是营卫阴阳失和的表现，然汗者，以阴精为材料，以阳气为运用。汗出过多，不但伤阴，同时伤阳。自汗者以阳虚、气虚多见，盗汗者以阴虚、血虚多见，然并非绝对。自汗亦有阴虚，盗汗亦有阳虚。另外，外邪袭表营卫不和、湿热熏蒸等因素均可导致自汗、盗汗。无论是自汗还是盗汗，从湿热辨治亦是有效途径之一。

本案患者年过七七，天癸已竭，肝肾阴亏是老年女性的基本病理特点。因此，随着疗程的进展，肝肾阴亏的基本病机渐显，滋补肝肾在本病例的治疗过程中起到了重要作用。五脏阴亏的"脏躁"时期，心血不足、心神失养常加重患者对症状的自我感受，因此，养血安神也是不容忽视的未病先防手段。百麦安神饮是在甘麦大枣汤与百合汤的基础上衍化而来，用以养心安神、清热滋阴，作为茶饮，频频服之，缓缓提高机体的防御能力，从而达到心身康泰之目的。

（冉青珍　整理）

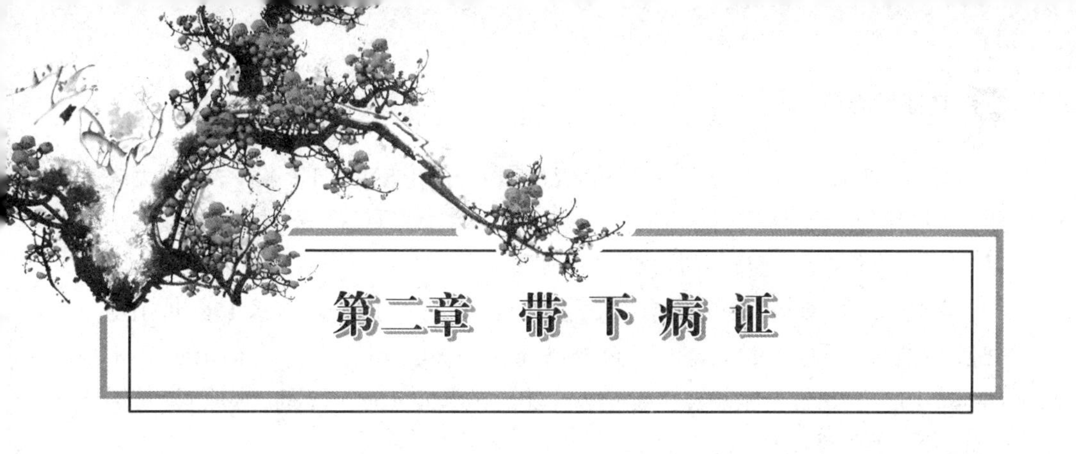

第二章 带下病证

盆腔炎性疾病案

病案：史某，女，40岁，山西大同人。2001年2月23日初诊。

病史：患者4年前出现小腹痛，反复发作，伴腰酸，心烦，恐惧，汗出，月经提前1周来潮，有血块、色黯，白带呈脓性，色黄带血丝，肛门坠胀，大便泄泻，下利脓状，2~3次/日，小便不畅、色黄。面色晦滞，两颧潮红，舌体瘦、质淡，苔薄腻水滑，脉沉滑。近期到医院检查，拟诊断为盆腔炎性疾病，假丝酵母菌性阴道炎。经多方治疗，腹痛及带下异常未见明显改善。

中医诊断：带下病、肠澼。

辨证：湿热蕴久成毒，注于下焦，正气不足。

治法：健脾益气，燥湿清热解毒。

处方：太子参10g，生黄芪15g，炒苍术15g，白术15g，土茯苓20g，川萆薢15g，炒薏苡仁15g，桃仁10g，杏仁10g，败酱草15g，车前子包煎15g，苦参6g，盐黄柏9g，广木香10g，白头翁12g，醋香附10g。7剂，日1剂，水煎2次，分3次服。第3煎去药渣，熏洗阴部。

二诊（2001年3月9日）：药后小腹痛缓解，但停药复发，心烦急躁、恐惧、汗出等症减，带下仍呈脓性、色黄，大便脓状、黏滞不爽，日2行，尿黄，面红，乏力，舌质淡，苔薄腻，脉沉滑。继宗前法，上方去桃仁、杏仁，加秦皮10g，生牡蛎先煎20g。7剂，日1剂，水煎分2次服。

三诊（2001年3月17日）：小腹隐痛、喜按，口干、心烦、胃纳欠馨，小便灼热短黄，大便溏黏，脓液减少，带下量多、色黄，较前质稀。舌淡、苔薄白，脉沉细。治以健脾益气，清热化湿。

处方：党参10g，生黄芪18g，炒苍术15g，白术15g，土茯苓20g，萆薢12g，猪苓15g，车前子包煎15g，炒黄柏10g，白头翁12g，秦皮10g，败酱草15g，木香后下10g，益智仁后下9g，甘草6g。14剂，水煎服，第3煎去渣外洗。

四诊（2001 年 4 月 27 日）：药后诸症减轻，小便通畅，白带减少，大便无黏液，小腹坠胀但不疼痛，头顶有重压坠感。舌体瘦、质淡，苔薄白，脉沉细小弦。治以升阳除湿，健脾温肾，佐以和血调气。

处方：炒芥穗 9g，炒白蒺藜 12g，天麻 6g，炒苍术 15g，炒白术 15g，炒山药 15g，藁本 6g，丹参 15g，车前子包煎 15g，土茯苓 20g，川芎 10g，乌药 10g，广木香后下 10g，生龙骨先煎 20g，生牡蛎先煎 20g，败酱草 15g。12 剂，水煎服，每天 1 剂；第 3 煎外洗阴部，防止烫伤。

五诊（2001 年 5 月 25 日）：带下量减，质黏稠，色淡黄，大便成形，已无黏液，小腹下坠亦杳，小便正常，纳食增加，精神见振。舌淡苔薄白，脉沉弦小滑。检查白带常规未见异常。治以益气养阴，除湿解毒。

处方：

1. 太子参 12g，黄精 10g，南沙参 12g，麦冬 10g，莲子肉 15g，地骨皮 10g，赤茯苓 12g，生黄芪 15g，炒白术 12g，益智仁后下 9g，败酱草 15g，炒白芍 12g，炙甘草 6g，醋香附 10g。12 剂，水煎服，每天 1 剂；巩固疗效。

2. 蛇床子 15g，白矾 6g，苦参 9g，马鞭草 15g，黄柏 9g，甘草 6g。6 剂，水煎外用，先熏后洗阴部，注意清洁，防止烫伤。

迭经 3 个月治疗，终获痊愈。

点拨：正常带下属人体的阴液，其生成有赖肾、脾、任、带的生理生化，禀肾收藏、施泄；经脾的运化、输布；由任脉主司，受带脉约束。患者患病 4 年，久病必虚，患者脾气虚，气虚不能运化津液各走其道，湿邪内停，积久郁而化热，湿热蕴结，久治不愈，瘀结成毒，伤及任带，胞宫内溃，白带呈脓性，色黄或红，湿热毒邪不循常道，渗于后阴空窍，故大便呈脓性。湿性重浊，其性黏腻，故患者自觉肛门坠胀。湿热瘀毒阻滞气机，故腰酸，腹痛。湿热内阻，血行瘀滞，血不归经，故月经提前 1 周，有血块、色黯，湿热熏蒸津液，故患者出汗，膀胱气化不利，故小便不畅。舌体瘦、舌质淡，为脾虚不能运化气血所致。苔薄腻，水滑，脉沉滑，为湿邪内阻之证。患者病性属于本虚标实，治宜标本兼顾，健脾益气，清热利湿解毒为法，方中太子参，味甘苦平，补气生津治本；生黄芪利湿消肿，托疮生肌。《珍珠囊》曰："黄芪甘温纯阳，其用有五，益元气，壮脾胃，去肌热，排脓止痛，活血生血，内托阴疽，为疮家圣药。"盐黄柏清热除蒸，退肾中伏火，为君药。炒薏苡仁健脾止泻，炒苍白术健脾利湿，川萆薢分清祛浊，为臣药。桃仁、杏仁活血化瘀，润肠通便排脓；土茯苓、败酱草清热解毒，消痈排脓；苦参、广木香清热燥湿，用于治疗湿热蕴结，腹痛泄泻，为佐药。白头翁清热解毒，凉血止痢，醋香附疏肝理气止痛，其醋制后止痛力量较强，共为使药。外熏洗方，清热燥湿，杀虫止痒。内服外用，以提高疗效。

问难：患者表现一派内热之证，路老反而予太子参、黄芪补益之品，有无助热留邪之弊？

解惑：该患者感染病邪，久病未愈，损伤正气，病性已属本虚标实，故针对患者体质情况，遵循"实者泻之，虚者补之"的治疗原则，攻补兼施，标本兼顾，以健脾益气，清热利湿解毒为法。方中用黄柏、白头翁、败酱草、苦参、川萆薢一派清热利湿解毒之品，祛除病邪，但恐寒凉之药易损正气，致任带虚损，固摄无权，湿热下注胞宫更甚，使虚者更虚，实者更实，故此对其虚实夹杂之症，加用扶正之品，用生黄芪甘温补气，固表泻火。王好古曰：黄芪实卫气，是表药；益脾胃，是中州药；治伤寒尺脉不至，补肾元，是里药（《汤液本草》："治气虚盗汗并自汗，即皮表之药；又治肤痛，则表药可知；又治咯血，柔脾胃，是为中州药也；又治伤寒、尺脉不至，又补肾脏元气，为里药"）。太子参味甘、微苦，性平，入心、脾、肺三经，以补气益脾，养阴生津；炒白术味甘，益脾化湿。黄芪、太子参、白术虽有补益作用，但益气与养阴合用，且生黄芪补益之中兼泻火之功，方中又有清热之品相伍，故全方既能达到扶正祛邪之效，又无助热留邪之弊。

问难：带下病乃妇女的一种常见病，历代医家重视带下病的诊治，尤其以傅青主为代表，其将带下病列为卷之首，路老对于带下病有何见解？

解惑：带下病是妇科的常见症和多发病，历代医家非常重视带下情况，尤其清代《傅青主女科》将带下列为上卷之首，可见其用心良苦。傅氏指出带下分有白带、黄带、青带、赤带、黑带等五种，其病因常与脾气之虚、肝气之郁、湿气之侵、热气之逼所关系密切。但临床上带下病易被病者所隐或为医者所忽，路老在临证之际，凡妇女来就诊，无论是内、外、妇科主诉，皆从整体出发，必问其经、带情况，予以综合分析。路老将十问歌中"妇人尤必问经期"改为"妇人尤问经带崩，胎孕产后要详明"。可见对带下疾病的重视程度。结合本患者情况，其带下病程长达4年，病情反复，久治不愈，已成正虚标实之象，由于湿热蕴久成毒，注于下焦，正气不足，治疗大法扶正祛邪为原则，执健脾益气，燥湿清热解毒治之而奏效。

体悟：路老在治疗疑难杂症时，善于抓住主症，切中病机，辨证施治，故效如桴鼓。就本患者为例，病因的关键为湿、热、毒，路老在遣方用药上一直抓住该重点，因而治疗每多应用利湿之法，以消除致病因素，缓解临床症状，但又合理兼顾扶助正气，并根据症状适时变更方药，在出现阴痒症状时加入外治法，以改善局部循环，和杀菌消毒，使内外合治，相得益彰。

（王小云　马秀文　整理）

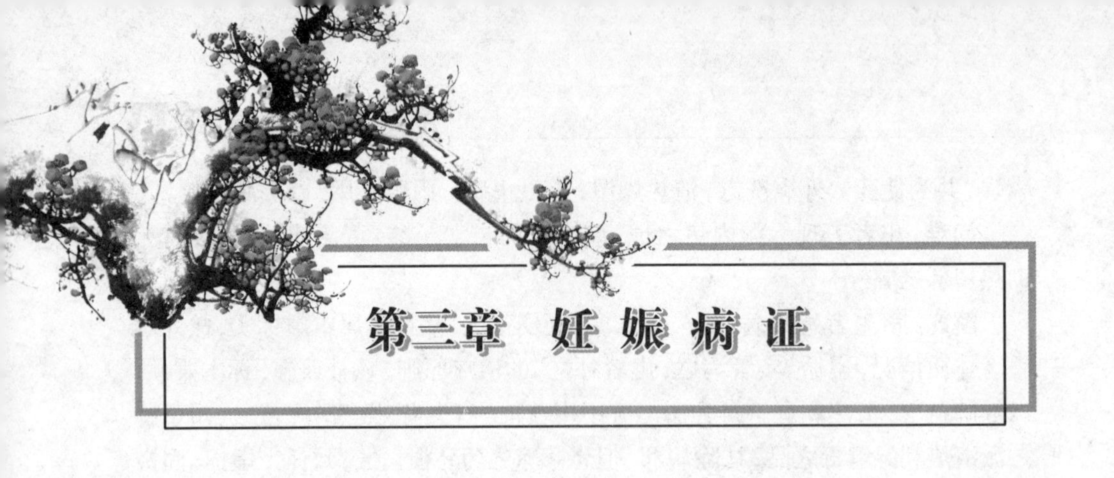

第三章 妊娠病证

一、妊娠恶阻案一

病案：唐某，女，34岁。1983年1月14日初诊。

病史：怀孕2个月余，孕40天开始呕吐，现妊娠恶阻已月余，呕吐不止，饮食不入，吐出物酸黏，时而吐血，血色鲜红，胃脘刺痛，大便3~4日未行，畏寒身冷，夜间烦躁不寐，舌质黯红、苔少，脉弦滑、左寸脉上鱼际。

中医诊断：妊娠恶阻。

西医诊断：妊娠剧吐。

辨证：肝胃不和。

治法：疏肝和胃，清肃肺胃。

处方：苏叶后下3g，黄连2g，黄芩9g，生大黄后下3g，枇杷叶12g，陈皮6g。3剂，水煎服，每日1剂。

二诊（1987年1月17日）：进药2剂，腑气得通，恶心呕吐大减，吐血已止，胃痛亦杳，已能稍进饮食，诸症均见好转。舌质红绛，苔少，脉弦滑。

治法：温胆和胃，降逆止呕。

处方：

1. 藿梗3g，竹茹10g，半夏6g，云茯苓15g，川黄连2g，吴茱萸1g，枇杷叶9g，玉竹6g，刀豆6g，旋覆花布包9g，代赭石先煎12g。2剂，水煎服，每日1剂。

2. 苏叶3g，黄连1g。2剂，开水冲泡代茶饮，每天1剂。

三诊（1987年1月23日）：服上药后，呕恶均瘥，纳食渐增，精神见充，已停药3日，未再见呕恶。再以疏肝理气，和胃止呕，以资巩固。

处方：炒竹茹12g，半夏6g，藿梗4.5g，枇杷叶10g，黄芩6g，刀豆6g，旋覆花包煎9g，枳壳9g，砂仁后下4.5g，炙甘草3g。3剂，水煎服，每日1剂。

点拨：患者因孕后血聚下焦以养胎，冲脉之血相对不足，而冲脉之气则相对旺盛，冲脉气盛则上逆，冲脉隶属阳明，冲气上逆必夹胃气上逆。又加之血聚下焦，肝木失于滋养，肝体不足，则肝用太过，肝气犯胃并化热，故而胃气上逆呕吐泛酸，热伤阴液则大便不通，热扰心神则夜来烦躁不寐，热灼血络则吐血。舌质黯红，苔少主热，脉弦主肝气旺，上鱼际表明热伤肺胃。治宜疏肝和胃，清肃肺胃止呕。以苏叶黄连汤为基础组方。肝胃和则冲气不上逆，方中苏叶、黄连疏肝清热、和胃止呕，黄芩、黄连清热除烦安胎，枇杷叶肃肺化痰、清金佐木，生大黄行气通腑导浊，陈皮理气燥湿、和胃止呕。

患者腑气已通，但肝胃不和、胆热犯胃仍在，治宜清肝泻火，温胆和胃。以竹茹、半夏、茯苓温胆化痰、和胃降逆，黄连、吴茱萸组方左金丸，疏肝清热、和胃止呕，旋覆花、代赭石降胃气，藿香梗、刀豆理气降逆。多日呕吐，阴液亏虚，以玉竹滋养胃阴、濡润胃气。

问难：脾气主升，胃气主降，胃失和降则发生呕吐。脾胃气机在全身气机升降中起的是怎样的作用？

解惑：《脾胃论》云："盖胃为水谷之海，饮食入胃，而精气先输脾归肺，上行春夏之令，以滋养周身，乃清气为天者也；升已而下输膀胱，行秋冬之令，为传化糟粕，转味而出，乃浊阴为地者也。"脾的功能是将水谷精气向上焦散布，所以脾的运化特点是上升的，即脾主升清。《素问·五脏别论》曰："水谷入口，则胃实而肠虚，食下，则肠实而胃虚。"即胃的功能特点是向下的，主降浊。正是通过脾胃的升清降浊，完成水谷的运化、气血的化生与输布。且脾居中州，连通上下。《四圣心源》曰："脾升则肾肝亦升，故水木不郁；胃降则心肺亦降，故金火不滞。"脾阳升则肝肾之阴上济心肺；胃阴降则心肺之阳下济肝肾，上下交通，阴阳相济。脾胃可谓是全身气机升降的枢纽。《素问·六微旨大论》云："出入废则神机化灭，升降息则气立孤危。故非出入，则无以生长壮老已，非升降，则无以生长化收藏。是以升降出入，无器不有……故无不出入，无不升降……四者之有，而贵常守，反常则灾害至矣。"脾升胃降对整体气机的升降出入起着至关重要的作用，同时也是全身脏腑功能各司其职的原动力。

问难：中焦脾胃是气血生化之源，又是全身气机升降的枢纽，脾胃功能在妊娠过程中起着怎样的作用？

解惑：肾藏精，主生殖。《素问·上古天真论》载："二七而天癸至，任脉通，太冲脉盛，月事以时下，故有子"。妊娠孕育固然是建立在"肾气盛""任通冲盛"的前提下，重视肾主生殖之外，不应该忽视后天之本、气血生化之源之脾胃。"中焦受气取汁，变化而赤是谓血"。气血是女性发挥经、孕、产、乳等生理功能的物质基础，也是胎儿生长发育的物质基础。脾胃运化失职，气血化生不足，胞脉失养，后天无以养先天，则胎元不固或胎萎不长。

胞宫为奇恒之府，其形态中空似腑而功能似脏，亦藏亦泻，藏泻有时，发挥着月经的如期来潮、孕育、分娩的生理功能。胞宫的藏泻功能正常发挥与脾胃气机升降有密切关系。脾主升清，主统摄，若脾气素亏，孕后失于统摄，则易发生胎漏、胎动不安，甚则胎堕。胃气以和降为顺，病则气逆。孕后血聚胞宫以养胎，冲脉气盛常夹胃气上逆，若素有中焦虚寒、胃阴不足、胃气虚弱等因素，或遇风寒、宿食、痰饮、肝郁犯胃等病因，胃气上逆而致恶阻的症状将更加严重。

问难：《医宗金鉴》归纳妊娠恶阻的病因，主要有气逆、痰浊、胃热、胃寒几种证候是否全面？历代医家是否还有其他认识？临床上具体应如何辨治？

解惑：《医宗金鉴》所讲的几种情况是临床较常见的证候，广泛被后世医家所沿用。对明清以前的学术思想也是一个较全面的归纳总结，该书由于编写体例所限，论述过于简略，若要全面学习，仍需认真阅读其他古代医籍。

妊娠本是正常生理现象，之所以有人会发生恶阻，多数医家认为其发病与其体质有关。《傅青主女科》谓："不知妊娠恶阻，其逆不甚，且逆是因虚而逆，非因邪而逆也。因邪而逆者，助其气则逆增。因虚而逆者，补其气则逆转。况补气于补血之中，则阴足以制阳，又何虑其增逆乎。宜用顺肝益气汤"。除"胃虚"外，孙思邈在《备急千金要方》提出：妇人孕前素有"虚羸""血气不足""肾气弱""喜怒不节"等。《卫生家宝产科备要·论初妊娠》论病因：主体虚内有风痰，指出："素来虚羸，血气不足，体中有风气，心下多痰水者"。

至于孕后发生妊娠恶阻的病机与证候，可归纳为以下几个方面：

张景岳认为，妊娠恶阻为："胃虚气滞，然亦有素本不虚，而忽受胎妊，则冲任上壅，气不下行"。脾胃素虚，孕后失于和降，随冲气上逆而作呕恶。即脾胃虚弱妊娠恶阻。恶心呕吐，呕吐清涎，神疲乏力，倦怠思睡，舌淡苔白，脉缓滑无力。治宜健脾和胃，降逆止呕。可考虑用五味异功散或香砂养胃为基础方，加以辨治。

胃虚痰浊妊娠恶阻证，《医学心悟·妇人门》谓："妊娠之际，经脉不行。浊气上干清道，以致中脘停痰。眩晕呕吐，胸膈满闷，名曰恶阻。法当理脾化痰，升清降浊，以安胃气。用二陈汤加枳壳主之"。《女科经纶》引丹溪之言："有妊二月，呕吐眩晕，脉之左弦而弱，此恶阻。因怒气所激，肝气伤，又挟胎气上逆"。女子善怀而多郁，若素有肝郁，孕后又有情志内伤，大怒伤肝，疏泄失常。冲逆之气夹肝气犯胃，而发为肝胃不和证妊娠恶阻。恶心呕吐，口干口苦泛酸，胁肋胀痛，舌红苔黄，脉弦滑。可用苏叶黄连汤为基础方，随症加减。

《金匮要略·妊娠病脉证并治》曰："妊娠呕吐不止，干姜人参半夏丸主之”。原文虽无详细记载，以方测证，当为胃虚有寒饮的方证。除恶心呕吐外，当有形寒，胃脘冷痛，痰涎清稀，口淡不渴，头眩心悸，舌苔白滑，脉沉迟缓等。干姜半夏人参丸治以温化寒饮，补虚降逆。

元代朱丹溪曰：“凡孕二、三月间，吐逆不食，或心中烦闷，此乃气血积聚，以养胎元，精血内郁，秽腐之气上攻于胃。”气血瘀滞不通，也是古代医家注重的一种病机与证候。隋代巢元方认为，妊娠恶阻的病机为“脏气不通”。四磨汤、木香顺气丸亦可用于孕妇身体强健者，但中病即止，不可过用。

问难：患者数日未解大便，用生大黄固然可以行气通腑。然通腑有多种方法，对于孕妇来讲，选生大黄是否过于猛烈？

解惑：患者热盛伤阴，中焦气机壅滞不通，用生大黄 3g，宜后下，不仅泄热，又可通腑，不但起到釜底抽薪，泄热存阴的作用，又可起到通腑导浊，腑通血止的作用。《黄帝内经》曰：“有故无殒，亦无殒也。”不必有胎元受损之顾虑。本例之治，体现了路老“轻可去实”的用药特点，以及小方治大病的宝贵经验。

体悟：妊娠初期，患者因产后血聚下焦以养胎，冲脉气盛，夹胃气上逆，胃失和降，而发生恶阻。血聚下焦，肝失于滋养，肝体不足，则肝用太过，肝气犯胃并化热。治疗以疏肝和胃、清肃肺胃为法。脾胃功能的正常发挥对胎儿的孕育起着重要作用。脾胃为气血生化之源，为胎儿的生长发育提供物质基础，脾胃为气机升降的枢纽，脾升胃降，则肝肾阴精得升，心肺阳气得降，上下交通，阴阳相济。胞宫的藏泻功能也在气机的升降相因中发挥着正常作用。若脾胃升降失司，脾虚失于统摄，则胎漏胎动不安，胃失和降，冲气上逆，则妊娠恶阻。因此，在妊娠病的治疗中应重视脾胃气机的调摄。本案采用苏叶黄连汤为基本方，以疏肝和胃，同时用了生大黄通腑气以降胃气，肺与大肠相表里，故用枇杷叶、黄芩清肺热以肃肺金而行肃降之功，而达通腑导滞之用。二诊用了温胆汤温胆和胃，左金丸佐金制木，旋覆代赭汤和胃降逆。

此案属妊娠呕吐之重症，其主要病机是冲气上逆，胃失和降，故平冲降逆，和胃止呕为其治法，方中用降逆止呕之品以治标，更寓意泄热清肝，方中半夏列为妊娠禁忌，见《妇人大全良方·胎教门—孕妇药忌歌》，载妊娠禁忌药约 65 味之多，半夏亦在其中。《本草纲目·卷二》亦作了转载。但仲景在《金匮要略·妇人妊娠病脉证并治》明确指出：“妊娠呕吐不止，干姜人参半夏丸主之”。路老认为，后世妇科医家共识产前宜清热保胎，而对一些辛温有毒以及剧毒之药物列为禁忌，我们值得学习和熟记，以免引起不良反应，关键是熟练掌握与运用配伍、剂量等方面，应严格使用，但不能因噎废食而一概不能用，特别是半夏不宜用白矾炮制（白矾制的易吐），与竹茹、枇杷叶、黄芩、黄连等配伍，则无辛燥劫阴之虞。“气阻中脘，阴阳拂逆”，降逆止呕非此不可，所谓有病则病当之，亦即“有故无殒，亦无殒也”。

本案提示我们，中医的组方特色千变万化，圆机活法，时时注意“整体观”与“辨证论治”，切忌头痛医头脚痛医脚。

（冉青珍　李方洁　整理）

二、妊娠恶阻伴发热案二

病案：侯某，女，32岁。1983年6月13日初诊。

病史：患者妊娠46天，恶心呕吐，一直低热，体温在37.4~37.8℃之间，前胸后背恶寒，嗜睡，心烦意乱，口腔溃疡，口干不欲饮，晨起腹胀，大便正常，小便短黄，舌质绛少津，苔薄白，脉细弦。

中医诊断：妊娠恶阻。

辨证：脾胃蕴热，冲脉上逆。

治法：清透郁火，降逆和胃。

处方：竹茹12g，黄芩9g，生石膏先煎15g，栀子6g，陈皮9g，生地黄9g，升麻6g，丹皮10g，炒枳实9g，火麻仁9g。5剂，水煎服，每日1剂。

二诊（1983年6月20日）：药后口腔溃疡已愈，腹胀减轻，精神好转。仍有低热，嗜睡，口苦，恶心，尿少色黄，大便正常。舌质绛，苔薄白，脉细弦滑。体温仍在37.4~37.8℃之间。

处方：苏叶后下9g，枇杷叶12g，竹茹12g，白芍12g，生石膏先煎20g，当归5g，瓦楞粉先煎10g，生地10g，丹皮9g，炒枳实10g，甘草3g。5剂，水煎服，每日1剂。

三诊（1983年6月26日）：药后体温正常，恶心消失，现感气短，腰痛，牙龈肿胀。舌红、苔薄白，脉细滑小数。宜竹叶石膏汤加减，以善其后。

处方：竹叶10g，生石膏先煎15g，太子参10g，法半夏10g，陈皮9g，枇杷叶12g，山药15g，粳米15g，甘草6g。4剂，水煎服，每日1剂。

点拨：妇人受孕初期因经闭血海不泻，冲任之气较盛，冲脉隶属于阳明，其气上逆则可犯胃，且孕初期阴血下聚养胎，而肝脏体阴用阳，故肝气偏旺，加之肝脉布胸胁夹胃贯膈，冲气、肝火上逆犯胃，胃失和降，遂致恶心呕吐、晨起腹胀。朱丹溪曰：“凡孕二三月间，呕逆不食，或心烦闷。此乃气血积聚，以养胎元，精血内郁，秽腐之气上攻于胃，是以呕逆不能纳食”（《女科经论·卷三胎前证》）。郁火上扰心神，故见心烦意乱；郁热灼津则口失濡养，口腔溃疡，口干不欲饮，大便干，尿黄。李东垣在《脾胃论·饮食劳倦所伤始为热中论》指出：脾胃气衰，元气不足，会导致阴火内生。故考虑患者持续低热，为脾胃郁火内伏所致。治以清透郁火，降逆和胃为法，方选泻黄散化裁。方中石膏苦寒，清热泻火，除烦止渴；栀子苦寒清降，清泄三焦火邪，且有清心除烦之效。升麻清热解毒，升而能散，可宣达郁遏之伏火，有“火郁发之”之意，与黄芩配伍，则泻火而无凉遏之弊。胃热则阴血亦必受损，故以生地凉血滋阴，丹皮凉血清热。《珍珠囊》云：生地可凉血生血，补肾水真阴。《本草纲目》云：丹皮“治血中伏火，除烦热。”陈皮、竹茹相配可理气降逆，益胃清热；炒枳实，经炒后其性平和，行气滞，除胃肠郁热，而无伤胎之虞，火麻仁润肠通便，共成清上彻下之功，升麻兼以引经为使。此方清降与升散并举，使清降不伤脾胃，升散能解伏积之火。

二诊患者仍有低热，口苦，尿少黄，舌质绛，热灼津伤之象较著，原方去升麻、火麻仁、黄芩、山栀子防其升散、苦寒伤津，加竹叶、枇杷叶、粳米以清热和胃生津；当归、白芍养血柔肝，与枇杷叶合用，理气宽中安胎；瓦楞粉和中降逆；生石膏加量以加强清热泻火、除烦止渴之力。经服数剂，恶阻低热痊愈。

问难：本案妊娠恶阻伴低热，病机关健系脾胃蕴热，冲脉之气上冲。妊娠恶阻的病因病机自古已有记载，多从肝胃不和，或脾胃虚弱论述，亦有医家提出气机逆乱可致此病。本案应如何辨别寒热虚实？

解惑：古人云：治病必求其本。因此，辨清因果标本可使治病事半功倍。患者妊娠以来持续低热，为热象；心烦意乱、尿黄，提示有内热，加之口干不欲饮，为伏火蕴于脾胃消耗津液所致。故可辨为实热证，实热持续内蕴，灼伤阴液，则致兼夹虚热。故实热为其因，虚热为果。恶心、腹胀等气机不畅证候亦可辨为实证。由此可见，要辨其寒热虚实，最重要就是分清因果，一切便能迎刃而解。

问难：妊娠期间选方用药，须知时刻顾护胎元，凡峻下、滑利、祛瘀、破血、耗气、散气以及一切有毒药品，都宜慎用或禁用，此案中予苦寒、泻下、活血之品，有无伤胎之弊？临证应如何把握治病与安胎并举原则？

解惑：本案患者为妊娠恶阻伴有低热，脾胃蕴热致胃气上逆是致病关键，为阳明经证，郁火内伏，需清透郁火则脾胃蕴热可除，由于辨证准确，安正祛邪，各有侧重，非因苦寒、重坠、泻下、攻伐、活血之品，而舍黄芩、石膏、当归、丹皮等药于不用，故而获效。《素问·六元正纪大论》早已指出：“有故无殒，亦无殒也”，只要辨证准确，掌握药量，小制其剂，中病即止，即使为攻伐之剂，亦绝无伤胎之虞。

问难：中医倡导治病应“衰其大半而止”，尤其是妊娠期女性，患者已无明显热象，清热之剂为何选用竹叶石膏汤作为善后治疗？

解惑：竹叶石膏汤主治伤寒、温病、暑病余热未清，气津两伤证。《医宗金鉴》所言：“以大寒之剂，易为清补之方”。《医方集解》云：“此手太阴足阳明药也。竹叶、石膏辛寒以散余热；人参、甘草、麦冬、粳米之甘平以益肺安胃，补虚生津；半夏之辛温以豁痰止呕，故去热而不损其真，导逆而能益其气也。”本证为热势已衰，余热未尽而气津两伤。热既衰且胃气不和，故用人参、麦冬益气生津；竹叶除烦，半夏和胃，其中半夏虽温，但配入清热生津药中，则温燥之性去而降逆之用存，且有助于输转津液，使人参、麦冬补而不滞，此善用半夏者也。本方在《伤寒论》中治“伤寒解后，虚羸少气，气逆欲吐”证。在实际运用中，凡热病后期中见气津已伤、身热有汗不退、胃失和降等均可使用。对于暑温病发热气津已伤者，尤为适合。众医家拾伤寒之瑰宝，实为幸事。

体悟：本案为脾胃蕴热，冲脉之气上冲之里热证，方药运用重在清泄蕴热，降冲逆之气。妊娠恶阻为怀孕期间最常见的疾病，严重时可使孕妇气阴两虚，导致它病。路老认为虽历代医家从不同的角度进行解释，但其发病原因不外乎痰、热、郁、虚四个方面，但其发生总有胃失和降的病机，治疗过程当中在针对病因辨证治疗时，注意照顾胃气，方可起到良好的效果。此外，路老认为孕妇多有阴血下聚养胎，冲气偏旺，容易上犯中焦，故除治疗方面注意照顾胃气之外，还应注意孕妇饮食，不要为生冷油腻所伤。路老辨证清晰明了，遣方用药恰到好处，体现出遵古而不泥的临证特点。路老用药灵活自如，对于核心病机分析透彻，一则清热泻火，一则养阴和营，正犹如一红红燃烧的火堆，先用布把火扑灭，再浇水变凉，而不是直接用水扑灭，生烟无数，而火不烧不尽也。妙极，妙极！

（王小云　李方洁　整理）

附录：患者王女士来函致谢

本人，今年50岁。

病史：1979年怀妊，出现右腹胀痛，伴恶心、呕吐，双小腿瘙痒，继而出现黄疸，全身色黄如橘子色，巩膜、尿液均呈黄色，在某医院诊治，诊为急腹症（胆囊炎、胆结石、胆道梗阻等），遂住院治疗。

在住院期间，经内、外、妇产、保健等多科专家会诊，一致诊为胆道疾患，普外继续治疗，每周为我订的手术方案，均在手术前否定，这样几个月过去了，也不见好转。终于妊娠近7个月前，由于疼痛得不到控制，虽然用了很多药，想了很多办法，采用了相关措施，但症状仍然不缓解，只得决定手术，但当时胎儿较大，又怕有大出血危险，必须先行引产术，终止妊娠。行引产术后，诸症缓解，于是医院决定让我先回家静养，门诊随诊，并告诉我随着医疗技术的发展，会有好办法，因此我不敢再要孩子。

直到1982年夏，再怀孕又出现上次怀孕后的症状，丝毫不差，家人担心我，我更害怕，生怕得到前一次怀孕后的结果，罪没少受，再不成功怎么办？

经全家商议，遂到广安门医院的内科研究室找路志正主任，路老以妊娠恶阻收治。在路老精心治疗下，只采用口服中药汤剂，每日2次，每次200ml，治疗近2个月，诸症消失。终在1983年3月底，足月产一男婴，孩子在成长期间，一切发育正常，聪明又可爱，今年已18岁，身高170cm有余，体重63kg，今年面临高考。

总之，我的孩子是在路老精湛医术呵护下出生的。在此感谢路老送子观音！今送两张孩子7岁、17岁的照片，以作纪念！

王女士

2001年8月

附记：王女士，第一次妊娠，出现恶阻、腹痛，诊断合并胆道感染，因病情及腹痛难以控制，实施大月龄胎儿（近7个月）引产术。1982年第二次妊娠，所患症状与第一次相同，慕名来我院门诊，余以中医辨治妊娠恶阻近2个月，顺利分娩，喜得一子。惜当时门诊任务重，未将病历存底，殊为可惜。王女士于其子18岁时来信致谢，并附患病经过，特予附录，供同道参考！

路志正

三、胎动不安案一

病案：黄某，女，27岁，医师。1991年12月26日初诊。

病史：主因妊娠6个月余，胎动不安2个月求诊。患者工作劳累，孕4个月即感胎动，每日胎儿在腹内躁动不安，夜间经常因胎动不能入睡。每晚2~3时从梦中醒来，发觉前胸、颈部、头枕部汗水淋漓，胎儿亦在腹中乱动一阵，小腹及腰部坠痛。起床小便，但尿液点滴不畅，心烦不适，胃脘嘈杂，进食少许糕点后胎儿逐渐安静，再次安眠。白天头昏疲倦，纳差，口黏无味。妊娠5个月时，出现不规则宫缩，每次约持续10秒，间隔时间不等。在其医院妇产科检查，诊断为先兆流产。嘱休息，口服苯巴比妥及沙丁胺醇。但效果不佳，而且停药后症状反复。特求医于路志正教授。路老细心询问病史，了解孕妇素喜嗜辛辣食物。观舌质红，苔薄黄，舌根稍腻，脉滑数。

中医诊断：胎动不安。

西医诊断：先兆流产。

辨证：热伏冲任，血海不固，胎动不安。

治法：清热安胎，佐以和营。

处方：竹茹 12g，苏梗后下 10g，黄芩 9g，炒白术 10g，黄连 1.5g，砂仁后下 3g，丹参 12g，白芍 15g，炒枳壳 12g，炒枣仁 10g，绵茵陈 10g，木蝴蝶 6g，甘草 3g。4 剂，水煎服，每日 1 剂。

二诊（1991 年 2 月 1 日）：服药 4 剂后，症状减轻。按路老指示服药 10 剂，心烦得解，鼻息畅通，夜间睡眠大为改善，宫缩的次数略有减少，但胎动仍较多。再请路老详诊。

处方：苏叶后下 3g，黄连 1.5g，竹茹 12g，佛手 9g，黄芩 9g，炒白术 10g，山药 15g，丹参 15g，砂仁后下 4g，白芍 15g，炒枳壳 10g，炒枣仁 10g，甘草 6g。6 剂，水煎服，每日 1 剂。

三诊（1991 年 2 月 23 日）：述连服 6 剂后效果明显，鼻息畅，心静凉，睡眠安，胎动柔和，偶有宫缩。孕 7 个月后，因工作较忙，肢倦神疲，夜寐不安，胎动及宫缩又逐渐增多，且宫缩时伴有腹痛，心烦易怒，鼻塞咽痒，胃脘不适，嗳气泛酸。经医院产科检介诊为胎儿臀位，已入盆腔，有早产之征，建议住院保胎治疗。患者经过上述治疗，对中医疗效增强了信心，故再次来诊。诊见舌淡红，苔薄白，脉大关部弦滑。辨证为气阴不足，血失所养。治以益气养血，补血和营，健脾畅中，清热安胎。

处方：太子参 10g，沙参 12g，麦冬 10g，丹参 15g，白芍 15g，炒白术 12g，黄芩 10g，砂仁后下 1.5g，苏梗 9g，竹茹 12g，炒枳壳 12g，甘草 6g。5 剂，水煎服。

三诊（1991 年 3 月 15 日）：服上方 5 剂诸症明显减轻，胎动柔和，偶有宫缩，鼻息通畅，心静眠安，纳谷日增，精力充沛，舌质淡红，苔薄白，脉弦小滑。嘱再进 10 剂，复查胎位正常。为巩固疗效，再以益气养血，清热安胎，调理冲任，健脾和胃。

处方：太子参 12g，麦冬 10g，丹参 15g，炒白术 12g，炒白芍 15g，当归 9g，黄芩 10g，砂仁后下 2g，苏叶后下 6g，炒枳实 12g，甘草 6g，炒枣仁 10g。6 剂，水煎服。

后足月产一男婴，体重 3kg，母子安康，婴儿啼声洪亮、食欲旺盛，满月时体重达 4.2kg，半岁时达 9.5kg，反应灵敏，体格健壮。

点拨：孕妇平素嗜喜辛辣，热邪内伏，现妊娠后血聚冲任以养胎元，肝阴不足，肝阳偏亢，热邪伤阴，扰于冲任，损伤胎气，故见胎儿躁动不安；虚火内生，热逼津液外泄，故见盗汗，心神不宁，胃脘嘈杂；阴血暗耗，气血亏虚，疲倦乏力，头昏，纳差。治宜清热安胎，佐以和营。路老针对初诊病况，首先运用黄芩、黄连清热安胎。黄芩、黄连性味苦寒，清热泻火除烦。茵陈苦寒降泄，善清利脾胃肝胆湿热，使之从小便出。竹茹清热除烦止呕，《本经逢原》言其："清胃府之热，为虚烦烦渴、胃虚呕逆之要药"。以上为君药。白芍养阴和营、调肝气、平肝阳、缓急止痛，与甘草相配为芍药甘草汤，可缓急止痛。实验研究表明：芍药甘草汤有镇静、镇痛、松弛平滑肌的作用，可有效抑制宫缩；同时芍药味酸可敛阴、和营而止汗，用于阴虚盗汗。炒枣仁味甘，入心、肝经，能养心阴，益心、肝之血而有安神之效，枣仁味酸，还可收敛止汗，用治体虚自汗、盗汗。《名医别录》载其治："烦心不得眠……虚汗，烦渴，补中，益肝气，坚筋骨，助阴气"。《本草纲目》谓："其仁甘而润，故熟用疗胆虚不得眠，烦渴虚汗之证"。炒白术可补脾益气，固表止汗，以上均为臣药。胃以通为补，以降为顺，佐以苏梗、少量之春砂仁、枳壳、木蝴蝶理气和胃。使以丹参味苦、微寒，可凉血清瘀热，又可养血安神。待孕妇热扰冲任缓解，继予太子参、麦冬加强养阴和营，使诸证痊愈，母子平安。

问难：黄芩乃上、中二焦药，性味苦寒，能清热燥湿，降火下行，归肺、胃、胆、大肠经，试问黄芩如何配伍能加强安胎的综合作用？

解惑：黄芩之安胎效用，古今医家多有论述。如张元素曾提出："黄芩凉心，治肺中湿热，泻肺火上逆，疗上热，目中肿赤，瘀血壅盛，上部积血，补膀胱寒水，安胎，养阴退阳。"《本草纲目》曰："黄芩入手太阴、少阳、阳明经气分，泻三焦实火……解喉腥，化斑疹，治疮疡，通肠闭，止热痛，凉血安胎。"《滇南本草》曰："上行泻肺火，下行泻膀胱火，（治）男子五淋，女子暴崩，调经清热，胎有火热不安，清胎热，除六经实火实热。"《本草汇言》曰："……所以方脉科以之清肌退热，疮疡科以之解毒生肌，光明科（眼科）以之散热明目，妇女科以之安胎理经，此盖诸科半表半里之首剂也"。黄芩性凉，尤适于血热胎动不安。黄芩之安胎效用，主要是通过其清热凉血作用而间接达到。对胎动不安病症的治疗，应首先审明病因，掌握非胎热或湿热者不可用黄芩，使用黄芩安胎，又必须同时配合相应药物，否则其效果将适得其反。金元大家朱丹溪曾言："黄芩、白术乃安胎圣药，俗以黄芩为寒而不敢用，盖不知胎孕宜清热凉血，血不妄行，乃能养胎。"《丹溪心法 · 金匮当归散》中提出的"白术、黄芩乃安胎圣药"对后世影响巨大。《丹溪纂要》指出："安胎清热，条芩、白术等分，炒为末。米饮和丸梧子大，每服五十丸，白汤下，或加神曲。凡妊娠调理，以四物汤去地黄加白术、黄芩为末，常服甚良"。《本草纲目》曰："黄芩得酒上行，得猪胆汁除肝胆热，得柴胡退寒热，得芍药治下痢，得桑白皮泻肺火，得白术安胎。"《本草求真》曰："黄芩之退热，乃寒能胜热，折火之本也，且得白术、砂仁以安胎。"《本经逢原》言其"苦燥而坚肠胃，故湿热黄疸，肠澼泻痢为必用之药……助白术安胎，盖黄芩能清热凉血，白术能补脾统血，此惟胎热升动不宁者宜之，胎寒下坠及食少便溏者，慎毋混用"，又曰："若血虚发热，肾虚挟寒而伐升发之气也"。其实早在《金匮要略·妇人妊娠脉证并治》使用的当归散方中即有黄芩清热滋阴。后多随证加减用于各种胎动不安。如《景岳全书》中配用生地黄、黄柏等治疗血热胎动不安，而治疗肾虚有热胎动不安，则加入熟地黄、续断、人参等。《医学入门》中用于气虚血热胎动不安的芩术汤，则是配用了白术。可见，黄芩之安胎效用，也取决于相应安胎药物的合理配伍。

问难：具有安胎功效的中药众多，应该如何选择安全有效的中药？

解惑：中医对胎动不安有着良好的疗效，其中如下的中药效果显著且安全。

续断有补肝肾、续筋骨、止血安胎之效。《本草汇言》云："续断，补断血脉之药也。大抵所续之血脉非此不续。所伤筋骨非此不养，所滞关节非此不利。所损之胎孕非此不安。"为肝肾虚弱，冲任失调的胎动欲坠或习惯性流产之要药。

杜仲有补肝肾、强腰膝、安胎之效。《药性歌括四百味》曰："杜仲甘温，腰疼脚弱，阳痿尿频，安胎之良药。"适用于肝肾亏虚、下元虚冷的妊娠下血、胎动不安、习惯性流产等。

菟丝子有补肾固精、养肝明目、止泻安胎之效。《简明中医辞典》载："补肾益精，养肝明目，安胎。"对肝肾不足引起的胎动不安、腰膝酸软效果明显。

桑寄生有祛风湿、益肝肾、强筋骨、安胎之效。《药性论》言："能令胎牢固，主怀妊漏血不止。"《本草再新》云："补气、温中，治阴虚，安胎定痛。"《神农本草经》载："安胎，充肌肤，坚发齿，长须眉。"用于胎漏下血。胎动不安，可与阿胶、川续断、菟丝子配用。为安胎圣药。

砂仁有化湿、行气、温中、安胎之效。《药品化义》云："若呕吐恶心，寒湿冷泻，腹中虚痛；若胎气腹痛，恶阻食少，胎胀不安，以此运行和气。"常用于妊娠恶阻，胎动不安，可与白术、苏梗等配伍。

阿胶有补血止血、滋阴润燥之效。《用药法象》曰："止血安胎。"用于血虚胎元不固及习惯性流产。

白术有补气健脾、燥湿利水、止汗安胎之效。《本经逢原》言："制熟则和中补气，止渴生津，止汗除热，进饮食。安胎之效。"可用于妊娠脾虚气弱、胎气不安等。

问难：路老为本孕妇治疗的过程中，格外注重调理脾胃，除了因为脾胃出现嘈杂症状外，是否还有其他原因？

解惑：路老治病非常固守脾胃“后天之本”。他指出，妊娠期脾胃健运则气血生化有源，脏腑功能协调，机体康健，则胎安产易，子亦多寿；若脾胃弱而饮食少思，气血匮乏，则诸虚百出，轻则胎儿发育不良，重则胎动不安、胎萎不长。脾胃有病，还可影响其他脏腑，其中尤与肝肾的关系至为密切。脾虚化源衰少，则五脏之精少而肾失所藏，胎失所系，故发为胎动不安。肝随脾升，胆随胃降，肝木疏土，助脾胃运化之功，脾土营木，成肝胆疏泄之用。孕后阴血聚于胞宫以养胎，冲脉气盛，而肝血不足，肝气偏旺，肝之经脉挟胃贯膈，冲气、肝火上逆犯胃，胃失和降，则妊娠恶阻。路老临证博采百家，取仲景、东垣、叶桂诸家之长，重视调养后天之本，重在升降，顾其润燥。

体悟：中医安胎法，启蒙于春秋战国，发源于汉代，发展于唐宋，提高创新于明清。强调辨证论治，经历代不断发展，创造了健脾安胎法、调理肝脾安胎法、养血安胎法、清热安胎法、暖宫安胎法、清肝安胎法、补肾安胎法、补肾健脾安胎法、逐瘀安胎法、绝欲保胎法和逐月养胎法。中医安胎法是中医妇科学中颇有优势和特色的治法之一。它是根据中医妇科理论，对妊娠腹痛、胎漏、胎动不安、滑胎、胎萎不长等加以预防和辨治，以期未孕先防，孕后及早安胎、养胎、长胎、保胎，直到“瓜熟蒂落”。因此，可谓是以足月分娩健康后代为目的的综合疗法。宋代《妇人大全良方》不仅引用《产宝》之论，而且广泛地论述“胎动不安”“胎漏”“妊娠卒然下血”“数堕胎”等证治，强调冲任经虚的病机，并收集了大量安胎方药。《女科百问・卷下》尤为提出：“曾有胎动不安之苦者，可预服杜仲丸（杜仲、川续断）”。首创补肾安胎法，以预防和治疗胎动不安及反复自然流产。金元大家朱丹溪在《丹溪心法・金匮当归散论》中说：“妇人有孕则碍脾，运化迟而生湿，湿而生热，古人用白术、黄芩为安胎之圣药，盖白术补脾燥湿，黄芩清热故也，况妊娠赖血培养，此方有当归、川芎、芍药，以补血尤为备也。”明代《景岳全书・妇人规》广泛论述安胎的理、法、方、药，在“胎孕类”指出：“盖胎气不安，必有所因……去其所病，便是安胎之法”，继承了仲景祛病以安胎的思想。清代《傅青主女科》下卷的“妊娠”和“小产”二篇中共记载17条，每条理法方药俱全，其中有关安胎的占有14条，归纳有滋肾补肾安胎法、益气安胎法、暖宫安胎法、脾肾双补安胎法、养肝安胎法、清热安胎法、活血安胎法等。在继承、发扬的同时，亦见创新。尤其是脾肾双补的安奠二天汤，“补先后二天之脾与肾，正所以固胞胎之气与血”，而脾肾虚弱所致的胎漏、胎动不安、滑胎正是临床上最常见的证候。《叶天士・女科证治》提出“保胎以绝欲为第一要策”，是强调“孕后分房静居”节欲保胎观点的代表。

张锡纯《医学衷中参西录》创补肾安胎的寿胎丸防治滑胎，已成为现代临床应用最多的、防治先兆流产和习惯性流产的安胎基础方。对复发性流产患者，可“预服”此方预培其损，防止再次堕胎。本案未用当归，以其辛温活血行血，故而改用他药。

（王小云　路　洁　整理）

四、滑胎、胎动不安案二

病案：赵某，女，30岁。1999年4月2日就诊。

病史：患者有3次自然流产史。目前妊娠2个半月，阴道少量出血10天，休息后阴道出血止，伴小腹隐痛，头晕眼花，少气懒言，背部不适，腰部酸痛，夜尿频多，失眠，舌淡红，苔薄白，脉细弦数。

中医诊断：胎动不安，滑胎。

西医诊断：先兆流产，习惯性流产。

辨证：气血虚弱，冲任不固，血失统摄。

治法：健脾益气，调理冲任，养血止血。

处方：太子参10g，莲子肉12g，黄精10g，炒白术12g，炒山药15g，仙鹤草18g，阿胶珠烊化6g，炒白芍12g，山茱萸10g，苎麻根10g，地榆炭10g，炙甘草6g。6剂，水煎服，日服1剂。嘱注意卧床休息。

二诊（1999年4月9日）：服药3剂后阴道出血停止，睡眠好转。仍小腹轻度隐痛，每日2~3次，腰酸背痛，昼夜尿频，夜尿4~5次，梦多，纳谷不香，胃脘怕凉，反酸，呃逆，喜热饮，大便正常。舌淡红，苔薄白，脉虚弦无力。上方去莲子肉、山药，加制首乌12g，桑寄生15g，砂仁后下4g，瓦楞粉包煎15g。7剂，水煎服，日服1剂。嘱注意卧床休息。

三诊（1999年4月16日）：妊娠3个多月。本周一、周二阴道出血、色黯，伴有下腹隐痛，周三之后阴道出血止，纳差，恶心，呃逆，胃痛，梦多，夜尿3次，腰背酸痛，平素畏寒。舌淡红，苔薄黄。脉滑数。

辨证：脾肾两虚，胃失和降，热扰心神。

治法：健脾和胃，补肾益气，益阴安神。

处方：太子参12g，炒白术12g，莲子肉15g，炒柏子仁12g，丹参12g，黄芩10g，砂仁后下6g，仙鹤草15g，桑寄生15g，制首乌12g，旱莲草15g，女贞子10g。6剂，水煎服，日服1剂。嘱注意卧床休息。

四诊（1999年4月23日）：服药后诸症减，仍时恶心呕吐，纳差，多梦，偶有下腹隐痛，无阴道出血，胃脘觉凉，口干不欲饮，大便不畅，每日2~3次，小便可。舌淡红，苔薄白，脉滑数。

辨证：脾肾两虚。

治法：健脾补肾。

处方：太子参10g，炒白术12g，莲子肉12g，砂仁后下6g，黄芩10g，丹参12g，炒白芍12g，阿胶珠烊化6g，山茱萸10g，山药15g，醋香附10g，生甘草3g，生姜2片为引。6剂，水煎服，日服1剂。

五诊（1999年4月30日）：诸症减轻，恶心杳，腹部无不适，唇干。舌淡红，苔薄黄，脉滑稍数。继服上药6剂，巩固疗效。5月在北京某妇产医院做产检，胎儿发育正常。

六诊（1999年7月29日）：怀孕6个月余，定期产检显示胎心发育正常，今因感冒月余未愈而来诊。日前因高温开空调而鼻流黄涕，咽痛，踝关节以下水肿明显，二便正常。舌尖略红，苔薄白，脉滑数。

辨证：风水相搏，脾虚不运。

治法：疏风宣肺，健脾利水。

处方：桑叶6g，浙贝9g，玉蝴蝶6g，桔梗10g，前胡10g，炒杏仁9g，枇杷叶12g，炒白术12g，黄芩10g，白芍12g，砂仁后下3g，甘草3g。5剂，水煎服，每日1剂。

药后鼻塞、黄涕明显改善，纳香，午后踝部轻度水肿，夜寐欠安，续服上药以资巩固。其后患者足月分娩健康男婴，家人报告喜讯，全家欢乐。

点拨：患者曾有3次自然流产病史，属中医滑胎范畴。《景岳全书·妇人规》述："凡妊娠数堕胎者，必以气脉亏损而然"。屡次堕胎必然损耗气血，脏腑失养。现妊娠2个月余又出现腰酸腹痛、阴道出血，胎动不安。路老辨证治疗用太子参、莲子肉、黄精、白术，皆为补脾益气之要药；山药补脾气、益脾阴，是平补气阴之佳品；炒白芍、山茱萸补肾阴益肝阴；仙鹤草，阿胶珠养血止血；苎麻根、地榆炭滋阴清热止血；炙甘草补益心脾之气，诸药配伍，以补脾为主，使脾旺而气血生化有权。组方平和荫润。安胎之要着重一个"静"字，药性宜静不宜燥，身体宜静不宜动，情绪宜静不宜急。《傅青主女科·妊娠口干咽疼》云："肾水足而胎安，肾水亏而胎动。"若用大剂温燥之药，可谓不够全面，只看到脾虚血弱，而置肝肾阴亏于不顾。此方的运用体现了路老辨证处方遣药师古不泥的临证特点。

二诊患者出血停止，仍觉腰酸，背部不适，小便频，夜尿亦频，乃肾虚表现，胃脘怕凉，反酸，呃逆，喜热饮，为胃失和降。路老在上方加制首乌、桑寄生补肾益气；女贞子、旱莲草滋肾益阴；"胃不和则卧不安"，加砂仁温中和胃，行气安胎,《本草衍义补遗》记载其:“安胎、止痛,行气故也”。

问难: 本案为何立“健脾益气、调理冲任、养血止血”之法?患者曾有3次流产史,在用药安胎的同时还应该注意什么?

解惑: 患者屡孕而堕,冲任不固,肾失封藏,损伤肾气,胎聚母腹赖母之气血养胎,现母体气血不足,冲任亏虚,胎元失养,则发为胎动不安,致阴道流血;血虚小腹失养则小腹隐痛;肾虚腰腑失养则腰背疼痛;肾气不足,膀胱气化不利则夜尿频多;心肾不交,心神失养则失眠。舌尖红,苔薄白,脉细弦数,均为气血虚弱,冲任不固之象。路老立健脾益气,补肾固冲,养血止血为法治疗而奏效。

患者既往三次流产史,现孕后再次出现流产先兆,背负着很大的心理压力,同时女子情志上易隐曲不得伸,心脾易郁而不行,气血亏少而致胎元失养,《妇人良方》有情志致胎动不安的记载:“妊娠胎动……或怒伤肝火……以致肝失濡养,肝脾失调,血脉空虚,血少无以养胎,因而胎元受损,以致阴道出血胎动不安”。可见情志可直接影响脏腑功能,使气机紊乱,气血失养致胞失所系。所以用药安胎的同时,应对患者进行心理疏导,消除其恐惧、焦虑、烦躁等不良情绪,安抚其情志,增强其信心,同时在把握主证的前提下,应适当选用除烦安神定志的药物,如莲子肉、莲子心、酸枣仁、柏子仁、合欢皮、百合、茯神、白芍等,有助于改善失眠,综合用药和情志治疗,达到心身同治的效果。

问难: “子肿”为妊娠中后期的常见症状,轻者仅见足部浮肿,按之陷而随起,小便尚正常者,古称“子气”,可见妊娠肿胀是一妊娠常见病,可轻可重,中医方面应如何调治?

解惑: 妊娠中后期(16周后),由于胎体渐大,脾肾的运化输布功能失调,以致水湿泛滥,聚水而为病。辨证重点在分辨虚实,虚证之水肿按之下陷,而实证水肿则随按随起,以此为辨。处方用药注意维护胎元,药性峻猛或有毒之品要避免使用或慎用,以免伤胎。治疗上主要从脾肾论治,治法主要有健运脾胃利水或温阳化气行水等。若有风邪束表,亦可致水湿运化疏导不利,肺主气,为水之上源,胎元非气不生,如肺气宣通,水道通利,下输膀胱,则肿退而胎安;反之,肺气不宣,水道不通,易肿或胀,应从肺治。

体悟: 本案病机,为气血虚弱,冲任不固,血失统摄又兼感受时邪。方药运用重在健脾益气,调理冲任,养血止血,兼以荡涤外邪内伤,以达祛邪安胎之功。路老用药组方平和轻灵,标本兼治,祛邪兼固护胎元,邪去则胎自安。

1. 补肾固冲是主要治法,但需与养血结合。肾主固藏,肾气充足有助于子宫之封藏,孕后子宫必须得到肾气、肾阴、肾阳的滋养,才能使胚胎稳固。

因此补肾益精，是固摄胎元的主要治法。路老善用桑寄生、山茱萸、杜仲、二至丸等补肾安胎。但女子以血为用，孕后血聚养胎，因此在补养肾气的方药中常需结合养血。路老善用阿胶养血滋阴，濡养胎元。但用阿胶养血过程中要注意到脾胃的运化，如腹胀泄泻者，选用养血药要慎重。路老喜用阿胶珠，即阿胶用海蛤粉炒制成珠，则较阿胶易于消化，滋阴养血又防止滋腻碍脾，且止血作用尤佳。

2. 宁心安神，调节情志，心肾相济才能胎元稳固。《傅青主女科》多处提到“胞脉者上系于心”，“胞脉者系于肾”，可见，子宫之藏，胞胎胞脉之约，与心肾交济密切相关。临床所见胎漏、胎动不安者大多有流产史，甚则多次流产，因此，孕后容易紧张烦忧、失眠多梦，以致耗损肾阴，致心肾不济，容易使阴阳气血紊乱而致流产。本案治疗，路老更注重宁心神，育肾阴，交心肾，并加柏子仁养心安神，均体现了调节情志的重要性。盖安胎之要着重一个“静”字，药宜静不宜燥，身体宜静不宜动，情绪宜静不宜急，心肾交，心神宁，方能胎元安固。

3. 健脾和胃以旺后天，助胎儿生长发育。《黄帝内经》云：“劳者温之，损者益之。”饮食劳倦，必伤脾胃，气血不足，中气下陷，冲任督带不固，故经带之疾见矣，宜以甘温之品温养脾胃，补中益气，升阳举陷，固摄胎元。肾为先天之本，脾为后天之源，肾精之充实，全赖后天水谷之精气以养，胎儿的生长发育亦赖于后天水谷精气支持。安胎不管妊妇有无脾虚症状（临床多见脾虚胃弱），都需适量加入健脾和胃之品。这不仅可令脾胃健旺，纳化正常充养胎儿，而且有助于固护肾气而护胎元，有助保胎成功。本案健脾益气法贯穿辨治全过程，白术更是每方必用，足见其重要性。

4. 祛除外邪，邪去胎自安。外感邪毒均可影响胎元发育，必须尽早处理，以免内侵而伤胎。治疗上可参考中医有关伤寒、温病等证治规律，避免使用胎禁方药，随时注意护胎。朱丹溪认为：“气血冲和，万病不生，一有怫郁，诸病生焉，故人身诸病，多生于郁”。因此，作为一名妇科医生，除了重视对妊娠妇女固护胎元之外，更应调其心身，怡情悦志，才能身心康泰，顺利分娩。

（王小云 路 洁 整理）

五、胎漏案

病案：王某，女，36岁，孕双胎13周，2013年11月26日初诊。

病史：阴道少量出血10天。患者10天前夜间见阴道少量出血，于北京某三甲医院就诊，因高龄孕双胎，流产风险大，嘱其卧床休息，并寻求中医治疗。

患者近10日共出血3次，每发于凌晨4~6时，无腹痛，时见褐色分泌物，伴疲乏，腰部酸痛，时觉燥热，心悸，胸闷，气短，鼻塞，头晕，头痛，多梦易醒，健忘，易饥饿，口干欲饮，唇周反复痤疮，面色萎黄，大便偏干，1~2日1次，小便黄。舌体胖，舌质紫滞，中有裂纹，苔薄白，脉左弦滑数、右尺弱。

中医诊断：胎漏。

西医诊断：先兆流产。

辨证：气阴两虚，血虚燥热，胞脉损伤，迫血外溢。

治法：益气养阴，凉血清热，保胎止血。

处方：太子参12g，南沙参10g，北沙参10g，石斛15g，生山药20g，丹皮12g，青蒿18g，白芍15g，旱莲草12g，女贞子15g，仙鹤草15g，紫珠草12g，阿胶烊化6g，炒酸枣仁20g，知母12g，白薇12g，炒槐花10g，童便20ml；7剂，日1剂，水煎服。

茶饮方：太子参15g，南沙参15g，麦冬12g，绿萼梅12g，霍石斛18g，生山药20g，冬虫夏草3g，桔梗12g，夜交藤20g，荷叶10g，生石膏先煎20g，知母8g，生甘草6g；4剂，2日1剂，煎水频饮。

二诊（2013年12月12日）：服药第3天阴道出血停止，心悸、多梦减少，纳食增加，多于晚餐后心悸，腰酸痛减轻，行走稍多（约2小时）易作，伴躁热，口干欲饮，矢气多，大便偏干，1~2日1次，小便黄，遇冷热变化则喷嚏、流清涕。舌体中，质黯红，苔薄白，中见裂纹，脉左弦滑数、右尺弱。

处方：上方去紫珠草、炒槐花，加炒柏子仁20g，川断15g；14剂，日1剂，水煎服。

茶饮方：同11月26日方，7剂，2日1剂，煎水频饮。

食疗方：生山药20g，银耳10g，陈皮5g，炒槐花10g，芍药花10g，火麻仁12g；2日1剂，煲汤食疗。

三诊（2013年12月31日）：阴道出血未作，时有心悸，腰背酸痛，夜间可因腰背疼醒。纳少、只能进餐七分饱，进食稍多即心悸，口干欲饮，大便偏干，2日1行，小便黄。望其面色萎黄少泽，两目乏神，唇淡红而干。舌体胖，质淡黯，苔薄白，脉细滑小弦。

治法：益气摄津，养阴和胃，固冲安胎。

处方：太子参12g，麦冬12g，玉竹12g，炒苍术12g，炒白术10g，厚朴花12g，八月札12g，炒杏仁12g，炒薏苡仁30g，桔梗10g，茵陈12g，枇杷叶12g，丹参12g，白芍12g，墨旱莲12g，女贞子15g，苎麻根12g，佛手6g，甘草3g，生姜1片为引；7剂，水煎服。

茶饮方：西洋参先煎6g，黄精8g，小麦20g，制首乌12g，火麻仁12g，阿胶珠烊化3g，佛手6g，炙甘草3g；7剂，煎水频饮。

四诊（2014年1月21日）：患者服上方后，心悸减轻，纳食尚可，饱食则悸，胸闷气短，夜寐不实，夜热盗汗，受凉易咳，鼻干晨嚏，耳道瘙痒，腰背酸痛如折、转侧尤甚，大便不畅，小便频多，口干口渴，望其舌体胖、色黯滞、中有沟裂，苔薄白，诊其脉细滑。体检均正常。

治法：益气养阴，滋补肝肾，佐以清热安胎。

处方：太子参15g，功劳叶15g，玉竹12g，炒山药15g，黄精12g，枇杷叶15g，银柴胡12g，地骨皮12g，炒杜仲12g，生白术15g，炒苍术12g，八月札12g，苎麻根15g，炒三仙各12g，炒枳壳12g，炙甘草8g，生姜1片为引；7剂，水煎服。如有不适立即停药。

茶饮方：12月31日方，去黄精、佛手，加炒柏子仁15g，莲子心3g，冬虫夏草1.5g，娑罗子6g；7剂，煎水频饮。

五诊（2014年3月18日）：妊娠已28周，随胎儿渐大，神疲乏力，胸闷气短，动则喘促，心悸难耐，不能平卧，卧则胸憋，头颈胀甚、跳动不止，鼻衄间作，目眵多，口干渴，饮不解渴，小便频多、量少而黄，手足肿胀，甚则关节疼痛，下肢抽搐，腰背、足跟疼痛，胎动频繁，左胁动则疼痛，大便偏干。望其面色皖白，目失神采，唇干口燥，舌体胖、质淡黯，苔薄白而少津，诊其脉沉滑小数无力。患者心悸，子喘，子肿，胎动频作。

治法：大补气阴，强心利水，柔肝解痉，保元安胎。

处方：五爪龙30g，太子参12g，黄精12g，麦冬12g，五味子4g，茯苓30g，苏叶后下10g，大腹皮12g，葶苈子包15g，炙椒目4g，炒杏仁9g，炒薏苡仁30g，防己15g，炒白术12g，苎麻根15g，生龙骨先煎、生牡蛎先煎各30g，炙甘草4g；7剂，水煎服。

茶饮方：西洋参先煎8g，玉竹10g，丹参12g，制首乌12g，火麻仁15g，生白术12g，炒枳实10g，炙甘草3g。7剂，水煎频服饮，以益气养血，润肠通便。

患者于2014年4月25日剖宫产一对健康“龙凤胎”。

点拨：患者年逾五七，阳明脉衰，身体功能开始下降，肾为冲任之本，冲为血海、任主胞胎，孕育双胎，愈加耗伤精、神、气、血，肾气亏虚，冲任不足，胎元不固，则致“胎漏”。初诊时阴道少量出血，面色萎黄，舌体胖，中见裂纹，脉左弦滑数，右尺弱，是气血阴阳俱虚，兼有燥热入血之候。但细审全身诸症，上焦表现为头晕头痛，口唇周痤疮，周身燥热，心悸、胸闷、气短，多梦易醒；中焦表现为口干欲饮，易饥饿；下焦表现为腰酸痛，易疲劳，大便偏干，小便黄，如此分而视之，全身状态以气阴两虚为主，上焦中焦客热明显，治宜“益气养阴，凉血清热，保胎止血”。

处方以太子参、南北沙参、石斛、生山药等大补气阴，培补其本；二至丸（女贞子、旱莲草）滋补肝肾，凉血润燥；酸枣仁养血柔肝，宁心安神；青蒿、知母清阴分之客热，益阴安胎，其中青蒿应春木少阳之令，入少阳厥阴血分，而治骨蒸劳热，知母辛苦寒滑，上清肺金而泻火，下润肾燥而滋阴；阿胶养血止血，仙鹤草益气止血，配合紫珠草、白薇、炒槐花清热凉血；童便甘寒而滑，清降虚火，主治胎动下血，全方体现“滋阴以和阳”、调燮之意。同时佐以茶饮方，在益气养阴的基础上，更以石膏加强清泄燥热之力，桔梗轻宣升提，荷叶升发清阳、凉血止血，绿萼梅缓疏其肝，夜交藤养阴安神。茶饮方煎水频饮，补充汤药之不足，且持续起效，寓治疗于生活中，以助增强疗效。

二诊，阴道出血即止，心悸、多梦减少，纳增，矢气转，客热得减，效不更方，守方随证加减。去止血之紫珠草、炒槐花，加炒柏子仁养血安神，润肠通便，川断补肝肾，强腰膝，理冲任，固本安胎。茶饮方同前。更辅煲汤食疗方，以生山药、陈皮滋脾助运，银耳养阴润肺，芍药花养血柔肝、清热散瘀，炒槐花凉血止血，火麻仁养血润肠通便，可口味美，寓治疗于饮食，适宜孕妇调阴阳、保胎元。

三诊，阴道出血未作，然腰背酸痛，纳少，进食稍多则心悸。系孕后经血内聚以养胎，肾元不充，腰背不荣，故见酸痛；胃气以降为顺，胎气冲逆，胃失和降，则纳少、食多则心悸。脾胃为后天之本，气血生化之源，胃纳脾运正常，气血化生有源，则气血充沛足以养胎保胎。现中焦气机不畅，急以调其血气，益气养血以荣筋，和胃降逆以宁心。在健脾益气、滋阴养营的基础上，更以白术健脾益气，苍术运脾敛精，配合麦冬、玉竹等养阴之品，燥润相济；以厚朴花、佛手、八月札等宽中行气，助运消胀；炒杏仁、炒薏苡仁调畅三焦，枇杷叶肃肺和胃降逆，桔梗与杏仁相配，宽胸理气，调畅气机；佐以茵陈清肝胆湿热，苎麻根凉血止血安胎，防阴血聚于胞宫再生燥热。全方总以凉润益胎、升降相宜为着眼点，共奏疏其气血，令其调达，补而不滞之效。茶饮方辅以益气养心、滋阴缓急为主。

四诊，心悸减轻，纳食好转，饱食则心悸，胸闷气短，夜热盗汗。已见效机，继上方增删，益气养阴，滋补肝肾，佐以清热安胎。加功劳叶、银柴胡、地骨皮以清虚热，除烦满；炒三仙、生姜消导和胃，以培后天；腰痛如折，佐杜仲强腰膝，益肾精。茶饮方加柏子仁、莲子心养血清心安神，以利稳定情绪，改善睡眠；加冬虫夏草益精补元，娑罗子以理气和胃。

五诊，患者妊娠28周，心悸，子喘，子肿，胎动频作，有阴虚风动之象，口干口渴，饮不解渴，头颈胀甚、跳动不止，双腿抽搐，面色㿠白，目失神采，舌苔薄白少津，脉沉滑小数无力，故先仿生脉散之法，以五爪龙、太子参、黄精、麦冬、五味子大补气阴，次用己椒苈黄丸去大黄，仿茯苓导水汤意，以茯苓、大腹皮利水安胎，佐苏叶、炒杏仁、炒薏苡仁、炒白术和健脾降胃气、调三焦水道，生龙骨、生牡蛎镇肝息风，苎麻根清热安胎。本案子肿，正合《金匮要略》己椒苈黄丸证“腹满”“口舌干燥”，故果断运用。所谓“有故无殒，亦无殒也”（《素问·六元正纪大论》），只要辨证准确、掌握药量、中病即止，有是证用是药则无伤胎之虞。妊娠诸病，当遵《景岳全书》所言：“安胎之方不可执，亦不可泥其月数，但当随证随经，因其病而药之，乃为至善”，确是临床宝贵经验之谈，有不谋而合之妙！

患者连续就诊4个月余，每诊均随症加减，若出现纳少，进食稍多即心悸，气逆失调时，加厚朴、佛手、绿萼梅、枳壳宽中畅气，炒杏仁、炒薏苡仁宣肺健脾，调畅三焦；虚烦身热甚时，加银柴胡、地骨皮清虚热、除骨蒸；心悸、不寐频发时，加炒酸枣仁、炒柏子仁、生龙骨、生牡蛎养血宁心、重镇安神；热扰胎元时，加茵陈、苎麻根清热安胎；益气补元以西洋参、太子参、黄精、五爪龙、冬虫夏草等；滋阴以麦冬、沙参、玉竹、黄精、石斛等；补肝肾、益冲任以女贞子、旱莲草、阿胶、何首乌、杜仲等。整个治疗中更时时顾护脾胃，每用白术、山药、炒三仙等健脾益气开胃之品。并结合茶饮方、食补方频服调养。患者于孕34周剖宫产龙凤双胎，现已4岁，身体健康，活泼可爱，显示出中医药在保胎安胎方面具有突出的疗效。

问难：胎漏的病机如何理解？

解惑：“胎漏”的病因病机，历代医家多责之于“禀赋不足、外邪侵袭、情志内伤、起居失宜”等，冲任不固是其主要病机。隋代《诸病源候论·妊娠漏胎候》言：“冲任气虚，则胞内泄漏，不能制其经血，故月水时下。漏血尽，则人毙也。”指出失血过多，则胎儿失其滋养，则胎元陨落，此系“胎漏”病机的最早论述。其后经历代医家不断充实发展，日趋成熟完善，到明代，中医学对“胎漏”证已形成较为全面系统的认识，其核心病机为“脏腑功能失调，气血虚弱，肾元不充，冲任虚损”所致。

问难：本案阴道出血时间很有特点，每发于凌晨4~6时，应该如何理解？与脾肾阳虚之“五更泻”有何异同之处？

解惑：本案出血原因，一方面是热入血分，迫血妄行；一方面是气虚摄血无力。凌晨时分，为一天阴中之阳，阴分渐虚，阳气未充，正合人体气阴两虚的病机，血中之热于此时乘虚而入，故患者此时出血明显。五更泻，又称肾泻，是由于肾阳不足，命门火衰，不能蒸化所致，凌晨之前，阳气未升，胃关不固，故肠鸣作泻。

人与天地乃一整体，人身之阴阳，亦应天地之阴阳。以上两种症状，皆由凌晨之时体内阴阳转化状态所致。昼夜交接、阴阳转换之时，阴阳之气俱不足，虚邪贼风趁机侵入而发病。

此时阴阳俱虚，需结合全身症状、四诊信息，综合考虑具体分析，不可只凭既往经验孟浪断之。

问难：当患者病症信息繁多时，从何思路梳理其病机层次？

解惑：这正考验的是中医辨证基本功，中医辨证方法很多，如脏腑辨证、经络辨证、八纲辨证、卫气营血辨证、三焦辨证、六淫辨证等，每一种辨证方法，只要熟练掌握，分析四诊信息，综合灵活应用，都可以帮助我们梳理患者病症信息，进而得出较准确的辨证结果。还可从舌象、脉象或四诊切入，在宏观上把握患者目前气血阴阳的状态，并结合本病常见方证或药证规律，对患者进行有针对性的询问。

以本案为例，诊断妊娠病、血证，然临床症状繁多，只专注于补肾安胎显然不行，故而结合三焦辨证方法，将其上、中、下三焦的相应症状列出，如此，则在纷乱的症状中理出了一条主线，三焦相应脏腑的正邪改变，则一目了然。

问难：妊娠病如何把握补阴和补阳的尺度？

解惑：言阴阳，必先言气血。妊娠之时，全身经血聚于胞宫以养胎，而胎中之血，必赖气以卫之。《傅青主女科》云："气虚则血无凭依，无凭依必燥急，燥急必生邪热。"故妊娠期应以固脾肾之气为主，少佐清凉益阴之品，使血无欲动之机。

在此基础上，应根据孕妇个体的阴阳偏盛情况决定治疗方案。阳虚则加大补阳之力，阴虚则加大益阴之味。另需注意阴阳之间的关系，如张景岳所言"善补阳者，必于阴中求阳，则阳得阴助而生化无穷；善补阴者，必于阳中求阴，则阴得阳升而泉源不竭。"（《景岳全书·新方八阵·补略》）

体悟：

1. 妊娠病需重视"两天"　肾为先天之本、水火之脏，为元阴元阳之根，主藏精，肾精为人体生长发育以及生殖之本。妇女的月经、胎孕、产育等，都是脏腑经络气血功能在胞宫上发挥作用的体现。脾为后天之本，脾主运化、统血，是人体气血生化之源。妇女以血为本，其月经、胎孕、哺乳等特殊生理功能均以血为用，皆来源于脾胃运化水谷精微、化生营卫气血。

胎漏，属妊娠病，《四圣心源》中指出："胎妊者，土气所长养也……土者，所以滋生气血，培养胎妊之本也"。早在《灵枢·本神》已有胎孕形成的记载："两精相搏，合而成形"。精是生命之源，先天生殖之精禀受于父母，藏在肾中，形成胚胎；后天水谷之精由脾胃运化，并化生精气血以濡养胚胎。生殖之精取决于肾气充盛，胎元始固，但胎儿需汲取母体气血以自养，故妊娠病当重视先后两天。

2. 胎漏以顾护脾胃为核心 《胎产心法》云："胎之能长而旺者全赖母之脾土，输气于子，长养万物莫不由土，胎之生发虽主乎于肾，而长养实关乎脾土。"由此可见，气血是养育胎儿的物质基础，气盛以载胎，血充以养胎，脾胃之气健旺方能气血生化有源，气血旺盛胎元方能有所载所养。若母体脾胃虚弱，则气血生化不足，胎失所养而生长受限，同时脾胃愈虚，中气不足，胞胎无力，易致胎妊疾病的发生。故脾肾之盛衰关乎胎孕之生养；肾气盛胎有所依，脾气旺胎才有所系，精血充而胎有所养，方能孕育。本案患者先后出现易饥饿、口干欲饮、纳少、早饱等中焦脾胃症状，余在治胎漏时注重应用健脾、运脾、和胃等法。中焦健运，则气血盈满，冲任和调，肝肾得滋，先天、后天相互滋养，相互促进，胎元得固。

3. 固胎重视血肉有情之品 血肉有情之品是中医对具有滋补强壮、填精益血作用的人与动物药的统称，古人称此治法为"以脏补脏""以髓补髓"。其应用历史悠久，使用范围较为广泛。血肉有情之品多补益人体精、气、神三宝，滋填肾精元气，达到大补奇经冲任、调整阴阳之目的。妇女妊娠后若肾气不充，胎元不固，极易滑胎、或胎漏，余临床应用血肉有情之品，如紫河车、鹿角胶、龟板胶、鱼鳔胶、海狗肾等，每每辄效。

4. 临证注重辨证论治 胎漏的基本病机为冲任虚损、肾元不充，治疗以补肾安胎为大法。但临床又有肝肾虚损、血虚燥热、阴津不足、气血虚弱、血中夹瘀等不同证候。若父母先天禀赋不足，或大病久病，或房劳多产，或孕后房事不节，伤肾耗精，则出现肝肾不足、虚风内动证，治当滋补肝肾、潜镇摄纳以养胎，方用寿胎丸、滋阴育胎丸、泰山磐石散、大定风珠等；若素体阳盛血热、或阴虚内热，或孕后过食辛热，或感受热邪，热伤冲任，扰动胎元，致胎元不固，则出现血热证，治宜清热凉血、养血安胎，方用保阴煎、当归散(《金匮要略》)等；若母体气血素虚，或孕后思虑过度，劳倦伤脾，气血生化不足，气血虚弱，冲任匮乏，不能固摄滋养胎元，则出现气血虚弱证，治当补气养血、固肾安胎，方用胎元饮；若宿有癥瘕瘀血占据子宫，或孕后不慎跌仆闪挫，或孕期手术创伤，均可致气血不和、瘀阻子宫、冲任，使胎元失养而不通，发为血瘀证，治宜和血化瘀、补肾安胎，方用桂枝茯苓丸、圣愈汤等，辨证而施。

（苏泽琦　赵瑞华　整理）

六、妊娠高血压案

病案：李某，女，44岁。2013年1月12日初诊。

病史：主诉怀孕2个月，头晕、头痛。患者25岁时曾顺产1子，其后2007年孕28周早产，胎儿未成活；2008年、2010年分别于孕15周、17周自然流产。近年全家移民美国，有生育计划。平素月经规则，末次月经2012年10月22日，11月下旬曾有少量阴道出血色鲜红，后自止。现孕80天（12周），B超检查胎儿发育符合停经天数。素有高血压，未服药。前几次妊娠过程中血压均增高，可达200/100mmHg。因多次流产及早产，西医产科诊断其宫颈松弛，建议行宫颈环扎术，但上次妊娠因血压升高未予实施。现血压170/120mmHg。头晕目眩，头痛且胀，疲倦，胸闷，气短，心悸，口干、口苦、口黏，睡眠佳，纳谷馨，二便正常。望诊患者形体略丰，面色潮红，舌尖红，苔白腻，脉弦滑数。2011年开始出现过敏性哮喘。

中医诊断：子晕。

西医诊断：妊娠高血压，高血压病。

辨证：脾虚肝旺，冲任蕴热。

治法：健脾平肝，清热安胎。

处方：五爪龙30g，西洋参先炖10g，炒白术12g，生山药15g，炒黄芩10g，茵陈12g，炒杏仁9g，白芍15g，砂仁后下8g，苎麻根15g，藿梗后下12g，苏梗后下12g，八月札12g，豨莶草15g，旱莲草12g，女贞子15g，生龙骨先煎30g，生牡蛎先煎30g，怀牛膝12g，生姜1片为引。14剂，水煎服，每天1剂。

二诊（2013年1月26日）：现孕14周，目前血压渐趋平稳，100~140/80~90mmHg，情绪波动时血压有所升高，心悸、胸闷好转，纳好，眠安，口干，轻微口苦，气短，大便正常，小便微黄。舌尖红，苔白稍厚，脉弦滑小数。继守原方14剂。

三诊（2013年2月26日）：已怀孕18周，孕16周时曾在北京医院行宫颈环扎术，定期产检未见其他异常。血压150/95mmHg，一直未服降压药。纳可，二便调，眠佳。患者因担心血压升高，要求中药继续调理。望诊形体丰腴，面色晦滞，目窠黯，唇淡黯，舌质淡黯，苔薄白而干，脉弦滑细。

治法：养血清肝，滋肾安胎。

处方：钩藤后下 18g，蝉衣 12g，僵蚕 12g，丹参 15g，桑寄生 15g，炒杜仲 12g，白芍 15g，炒白蒺藜 12g，天麻 12g，苎麻根 15g，旱莲草 12g，女贞子 15g，盐知母 6g，盐黄柏 6g，生谷芽 30g，生麦芽 30g，神曲 12g，生龙骨先煎 30g，生牡蛎先煎 30g，生姜 1 片为引。40 剂，水煎服，每天 1 剂。

医嘱：保持心情愉快，少急躁，饮食宜清淡而富营养。

2013 年 4 月 12 日患者电话告知，顺利返回美国，怀孕 24 周，血压 140/90mmHg，纳可，二便调，眠可，产检正常。

2015 年春节回国喜报，已顺利分娩生育一子。

点拨：患者数次胎堕，阴血损耗，且受孕时年过六七，冲任不足。孕后阴血下聚以养胎，不能制约冲气，故而逆气上冲表现为头晕、头胀痛。冲任亏损难以固摄子门，曾少量阴道出血，故有再次胎堕风险。阴血不足，虚热内生，则舌红、脉数。冲脉隶属阳明，任脉联系太阴，脾胃健运，精微气血生化有源，胞宫血脉充盛，胎儿得以妊养，冲任自和，子门固摄，而不至发生胎堕。以五爪龙、西洋参、炒白术、生山药益气养阴，调脾制肝；藿梗、苏梗、砂仁、八月札、炒杏仁炒薏苡仁疏肝和胃，醒脾祛湿；丹参、白芍、炒白蒺藜、天麻养血息风；炒黄芩、茵陈清肺制肝；旱莲草、豨莶草、女贞子、盐知母、盐黄柏、怀牛膝、苎麻根以滋肝肾，泻相火，清热安胎；生龙骨、生牡蛎潜阳息风。诸药合用，共奏益气阴，健脾胃，滋肝肾，清相火，潜虚阳，真阴足则龙雷蛰、虚阳潜而胎元安。

问难：冲任二脉在妇科生理病理方面起着怎样的作用？

解惑：冲任二脉都起源于胞宫，冲脉受十二经脉及脏腑气血灌注，溢诸阳，渗三阴，为十二经气血运行的要道，为总领诸经气血的要冲，冲脉有“血海”“十二经脉之海”之称，妇女经带胎产等生理功能皆以血为用，所以冲脉与女性生理密切相关；任脉者，妊养之本，主胞胎，与肝、脾、肾三阴经相交，总司一身之阴精，有“阴脉之海”之称，所以任脉与女性生殖紧密相联。

《素问·上古天真论》中论述了冲任二脉在女子生长、发育、生殖等生理阶段所起的重要作用：“女子七岁，肾气盛，齿更发长，二七而天癸至，任脉通，太冲脉盛，月事以时下，故有子……七七任脉虚，太冲脉衰少，天癸竭，地道不通，故形坏而无子也”。

冲任功能异常，则致经带胎产相关疾病。《校注妇人良方》载：“妇人病有三十六种，皆由冲任劳损而致。”徐灵胎云：“凡治妇人，必先明冲任之脉。此皆血之所从生，而胎之所由系，明于冲任之故。则本源洞悉。而后所生之病，千条万绪，可以知其所以起”(《医学源流论》)。妇女一身最主要的特点是经、带、胎、产和哺乳，这些生理活动与冲任功能密切相关。

问难：既然讲冲气上逆，为何以益气健脾、清热安胎为治？

解惑：冲为血海，任主胞胎，两者相辅相成。冲任之血，来源于阳明水谷摄纳、太阴气血生化。李东垣言：“妇人脾胃久虚……血海枯竭，病名曰血枯经绝。”气属阳而血属阴，阴阳平衡气血和顺，脾胃虚弱，冲任阴血不足，不能摄纳冲气则冲气上逆。故而健脾生血，为补阴敛阳之意。

冲脉与胃经“合于宗筋，会于气街”，同胃经络脉在腹部并行。任脉部分腧穴与脾胃两经相会合。叶天士言：“冲任隶于阳明”，“夫冲任血海，皆属阳明主司”。冲任失调，冲气常随胃气上逆。脾胃为表里脏腑，脾气宜升而胃气以降为和。故而健脾则实为和胃，和胃则实为平冲。方中在益气健脾的基础上，用藿梗、苏梗、砂仁等，均为和胃降逆之品。

问难：既然讲平冲降逆，那么清肝热在病案中起到什么作用？

解惑：唐容川《血证论》指出：“冲脉本属肝经，然其标在阳明，而其根则在于肾”。肝主疏泄，喜条达，易怫郁。五行属木，木旺则横逆克土，肝火夹冲气并胃气而上逆。张锡纯《医学衷中参西录·论胃气不降治法》言：“乃有时胃气不下行而转上逆，推其致病之由，或因性急多怒，肝胆气逆上干；或因肾虚不摄，冲中气逆上冲，而胃受肝胆冲气之排挤，其势不能下行，转随其排挤之力而上逆。迨至上逆习为故常，其下行之能力尽失，即无他气排挤之时，亦恒因蓄极而自上逆。”本例患者口干苦、头胀痛为肝胆有热的表现。故清肝热亦是平冲降逆的必备条件。

体悟：王冰言：“冲为血海，任主胞胎”。冲为要冲，为十二经之海，任则是妊养之意。冲任二脉皆起于胞中，与妇女的经、带、胎、产有直接的联系。《医学源流论》载：“冲任脉皆起于胞中，上循背里，为经脉之海，此皆血之所从生，而胎之所由系。明于冲任之故，则本原洞悉，而后其所生之病，千条万绪，可以知其所从起。”《傅青主女科》载“血海者，冲脉也。冲脉太寒而血即亏，冲脉太热而血即沸，血崩之为病，正冲脉之太热也”。

胞宫是产生月经与孕育胎儿的器官，为“奇恒之腑”，其功能似脏而形态似腑。胞宫在冲任二脉气血的调节灌注下，具有“亦藏亦泻，藏泻有时”的生理特点，完成月经周期性来潮、妊娠、分娩等女性特有的生理功能。冲、任、胞宫气血安和，方能“藏泻有时”。《妇人大全良方》言：“若遇经脉行时，最宜谨于将理，将理失宜……若恚怒则气逆，气逆则血逆”。月经期经血来潮，若此时气血失和，逆行于上，则发生经行吐衄、经行头痛等症；妊娠期冲任气血失和，冲气逆行于上，则易出现妊娠恶阻、子痫。

古有“冲任不能独行经”之说。冲任二脉在经络循行上，与足少阴肾、足厥阴肝、足太阴脾经相通。肝主疏泄，主藏血，肝脏将有余之血下注血海，方能产生月经、孕育胞胎。冲脉附于肝，肝气逆乱者冲气上逆。肾主生殖，主藏精。肾气、天癸至是任脉通太冲脉盛的前提条件。脾胃为气血生化之源，为气机升降之司。冲任所司的经、孕、产、乳等皆以“血”为物质基础，而脾胃的摄纳、运化功能是血海充盈的保障。临床用于调治冲任的药物，大部分都有调理肝、脾、肾的作用。通过治疗肝、脾、肾而达到平冲、固冲、滋补冲任的目的。

本例患者，保胎过程中不能否认宫颈环扎手术所起的关键性作用。然而，在既往的妊娠过程中，由于患者妊娠高血压而无法实施宫颈环扎手术，而妊娠期间出于胎儿健康的考虑，降压药物的使用必然受到限制。因此，患者前几次妊娠均以失败而告终。本次受孕，经过首诊益气健脾，清热安胎，患者头胀痛症状缓解，血压趋于平稳，顺利接受宫颈环扎手术。三次就诊过程患者均述头痛、血压波动与情绪有关，肝藏血，妊娠期间血聚胞宫以养胎，肝血必有不足，肝为刚脏，赖血以养，今肝血不足而肝阳亢于上，故以养血柔肝、滋肾安胎为治。整个治疗过程通过调肝脾肾以养冲任，冲任安和，而胞胎得养、发育正常，是治疗本案之关键。

（冉青珍　整理）

七、妊娠咳嗽案

病案：杨氏，女，27岁，工人。

病史：患者孕3个月，1个月前起居不慎，遇气候骤变，寒邪束表犯肺则患而致咳嗽。因虑身孕，恐服药有碍胎气，故一直未诊，但近日加重，经人介绍来诊，症见咳声重浊，痰黏难出，鼻塞流涕，喷嚏频作，身楚拘紧，时有恶心，胸闷不适，舌淡红，苔白腻，脉滑数。

中医诊断：妊娠咳嗽。

辨证：风寒外束，肺失宣肃，胃失和降。

治法：宣散风寒，利气化痰，佐以清热安胎。

处方：苏叶后下 10g，杏仁 9g，枇杷叶 15g，薏苡仁 20g，佛手 10g，刀豆 10g，白术 10g，黄芩 10g，生甘草 3g。3剂，水煎服，每日1剂。

二诊：服3剂后，咳嗽大减，胸膈畅快，呕呃已杳。继宗上方消息而调理之，7剂，水煎服。

半年后复见患者，自述咳嗽早已痊愈，现已顺产一男婴。

点拨：咳嗽可因外邪侵袭直接犯肺，也可因脏腑内伤累及肺脏而致咳嗽，故有"咳嗽不止于肺，而不离乎肺"之说。该患者正值妊娠期，遇外邪束表犯肺，肺失宣肃，发为咳嗽，未及时调治，迁延1个月，咳嗽加重。鼻塞流涕、喷嚏频作，咳声重浊，为邪壅于肺，肺窍不利所致；风寒束表，经气不利，则身楚拘紧不适；肺胃气机同主下降，肺失清肃影响于胃，胃气上逆则见恶心。又肺为水之上源，输精于皮毛，下输膀胱，水津四布，五精并行。如肺肃降不利，则津失宣化，凝而为痰，痰阻胸膈，症见胸闷不适，痰黏难出，舌苔白腻，脉滑数。故辨证为风寒外束，肺失宣肃，胃失和降。治以宣散风寒，利气化痰，佐以清热安胎。方用苏叶、杏仁宣肺散邪，苏叶和胃降逆以止呕，枇杷叶配杏仁一宣一降，调畅胸中气机，薏苡仁和中利湿，佛手理气化痰，此宗前人"化痰必先理气"之说。子嗽日久，损伤肺气，甚则累及脾肾。《本草纲目》载刀豆："温中下气，利肠胃，止呃逆，益肾补元。"

方中佐以刀豆，取其降逆止呃、温肾助阳之效。更加白术健脾益气安胎，黄芩清肺中郁热，且又兼安胎之功，前人谓白术、黄芩为安胎之圣药。生甘草性寒凉而泻火解毒。

问难：妊娠期咳嗽的主要病因病机，系胎居母体，肺失肃降，气机失调，或虚热伤肺，或水湿停聚引起。辨证治疗的特点应该注意什么？

解惑：《景岳全书》咳嗽篇说：咳证虽多，无非肺病。子嗽的发生与妊娠期特殊生理变化有关。《女科经纶》引朱丹溪云："胎前咳嗽，由津液聚养胎元，肺乏濡润，又兼郁火上炎所致"。肾为先天之本，有阴阳二气，为水火之宅，若肾阴虚，孕后阴血下聚冲任以养胎，致阴血愈亏，子病犯母，则肺阴不足，肺金失养；相反，肺阴不足，母病及子，则肾水乏源，阴虚则燥热内生，虚火上扰，灼肺伤津，致肺失濡润，宣肃失常，肺气上逆，而发为子嗽。其病机主要为阴虚邪侵，痰火犯肺，肺失清肃引起，病位主要在肺与肾两脏，故治疗以滋肾润肺，化痰止咳为主，正如《校注妇人良方》曰："嗽久不愈者，多因脾土虚而不能生肺气，腠理不密，以致外邪复感；或因肺气虚不能生水，以致阴火上炎所致。治法当壮土金，生肾水为善。同时要注意安胎，以顾护胎元，即治病与安胎并举，对降气豁痰滑利之治咳药须慎用或不用"。《医宗金鉴·胎前诸症门》则指出："妊娠咳嗽，谓之子嗽。嗽久每致伤胎。有阴虚火动痰饮上逆，有感冒风寒之不同。因痰饮者，用二陈汤加枳壳、桔梗治之；因感冒风寒者，用桔梗汤，即紫苏叶、桔梗、麻黄、桑白皮、杏仁、赤茯苓、天冬、百合、川贝母、前胡也。若久嗽，属阴虚，宜滋阴润肺以清润之，用六味地黄汤治之。"

由是可知，治子嗽，祛外寒不可过于辛燥，清内热不可滥用苦寒，平调气机乃是首选之法，滋阴养胎当为必备之策，运脾利湿是谓防患之计，止咳祛痰常为随症而施。

问难：患者妊娠期咳嗽，因虑身孕担心用药，那妊娠期间治疗疾病需要注意什么？

解惑：妊娠病的治疗原则，是治病与安胎并举。

第一，分清母病、胎病。因胎不安而致母病者，重在安胎，胎安则母病自愈；若因母病而致胎不安者，则当先去病，适当辅以补肾健脾，使病去胎安。

第二，安胎具体治疗大法有三：补肾，目的在于固胎之本，用药以补肾填精为主；健脾，目的在于益气血之源，用药以益气养血为主；疏肝，目的在于通调气机，用药以理气清热为主。若胎元异常，胎殒难留，或胎死不下者，则安之无益，宜从速下胎以益母。《黄帝内经》有言："妇人重身，毒之如何，曰有故无殒，亦无殒也。"

孕妇疾患，不可畏于胎儿而不敢诊治，如此反误病情，终则影响胎元，只要认真分析病因、孕妇体质情况，合理用药，以调整体内阴阳气血偏盛偏衰为旨，则可收病除胎安之功，尤忌滥用攻削克伐，耗气损血之品，以免伤胎。妊娠期间选方用药，须知时刻顾护胎元，凡峻下、滑利、祛瘀、破血、耗气、散气以及一切有毒药品，都宜慎用或禁用。但在病情需要的情况下，如妊娠恶阻也可适当选用降气药物，所谓"有故无殒，亦无殒也"。唯须严格掌握剂量，并当"衰其大半而止"，以免动胎、伤胎。

体悟：本案为风寒外束，肺失宣肃，胃失和降之证，方药运用重在宣散风寒，利气化痰，佐以清热安胎。路老抓住疾病本质，既治身疾，又固胎元，为治疗妊娠期疾病提供新的诊疗思路。

1. 本病病位在肺，主要病因病机多由阴虚、痰饮、外感导致肺失清肃，肺气不宣而致咳嗽。素体阴虚，肺阴不足，孕后血聚下养胎，则阴血愈亏，阴虚火旺，灼肺伤津，肺失濡养，肃降失职，而致咳嗽。素体脾胃虚弱，痰湿内生，孕后过食生冷寒凉，更易伤脾，脾失运化，水湿内停，聚湿生痰，上犯于肺，肺失肃降，而发咳嗽。素体虚弱或孕期起居不慎，外感风寒或风热之邪，外邪犯肺，肺气壅遏不宣，清肃之令失常，而致咳嗽。

2. 本病以咳嗽为主证，发生在孕期。应根据咳嗽的特点和病程长短，结合全身症状及舌脉进行辨证。干咳无痰，日久不止，口燥咽干，甚或痰中带血者，属阴虚；咳嗽痰多，胸闷气促，甚至喘不得卧者，为痰饮；咳嗽痰稀，鼻塞流涕，头痛恶寒者，多属风寒外感；咳嗽痰稠，口渴咽痛者，多为风热外感。治疗以清热润肺、化痰止咳为主，因其发生在妊娠期间，故尤须注意胎孕。应治病与安胎并举的原则，不能过用降气、豁痰、滑利等可能伤胎的药物。

中医药治疗本病有一定的优势，既可辨证施治，又可兼顾安胎，疗效较好。临证时必须顾及妊娠，遣方用药应时时注意保护胎元。肺燥者，用药宜清润，但不可过于滋腻，恐聚湿生痰；痰湿者，当慎用豁痰滑利之品，以防伤胎；外感子嗽治疗虽与内科相似，但又必须照顾胎孕，发表不宜太过，宣肺不宜太开，以免耗气伤津而犯虚虚实实之戒；子嗽日久，损伤肺气，甚则累及脾肾，影响胞胎，若有胎动不安表现者，应佐以固肾安胎。子嗽经过适当的治疗和休息，一般预后良好。若久咳不愈，可损伤胎气，导致胎漏、胎动不安，甚则堕胎、小产。

（王小云　整理）

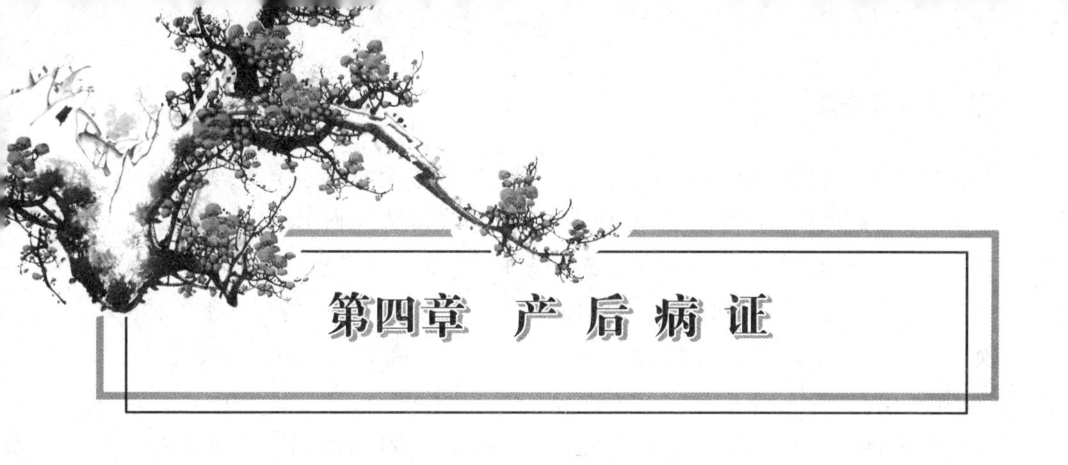

第四章　产后病证

一、产后恶露不绝案一

病案：王某，女，30岁。1983年6月22日初诊。

病史：产后2个月余，恶露淋漓未净，色黑，伴少腹疼痛，腰部酸痛，头晕，眼前黑蒙、视物昏花，右侧及后头疼痛，晨起恶心未吐，胫酸胀硬，舌淡，苔薄黄，脉沉细。

中医诊断：恶露不绝。

辨证：瘀血内阻，血虚气滞。

治法：理气养血，化瘀生新。

处方：当归9g，赤芍9g，白芍9g，川芎6g，阿胶烊化9g，炮姜9g，生炒蒲黄包煎各6g，炙甘草6g，醋香附9g，桃仁9g。4剂，水煎服，每天1剂，分2次口服。

二诊（1983年6月27日）：服上药后恶露基本已净，少腹痛减轻，唯头痛，项强，时有发热，左肩牵痛，咽中发痒，干咳，恶心，食欲不振，舌质红，苔薄黄腻，脉沉滑。

辨证：暑湿困脾，中焦不运。

治法：清暑解热，化湿和中，兼以祛痰止咳。

处方：陈皮9g，半夏9g，茯苓10g，竹茹12g，枳实10g，葛根15g，枇杷叶12g，苦参9g，六一散包煎15g。4剂，水煎服，每天1剂。

随访：产后3个月哺乳期间，未见阴道不规则出血。

点拨：正常恶露，初为红色，继而逐渐变淡，且无特殊臭味，一般产后3周可完全排尽。现患者产后2个月尚未恢复正常。患者恶露色黑，为瘀血内阻，新血不生，故头目失养，眼前黑蒙、视物昏花。治疗应以活血化瘀生新为法，仿生化汤加减治之。此患者恶露属虚实夹杂，师其意而化裁，与原方大不相同，而不用破血之品，以恐耗血、动血，宜用既具有益血、摄血、止血之功，又有化瘀之力的药物，故采用当归、川芎、桃仁、炮姜活血化瘀生新，妙在赤芍、白芍、生蒲黄（活血）、炒蒲黄（止血）、阿胶（滋阴养血止血）同用既养血补血，又活血止血，达到补虚不留瘀，祛瘀不伤正。患者右侧及后头疼痛，与太阳经及肝经循行有关，醋又称苦酒，有活血止痛之功，味酸入肝，香附性平气香，为血中气药，醋制香附更加强其活血止痛，理气解郁的功能。炙甘草以健脾益气、调和诸药。

二诊时患者瘀血已去，故恶露已尽，但由于患者产后体虚，正值夏季酷暑之际，感受暑湿之邪，湿热之邪困于上焦，气机不畅，则出现头痛，项强，左肩时有牵痛。湿热之邪困于中焦则时有恶心，湿邪最易滞脾，土壅不畅，母病及子，导致肺气肃降不利，患者出现干咳，咽中发痒；舌质红，苔薄黄腻，脉沉滑，均为湿热瘀阻之象。采用温胆汤清热燥湿、理气宽中，加葛根疏风解肌，枇杷叶润肺止咳，六一散利湿健脾，苦参既可清热燥湿，又可强心利尿。诸药合用，使邪从上中下焦而分解。

问难：《诸病源候论》认为本病可由“虚损”或“内有瘀血”所致，请问该如何理解？本案产后恶露不绝，又该注意什么情况？

解惑：恶露不绝的主要病因可归纳为气虚、血瘀、血热三个方面。《诸病源候论》中“产后血崩中恶露不尽候”云：“产伤于经血，其后虚损未平复，或劳役损动，而血暴崩下……若小腹急满，为内有瘀血，不可断之，断之终不断”，归纳本病多由“风冷搏于血”“虚损”或“内有瘀血”而来。《胎产心法》云：“产后恶露不止……由于产时伤其经血，虚损不足，不能收摄，或恶血不尽，则好血难安，相并而下，日久不止。”《血证论》曰：“凡系离经之血，与荣养周身之血睽绝不合……此血在身，不能加于好血，而反阻新血之化机”。产后胞衣残留，瘀血停积，阻碍新血，影响冲任，血不归经，是恶露淋漓的病因。宋代《妇人大全良方》载：如“夫产后恶露不绝者，由产后伤于经血，虚损不足。或分解之时恶血不尽，在于腹中，而脏腑夹于宿冷，致气血不调，故令恶露淋沥不绝也”；《医宗金鉴》云：“产后恶露，乃裹儿污血，产时当随胎而下。若日久不断，时时淋漓者，或因冲任虚损，血不收摄；或因瘀行不尽，停留腹内，随化随行者。”《景岳全书·妇人规》说：“产后恶露不止，若因血热者……有伤冲任之络而不止者……若肝脾气虚，不能收摄而血不止者……若气血俱虚而淡血津津不已者……若怒火伤肝而血不藏者……若风热在肝而血下泄者……”《胎产心法》曰：“产后恶露不止……由于产时损其气血，虚损不足，不能收摄，或恶血不尽，则好血难安，相并而下，日久不止”，又曰：“或过甚太暖，或因年力方壮，而饮食药饵大补过度，致火动病热，下血日久不止，此产后间有之实证”。

综上可见，恶露不绝的主要病机是气虚，或血瘀，或过于补益，或血热导致胞宫藏泻失度，冲任不固，血海不宁，恶露不绝。恶露不尽之证候有虚、有实。虚者以气血虚为主，因恶露为血所化处于胞宫，产时亦耗气伤血，气不摄血，故恶露绵绵不绝；实者以血瘀为要，或兼感邪热。瘀血不去，新血不得归经，则血流不止；若感染邪热，营血受扰，热与血搏，血脉不宁，则热迫血妄行，故恶露绵绵而下，兼有臭秽之气。产后多虚多瘀，瘀血内阻之象与虚损经常同见，治疗上应分清主次。若以瘀血为主，可先活血祛瘀，才能化瘀生新，不能拘泥于补虚温经；若以虚损为主，应补气摄血，佐以化瘀；虚实夹杂者，宜补中活血化瘀。

凡恶露经久不绝者，必须注意以下几种情况：一是继发热毒感染。凡气虚、阴虚血热、血瘀久积，特别是后两者，极易引起蕴热化毒，因此助以清化、解毒在所难免，不可拘泥于“产后宜温宜补”之说。二是子宫胎盘附着部位复旧不全，容易引起血栓形成，血栓脱落可能会导致大出血。三是要防止恶性病变，久漏不已，要警惕黏膜下子宫肌瘤和滋养细胞疾病的可能，需做进一步检查，如血、尿人绒毛膜促性腺激素（HCG）测定、B 超以及诊刮病检等，以便早发现，早治疗。

问难：傅青主曰：“用一生化汤化裁，几统治产后百病”。本案亦用生化汤加减治疗产后恶露不尽，生化汤一般适用于什么证候的恶露不尽，应用过程中应注意什么，临床应该如何化裁？

解惑：傅青主认为产后多虚多瘀，生化汤以温经散寒、养血化瘀为主，使新血生、瘀血化，祛瘀生新，故名生化汤。《医林纂要》云：“妇人产子，血既大破矣，而用力已劳，气亦耗泄，故产后多属虚寒。其有恶露不行，儿枕作痛诸病，皆气不足以行之故，故治此宜用温以行之。当归以滋养其新血，川芎以行血中之气，干姜以温之，炙草温中补气，而微用桃仁以行之。治余血作痛之方，宜莫良于此矣”。生化汤活血化瘀，儿枕作痛尚宜。

傅氏以生化汤加减治疗产后诸证，衍化出 31 方，如加味生化汤、加参生化汤、生血止崩汤、安神生化汤、健脾消食生化汤等。治疗产后恶露不尽时，生化汤可随证加减，如虚损为主，可加党参，甚则红参之品以益气摄血；若感染邪毒，可加地榆、黄芩、槐花、生地之品以解毒邪，清血热；若瘀血较重，可加蒲黄、益母草、茜根等活血祛瘀止血之品，化瘀生新，邪去正安。

应用生化汤宜注意：生化汤辛温走窜，故有肝虚血燥体质，肝阳上冒见证者不宜使用；尝有服此成痉厥者，不可不知；脾胃虚弱所致的大便溏薄，心火素亢所致的心悸怔忡，肝阳横逆所致的眩晕胁痛，阴虚内热所致的口燥咽干，冲任固摄无权所致的时下血块，以及产妇感受一切温暑时邪、表里邪热未解，都是本方的禁忌证。

问难：香附被称为“气病之总司，女科之主帅也”，说明其在妇科疾病中有重要作用。香附在妇科疾病中的作用体现在哪些方面？

解惑：香附辛微苦甘，性平，入肝、三焦经。在月经不调、痛经、闭经及胎产诸病中均为要药。《神农本草经疏》云：“莎草根，治妇人崩漏带下，月经不调者，皆降气调气、散结理滞之所致也。盖血不自行，随气而行，气逆而郁则血亦凝涩，气顺则血亦从之而和畅，此女人崩漏带下，月事不调之病，所以咸须之耳”。现代研究也发现，香附有镇痛、抑制子宫收缩、降低子宫肌张力的作用，可能是其治疗痛经的依据；女子忧思倍于男子，常引起肝郁气滞，而致诸病丛生，香附为气中之血药，醋制入肝亦为疏肝解郁止痛之要药，应根据病情适当选用一些性味平和之赤芍、元胡、蒲黄等药合用，以增强理气活血，化瘀生新之力。

体悟：本案为瘀血内阻，血虚气滞之证，路老以化瘀生新，理气养血为法，仿生化汤加减，但与原方功用有所不同，仅用4剂中药就使病者2个月余的疾患痊愈，深感大师的医术精湛。学习之中感受如下：

1. 首当辨明病因　路老巧用四剂中药迅速治愈多月疾患，正是他通过现象抓本质，善辨病因，以收效显著。路老常说产后恶露不绝的病因有虚证和实证之分。恶露是本病的主要症状，辨证时应详细分析恶露的量、色、质、味，结合全身表现和舌脉等情况，有利于比较准确的辨明病因，详见下表。

产后恶露不绝辨证表

病因		恶露情况	全身情况	舌象、脉象
虚证	气血虚弱	量多，色淡红，质稀，无臭气	神倦懒言，小腹空坠	舌淡红，苔薄白，脉缓弱
	阴虚血热	量少，色紫红，质稠	颧赤咽干，手脚心烦热	舌红，少苔，脉虚细数
实证	瘀血阻滞	量少，色黯有块	小腹疼痛拒按，块下痛减	舌紫黯有瘀点，脉沉涩
	湿热蕴结	量或多或少，色紫红，异味	小腹或腰骶痛胀拒按，纳呆食少，口干不欲饮	舌红，苔黄腻，脉濡数

2. 明辨证、慎选药　路老诊治该病，考虑本患者属虚实夹杂。产时耗伤气血，加之产后阴道流血2个月有余，正气更伤，但因瘀血内阻，冲任不固导

致恶露日久不绝，正如《沈氏女科辑要笺正》指出："新产恶露过多，而鲜红无瘀者，是肝之疏泄无度，肾之闭藏无权，冲任不能约束，关闸尽废。"路老掌握产后多虚多瘀的病机特点，既用生化汤温通，又用滋阴养血之阿胶、白芍，通中有补，活中有止，故收效显著。

3. 用药宜忌　本患者证属虚实夹杂，但瘀血内阻冲任是引起恶露不绝的主要病因，治疗时要兼固补虚与攻邪的关系。补虚要避免补摄太过以防留瘀，兼顾活血化瘀之功的药物，达到补虚不留瘀，祛瘀不伤正，同时禁用破血之品，以防动血耗血，冲任功能恢复正常，则恶露尽而获疗效。

（王小云　整理）

二、产后恶露不绝案二

病案：王某，女，36岁，2014年6月14日初诊。

病史：产后恶露不尽50天。患者于4月25日剖宫产一健康龙凤双胎，此后恶露不断，至42天时突然出血量增加，颜色鲜红，渐至黯红，现仍有恶露，伴下腹隐痛；平时汗出如滴，以自汗为主，纳呆，近日出现胃脘胀痛，食后痛甚，空腹痛减，二便调，夜寐尚可，右侧偏头痛，四肢关节疼痛，时有腰膝痛；望其面色萎黄，精神欠充，舌体胖、质黯红，苔薄白微滑，诊其脉细、尺稍弱。

中医诊断：恶露不绝。

辨证：气阴不足，冲任不调。

治法：益气养阴，和胃畅中，佐以止血活血。

处方：西洋参先煎10g，生黄芪15g，功劳叶15g，麦冬12g，石斛12g，生山药15g，炒白术12g，侧柏叶12g，阿胶珠烊化6g，艾叶6g，炮姜8g，炒三仙各12g，醋元胡10g，醋香附9g，炒白芍12g，炙甘草6g，伏龙肝60g先煎水过滤，再煎上方。10剂，水煎服，日1剂。

茶饮方：红参先煎6g，小麦30g，玉竹10g，绿萼梅8g，百合15g，莲子肉15g，仙鹤草15g，旱莲草12g，三七粉冲服2g，炙甘草3g。7剂，水煎代茶饮，2日1剂。

二诊（2014年7月8日）：服上方15剂，患者恶露减少。刻症：胃脘闷痛，与饮食无关，偶有恶心，纳谷不馨，大便日1~2次、不成形，小便调。恶风，自汗，颈项明显，足跟痛，全身关节疼痛，脐周痛，母乳较前减少。仍面色萎黄，两目乏神。舌体胖、质黯红有瘀斑，苔薄白，诊其脉细滑。治以益气固表，温中和胃，养血育冲，荣筋蠲痹。

处方：五爪龙40g，生黄芪20g，当归12g，生白术20g，防风10g，厚朴12g，炒山药15g，鸡内金12g，姜半夏12g，桂白芍18g，炒枣仁15g，炒三仙各12g，醋元胡12g，娑罗子12g，夜交藤15g，炙甘草8g，生姜2片为引。14剂，水煎服，日1剂。

茶饮方：继前方，红参改10g，炙甘草改6g，7剂，2日1剂。

三诊（2014年8月5日）：服上方14剂，胃脘闷痛好转，但食凉后仍有反复。刻症：胸闷，心悸，纳谷尚馨，呃逆，胃寒，遇冷则咳嗽，恶风，自汗，乏力，大便不成形，日2次，矢气多，小便调，母乳逐渐减少。末次月经：2014年7月31日，量多，小腹隐痛。舌体胖大，质黯红、有瘀斑，少苔水滑，脉沉细小滑。此为元气大亏，摄提无力。治以补中益气，和胃温中。

处方：红参先煎10g，功劳叶15g，生黄芪20g，炒白术15g，桂白芍15g，炒枣仁20g，黄精12g，麦冬12g，佩兰后下12g，藿梗10g，苏梗10g，草豆蔻后下8g，仙鹤草15g，炒三仙各12g，阿胶烊化6g，广木香后下8g，新会皮8g，炙甘草6g，生姜1片，大枣2枚。14剂，水煎服，日1剂。

茶饮方：同前，7剂，2日1剂。

四诊（2014年9月16日）：因近期外感，外出劳顿，乳汁几无，仍感自汗，以上半身为甚，汗后身凉，睡醒时大汗，周身畏寒，后背为甚，受凉则咳，四肢关节酸沉胀痛，疲乏无力，略感气短，食纳馨，脘腹已和，矢气频出，大便散、日2~3次，口气味重，食热性食物即生疖肿。近期月经量多、色鲜红，淋漓7日方尽，腰腹疼痛，得热则舒。服上方血量已减少，不似前次血崩不止。带下粉红。舌胖质黯红有瘀斑，苔薄少津，脉沉细滑。宜前方增减，治宗前法。

处方：红参先煎10g，五爪龙20g，炒白术15g，炒山药18g，桂白芍15g，炒枣仁30g，玉竹12g，麦冬12g，五味子6g，丹参12g，小麦30g，藿梗10g，草豆蔻后下8g，仙鹤草15g，炒三仙各12g，阿胶烊化8g，广木香后下10g，新会皮8g，炙甘草6g，生姜1片，大枣2枚。14剂，水煎服，日1剂。

茶饮方：西洋参先炖10g，人参先炖6g，小麦30g，百合15g，炒山药15g，炒白术12g，建曲12g，佛手6g，茯苓15g，苎麻根12g，炙甘草6g，冬虫夏草2g。7剂，2日1剂。

四诊（2014年10月18日）：近1个月反复外感，正气已虚，乳汁已无，动则自汗，畏寒背甚，颈项僵痛，膝下冷凉，双膝及踝关节痛，鼻塞，咳嗽，有少量黑块痰，不易咯出，胸闷气短，心悸而烦，悲伤欲哭，怠惰嗜卧，昏昏欲寐，夜寐梦多，入睡困难，纳可，脘腹和，矢气多，大便日2~3行，晨起成形，下午便溏，溲黄，咳则尿失禁，月经尚规律，经期6天，量多色黯红，无血块，经期腰酸痛，少量白带下黏稠，口干不欲饮，口气重。面色不华，舌体胖大，质紫黯滞有瘀斑，苔薄少津，脉沉滑小数。

辨证：正气虚衰，脾肾两亏，肺脾失调，心神失养。

治法：健脾益肾，养血育神。

处方：炒白术 15g，升麻 6g，桔梗 10g，炒杏仁 9g，炒薏苡仁 30g，炒三仙各 12g，当归 12g，炒白芍 12g，山茱萸 12g，枸杞子 12g，五味子 6g，生龙骨先煎 20g，生牡蛎先煎各 20g，佛手 9g，生姜 2 片，大枣 2 枚为引。14 剂，水煎服，日 1 剂。

茶饮方：西洋参先炖 10g，小麦 30g，绿萼梅 10g，玫瑰花 9g，炒薏苡仁 20g，建曲 12g，冬虫夏草 3g，炙甘草 4g。7 剂，2 日 1 剂。

点拨：产后血性恶露持续 10 天以上，仍有淋漓不断者，称为“恶露不绝”，又称“恶露不尽”，首见于《金匮要略·妇人产后病脉证并治》。产后恶露不绝发生的机制，主要是冲任为病，气血运行失常所致。因冲为血海，任主胞胎，恶露为血所化，而血源于脏腑，注于冲任。若脏腑受病，冲任不固，则可导致恶露不绝，其病因有气虚、阴虚、血热、血瘀之不同，须详为辨证，始能获效。余治疗本证，以益气养阴，和胃畅中，佐以止血活血，俾脾胃调和，气阴充足，热清血静，冲任得调，则恶露自清，诸症自除。

问难：该患者产后身痛、自汗，一诊时可否佐用桂枝新加汤？

解惑：产后多虚、多瘀，尤以虚损多见，用药尤需审慎。《傅青主女科·产后总论》云：“凡病起于血气之衰，脾胃之虚，而产后尤甚。是以丹溪先生论产后，必大补气血为先，虽有他症，以末治之，斯言尽治产之大旨……夫产后忧惊劳倦，气血暴虚，诸症乘虚易入。如有气毋专耗散，有食毋专消导。热不可用芩连，寒不可用桂附……”

本案一诊时虽有桂枝汤证，但此时应以益气养阴、和血止血为主，桂枝温通、生姜辛散，均不宜选用，以防再伤气阴。

问难：同一辨证思路下，汤药处方和茶饮处方应有何侧重？

解惑：汤者荡也，汤药经过煎煮，有效成分析出多，作用强，吸收快，作为治疗的主要手段。茶饮方，则相当于散剂，用量小，要在频服。因此，汤药药力应强，扶正祛邪，可堪重用；而茶饮方则用药偏于平和，口味较好，适合常服。茶饮方是汤药的有机补充，在患者未及时复诊时，可保证药力持续。

问难：治疗气虚出血，参芪几乎为必用之品，本案中前后用西洋参、红参、人参、生黄芪、五爪龙等，请问其中的区别点是什么？

解惑：本患者脾气素虚，分娩双胎元气更损，遂致气不摄血，恶露不止，因此大补元气为其首要治法。然补气之品多偏温燥，患者胎产伤阴血，又复恶露、自汗不止，阴津耗伤，补气宜选柔润之味。人参为大补元气之上品，气质醇厚，直走黄庭，又可治燥证之渴，如《伤寒论》白虎加人参汤。急症出血时，独参汤一味，即可挽性命于顷刻。因此，对于气虚出血，人参最宜。然人参较为名贵，品种良莠不齐，今之所用诸参，野山参为上，惜之难求。退而求其次，西洋参较党参性润，双补气阴，故首选西洋参。红参补虚之力在西洋参、党参之上，因此此案选西洋参、红参。

生黄芪为补气之将，升提中气，入肺胃而走气，走经络而益营，如当归补血汤。然仍嫌其性偏燥，大剂量恐伤阴，小剂量补气作用不显，故加五爪龙，该药南方多产，又称南黄芪，补气效同北黄芪，性濡润而不燥烈。

问难：本案方药论治中，既有益气养阴，又有温中止血、柔肝养血，内含胶艾汤、胶姜汤、黄土汤、当归补血汤等多个经典方剂，调脾胃更是贯穿始终，体现了中医复方多法的有机思维，处方时如何安排其主次顺序？

解惑：此即方剂的君臣佐使问题，执古人成方时，理论层次分明，但对证未必严丝合缝。自己组方，则较为灵活，仍然要体现出方中君臣佐使。一方必有一主药，一病必有一主证。主证与主药相对，疾病的主要矛盾才能迎刃而解。患者气阴两虚、津涸液竭，是主要病机，故先以益气养阴为主；气虚又因脾之不足，故佐以调脾之法；久病生郁，舌色偏黯，离经之血不止，亦有冲任之郁滞，故再佐调和冲任，柔肝养血之法。具体用药，则在辨证、辨病的基础上，斟酌选用，前贤经验较多，可对证借鉴。

体悟：产后恶露不绝一证，与崩漏有相似之处，但产后气血亏虚尤甚，多胎产后更是元气衰惫。临证须大补气血，以培其损，但用药甘平濡润，切忌辛香燥烈之品，以防再伤阴血。同时，冲任隶于阳明，欲安冲任，必先安中州脾胃，方能泉源不竭。因此，益气、养阴、和胃是治产后恶露不绝重要心法。

在具体用药上，则须对证详加斟酌，如本案一诊以西洋参、生黄芪为君，双补气阴，重在调治中州，扶正固本。佐以山药、白术、炒三仙、炙甘草健脾益气，加强脾统摄冲任之权，更以大剂量伏龙肝、炮姜温中止血；配合麦冬、石斛、白芍、香附、醋元胡等，和营养血，理气行滞，调和冲任。

二诊时血量明显减少，而以胃脘闷痛、自汗、恶风、身痛明显，故以当归补血汤、玉屏风散合用以益气固表；桂白芍（以桂枝炒制白芍）、炒枣仁、夜交藤养血育冲，调和营卫；山药、厚朴、姜半夏、鸡内金、炒三仙和降胃气，醋元胡、娑罗子理气止痛，以顾护脾胃。

三诊时患者月经来潮一次，量多如崩，此时病由恶露不绝转为月经量多。胃气稍和，但经后气血亏虚，中焦虚寒明显，故以红参、功劳叶、生黄芪、桂白芍、炒白术大补元气，健脾补中；配黄精、麦冬、阿胶、仙鹤草、炒枣仁养阴和营；佐佩兰、藿梗、苏梗、草豆蔻、木香、新会皮、炒三仙芳香醒脾，调理中焦气机，降逆止呃，同时防大队补虚之品滋腻肠胃。

最后两诊，月经已规律，6天净，血量减，惜气血大亏，用药难以骤见其功，全身衰惫呈五脏虚劳之表现，尤以脾肾为本，遂以健脾益肾，养血育神为法，转入慢性病调治，继续巩固疗效。

（赵瑞华　苏泽琦　整理）

三、产后头痛案

病案：刘某，女，29岁。1983年6月8日初诊。

病史：持续性偏头痛3年余。患者平素性急易怒，1978年孕4个月时感睡眠不安，分娩后觉眩晕、耳鸣，西医诊断为“梅尼埃病”。产后7个月后开始偏头痛，以鼻部为中心，向两侧放射性持续性隐痛，月经前后胀痛为主，伴恶心，呕吐。1981年3月生气后诱发双目暴盲，西医院诊断为“原发性葡萄膜大脑炎”，经泼尼松、甲巯咪唑等及中药治疗，视力好转，但仍头痛未止。

就诊时症见头胀隐痛，午后明显，双目发胀，胃脘胀痛，入夜为甚，夜难入寐，梦多，常服谷维素、地西泮等药，效果不明显，心烦易怒，倦怠乏力，脊背痛，恶风，自汗，侧卧时上半身汗出，胃纳尚可，口干苦、喜饮，月经先期，量中等，白带量多，色黄质稠，大便干结，溲黄短少。舌体瘦边红，苔黄腻，脉沉弦细。

中医诊断：产后头痛。

辨证：肝郁脾虚，湿热内阻。

治法：疏肝健脾，清热利湿。

处方：炒芥穗9g，陈皮10g，苍术10g，柴胡9g，半夏9g，车前子包煎12g，白芍12g，山药20g，鸡冠花15g，黄柏9g，醋香附9g。5剂，水煎服，每日1剂。

二诊（1983年6月15日）：药后头痛好转，胃痛减轻，白带减少，现头隐痛，食后腹胀，入夜为甚，晨起口苦，夜寐不安，背凉畏风，舌边红，苔白腻，脉弦细。既见效机，上方减白芍，加云茯苓15g，继用5剂，水煎服。

三诊（1983年6月21日）：现月经来潮第4天，量中等，经行第1天轻度头痛，脊背痛、恶风、自汗等症已除，睡眠改善，目前仍感头部隐痛，心烦，倦怠，入夜胃脘略感不适，白带量少。舌边红，苔薄黄，根部稍腻，脉沉细尺弱。守上方去山药，改白术12g，继服6剂而愈。

点拨：肝主疏泄，肝藏血，体阴而用阳，肝胆经循绕鼻部及头侧。该妇人郁怒不解，损伤肝阴，产后肝血虚，清空失养，故觉头目眩晕，耳鸣，继之出现偏头痛，以鼻部为中心，两侧交替痛，呈持续性隐痛。正如《女科百问》所述，产后气血暴虚，未得安静，血随气上，迷乱心神，故眼花。月经前后阴血下聚于胞宫，肝血更虚，髓窍失养愈甚，故头痛更甚。后因生气加重肝郁气结，肝阳偏亢，循经上扰清窍，故双目暴盲，头目胀痛；肝郁横犯脾胃，气机不疏，而见胃脘胀痛，睡眠不安，心烦易怒。《济阴纲目》云："凡产后血虚，气无所附，则逆而为火，火上逆而瘀血迫之，则心烦矣。"肝郁乘脾，脾胃虚弱，气血生化无源，神失所养，故倦怠乏力；卫虚失固，故脊背痛，恶风，自汗，侧卧时上半身汗出。脾胃失于运化水湿，湿热内阻，故大便干，溲黄，口干口苦，喜饮，带下。热邪迫血外出，故月经先期而至。舌体瘦，边红，苔黄腻，脉沉细弦，均为肝郁脾虚，湿热内阻之象。立疏肝健脾，清热利湿之法治之。方中炒芥穗、柴胡疏肝解郁、理气升阳，芍药平肝柔肝，柔疏并用，可使肝气调畅，得以疏泄，为君药；陈皮、半夏、苍术燥湿健脾，山药健脾滋阴益肾，为臣药。平肝以扶脾，脾气自能旺盛，所以本方未加入人参、白术等健脾益气之品，以免过于补益而闭门留寇。车前子、茯苓健脾利湿，加黄柏清热燥湿，使热去湿化，均为佐药；炒芥穗入血分能祛风胜湿，鸡冠花增强清热燥湿止带之功，香附为气中之血药，可疏肝理气调经，为使药。

问难：从以上分析可看出，患者有肝气郁、肝阳亢、肝血虚、肝乘脾、脾气虚、湿热中阻等病机，它们之间存在着如何的相互关系？为何从湿热着手调理肝脾？

解惑：本病是由于孕产时脏腑气血特殊生理变化，但未得到及时调节，加以情志失调，引起以头痛为主要表现的一系列症状群。孕产时由于阴血下聚养胎、产后失血未复，而致肝血虚的病理变化。气血相互依存，相互制约，肝血虚，肝气无所附，血无以涵气，又加上郁怒刺激，肝郁气结；耗伤阴血，阴无以制阳，致肝阳偏亢。在五行相克关系中，肝旺克脾，脾湿与肝阳交结而成湿热。由此可见，人体是一个统一的整体，机体某部位的病理变化存在一个相互关联、层层递进的关系，从而出现了虚实夹杂的一系列错综复杂的临床表现。我们要善于抽丝剥茧，层层深入分析，抓住问题的核心和关键，从点到线、从线到面地分析，透过现象看本质。湿热内阻是肝气血失调、肝脾失调引起的终末病理变化，急则治其标，故先从清热祛湿着手，调理肝脾。

问难：湿热为导致本病主要病邪，如何更好地治疗湿热病证？

解惑：湿为阴邪，其性重浊、黏腻，难以速去。所以湿邪为患，多有周身倦怠，四肢沉重，头重如裹等表现。湿性秽浊，因此面色晦滞，带下腥臭，大便黏滞不爽，小便短黄或混浊，苔腻苔垢，可作为诊断湿病的重要依据。湿性弥漫无形，无处不到，内而脏腑，外而躯体，四肢百骸、肌肉皮肤，均可侵犯，所以湿邪兼夹证多。临证中常遇到一些患者，所述症状支离琐碎，有的症状则忽略不述，给辨证带来不便。要善于在错综复杂的症状中，抓住主症，辨证审因。治疗湿病，理气为先。疏畅气机应着眼于肺、脾二脏。“脾属阴土而位居中央，既能运化水谷精微，又主人身之气机升降，所以脾具有坤静之德，又有乾健之能，可使心肺之阳降，肝肾之阴升，而成天地交泰之常。”所以，只要能调理脾肺气机通畅，就能气化湿亦化。治疗湿病，药不在多而在精，量不在大而在能中病，贵在轻灵活泼，恰中病机。所谓轻灵，即药量不宜过大，药味不可过多过杂，药量大药杂味厚气雄，难以运化，脾胃功能可能不伤于病而伤于药。所谓活泼，即药物要选辛散芳香流动之品，不可壅滞滋腻，壅滞则涩敛气机，滋腻则有碍脾运，助湿生痰。

问难：肝为本病发病的关键脏腑，有医家提出“女人三十要养肝”，您如何看待这个观点？古代医家又有何看法？

解惑：中医认为“肝藏血”，说明肝具有贮藏血液，调节血量的功能。妇人有经、带、胎、产等特殊生理功能，以血为本，以血为用。正如《灵枢·五音五味》指出：“妇人之生，有余于气，不足于血，以其数脱血也。”妇人周期性排卵、月事以时下、胎孕分娩、乳汁分泌均需肝之疏泄、肝藏血的调控作用。现代社会的大部分女性 30 岁左右为胎、产阶段，女性性情易波动和抑郁，加之工作压力的影响，熬夜、饮食不规律等因素，容易暗耗肝血，肝失调畅，脾胃运化失常。《女科经纶》云：“妇人以血为海，妇人从于人，凡事不得专行，每致忧思忿怒，郁气居多。”因此这个阶段的女性需要加强养肝血和调肝气，如《河间六书》云：“妇人童幼天癸未行之间，皆属少阴；天癸既行，皆属厥阴论之……”以防止因于肝阴阳、气血失调而引发月经、带下、妊娠、产后等诸疾。

体悟：产后头痛多因产后失血过多，气血不足，脑失血养，或体虚受寒，寒邪客脑，或产后郁怒，气机不畅，瘀血入络，阻滞脑络而致。《类证治裁》云：“七情内起之郁，始而伤气，继必及血，终乃成劳”。本患者产后头痛顽病，其核心病机为气机郁滞，气血失和。产后本属阴血亏虚，加之忧郁恼怒，引起肝失条达，气机不畅，横逆侮脾，脾失健运，不能升清降浊，终致肝郁脾虚，湿热下注诸症。治疗本着“勿拘于产后，勿忘于产后”的调治原则，既重视存在产后阴血不足体质的规律性，又要注意产后郁怒伤肝，肝木克土，本虚标实的特殊性，因此产后不仅仅应着眼于补益气血，而应全面考虑，注意调节脏腑功能的盛衰，从源头解决问题，才是治本之道。

（王小云　路　洁　整理）

四、产后痹案一

病案：樊某，女，30岁。1994年9月21日初诊。

病史：患者1994年6月18日顺产一子，产后4天因侧切伤口处疼痛而行高锰酸钾坐浴。时值酷暑炎热，上身仅穿一薄衬衫，下身裸露，坐浴7天后开始出现四肢大小关节游走性疼痛，以双髋、双膝、双肩、双腕及十指关节为甚，屈伸不利，不能着地行走，生活不能自理，遇冷更甚，周身酸楚，伴倦怠乏力，口干便秘。诊见面色少华，舌黯淡，苔薄白，脉细弦滑。查抗链球菌溶血素O＞500IU/ml，血沉28mm/h。

中医诊断：产后痹。

辨证：气血亏虚，痰瘀阻络。

治法：气血双补，祛风活血，化痰通痹。

处方：生黄芪12g，炒桑枝15g，赤芍12g，白芍12g，秦艽10g，片姜黄12g，丹参15g，地龙12g，海桐皮10g，生地12g，山甲珠9g，露蜂房10g，木瓜10g，草河车12g。7剂，水煎服，每天1剂。

二诊（1994年9月28日）：服上方6剂后，关节疼痛锐减，仍有周身酸楚，因舌尖红，苔薄黄，脉细缓，风湿有化热之势，前方去露蜂房，加忍冬藤15g，10剂，水煎内服。

三诊（1994年11月2日）：上方10剂后，关节疼痛、周身酸楚明显好转，但觉双上肢麻木，大便带鲜红色血丝。舌尖红，苔薄黄，脉细小数。

处方：上方去地龙、山甲珠、秦艽、海桐皮、木瓜、草河车，加威灵仙10g，黄芩9g，败酱草15g，当归10g，炒槐花10g，7剂，水煎服。

服6剂后大便带血消失，再以此方加减进退共48剂，复查抗链球菌溶血素O、血沉正常，诸症悉愈，随访至今，未再复发。

点拨：妇女产褥期间，出现肢体疼痛、麻木、重著者，称为“产后身痛”或“产后痹”。产后身痛首见《产育保庆集》。《校注妇人良方》记载：“产后遍身疼痛者，由气虚百节开张，血流骨节，以致肢体沉重不利，筋脉引急”。产后气血亏虚，筋脉失养，腠理空虚，外邪易袭，该患者产后摄生不慎，风邪夹暑湿乘虚入里，流注于肢节，使气血运行受阻，成风、痰、瘀互结之证，筋脉肢节瘀滞而作痛。患者面色少华、倦怠乏力、口干便秘为气血亏虚之象，四肢大小关节游走性疼痛可知为风邪作祟，关节屈伸不利、周身酸楚为痰瘀阻于肢节之表现。舌黯淡，苔薄白，脉细弦滑为气血亏虚、痰瘀互结之表现。方以黄芪桂枝五物汤化裁，益气养血，活络通痹。以桑枝易桂枝以减其辛燥之性，酌加祛痰药，使痰化瘀消。方中以生黄芪、白芍、生地益气养血，秦艽、片姜黄、草河车祛风清热止痛，丹参、赤芍养血活血，木瓜、桑枝伸筋活络，地龙、山甲珠走窜引药入经络，露蜂房化痰，诸药合用，共奏气血双补、祛风活血、化痰通痹之功。

二诊既见疗效，原方加减继服，露蜂房有小毒，尤其气血虚弱之人，不宜久服。忍冬藤为忍冬的茎叶，性味功效与银花相似，《本草再新》言其“味甘苦，性微寒”。尤多用于痈肿疮毒，而又能祛风湿通经络。《医学真传》记载：“余每用银花，人多异之，谓非痈毒疮疡，用之何益？夫银花之藤，乃宣通经脉之药也……通经脉而调气血，何病不宜，岂必痈毒而后用之哉。”患者风湿之邪已呈现化热之势，故加忍冬藤取其微寒之性以除热，取其通经脉之功效以助通络除痹之力。

三诊患者服药后关节疼痛、周身酸楚均有好转，仅感上肢麻木，但患者出现大便带鲜红血丝，舌尖红，苔薄黄，脉细小数。此诊患者湿浊化热，大便带血为湿热蕴结大肠之象，故以黄芩、败酱草、当归、炒槐花清肠止血。原方去地龙、山甲珠之走窜，秦艽、海桐皮之辛温，草河车之苦寒，木瓜之酸温。加威灵仙与桑枝配伍，其中桑枝主治上肢痹痛麻木，威灵仙专治腰脚痹痛麻木，两者配伍通经络、达四肢、利关节，肢体麻木症状得解。

问难：产后身痛也称“产后痹”，与内科痹证（风湿病）诊治有何不同？

解惑：《素问·痹论》载：“黄帝问曰：痹之安生？岐伯对曰：风寒湿三气杂至合而为痹也。其风气胜者为行痹，寒气胜者为痛痹，湿气胜者为著痹也。帝曰：其有五者何也？岐伯曰：以冬遇此者为骨痹，以春遇此者为筋痹，以夏遇此者为脉痹，以至阴遇此者为肌痹，以秋遇此者为皮痹。”痹证为风、寒、湿、热等邪气闭阻经络，影响气血运行而致周身关节、肌肉疼痛、麻木、屈伸不利等证。产后痹是路老首次提出确立的病名，发生于产后这个特殊生理时期。由于产时分娩用力、出汗、失血，致气血亏耗、亡血伤津的状态，筋脉关节失养，以致肢体麻木不仁、疼痛酸楚；余血浊液致瘀血内阻，留滞于经络、筋骨之间，不通则痛，致骨节、肌肉疼痛；而产后百节空虚，外邪易袭，风寒湿邪乘虚侵入，痹阻经络关节，气血运行不畅，瘀滞而痛。其常见的证候有营卫失调、气血虚、气虚夹瘀、风寒湿、湿热等证，结合病史及临床症状，辨别身痛之病机，血虚者宜滋养，血瘀者活血通瘀，而外感者，其发病特点、临床症状与内科痹证（风湿病）有一定相似性，但辨治过程中不可忽视产后气血亏耗、亡血伤津的生理状态，虽夹外邪，应注意顾及滋养气血，在此前提下方可祛外邪。

问难：黄芪桂枝五物汤，出自《金匮要略·血痹风劳病脉证并治》：“血痹病从何得之？师曰：夫尊荣人骨弱肌肤盛，重因疲劳汗出，卧不时动摇，加被微风，遂得之。但以脉自微涩，在寸口、关上小紧。宜针引阳气，令脉和紧去则愈”。“血痹阴阳俱微，寸口关上微，尺中小紧，外证身体不仁，如风痹状，黄芪桂枝五物汤主之”。中医妇科古籍中治疗产后身痛有“趁痛散”“五积散”“四物汤”，临床应如何辨证选用？

解惑：《金匮要略》原文意为：养尊处优、缺少活动之人，有余于外，不足于内，稍微活动，即疲劳汗出，汗出则卫气更虚，即使感受轻微风邪，即可导致血痹的发生。血痹的本质属虚，外实为诱因，轻者正虚邪微，仅感局部肌肉麻痹，重者气血更虚，受邪更重，则如“风痹”有疼痛感，但疼痛程度不严重。血痹的发病机理，因气虚而导致血行痹阻。故黄芪桂枝五物汤的治疗目的是补气活血，温煦阳气，调和营卫。组方在桂枝汤中倍加生姜，取生姜之辛温，以增强温煦之力，协桂枝走表以散外邪，血行痹阻，故减甘草之缓和，加黄芪之益气，以通阳行痹。可知黄芪桂枝五物汤主治之产后身痛，以气血不足、营卫失调为主因，感受风邪为诱因。

《医宗金鉴·妇科心法要诀》载：“产后身痛荣不足，若因客感表先形，趁痛散用归芪术，牛膝甘独薤桂心。”趁痛散由当归、官桂、白术、黄芪、独活、牛膝、生姜、炙甘草、薤白、桑寄生 10 味药组成。方中黄芪、白术、当归补气养血；官桂温通经脉，振奋脾阳，鼓舞气血生长；牛膝、桑寄生补益肝肾，通利关节；独活、薤白、生姜祛风散寒，通络止痛；炙甘草健脾益气，缓解止痛。郭稽中曰：“产后遍身疼痛者何？曰：因产走动气血，升降失其常度，留滞关节，筋脉引急，是以遍身疼痛，甚则腰背强硬，不能俯仰，手足拘挛，不能屈伸。或身热头痛，不可作他病，但服趁痛散，循流血气，使筋脉舒畅，疼痛自止。”陈无择曰：“趁痛散不特治产后气弱血滞，兼能治太阳经感风头痛，腰背疼，自汗发热。若其感寒伤食，忧恐惊怒，昏致身疼，发热头痛，况有蓐劳，诸证尤甚。”本方功效是补气养血、散寒止痛，适应证是气弱导致血瘀的产后身痛，以及产后血虚、筋脉失养或兼风寒所致的产后身痛。

《医宗金鉴·产后遍身疼痛证治》载：“血瘀面唇多紫胀，四物秦艽桃没红。”如果产后身痛见面唇发紫、身体作胀者，必定是瘀血停滞所致，治宜活血化瘀、通络止痛，方用四物汤加秦艽、桃仁、没药、红花。关于四物汤在产后身痛中的应用，薛己在《校注妇人良方》中有更加详细的指导：“以手按而痛益甚者，是瘀血滞也，用四物、炮姜、红花、桃仁补而散之；若按而痛稍缓，此是血虚，用四物、炮姜、人参、白术补而养之”。可见，四物汤治疗产后痹证，主要针对血虚、血瘀两证，通过药味增减，以益气养血止痛或活血养血止痛。

五积散，出自《太平惠民和剂局方》，药物组成：白芷、川芎、炙甘草、茯苓、当归、肉桂、芍药、半夏、陈皮、枳壳、麻黄、苍术、干姜、桔梗、厚朴。汪讱庵在《医方集解》中将五积散归入表里之剂，称其为“解表温中除湿之剂，去痰消痞调经之方”，“能散寒积，食积，气积，血积，痰积，故名五积”。《景岳全书·妇人规》用其治产后感染外邪、风寒客于胞中，以致小腹疼痛者，以五积散驱散风寒。言其治感冒风寒，头疼身痛，项背拘急，恶寒呕吐，肚腹疼痛，及寒湿客于经络，腰脚骨髓酸痛，及痘疮寒胜等证。可见，五积散治疗产后身痛，主治外感风寒，内伤食滞之证。如薛己按：“五积散治产后身痛，兼感寒伤食。若气虚血弱之人，似非所宜”(《女科经纶》)。

问难：亡血伤津是产后的重要生理特点，本证治以气血双补，祛风活血，化痰通痹，黄芪桂枝五物汤方义为补气活血通痹，为何方中不见重用阿胶、当归、熟地、人参等益气补血生津之味？

解惑：尤在泾《金匮要略心典》曰：“阳气者，卫外而为固也。乃因疲劳汗出，而阳气一伤，卧不时动摇，而阳气再伤，于是风气虽微，得以直入血中而为痹”。“血中之邪，始以阳气伤而得入，终必得阳气通而后出，而痹之为病，血既以风入而痹于外，阳亦以血痹而止于中”，“血分受痹，不当独治其血也”。该患者周身大小关节屈伸不利，不能着地行走，周身酸楚是邪入血分，血脉瘀滞的表现。《血证论》言：“夫载气者，血也，而运血者，气也。”气能行血、生血、摄血，故治法为气血双补，祛风活血，化痰通痹，而以补气之力大于补血，活血之力大于养血，若重用滋补阴血之味，恐血行涩滞更加痹阻。

问难：《丹溪心法》云：“产后无得令虚，当大补气血为先，虽有杂证，以末治之。一切病多是血虚，皆不可发表。”如果患者确有表证，该如何遣方下药？对于朱氏的这段论述，应该如何理解？

解惑：首先需要复习产后病的病机特点。《金匮要略·妇人产后病脉证并治》论述：“问曰：新产妇人有三病，一者病痉，二者病郁冒，三者大便难，何谓也？师曰：新产血虚，多汗出，喜中风，故令病痉；亡血复汗，寒多，故令郁冒；亡津液胃燥，故大便难。”概括了产后病的总体发病机理，是因为产后气血亏虚，加之汗出过多，津液亏耗，荣卫俱有不足，筋脉失养，腠理不固，易感外邪。《金匮要略心典》更有详细解说：“痉，筋病也，血虚汗出，筋脉失养，风入而益其劲也。郁冒，神病也，亡阴血虚，阳气遂厥，而寒复郁之，则头眩而目瞀也。大便难者，液病也，胃藏津液，而渗灌诸阳，亡津液，胃燥，则大肠失其润而便难也。三者不同，其为亡血伤津则一，故皆为产后所有之病。”亡血伤津是一切产后病不可忽视的基本病机，这正是丹溪所说产后不可发表的依据。唐容川亦有“血家忌汗”的说法。因此，诊治产后病应时时注意固护气血津液。刘完素《素问病机气宜保命集》提出“产后三禁”，即“不可汗，不可下，不可利小便”。因新产之后，亡血伤津，“发汗者，同伤寒下早之证，利大便，则脉数而已动于脾，利小便，则内亡津液，胃中干燥。制药之法，能不犯三禁，则荣卫自和，荣卫和而寒热止矣”。张子和云：“产后慎不可作诸虚不足以治之，否则变作骨蒸寒热，食欲不振，肌肤羸瘦，经水不行，寒则衰饮食，热则消肌肉，凡病瘦削，皆粗工以药消烁之故也。”《女科经纶》综观古人治产后病，并非完全不用升散解表之品，亦不可专作虚治。如前所述，五积散用于治产后腹痛及产后身痛，方中麻黄位尊为臣药，另有芍药、当归补血。当患者确有表证，根据病因需要发汗解表时，宜用辛温或辛凉，或辛温复辛凉，慎重立法处方遣药，不可固执一端，医者应结合辨证灵活应变。如唐容川《血证论·用药宜忌论》对于“血家”兼有表证的处理意见：“虽有表证，止以和散”，麻黄、桂枝等辛温发散之品亦当慎用。“毋令过汗亡阴，盖必知血家忌汗，然后可商取汗之法”。即医者首先应该明确产妇亡血伤津的生理特点，明确“血家忌汗”“毋令过汗亡阴”的治疗原则，在此基础上，斟酌选择辛凉解表的方药。现代女性产后多喜补益，又值壮年体健，内热壅盛，复加瘟疫之邪者，自当清解，与时俱进。

问难：患者出现大便带血丝，选用黄芩、败酱草、当归、槐花配伍，选药意义是什么？

解惑：产后身痛患者，病邪化热，热迫大肠而出现便血。大肠者，传导之官，化物出焉。肺与大肠相表里，病多治肺以治之。肺为清金，大肠为燥金。大肠喜润而恶燥，寒则滑脱，热则秘结。故选黄芩清肺以治大肠热。仲景治脏毒，利湿热、和血脉，用赤小豆当归散主之，取赤小豆清热利湿，赤色入血分，当归养血和血，润肠通便。本案运用当归，加败酱草、槐花味苦、微寒，归肝、大肠经，清热解毒，凉血止血，诸药相合共取清利大肠湿热、凉血和血止血之效。

体悟：产后痹临床症状与风湿病有一定相似性。但其发于产后这一特定时期。有着特殊的生理特点、病理基础、发病原因。因此，辨证用药亦有其特殊性。气血亏虚、亡血伤津是产后病的总体病理基础，产后痹有血虚失养、外邪侵袭、血脉瘀阻等病机特点。本案系产后气血未复，过早坐浴，感受风寒湿邪所致，其身痛的发生，为外邪侵袭、血脉失养、痰瘀痹阻等多种复杂病机共同导致。路老在选药方面注重选择性柔而不温燥的药味。方以黄芪桂枝五物汤为主，益气养血，活络通痹，以桑枝易桂枝，以减其辛燥之性，酌加祛痰药，使痰化瘀消。治疗过程中寒湿欲解而有化热之势，更应注意顾护津液，故减辛燥之风药，加清利湿热之品；至于虫类药，多为搜剔逐邪之品，久服恐有碍胃气，且便血之时，恐耗血动血，也一并去之。在辨治过程中，应时时顾忌气血亏虚、亡血伤津的产后生理病理状态，不可耗气，不可耗血，不可伤阴。正如张景岳所言："病变不同，倘有是证，则不得不用是药……第次经常之法，固不可不知，而应变之权，亦不可执一也"(《景岳全书·论产后三禁》)。此案之治，体现出路老圆机活法辨治之技巧和奥妙。

（冉青珍　整理）

五、产后痹案二

病案：周某，女，33岁，河北省人。2002年4月24日初诊。

病史：背痛、胃脘痛7年。7年前产后出血过多，继背部疼痛，胃脘不适，疼痛时作，畏风寒，情绪忧虑。2001年1月及4月在当地县医院检查，查抗链球菌溶血素O 2次，其结果均是1∶800IU/ml(参考值：200IU/ml)，类风湿因子结果阴性，血沉6mm/h。治疗后症状未明显改善，故来就诊。现觉腰背冷痛及左半身沉重，尿频，劳累后小腹隐痛，精神恍惚，心烦不安。舌质黯，苔薄白微腻，脉沉弦略滑。

既往史：1996年胃镜检查：浅表性胃炎。

实验室检查：乳腺近红外线检查：双侧乳腺中度囊性增生改变，心电图大致正常。

中医诊断：产后痹，胃脘痛。

西医诊断：关节炎，慢性浅表性胃炎。

辨证：脾胃虚弱，心肾不足。

治法：健脾益气，调理心肾。

处方：生黄芪15g，炒白芍12g，太子参10g，莲子肉15g，麦冬10g，地骨皮10g，柴胡10g，赤茯苓15g，天竺黄6g，醋香附10g，生甘草4g，通草8g。7剂，水煎服，每日1剂。

二诊(2002年5月2日)：腰背疼痛、胃脘痛症减，现恶风，自汗，面色萎黄，两目乏神，纳呆厌食。4月23日末次月经来潮，经行少腹痛较剧，无血块，舌质红，苔白腻，脉细数无力。

辨证：脾胃失养，气血两亏。

治法：调理脾胃，益气固表。

处方：生黄芪 15g，防风 10g，炒白术 12g，桂枝 6g，生白芍 15g，丹参 12g，醋元胡 10g，生谷芽 15g，生麦芽 15g，炒枳壳 12g，神曲 12g，炙甘草 6g，炒杏仁 10g，炒薏苡仁 10g，生姜 2 片，大枣 2 枚为引。14 剂，水煎服，每日 1 剂。

三诊（2002 年 5 月 18 日）：胃脘疼痛、腰背冷痛、左半身沉重、尿频、精神恍惚、心烦不安诸症缓解。但时有腰及下腹隐痛，白带多，色白质稠，面色萎黄，肢麻乏力，入睡困难，舌黯，舌苔白根部较厚，脉弦滑。

辨证：脾虚失运，湿邪下注。

治法：健脾益气，渗湿止带。

处方：内服、外洗合用。

内服方：炒芥穗 8g，炒苍术 12g，炒白术 12g，炒山药 15g，土茯苓 15g，川萆薢 15g，地肤子 12g，当归 10g，椿根皮 10g，炒杏仁 10g，炒薏苡仁 10g，车前子包煎 15g，乌药 9g，醋香附 10g，生龙骨先煎 30g，生牡蛎先煎 30g。7 剂，水煎服，每日 1 剂。

外洗方：蛇床子 15g，苦参 10g，苏木 20g，桃仁 10g，炒杏仁 10g，当归 12g，乳香 6g，没药 6g，明白矾 6g，甘草 8g。7 剂，水煎外洗，每日 1 剂。

经以上治疗后，诸症消失，唯时有入睡困难，嘱禁食辛辣，肥甘厚味，并续服上方 10 剂巩固疗效。

点拨：患者产后失血过多，四肢百骸空虚，筋脉关节失于濡养，以致产后背部疼痛。女子腰肾，胞脉所系，去血过多，则胞脉虚，虚则肾气亦虚，故腰痛也。肾阴不足，不能上济心火，则常使心火偏亢，出现心肾不交之证候，故神志恍惚，心烦不安。气随血脱，气虚卫外失司，气主煦之，气虚则温煦功能减退，气不足便是寒，故见怕风怕冷、腰背冷痛及左半身沉重；气虚膀胱气化失司，故尿频；气血亏虚，胞脉失养，不荣则痛，故见劳累后小腹隐痛；气血两虚，心神失养，故见神志恍惚、心烦不安；舌质黯，苔薄白微腻，脉沉弦略滑，亦为气血两虚之征。

气能生血，气旺则血充，方中予太子参、生黄芪益气健脾，补阳虚而泻阴火，助气化而达州都；《本草汇言》云："竺黄性缓，清空解热，而更有定惊安神之妙"。莲子可养心益肾，两者合用可清心安神，交通心肾；麦冬、地骨皮养阴生津，清心除烦；柴胡、醋香附疏肝理气，疏散肝胆之郁火，配以酸敛之炒白芍，制约柴胡、香附疏散太过，且可养血柔肝缓急；赤茯苓既可利水渗湿，又可健脾安神；通草利尿通淋；生甘草调和诸药。诸药合用，益气健脾治其本，除烦利水治其标，标本兼顾。

此患者因产后失血过多，血虚肾亏，气血两虚，脏腑失养，肾虚则骨髓失充，骨质不坚。五脏内伤，血脉失畅，营卫行涩，则风湿之邪乘虚入侵，发为风湿之病；出现腰背冷痛及左半身沉重；肾阴不足，不能上济心火，则常使心火偏亢，出现心肾不交之证候，故神志恍惚，心烦不安。失血过多，气随血脱，气虚膀胱气化失司，故尿频；劳累后气血更虚，胞宫失养，不荣则痛，故小腹隐痛；气血虚无以养神，治宜通调心肾，滋肾养心安神。

问难：引起产后痹的原因有哪些？又该如何治疗？

解惑：关于产后痹的成因历代医书多有记载，如《妇人大全良方》曰："妇人以血为本"。妇人在怀妊期间，需要大量气血孕育胎儿，故气血不足；加之产后失血过多或难产，或是分娩时间过长，精力损耗过度；或产后恶露不净使气血再伤，肌肤、筋脉关节、骨骼、脏腑等全身组织失于濡养。《经效产宝》言："产后中风，由产伤动血气，劳损脏腑，未平复起，早劳动，气虚而风邪气乘之，故中风，风邪冷气，客于皮肤经络，但疼痹羸乏"。正如《陈素庵妇科补解》所云："产后气血俱虚，气虚则气之行于脉外也，多壅而不能周通一身，血虚则血之行于脉中也，常滞而不能滋荣于一体。外风乘虚而入，余血因虚而阻，遍身筋脉时作疼痛，甚则腰背强硬，不能俯仰，手足拘挛，不能屈伸，或身热头痛。"《普济方》言："夫中风筋脉挛急者，由产后气血不足，脏腑俱虚，日月未满而起早劳役，动伤脏腑，虚损未复，为风邪冷气初客于肌肤经络，则令人顽痹不仁，羸乏少气，风气入于筋脉，挟寒则挛急也"。

根据本病"产后气血亏虚，外邪趁机入侵，邪瘀互结，痹阻经络"的特点，本病以产后气血亏虚为本，复感外邪，"不荣则痛"和"不通则痛"兼见。《傅青主女科》云："凡病起于血气之衰，脾胃之虚，而产后尤甚。"故治疗以补虚为主，祛邪为辅，补益气血使正气恢复，祛邪外出，同时应注意疏肝解郁，调整全身气机，配伍少量的祛风除湿散寒药，以达到"补虚不留瘀，祛邪不伤正"的目的。辛温香燥之品能耗气伤血，故应慎用。

《素问·痹论》有言："营卫之气，亦令人痹乎？岐伯曰：荣者，水谷之精气也，和调于五脏，洒陈于六腑，乃能入于脉也，其气慓疾滑利，不能入于脉也，故循皮肤之中分肉之间，熏于肓膜，散于胸腹，逆其气则病，从其气则愈，不与风寒湿气和，故不为痹。"故营卫之气调和，风寒湿气不能入侵，人体就不会有痹症，即使有，也能痊愈；反之，如果营卫不调，就容易受风寒湿侵袭而成痹，因此，治疗痹证首先要调和营卫。

问难：调和营卫后，该患者为何又出现肢体沉重，舌苔白腻等"湿象"？产后痹的治疗特色有哪些？

解惑:《素问·遗篇·刺法论》曰:"正气存内,邪不可干"。可以看出,正气亏虚于本病产生的重要性。《诸病源候论》《济生方》都认为:体质虚弱,腠理空疏,感受风寒湿之邪气是引起肢体沉重、舌苔白腻的主要病因。《类证治裁·痹证》也指出:"诸痹良由营卫先虚,腠理不密,风寒湿乘虚内袭。正气为邪所阻,不能宣行,因而留滞,气血凝涩,久而成痹。"可见体虚是痹证发生的内在根本原因。正因为正气不足,难以抵御外邪,才使风寒湿三气乘虚入侵,发为痹证。此即所谓"至虚之处,便是受邪之处"。产后百节开张,血脉流走,遇气弱寒湿流滞于经络分肉之间,累日不散,故腰腹隐痛;延误治疗日久,病痛未能祛除,缠绵不愈,致患者面色萎黄,日积月累至7年之久,思虑郁而化火,扰乱心神,虚热内扰而致难寐;久病伤气,湿邪凝滞腰府而致肾气化蒸腾功能失司,弦脉主痛、滑主痰湿,故见脉弦滑、舌苔根部白厚。病情是会发展变化的,临证要做到崇经而不拘经,师古而不泥古。

中医辨治产后痹证的特色明显。辨治关键是要抓住初起血虚为本,风寒湿邪外袭是标;日久肝肾亏虚,邪留经络为本。而前人对产后病的治疗多以补气养血为主,兼以祛邪。如《妇科玉尺·产后》云:"产后之疾,先以大补气血为主;纵有他疾,亦以末治之;或欲去邪,必兼补益"。《妇人大全良方》认为:"若以手按而痛稍缓,是血虚也,用四物、炮姜、人参、白术补而养之"。《沈氏女科辑要笺正》则在此基础上增加宣络法:"养血为主,稍参宣络,不可峻投风药"。路老则认为营卫失调是产后痹发病的重要原因之一,产后气血亏虚,风湿之邪极易乘虚而入,外邪留著营卫,营卫失和,气血痹阻不通则发为痹证。路老临证善用调和营卫法,以益气固卫为先,审其虚实,或先标后本,或标本同治。路老主张用药不能偏寒偏热,寒则冰伏血病,热则伤津动血,宜选性平之药,调补气血营卫,方以防己黄芪汤加味治疗。除用方药治疗外,路老还强调应注意适寒温,调畅情志,避免感受风寒湿热外邪,注意产后的调理和保健,未病先防,既病早治,将痹病消灭于萌芽状态。

体悟

1. 重视病情变化　本案体现了路老对"久病致病"的重视,初诊时路老重视久病劳伤脾胃,而致心肾不足;情志不畅、郁久而化火而致心火上炎。二诊时路老重视久病伤气耗气而致卫外不固,脾胃失养。三诊时路老重视久病伤气而致气虚痰湿内停,湿邪下注。可见病程的长短对病情的变化有着重要作用,提示在临证中既要重视邪盛之标,又要兼顾正衰之本,用发展、变化的眼光看待病势才能体现中医的辨证论治。

2. 注重调和营卫　正如明代《医方类聚》所言："夫产后中风，筋脉四肢挛急者，是气血不足，脏腑俱虚，日月未满，而起早劳役，动伤脏腑，虚损未复，为风邪所乘，风邪冷气初客于皮肤经络，则令人顽痹不仁，羸乏少气，风气入手筋脉，挟寒则挛急也。"路老认为，营卫失调是产后痹发病的重要原因之一，营卫之气具有濡养调节、卫外固表、抵御外邪的功能，气血亏虚，风湿之邪极易乘虚而入，外邪留著营卫，营卫失和，气血痹阻不通则发为痹证。产后痹以肢体关节、肌肉疼痛不适，肿胀重着，汗出恶风等为主症，风湿表虚，营卫失调是常见证候。该证特点是虚实夹杂，风湿相搏。湿属阴邪，其性重浊，湿滞筋脉关节，而致着痹肿痛；湿阻肌表，则肢体酸楚；汗出恶风是因腠理不密，若不及时治疗，极易与温、热邪相合，而成风温或风热之候。路老临证善用桂枝汤等经方加减变化，既要调和营卫法，又重视后天脾胃，辅以祛湿通络蠲痹，扶正与祛邪兼顾，表里同治，营卫自和，使风湿俱去，产后痹自除。

3. 重视调理脾胃　路老认为脾胃功能的强弱与本病的愈后关系密切。因"五脏六腑皆禀气于胃"，"脾为后天之本"，且"脾主肌肉四肢"，脾为气血生化之源，脾主运化水湿，故在临证时多重视调理脾胃，擅以四君汤加减化裁，同时佐以谷芽、麦芽、神曲、薏苡仁等运脾祛湿之品，认为脾胃强健则五脏六腑俱旺，气血充盈则筋脉关节得以濡润，四肢肌肉有所禀受也。

（王小云　路　洁　整理）

六、产后痹案三

病案：王某，女，40岁。2010年12月30日初诊。

病史：主诉反复关节痛、背痛13年。13年前因产后受凉，出现后背痛，膝关节痛，肢体肌肉酸痛，曾查类风湿因子结果正常，既往曾服祛风湿药，因胃部不适停药。刻下：肘关节及上肢肌肉疼，髋关节活动后疼痛，双膝关节处按之疼痛，喜食烫食，进食寒凉食物后则胃痛，胃有振水声，胸闷脘痞，着急生气后加重，乳房胀痛，心烦气躁，睡眠欠佳，有时入睡困难，多梦易醒，健忘，耳鸣，手颤，眼干涩，有飞蚊症，两侧少腹时有疼痛。咳嗽或大笑时、晚间容易遗尿，乏力倦怠，足跟疼痛，时有惊悸，下肢皮肤经常出现紫斑，颈部活动易诱发头晕，脐腹压痛，口唇干裂，月经量少、色黯有血块。4个月前因心慌、手颤到医院就诊，诊断为甲状腺功能亢进，口服甲巯咪唑2个月后出现甲减。望诊患者面色无华，舌质淡、边有齿痕，苔薄白，脉弦滑细。

中医诊断：产后痹。

辨证：中阳虚弱，水饮内停。

治法：运脾益气，温中和胃。

处方：党参 12g，炒白术 15g，桂枝 10g，茯苓 30g，姜半夏 12g，炒杏仁 9g，炒薏苡仁 30g，炒神曲 12g，炒麦芽 12g，炒山楂 12g，大腹皮 10g，槟榔 10g，八月札 12g，郁金 12g，泽泻 15g，炒枳实 15g，陈皮 12g，佩兰后下 12g，六一散包煎 30g，生姜 2 片。7 剂，水煎服，每天 1 剂。

二诊（2011 年 1 月 13 日）：药后胸闷、脘胀、胃痛减轻；饭后胃中不适，有振水声，脐腹与下腹疼痛，大便黏滞不爽，日 1 次，肛门周围潮湿；仍有周身关节疼痛，腰骶疼痛，脊椎骨痛，肋骨压痛；心烦急躁，神疲嗜卧，夜寐困难，眠浅易醒，头部昏沉不欲睁眼，每至下午头部胀痛，说话多时头有颤动感，耳鸣，双眼飞蚊，健忘，心悸，双手颤抖，口干唇燥，咽部发堵，白带较多而黏。舌质红，苔白厚，脉沉滑小数。

辨证：肝郁脾虚，湿邪内蕴。

治法：疏肝运脾，渗利湿邪。

方药：党参 12g，荆芥穗 12g，青蒿 10g，黄连 5g，炒苍术 15g，炒白术 12g，炒山药 15g，生炒薏苡仁各 30g，茯苓 30g，桂枝 12g，当归 12g，炒白芍 18g，泽泻 15g，椿根皮 12g，鸡冠花 15g，娑罗子 12g，生龙骨先煎 30g，生牡蛎先煎 30g。30 剂，水煎服，每天 1 剂。

三诊（2011 年 5 月 26 日）：服药后胃中振水声消失，大便时硬，白带减少，腰部、骶髂关节、手足指趾关节隐痛，疲劳嗜卧，耳鸣，健忘，情绪低落，入睡困难。舌质稍红，边有齿痕，苔薄白，脉沉弦尺弱。

治法：益气养血以荣筋，健脾益肾以培本。

处方：生黄芪 20g，桂枝 12g，炒白芍 20g，当归 12g，川芎 12g，地龙 12g，炒杜仲 12g，桑寄生 15g，生白术 20g，炒白术 12g，炒枣仁 9g，炒薏苡仁 30g，补骨脂 10g，炒菟丝子 12g，炒麦芽 12g，炒神曲 12g，炒山楂各 12g，黄连 5g，炒枳实 15g，怀牛膝 15g，生姜 3 片。20 剂，水煎服，每天 1 剂。

1 个月后电话告知，身痛症状基本消失，能正常上班，仅出差时稍感疲劳。

点拨：患者病缘于产后气血亏虚，卫表不固，风寒侵袭，致关节肌肉疼痛。目前面色无华、舌淡齿痕、脉弦滑细等四诊资料，呈现一派阳气不足、水饮内停之象；中阳不足，不能运化水湿，心阳不足，不能温化水饮，症见胃痛脘闷、喜温畏寒；痰饮留于心下，而胸胁支满；饮邪上泛，清阳不升，故而头晕、耳鸣、健忘；水气凌心则悸；肾阳虚弱，不能温阳化气，故而小腹拘急、遗尿；湿邪日久化热，水湿阻滞，津液不能上乘，而口唇干裂。

治宜四君子汤、苓桂术甘汤以健脾益气、温中降逆；五苓散温阳利水；大腹皮、槟榔、八月札行气，一则助脾气健运，二则气行水行，枳实消积滞，陈皮、生姜、炒三仙（炒麦芽、炒神曲、炒山楂）理气运脾、消食导滞；水饮留滞日久化热，炒杏仁、炒薏苡仁、六一散、佩兰仿三仁汤宣畅气机，除湿化热。

经两诊治疗，湿浊水饮渐去，气血虚象尽显，患者疲劳嗜卧，腰骶髂部、手足关节隐痛，实为气血不足失于荣养所致。此时改用"益气养血以荣筋，健脾益肾以培本"之法。以黄芪桂枝五物汤加味益气血、通血脉，其中生黄芪益气实卫，桂枝温经通阳，合四物汤养血柔肝荣筋；另以炒白术、炒薏苡仁健脾化湿，生白术运脾润肠；地龙息风行经通络；牛膝、杜仲、寄生补肝肾强腰膝，补骨脂、菟丝子补脾肾填精。《药性本草》言菟丝子："治男子女人虚冷，填精益髓，去腰疼膝冷。"以炒枳实、炒白术、炒三仙（炒麦芽、炒神曲、炒山楂）配伍和胃消痞，黄连清泄中焦湿热，终使13年顽疾痊愈。

问难："健脾益气"是临床常用治法，而本案采用"运脾益气"法，两者如何区别使用？

解惑："健脾益气"适用于因劳倦过度、饮食不节、忧思伤脾而致脾不健运，临床症见倦怠乏力、气短懒言、食欲不振、大便溏薄、形瘦面白、舌淡苔薄白、脉弱无力。临床症状偏于中气不足、运化无力者。常用方剂如四君子汤、参苓白术散。张隐庵《本草崇原》载："凡欲补脾，则用白术；凡欲运脾，则用苍术。""运脾益气"适用于脾气困遏，运化失职，升降失司之证。临床除见纳呆、便溏等症，嗳气、脘腹胀满、矢气不爽为其主要证候特点，虚实夹杂为其病机关键。钱乙的异功散，体现了益气运脾、消补兼施、补而不滞的组方思路。厚朴生姜半夏甘草人参汤也体现了这一思路。本案健脾温阳与消导行气药物配伍，消补兼施。临床应根据虚轻实重、虚重实轻等不同情况，调配消补药物比例。

问难：脾为后天之本，脾气主升，化生气血。本病为脾气脾阳不足，除脾气虚脾阳虚外，脾病常见病机有哪些？如何辨治？

解惑：脾气虚弱，《诸病源候论·五脏六腑病诸候·脾病候》言："脾气不足，则四肢不用，后泄，食不化，呕逆，腹胀肠鸣，是为脾气之候也"。脾气虚弱日久可发展为脾阳不足证，见形寒肢冷、脘腹冷痛、喜暖喜按、大便溏泄等症。脾气不足失于统摄，可发展为脾不统血。《难经·四十二难》曰："脾……主裹血，温五脏"。脾喜燥而恶湿，运化失职则生湿，脾易为湿困，常见有寒湿困脾，湿热蕴脾之证。脾病常见阳气不足，亦有脾阴、脾血不足。脾之阴血不足者，津亏血少，症见口干，饥不欲食，大便秘结，肌肉消瘦，皮肤枯燥，面色萎黄无华，舌红少苔，脉细数等。依据脾病不同的病机，治法亦异。临床有补脾气、温脾阳、滋脾阴、养胃阴、除脾湿、统脾血等不同治法。四君子汤、参苓白术散是补脾气，理中汤温脾阳，滋脾阴的代表方剂为慎柔养真汤（方歌：养真汤中生脉饮，芪术山药石莲子，再加芍药与甘草，清补脾阴寓意深）；养胃阴可用麦门冬汤、叶氏养胃汤，路老喜用王氏致和汤（方歌：致和沙参麦冬斛，扁豆杷叶木瓜扶，竹叶陈仓甘草入，酸甘化阴胃中舒）；平胃散、苓桂术甘汤是除脾湿的代表方剂；归脾汤则是补脾统血的代表方剂。

问难：本案首诊主要病机为阳虚水饮内停，脾运不健，六一散为祛暑利湿药，在方中起何作用？

解惑：患者有心烦气躁、眼干、口唇干裂等症状，这说明饮邪停滞日久有化热伤津的情况存在。六一散为滑石、甘草按六比一比例配成的小方，清热利水祛湿又能生津。清代吴谦言："古人用辛散，必用酸收，所以防其峻厉，犹兵家之节制也"（《医宗金鉴·删补名医方论》）。本案用温阳利水药的同时，兼用清热祛湿生津药，避免了耗伤津液之虞。

问难：肝与脾胃在发病机制方面有何关系？本方中疏肝与运脾是如何体现的？

解惑：肝者，主藏血，司疏泄，故言其体阴而用阳，性喜柔而恶刚。脾胃者，为仓廪之官，五味出焉。脾主运化，其气主升，胃主受纳腐熟水谷，其气以降为顺，以通为用。肝木与脾土为五行相克的关系。脾胃为后天之本、气血生化之源、气机升降之枢。而"脏腑十二经之气化，皆必籍肝胆之气以鼓舞之，始能调畅而不病"（清代周学海《读医随笔·卷四》）。肝木之疏泄功能失调时，脾胃运化水谷与气机升降的功能均相应受到影响，即为"木土不和"。而肝失疏泄的病机又有肝血不足、肝气上逆、肝气郁结、肝胆湿热等种种不同，肝木对中土的影响亦有脾不升清、胃不降浊之偏重，临床治疗自然有异。

本案为肝血不足，肝风内动，故以当归、白芍养血柔肝以制肝用，并以荆芥穗疏风升提。在土为木旺克土，脾不升清而内生湿热，湿热下注而成带下，以苍术、白术、山药、党参、薏苡仁健脾运脾，椿根皮、鸡冠花等清热燥湿止带。

体悟：纵观本案的诊治过程，路老并不急于针对关节痹痛用药，而是分清主次，逐步入手，先祛邪、再补虚，先治标、后治本，最终达到治疗目的。

首诊虽以产后身痛就诊，四诊资料呈现一派阳气不足、水饮内停之象。胃脘痛症状明显，故先调理中焦为原则，运脾益气、温中和胃为治。仿四君子汤、苓桂术甘汤、五苓散加减组方。二诊呈现肝木克土、湿热下注之证，以疏肝运脾、清化湿热为治。经两诊之治，水饮得化，木土安和，中焦运化正常，具备了摄纳药、食的基本条件。且经二诊治疗，外邪得祛，气血虚象尽显。方宜益气养血以荣筋，健脾益肾以培本而收功。

（冉青珍　整理）

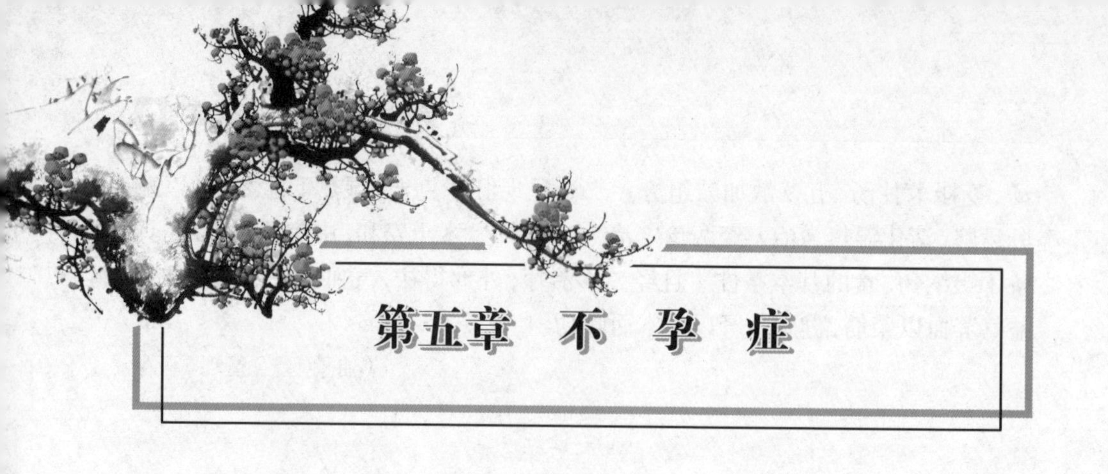

第五章 不 孕 症

助孕保胎喜得双胞胎男婴案

病案：侯某，女，37岁。2004年10月31日初诊。

病史：继发不孕11年。1992年结婚，1993年人工流产后一直未孕。时有腰痛，下肢及足跟酸软，不能久立，月经既往正常，人工流产后经量减少，经期缩短，经血色黯，经前头巅顶部胀痛，经行头痛即止，带下减少。近半年胃脘不适，纳呆，进食后腹胀痛，大便溏薄，日行1~2次，白天易困倦，夜寐尚可。幼时曾患急性肾炎经治愈。1993年患慢性肾炎，经治好转，无肉眼血尿，但镜下红细胞持续阳性。妇科检查无异常。望其形体偏瘦，面色晦滞，舌体瘦、质淡黯，苔薄白，脉沉细小紧。

中医诊断：不孕症。

西医诊断：继发性不孕症。

辨证：脾肾两虚，冲任损伤。

治法：补肾健脾，调冲任助孕。

处方：太子参15g，五爪龙15g，生白术12g，莲子肉15g，生山药15g，炒麦芽12g，炒神曲12g，炒山楂12g，鸡内金10g，桑寄生15g，杜仲12g，菟丝子12g，山茱萸10g，枸杞子12g，怀牛膝12g，醋香附10g，白芍12g，甘草6g。7剂，水煎服，每天1剂。

二诊（2004年11月10日）：服药7剂，患者精力改善，腰酸乏力减轻，唯口干咽痒，大便干燥，舌质红，脉弦紧。

处方：原方基础上加地骨皮、地锦草、麦冬、桔梗养阴清热。

茶饮方：荷叶10g，玉米须20g，白茅根30g，赤小豆20g，绿豆衣12g，小麦20g。14剂，水煎2次，浓缩作茶饮，每天1剂。

三诊（2004年11月26日）：服药14剂，患者双膝酸软减轻，白天困倦，晚上精神，胃脘疼痛，食后为甚，咽干。月经周期先期，经期3~5天，血量偏少，色深稠厚。舌体瘦薄质黯，苔薄白微腻，脉细数。

辨证：心肾不交，胃失和降。

治法：益心肾，和胃气。

处方：

1. 太子参 18g，南沙参 12g，黄精 12g，炒柏子仁 15g，生黄芪 18g，地骨皮 10g，柴胡 12g，川牛膝 12g，山茱萸 12g，枸杞子 10g，知母 10g，黑大豆 18g，绿豆衣 12g，赤小豆 15g，莲子肉 15g。7 剂，水煎服，每天 1 剂。

2. 西洋参 6g，麦冬 10g，女贞子 10g，黑大豆 10g，艾叶 10g。7 剂，水煎代茶饮，每天 1 剂。

四诊（2004 年 12 月 8 日）：药后体力和精力好转，身微恶寒，偶有腰酸，晨起足跟肿胀，眼睑略浮肿，咽部干痒，痰少色黄难咳，胃部隐痛，口干渴欲饮，夜间尤甚。月经周期恢复正常，行经 3 天，经前乳胀痛，头痛。舌略红、苔薄白，脉沉细弦。

处方：守上方加厚朴 12g，清半夏 10g，醋香附 10g，枇杷叶 12g，30 剂，水煎服，每天 1 剂。

五诊（2005 年 1 月 10 日）：患者精神好，无腰酸痛及咽部不适，晨起流泪，末次月经 1 月 3 日，经期 5 天，量少，色正常。舌质黯红、苔黄腻微干，脉弦略数。

辨证：肝脾不和，肾气不足。

治法：调和肝脾，补肾强腰。

处方：西洋参先炖 10g，橘叶 15g，柴胡 12g，桔梗 10g，前胡 10g，当归 12g，白芍 15g，茯苓 18g，炒白术 12g，密蒙花 10g，炒白蒺藜 12g，桑寄生 15g，炒杜仲 12g，菟丝子 12g，枸杞 10g，桃仁 9g，红花 9g，川牛膝 10g。14 剂，水煎服。

第一次妊娠：

患者因在外地工作较忙，未能按时复诊，一直按上方服药调理。末次月经 2005 年 6 月 18 日，月经过期 10 天未至，腰酸不适，担心月经失调复发，故前来复诊。观其舌质黯红，苔黄腻微干，脉见弦滑，似有喜之征。当日予查小便妊娠试验，结果阳性。患者和家属知情，万分高兴。

辨证：肾气不足，冲任不固。

治法：继予补肾强腰，固摄冲任，养血安胎。

处方：桑寄生 15g，炒杜仲 12g，菟丝子 12g，橘叶 15g，当归 10g，白芍 15g，炒白术 12g。14 剂，水煎服，每天 1 剂。

其后闭经 50 天行 B 超检查，提示宫内妊娠。患者虽妊娠，然病程长，又年近四旬，肾精不足，胎元难系，妊娠仅2个月有余即流产。流产2个半月后，医院诊断为“卵巢功能减退”，宣布无法受孕。

患者再次就诊于2005年12月6日，后经补肾、清心凉血、益气阴等法调治，腰酸明显减轻，精神好，仍有双眼睑浮肿，末次月经2005年11月30日，量少，色黯，无血块，行经7天，腹痛，周期25天，舌质黯，苔薄白，脉细弱。

辨证：考虑患者流产后气阴两虚，冲任受损，予以益气养血，调理冲任。

处方：五爪龙18g，西洋参先炖10g，黄精12g，炒柏子仁18g，当归10g，白芍12g，生地12g，熟地12g，鹿角胶烊化8g，阿胶珠烊化8g，炒白术15g，炒麦芽12g，炒神曲12g，炒山楂12g，仙灵脾15g，仙茅12g，桃仁10g，益母草15g，紫河车10g，黄柏9g。24剂，水煎服，每天1剂。

患者再次就诊时诸症减轻，偶有腰酸、头痛，精神见佳，牙龈肿痛，眠不安，纳可，二便调，末次月经12月25日，经期尚准，血量少。双目胀感已除，舌淡红，苔薄黄稍腻，脉沉细小弦。

治法：续以补心肾调冲任、益气养血调经之法治之。

处方：五爪龙18g，西洋参先炖10g，黄精12g，麦冬10g，当归10g，杜仲12g，艾叶8g，龟鹿二仙胶烊化10g，阿胶烊化10g，炒白术12g，焦神曲12g，焦山楂12g，桑寄生15g，佛手10g，醋香附10g，益母草12g，紫河车10g。7剂，水煎服，每天1剂。

该方继续加减调治40余剂，诸症好转，患者再次妊娠。

第二次妊娠：

2006年6月24日初诊。

主诉：妊娠出血，伴恶心呕吐40余天。

现病史：患者妊娠后开始恶心，随后食入即吐，纳呆，胃中嘈杂，头晕，偶有头疼，于孕40天时见少许阴道出血，腹坠，二便调，现已孕12周。

望闻切诊：舌黯苔黄，脉滑数。

中医诊断：妊娠恶阻，胎动不安。

治法：和胃降浊、安胎。

方药：仿胶艾汤合当归散之意加减。太子参12g，南沙参15g，麦冬10g，炒白术12g，炒山药15g，厚朴花12g，生谷芽20g，麦芽20g，黄连8g，丹参12g，旱莲草12g，阿胶珠烊化8g，艾叶8g，仙鹤草15g，白芍12g，炒枳壳12g，砂仁后下6g，黄芩6g，甘草8g。14剂，水煎服。

二诊：药后胃胀、呃逆及呕吐均消失。头晕好转，纳可，寐安，大便调。仍有阴道出血。舌体略瘦中有裂痕，苔根黄略腻，脉左寸关滑数。治以调畅气机，化浊安胎。前方去沙参、麦冬、阿胶珠，以防滋腻；加藿梗后下、苏梗后下各10g，佛手10g，黄连6g，砂仁后下8g，黄芩10g，生姜1片为引。7剂，水煎服。

三诊：药用20余剂，小腹胀坠，偶有腰部拘急，纳少，大便4~5天1行、偏干，喷嚏频作，寐安，偶有胸闷气短，舌淡红苔黄腻，脉滑数。患者妊娠4个月又7日，恶阻渐愈，但脾胃运化尚差，阴津不足。拟益气健脾、养血安胎之法。

方药：太子参15g，南沙参12g，麦冬10g，黄精12g，炒白术12g，生山药15g，枇杷叶12g，炒杏仁9g，白芍12g，生谷芽18g，生麦芽18g，焦山楂12g，焦神曲12g，鸡内金10g，黄芩10g，砂仁后下6g，炒枳壳12g，丹参12g，炙甘草8g。12剂，水煎服。

四诊：孕4个月又20日，药后面色红润，语言洪亮，偶有咽痒，小腹坠胀减轻，手足偶胀，久站足跟痛，纳少，眠可，大便2~3天1次、不干。舌体中、质黯红，苔黄腻，脉左滑数尺稍弱、右疾数。仍以益气健脾、养血安胎之法，继续服药24剂。

五诊：患者孕5个半月，B超提示：胎儿发育正常，双胞胎。偶有轻微手足胀，大便2天1行、质软，寐安，偶头晕，舌质淡红，苔中根微黄稍厚而干，脉滑数。予以补益气阴、养血安胎之法。

方药：太子参15g，南沙参15g，麦冬12g，生山药15g，生白术12g，炒白芍15g，黄芩10g，苎麻根15g，丹参15g，鸡内金10g，丹皮12g，醋香附10g，夜交藤18g，生谷芽20g，生麦芽20g，甘草8g。7剂，水煎服。

六诊：9月20日测血糖7.9mmol/L。再以益气养血、滋阴安胎之法。

1. 前方去太子参，炒白芍改为生白芍15g；加蒲公英15g，地锦草12g，14剂，水煎服。

2. 茶饮方：黑大豆30g，绿豆衣12g，生山药15g，女贞子12g，旱莲草12g，苎麻根15g，炒枳壳10g。12剂，水煎代茶频服。

方中用生白芍之意在于加强滋阴养血的功效，茶饮方意在养血滋阴安胎。

七诊：药后腹胀下坠感明显减轻，两手肿胀感傍晚后为甚，两脚肿胀已除，胎动状况良好，食寐可，大便时好时溏，舌体微胖、色红润苔薄白，脉细数。继续以益气养血、补肾安胎之法调治。

方药：五爪龙18g，西洋参先煎10g，丹参15g，炒白芍12g，莲子肉15g，炒白术12g，生山药15g，生谷芽20g，生麦芽20g，黄芩10g，砂仁后下8g，苎麻根15g，阿胶珠烊化8g，炒枳壳12g，佛手9g，甘草8g。14剂，水煎服。

药用24剂，患者孕5个半月，B超提示，胎儿发育正常，双胞胎。于2006年12月初在医院顺利分娩2个健康男婴。

路志正补记：2014年3月23日在北海公园仿膳午餐毕，刚出门，即遇侯女士，携其二子游览，向我打招呼，并言是由我诊治喜获此二子，惜我已忘其姓氏，经询问才知系侯女士，相晤甚欢，合影留念。

点拨：患者10年前曾有堕胎史，手术堕胎损伤冲任，耗伤肾精，慢性肾炎数年，肾精进一步亏损。腰痛，下肢及足跟酸软不能久立，月经量少、经期缩短等，均为肾精亏损的表现；而患者近期胃脘不适、纳呆，进食后腹胀痛，便溏，此为脾肾阳虚，脾不升清，胃不降浊的表现。路老给予补肾精、和脾胃、调冲任治法治疗。仿参苓白术散、左归丸组方。拟用太子参、五爪龙、生白术健脾益气，莲子肉涩精，山药滋脾阴，炒三仙（炒麦芽、炒神曲、炒山楂）、鸡内金助运化。寄生、杜仲、怀牛膝平补肾阴肾阳，枸杞子、山茱萸、白芍滋补肝肾之阴，香附疏达肝气，和畅三焦。

经数诊调治，以治脾肾为主，诸症有所好转。患者自初诊开始，即述有经行头痛症状，月经量少而先期来潮。肝主疏泄，主藏血，为女子之先天。肝气疏泄不利则量少先期，气逆于上则头痛。仿逍遥散加减以健脾疏肝，补肾强腰。方中西洋参、炒白术、茯苓健脾益气；柴胡理气疏肝，橘叶、白蒺藜、密蒙花养肝明目；当归、白芍养血柔肝；桑寄生、杜仲、菟丝子、枸杞补肾调经；桃仁、红花、川牛膝活血通络，调冲任。经调治气血足、肾精充，任通冲盛，故孕育有望。

患者流产后，针对其“卵巢功能减退”，加重使用了血肉有情之品，如鹿角胶、龟板胶、紫河车，以填精补髓、养血化精，使任督充盛。虽病情难治，妊娠无望，然经调治仅6个月就诸症好转，患者再次妊娠。

患者妊娠后，再次出现流产先兆及恶阻之象，予以和胃降浊、益气养血、健脾固肾之法进行调理，经治9个月顺利分娩。

问难：肾藏精，主生殖。本例患者肾虚是其不孕的主要病机。历代医籍中，古代医家对不孕症的常见病机是如何认识的？

解惑：《校注妇人良方》载：“妇人之不孕，亦有因六淫七情之邪，有伤冲任；或宿疾淹留，传遗脏腑；或子宫虚冷；或气旺血衰；或血中伏热；又有脾胃虚损，不能荣养冲任。”指出不孕症的病机，或因脏腑冲任功能损伤，或胞宫虚冷，或气血不和，或脾胃虚损，气血不足。沈金鳌《妇科玉尺》引陈士铎之论，认为女子有十种病，足以影响受孕。云：“十病为何？一、胞胎冷也；二、脾胃寒也；三、带脉急也；四、肝气郁也；五、痰气盛也；六、相火旺也；七、肾水亏也；八、任督病也；九、膀胱气化不行也；十、气血虚而不能摄精也”。《傅青主女科·种子》中，对不孕症进行了详尽的归纳分析，介绍了10种不同病机的不孕：身瘦不孕、胸闷不思饮食不孕、下部冰冷不孕、胸满少食不孕、少腹急迫不孕、嫉妒不孕、肥胖不孕、骨蒸夜热不孕、腰酸腹胀不孕、便涩腹胀足浮肿不孕。其学术思想值得学习。

问难：引起不孕症的病因病机很多，不可默守“肾虚”之成规，《傅青主女科·种子》在辨证、立法上的学术思想有何特点？

解惑：

1.《傅青主女科》在不孕症治疗中突出肝脾肾三脏的作用。

（1）不孕从肝论治

1）身瘦不孕篇：“妇人有瘦怯身躯，久不孕育，一交男子，即卧病终朝，人以为气虚之故，谁知是血虚之故乎。”“此等之妇，偏易动火……又是偏燥之火，绝非真火也。”肝血不足，阴虚火旺，肝气不舒，疏泄失常，肾精不能泄；且肝血不足，虚火暗动，灼烁肾精。

2）嫉妒不孕篇：“妇人有怀抱素恶不能生子者……谁知是肝气郁结乎”。为肝气郁结，心、肾、脾经亦郁结，以致“腰脐之气必不利，腰脐之气不利，必不能通任脉而达带脉……则胞胎之门必闭，精即到门，亦不得其门而入矣”。

（2）不孕从肾论治

1）胸闷不思饮食不孕篇：“妇人有饮食少思，胸膈满闷，终日倦怠，思睡，一经房事，呻吟不已。人以为脾胃之气虚也，谁知是肾气不足乎？”“无肾中之水气，则胃之气不能腾；无肾中之火气，则脾之气不能化。”即肾气不足，脾胃难以运化。

2）心肾火衰、胞宫寒冷不孕篇：“妇人有下部冰冷，非火不暖，交感之际，阴中绝无温热之气，人以为天分之薄也，谁知是胞宫寒之极乎！”胞宫居心肾之间，上系心而下系于肾，胞宫之寒由于心肾火衰。故治胞宫之寒，须补心肾之火。温胞饮主之。

3）肾阳不足，膀胱气化不利，可致小便涩、足肿、不孕。便涩腹胀足浮肿不孕篇：“妇人有小水艰涩，腹胀脚肿，不能受孕者。人以为小肠之热也，谁知是膀胱之气不化乎。”“汪洋之田，又何能生物也哉？”“然水湿之气，必走膀胱，而膀胱不能自化，必得肾气相通，始能化水，以出阴器。”

4）肾阴不足，骨蒸劳热不孕。骨蒸夜热不孕篇：“妇人有骨蒸夜热，遍体火焦，口干舌燥，咳嗽吐沫，难于生子者。人以为阴虚火动也，谁知是骨髓内热乎。”

（3）不孕从脾胃论治

1）脾胃虚寒、胸满少食不孕。胸满少食不孕篇：“妇人素性恬淡，饮食少则平和，多则难受，或作呕泄，胸膈胀满，久不受孕。人以为赋禀之薄也，谁知是脾肾虚寒乎。”

2）脾虚湿盛，肥胖不孕。肥胖不孕篇：“妇人有身体肥胖，痰涎甚多，不能受孕者。人以为气虚之故，谁知是湿盛之故乎。”“肥胖之湿，实非外邪，乃脾土之内病也。”

2. 从奇经论治不孕

（1）腰酸腹胀不孕篇：“妇人有腰酸背楚，胸满腹胀，倦怠欲卧，百计求嗣不能如愿。人以为腰肾之虚也，谁知是任督之困乎。”“故任脉虚则带脉坠于前，督脉虚则带脉坠于后……况任、督之脉既虚，而疝瘕之症必起……胞胎缩于疝瘕之内，往往施精而不能受。”以升带汤补任督之虚，消疝瘕之症，化有形于无形。

（2）少腹急迫不孕篇：“妇人有少腹之间自觉有紧迫之状，急而不舒，不能生育。此人人之所不识也，谁知是带脉之拘急乎。”“今带脉之急者，由于腰脐之气不利者，由于脾胃之气不足也。”治以大补脾胃之气与血，利其腰脐之气，宽其带脉之急。

3. 利用本脏生理特性立法　脾主运化水湿，肥胖不孕篇中指出，治以加味补中益气汤大补脾胃之气，泄湿化痰。

4. 利用脏腑之间功能协调特性立法

（1）症状在脾胃，而病机根本在肾气不足。胸满不思饮食篇载：“脾胃之气，虽充于脾胃之中，实生于两肾之内。无肾中之水气，则胃之气不能腾，无肾中之火气，则脾之气不能化。惟有肾之水火二气，而脾胃之气始能升腾而不降也”。治以补脾气益肾精，“脾胃健而生精自易，是补脾胃之气与血，正所以补肾之精与水也”，以并提汤主之。

（2）便涩足肿不孕篇云：“盖水湿之气，必走膀胱，而膀胱不能自化，必得肾气相通，始能化水，以出阴器。”故“壮肾气以分消胞胎之湿，益肾火以达化膀胱之水”。以化水种子汤壮肾气益肾火，以化膀胱之水。

5. 运用五行生克立法

（1）嫉妒不孕篇载，木旺克土，治以开郁种子汤解肝气之郁，宣脾气之困，利腰脐通任脉。

（2）身瘦不孕篇载，肾为肝之母，肾藏精而肝藏血，肝肾精血同源，治以大补肾水，平其肝木。养精种玉汤主之。

（3）胸满少食不孕篇指出：“心肾之火衰，则脾胃失生化之权，即不能消水谷以化精微矣”。治以温补脾胃，子病治母，兼补心肾二经。温土毓麟汤主之。

6. 运用阴阳学说立法 骨蒸劳热不孕篇指出，阴虚火旺，骨髓内热，治以壮水之主以制阳光，以清骨滋肾汤消补兼施。

问难：冲为血海，任主胞胎，冲任二脉的功能失调也是不孕的重要病机，古代医家是如何认识的？

解惑：《素问·上古天真论》记载："女子七岁，肾气盛，齿更发长，二七而天癸至，任脉通，太冲脉盛，月事以时下，故有子……七七任脉虚，太冲脉衰少，天癸竭，地道不通，故形坏而无子也"。该段经文从生理上阐明，冲任是影响妇女生殖功能的重要环节，"冲为血海"，冲脉为气血经脉的要冲，上能灌诸阳，下能渗诸阴，有推动气血运行，统帅和调节十二经气血的功能。即太冲脉盛，月事才能应时而下。而"任主胞胎"，为"阴脉之海"，凡精、血、津、液均属任脉所司，能调节阴经气血，主持元阴，输送阴血，"妊养"胞胎。因此，冲任的盛衰直接关系着胞宫月经和孕育的功能，在调节女性生理中起着至关重要的作用。只有冲任二脉通盛，女性才能有正常的月经，才能孕育生子。陈自明《妇人大全良方》云："妇人病有三十六种，皆由冲任劳损而致"，此文阐述了妇科疾病的病因病机皆与冲任二脉有关。徐灵胎："凡治妇人病，必先明冲任之脉，此皆血之所从生而胎之所由系。"阐述了调整冲任二脉的功能对治疗妇科病的重要性。

体悟：不孕症是一个复杂的疾病。如妇科古籍论述不孕病机有十，前已述及，这里不赘。傅青主论不孕，涉及心、肝、肾多脏，更有任、督、带脉损伤导致不孕。而不宜拘泥于补肾。本案病机复杂，涉及肺脾肾不足、脾胃不和、心肾不交、肝失疏泄，冲任不固。患者就诊时已逾五七之年，按《素问·上古天真论》的说法："五七阳明脉衰，面始焦，发始堕"。治疗首先要补肾精、和脾胃、调冲任为治。健脾和胃的思想贯穿整个治疗过程。脾胃安和，生化有源，肾精得充，冲任得固，方可有子。肺、脾、肾三脏功能相互协调，共同完成输布精微的功能。三脏协调的前提下，水谷精微敷布至各脏腑以供其职，同时肾精的施泄、肝血的藏泄，无不依赖三脏气化协调的支配。胞宫位于心肾之间，上系于心而下系于肾，心肾不交，水火不济，胞宫气血阴阳失和而不利于孕育。因此，益心肾是第二步治疗目标。肝与脾在五行中属相克关系。肝血不足，肝旺则克脾，运化不利，则肝血不足。因而养血柔肝，调和肝脾是第三步治疗，得以受孕。

但患者病机复杂，年逾五七，虽获妊娠，然病程长，又年届四旬，肾精不足，胎元难系，流产后即被告知"卵巢功能减退"，宣布无法受孕。针对该病情仍拟肝脾肾同治，进而加重使用了血肉有情之品，如鹿角胶、龟板胶、紫河车等，以补肾填精，使冲任通盛，虽病情难治，妊娠无望，然经调治仅6个月就再次妊娠。继之养胎、保胎更是治疗的关键，益气养血、健脾固肾贯穿始终，使患者能够顺利分娩。

（冉青珍　秦淑芳　整理）

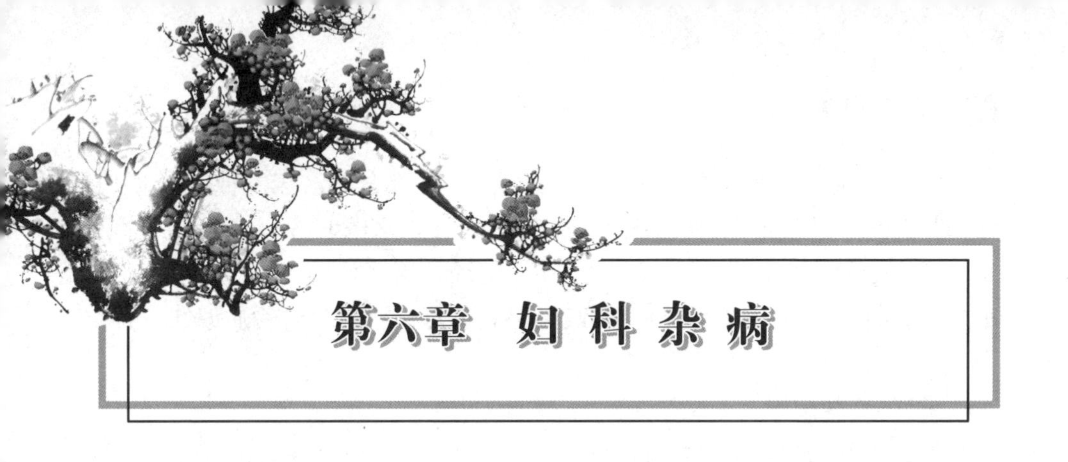

第六章 妇科杂病

一、郁证案一

病案：焦某，女，38岁，已婚。1978年4月28日初诊。

病史：情绪抑郁伴焦虑2个月。患者1978年2月14日不慎触电后昏倒不省人事，1分多钟后苏醒，苏醒后即感精神紧张，心情烦燥，渐进性加重，3月10日开始出现意识障碍，并有危险行为，经北京医学院某附属医院精神科检查，诊断为抑郁症、焦虑症，采取西药治疗后，症状较前缓解，生活可以自理。但性情急躁易怒，情绪波动较大。3月14日行人工流产后，自觉左胸闷痛，头痛沉重，易悲善哭，并出现幻视幻觉，视物模糊，心慌气短，易惊，眠差梦多，痰多，饮食一般，大便干燥2~3日1行，小便热灼不畅，舌质淡、尖有小红点，苔白厚腻，脉沉细而数。

中医诊断：郁证。

西医诊断：抑郁症，焦虑症。

辨证：心脾两虚，肝气郁结，痰热内扰。

治法：清化痰热，利湿通淋，养心安神，和中缓急。

处方：竹茹12g，半夏9g，茯苓12g，菖蒲9g，郁金9g，胆南星3g，佛手9g，炒杏仁后下9g，炒薏苡仁24g，炒枳壳9g，磁石先煎30g。7剂，水煎服，每日1剂。

茶饮方：小麦30g，荷叶15g，甘草10g，大枣10枚。7剂，水煎代茶饮，每日1剂。

二诊（1978年5月6日）：服药后食欲改善，胸痛消失，头痛、急躁易怒、梦多、幻视幻觉等均已减轻，舌尖红，舌苔腻，肪弦细数。

辨证：心脾两虚，肝气郁结，痰火内扰。

治法：清化痰湿，镇心安神，健脾养心，和中缓急。

方药：

1. 前方水煎剂续服，6剂，每日1剂。

2. 天竺黄10g，胆南星12g，朱砂1g，菖蒲9g，郁金12g，云苓神15g，琥珀6g，磁石25g。共研细末，每次服3g，每日服2次，白水送下。

三诊（1978年5月13日）：服上药后，幻视幻觉、急燥易怒、善哭易惊、睡眠多梦、小便不利灼热等症已明显改善，精神倦怠，胃纳欠佳，舌质偏红，苔薄白，脉细数。

辨证：心脾两虚。

治法：健脾养血，清心育神。

方药：莲子肉10g，麦冬10g，丹参15g，生地10g，炒枣仁10g，云茯苓15g，山药15g，夜交藤20g，紫石英先煎10g。7剂，水煎服，每日1剂。

四诊（1987年5月20日）：治疗3周诸症消失，精神愉快，眠可，纳香。舌淡红，苔薄白，脉弦细。

辨证：阴血不足，心神不宁。

治法：滋阴养血，宁心安神。

方药：养血安神丸2瓶，分服，巩固疗效。

分别在3个月和半年后随访，病无复发，生活、工作正常。

点拨：患者因触电外伤后精神刺激，而致精神抑郁，肝气郁结，肝木横克脾土，脾虚不能运化水湿，致痰邪内生，日久致痰郁化火，上扰心神，故幻视幻觉，视物模糊。脾虚化生不足，气血两亏，血虚不能荣养心窍，出现眠差梦多，肝血虚则易惊。痰郁化火，热邪熏蒸津液，不能下濡肠道致大便干，湿热下注，故小便时尿道灼热感，气机不畅故有尿意而难解，舌质淡，脉沉细为心脾不足之象；舌尖有小红点，脉数为痰火内扰之征。方以涤痰汤化裁，以半夏为君，燥湿化痰；竹茹为臣，清化痰热以除烦；枳壳行气消痰，使痰随气下；石菖蒲、胆南星豁痰开窍醒神；云茯苓、薏苡仁健脾利湿；杏仁宣肺化痰，开肺利膈；佐郁金取其行气解郁，乃是取土得木而达，土达则痰邪不易生之意；佛手疏肝解郁；磁石安神。茶饮方以甘麦大枣汤加减，小麦和肝阴而养心液，且有消烦利溲之功，以为君；甘草泻火而和胃、荷叶健脾利湿共以为臣；大枣调胃为佐。共奏养心安神、和中缓急之效。

两诊后病情有明显好转。但久用大量的化痰及重镇之药，有伤阴液气血之嫌，且郁证病程日久，本身正气也有所亏虚。正如叶天士所言："郁者至久，元气未有不伤，克伐屡投，随散而随郁者，比比然也"（《叶选医衡·五郁六郁解》）。此时应予以益气养血，改善预后。药以山药、莲子肉、云茯苓健脾益气，麦冬、生地凉血养阴，丹参活血养血，炒枣仁、夜交藤、紫石英养心安神，共达健脾养血、清心育神之功效。

问难：情志作为内因如何导致抑郁症？

解惑：情志活动是正常的生理活动，调节有度不会成为致病因素而导致抑郁症。抑郁症的发生与七情过用，情志内伤密切相关。陈无择在《三因极一病证方论》中提到“忧恐怒喜思，令不得以其次，故令人有大病矣”。他认为：“五劳者，皆用意施为，过伤五脏，使五神不宁而为病，故曰五劳。以其尽力谋虑则肝劳，曲运神机则心劳，意外致思则脾劳，预事而忧则肺劳，矜持志节则肾劳，是皆不量禀赋，临事过差，遂伤五脏”。正常情况下“人有五脏化五气，以生喜怒悲忧恐”，若七情过极，情志不调，则病自脏腑郁发。虽然不同情志所伤脏腑不同，但“本乎一气，脏气不行，郁而生涎，随气积聚，坚大如块，在心腹中”。七情过用致气机升降出入失调是郁证的重要病机。《三因极一病证方论·七气论》提到七情致郁云：“夫五脏六腑，阴阳升降，非气不生。神静则宁，情动则乱，故有喜怒忧思悲恐惊七者不同，各随其本脏所生所伤而为病。故喜伤心，其气散；怒伤肝，其气击；忧伤肺，其气聚；思伤脾，其气结；悲伤心胞，其气急；恐伤肾，其气怯；惊伤胆，其气乱。虽七诊自殊，无逾于气。”巢元方《诸病源候论》则论及九气（怒、喜、悲、恐、寒、热、忧、劳、思）：“一曰怒则气逆，甚则呕血及食而气逆也；二曰喜则其气缓，荣卫通利，故气缓；三曰悲则气消，悲则使心系急，肺布叶举，使上焦不通，热气在内，故气消也；四曰恐则气下，恐则精却，精却则上焦闭，闭则气还，气还则下焦胀，故气不行……七曰忧则气乱，气乱则心无所寄，神无所归，虑无所定，故气乱……九曰思则气结，气结则心有所止，故气留而不行。”

问难：涤痰汤出于严氏《济生方》，主要用于中风痰迷心窍，舌强不能言。此处为何以涤痰汤化裁治疗郁证，是从何立意呢？

解惑：“怪病多痰”，痰的病理影响在郁证的病情发展过程中贯穿始终。《临证指南医案》言：“郁则气滞，气滞则必化热，热郁则津液耗而不流，升降之机失度。初伤气分，久延血分。”抑郁证的发生发展过程中，痰邪主要产生于两个方面。其一，情志内伤导致气机不畅而气郁化火，炼液生痰；其二，肝郁日久，势必犯脾，脾失健运，聚湿生痰。痰饮产生后，“随气升降，无处不到”，流窜于体内，蒙蔽心神，上扰心窍，又能产生一系列的神志异常病症。所以说，情志不遂导致气郁，因气郁而生痰，痰又能产生神志异常之症。可见痰与郁证关系之密切。

涤痰汤原为中风痰迷心窍而设，但后世医家已经将其应用扩大，不只限于中风。本方擅燥湿豁痰，行气开郁，主治痰湿阻滞之证。朱丹溪提出百病之中多兼有痰，故众多疑难杂症兼有痰或因痰湿阻滞者，均可用涤痰汤化裁。

该方既可涤已生之痰，也可疏肝利胆，健脾养胃，涤痰开窍，疏通三焦气化，以杜生痰之源，使气血津液运行正常而疾病痊愈。目前用于癫痫、郁证、不寐、眩晕等由痰湿引起的多种疾病。本案突出表现是痰湿郁热之标证，用涤痰汤可以迅速祛痰除湿，有是证便可用是药。

问难：患者诸症已消，且精神愉快，继续服药是为巩固疗效，但要用多久？中医是提倡中病即止，还是要积极善后调理？

解惑：本病的发生多由郁怒、思虑、悲哀、忧愁等情志刺激所致，因此要特别注意对患者情志的调护，指导正确对待客观事物，使其心情开朗、精神愉快、积极配合治疗，才能疗效显著。

大病初愈恢复期，或慢性病迁延期，难免气血亏虚、脏腑衰弱，选用一些平和补益药进行调理，促进脏腑功能的康复是必要的，但要区分病在气血、阴阳和脏腑之不同，还要根据身体情况适当调整，特别要避免大补、蛮补、呆补。脾胃为后天之本，大病初愈或慢病期，首要的是补养脾胃，只有胃气充盛，才能加快疾病康复，所以古人云“有一分胃气，便有一分生机”，病后重在调养脾胃。

如果对于体质壮实之人的表证、急症，提倡中病即止；如果对于体质素虚，且大病、久病、慢病之人，提倡积极善后调理，以防复发。总之，治疗疾病提倡三因制宜，难有绝对固定治疗方案，临证尚需灵活变通。

体悟

1. 郁证辨治需求本　郁证临床上比较常见，《丹溪心法》指出：“人身诸病，多生于郁”。众多医家辨证该病以肝郁为主，治疗以理气疏肝为大法。但在该案治疗过程中，初以化痰利湿为主，继以养心安神收功。患者缘于电击伤和人工流产事件刺激，导致情志抑郁，但久之心神浮越，心血暗耗，伤阴化火，煎液生痰，痰火扰心，致阴阳不和，气血失调，患者就诊时已属本虚标实证。故治疗原则，宗《素问·标本病传论》所言：“病发而不足，标而本之，先治其标，后治其本”。首诊以清化痰热为主治其标，辅以养心健脾安神，而后标本兼治，切中病机。

2. 中药剂型的灵活应用　长期以来，中医内服药有汤、酒、茶、露、丸、散、膏、丹、片等多种剂型。路老在该患者的治疗过程中针对患者不同时期的特点，灵活选用不同剂型。“汤者荡也”，汤剂具有吸收快、作用迅速、加减灵活、针对性强等特点，故在最初的三诊中，路老均选用了汤剂，能快速荡涤病邪、扶持正气。而甘麦大枣汤药味较少，口感良好，故路老作为茶饮剂应用，水煎后频饮代茶，极为方便，久则疗效增强。路老在临床中擅用茶饮方，起到协同作用。丸剂、散剂具有用量小、服用方便、易于携带等特点，散剂吸收快、作用迅速，而丸剂作用缓和。该患者已采用汤剂、茶饮剂，二诊时加入散剂以加强涤痰清热之力。“丸者缓也”，临床一般多适用于慢性或虚弱性病症的调理。故多在后期，以丸药善后，缓缓图治，以巩固疗效，采用养心安神丸口服。在整个辨治过程中，不仅灵活辨证用药，还灵活运用不同剂型，充分体现中医个体化治疗的灵活性。

3. 注重情志治疗 随着社会生活节奏的加快，工作压力的增大，抑郁症的发病率呈逐年上升趋势，抑郁症的早期诊断及治疗，越来越受到重视。中医认为，郁病之初起，情志所伤，肝郁气结，伤在气分，多属实证，临床表现多见抑郁不畅，精神不振，胸闷胁痛，善太息，不思饮食，治以疏肝理气解郁为主。而心理治疗，也被历代医家所重视。《素问・汤液醪醴论》指出：“精神不进，志意不治，故病不可愈。”强调心理活动直接影响疾病的病程和预后。清代叶天士在诊治郁证时，也一再提及“惟怡悦开爽，内起郁热可平”，“各宜怡悦开怀，莫令郁痹绵延”，“务以宽怀解释”等，否则郁结不解，徒恃药石，其效不著。《临证指南医案・郁》认为：“郁证全去病者能移情易性”，均强调情志治疗的重要性。路老认为，精神心理活动直接影响该病的病程和预后，在药物治疗的同时应配合心理治疗，才能彻底治愈。路老在临床中善用“以悲胜怒”和“以喜胜悲”等中医以情胜情法，并将此法推广用于更年期综合征、经前期综合征等心身疾病。

（王小云 整理）

二、郁证案二

病案：那某，女，40岁，在北京工作。1983年6月27日初诊。

病史：主诉头痛、头晕、失眠3年。3年前因生气而致头晕、头痛、失眠、精神抑郁，曾在北京医学院某附属医院检查，诊断为“抑郁症”，住院治疗，服用大量地西泮、速可眠、导眠能、谷维素等药，症状未见明显好转。现头痛、头晕，耳鸣，失眠多梦，心情抑郁，心烦易怒，悲伤欲哭，周身困倦，脘闷腹胀，纳呆，每天进食1两，喉中有物如梗状，吐不出、咽不下，大便秘结，2~3日一解，小便调。近2日彻夜未眠，平时靠大量镇静剂维持入睡，生活难以自理。观面色黯滞苍白，目光呆滞，目胞下发黑，颈部触及一粟粒状小包块。舌质偏红，苔白腻，脉细数。

中医诊断：郁证。

西医诊断：抑郁症。

辨证：肝郁脾虚，气滞生痰。

治法：疏肝解郁，健脾化痰。

处方：温胆汤加减。陈皮 9g，半夏 10g，茯苓 15g，竹茹 12g，郁金 10g，杏仁 9g，胆南星 6g，远志 9g，石菖蒲 10g，炒苏子 9g，天竺黄 3g，珍珠母先煎 20g，竹沥水 30ml 为引。10 剂，日 2 剂，水煎服，连服 5 天。

二诊（1983 年 7 月 4 日）：药后恶心，呕吐泡沫样白黏痰，颈部包块消失，头晕头痛减轻，睡眠有所好转，梅核气（喉中异物感）由全日发作转为仅下午发作，每晚 2 片导眠能入睡，大便时干，每日 1 次，小便调。舌淡红，苔白腻，脉滑数。

处方：继上方去珍珠母，加枳壳 10g。7 剂，水煎服，每天 1 剂。

三诊（1983 年 7 月 13 日）：药后无恶心呕吐，无心烦，梅核气已消除，头痛减轻，饮食量有所增加，每日进食 5 两。精神好，面色渐华，自述时有心胸狭窄，急躁时喉中有物如梗状，导眠能减至 1 片能入睡，睡眠安稳，时腹胀，二便调，舌淡红，苔白滑，脉沉细数。

处方：拟上方去远志，加合欢皮 12g。6 剂，水煎服，每天 1 剂。

四诊（1983 年 7 月 22 日）：药后精神好，心情舒畅，头痛、头晕基本消失，食欲佳，每天进食 6~7 两，停服镇静药，睡眠安稳，能做家务活。食后腹胀，呃逆。舌淡红，苔薄黄，脉沉细。续前方调治 1 个月。

3 月后复诊，腹胀、呃逆消失，精神、睡眠安好，生活、工作能力恢复正常。

点拨：《临证指南医案·郁》中指出："七情之郁居多，如思伤脾，怒伤肝之类是也。其原总由于心，因情志不遂，则郁而成病也……皆因郁则气滞。"本患者郁证的发病是因情志不畅、气机失调，气血紊乱而诱发郁证。从病位来说，郁证的发生主要为肝失疏泄、脾失健运、心失所养所致。早期多为实证，病变主要为气机郁滞，可兼夹湿、痰、食及血瘀等。最终出现气、血、湿、痰、热、瘀多种郁证，久则错综复杂、虚实兼夹。肝气郁结，疏泄功能失常，气机不畅，故见心烦易怒，心情抑郁，悲伤欲哭；气滞血瘀，痰浊中阻，阻碍脉道，清阳不升，清窍失养，浊阴上蒙，故见头晕、头痛、耳鸣；血行郁滞不畅，心神失养不安，因而失眠多梦；肝气横逆，乘脾犯胃，不思饮食、大便秘结；肝郁乘脾，脾运不健，生湿聚痰，痰气郁结于胸膈之上，故自觉咽中不适如有物梗阻感，咯之不出，咽之不下；脾虚不运，肢体失养，则神疲乏力。四诊合参，辨证为肝郁脾虚，气滞生痰。治宜疏肝解郁，健脾化痰，宁心安神，方选温胆汤加减治疗。

问难：患者症状繁多，实中夹虚，临证如何把握核心病机，标本兼治？

解惑：抓住本案郁不离肝的核心病机，给予疏肝解郁、健脾化痰之法治疗，收效显著。该患者因恼怒致肝胆木郁，使肝失条达，气机不畅，所以“肝郁气滞”是本案的致病之本。正如叶天士《临证指南医案·郁》中所云：“郁则气滞，气滞久则必化热，热郁则津液耗而不流，升降之机失度，初伤气分，久延血分，延及郁劳沉疴。”伊始属实证，久则由实转虚，影响脏腑功能，耗伤气血阴阳，形成心、脾、肾亏虚的不同病变。肝郁、气滞是本，脾虚、痰湿是标。

对于郁证的治疗，路老推崇《素问·六元正纪大论》提出的“折其郁气，资其化源”的总治则，根据人体脏腑的生理节律，泻其有余，补其不足，以达到“以平为期”之目的。治郁之要在于疏泄肝胆郁结，调畅三焦气机，根据病情病位之异，治法有清泄郁火、宣畅少阳、开降肺气、调和肝胃、泄肝补脾、宣通脉络、滋水清肝等不同。用药则因肝为刚脏，内寄风火，郁则变生火、风，伤阴耗液，故治必以柔剂养阴清热，忌用刚燥以防再劫伤阴液。《医贯》中指出，治郁须以治肝为主，治郁“以一法代五法，以一方治其木郁，而诸郁皆因而愈”。对于气郁日久损伤正气，而兼实邪结滞者，治疗时当审其虚实轻重，采取扶正与祛邪兼顾。故本例以疏肝理气、健脾化痰为法，体现了标本兼治。

问难：温胆汤具有化痰和胃，养心安神之功效，善治痰饮内阻引起的诸证。本案患者出现多梦、心烦易怒、舌质红、脉细数等“热象”，请问如何运用温胆汤加减改善其热象？

解惑：温胆汤载于《三因极一病证方论》。具有化痰和胃，养心安神之功效，适用于治疗痰饮内阻，心神失养，惊恐失眠，头目眩晕等症。《古今名医方论》对温胆汤的评价是：“和即温也，温之者，实凉之也。”明确指出温胆汤是针对痰饮胆热之证而立。患者虽出现多梦、心烦易怒、舌质红、脉细数等热象，但均因气滞痰湿所化。路老运用加减温胆汤主要是针对“滞”和“痰”两个致病因素，以半夏辛温、胆南星苦寒微辛，燥湿化痰，降逆和胃；竹茹、天竺黄微寒，化痰清热，使痰清则无扰心神之患；陈皮理气并燥湿化痰，使气顺则痰消；“脾为生痰之源”，以茯苓健脾利湿，使湿去痰消，兼能宁心安神；“善治痰者，不治痰而治气，气顺则一身津液亦随气而顺矣”（《丹溪心法》）。故以杏仁宣降肺气，郁金行气解郁，苏子降气消痰；以远志，宁心安神，祛痰开窍；石菖蒲辛香，化湿浊，醒脾开胃，进食消胀，可治湿浊中阻，脘闷腹胀等不适，与郁金、半夏、竹沥水合用取菖蒲郁金汤之意，加强豁痰开窍之功，与远志相伍为用可豁痰安神；以珍珠母镇惊安神；竹沥水性寒滑利，祛痰力强，以其为引，增祛痰之力。诸药配伍、相辅相承，辛散而不燥，行气机以宣郁，祛痰热而清胆，故治气郁痰扰之郁证而获佳效。

问难：患者药后恶心呕吐？为何不用止呕药，反用吐法治之？

解惑：所谓吐法，是指通过涌吐的方法，排出体内病邪的一种疗法。作为中医八法之一，其应用历史源远流长。最早在《诗·大雅·烝民》中就有“柔则茹之，刚则吐之”用吐法治病的记载。《素问·阴阳应象大论》提出：“其高者，因而越之。”为中医吐法理论之渊薮。《儒门事亲》中记载吐法的适应证较广：“凡大满大实，风痰宿食在膈上者，宿酒宿食在上脘，引涎、漉涎、嚏气、伤寒之下不通、癫、痫、狂、头痛不止、痹证、肥气积、疟、痿、沙石淋、闭经、目赤等，均可用吐法取效”。路老认为，“自上出”即是吐法，吐法不仅有吐出上焦邪积的作用，而且可以升提气机，且本案属于“痰在膈上”，痰在膈上主要指痰阻在肺，或因大怒肝郁侮金，或因久不得志郁火内生，或单纯痰阻气道，甚或蒙闭清窍，从出现气逆而咳或哮、喉痹、眩晕、头痛等证；故服药后患者呕吐出泡沫白黏痰后，颈部包块消失，头晕、头痛、睡眠、梅核气等不适症状明显改善，表明邪有出路。所以不必止呕，而应予理气。此时患者一般情况好转，但大便时干，去珍珠母之重镇。加枳壳味苦、酸，性微寒，归肺、脾、肝、胃、大肠经，《日华子本草》语：“健脾开胃，调五脏，下气，止呕逆，消痰。治反胃……消食……利大小肠”。此处用枳壳在于取其降气化痰、理气通腑之功，实乃标本兼治。

问难：远志、合欢皮同为养心安神药，路老为何去远志而用合欢皮替代？

解惑：远志，苦、辛，微温，归心、肾、肺经，具有安神益智，祛痰解郁之功效。《滇南本草》云：“养心血，镇惊，宁心，散痰涎。”《本草再新》曰：“行气散郁，并善豁痰。”而合欢皮味甘，性平，归心、肝经。《神农本草经》曰：“主安五脏，和心志，令人欢乐无忧”；《常用中草药手册》云：“治心气躁急、失眠及筋挛”。远志和合欢皮虽同为养心安神之品，但远志擅于祛痰，合欢皮善能疏肝解郁，两者各有所长。本案前面因痰致病，症状繁杂，用远志考虑养心安神外，取其祛痰之功而奏效；第三次复诊时患者症状虽改善，但仍觉心胸狭窄、腹胀，路老考虑为气机不畅，故改用合欢皮，以疏肝解郁，养心安神更为妥当。

体悟：路老治疗肝郁气滞、痰湿内阻的郁证病案经验如下：

1. 善抓主要矛盾　“郁者，滞而不通之义”。路老认为郁证的病因颇为复杂，但总不离脏腑功能失调，其中肝失疏泄最为关键，可影响到气、血、津、液等生命物质的流畅和脏腑功能活动的正常发挥，进而引起湿蕴、痰结、伏火、血瘀、食滞随之而发，交相为患，变生多端，呈现复杂交错的临床表现，缠绵不愈，终乃成劳。正如《丹溪心法·六郁》指出：“气血冲和，万病不生，一有怫郁，诸病生焉，故人身诸病，多生于郁”。路老善于透过现象看本质，在错综复杂中抓主要矛盾，选方用药重点攻破。

2. 注意标本兼治　在本病案的治疗过程中，初以化痰利湿为主，后以养心安神为主。该患者起病之初，经历生活变故，导致情志抑郁，但久之心神浮越，心血暗耗，伤阴化火，煎液生痰，痰火扰心，致阴阳不和，气血失调，其就诊时已属本虚标实证。路老宗《素问·标本病传论》“病发而不足，标而本之，先治其标，后治其本”的治疗原则，首诊予以清化痰湿为主，养心健脾安神为辅而治标，而后标本兼治，切中病机。

（王小云　整理）

三、郁证案三

病案：李某，女，15岁，中学生。2000年11月12日初诊。

病史：患者平素性格内向，不善与人交谈。因考试情绪紧张，而致睡眠障碍，心烦躁，易激惹，话语多，善悲哭，头痛，胸痛。严重影响生活和学习。曾由家人带到北京某医院儿科就诊，诊断为抑郁症，予氟西汀治疗3个月，症状仍未能控制而休学。延请路老给予调治。观舌质红、苔白腻，脉滑数。

中医诊断：郁证。

西医诊断：抑郁症。

辨证：气郁化痰，痰热扰心。

治则：清心涤痰，缓急宁神

处方：导痰汤加减。竹茹10g，清半夏6g，焦栀子3g，浮小麦12g，百合15g，茯苓15g，炒柏子仁12g，白芍10g，胆南星3g，炒枳实12g，珍珠母先煎15g，甘草3g。14剂，每天1剂，水煎2次，分3次服。

二诊（2000年11月27日）：经上述治疗后，患者已神清气爽，善哭言多改善，睡眠稍见好转，但头胀，心烦，纳呆，便干，数日1行，矢气臭秽。舌红，苔白偏厚，脉滑数。

处方：上方去焦栀子，恐其寒凉滞脾；加丹参10g，生大黄后下5g。14剂，每天1剂，水煎取汁，分3次服。

三诊（2000年12月11日）：患者近日感冒，咳嗽，咽痛，面色偏红，烦躁不安，夜来不寐，纳呆，便干。舌红、无苔，脉滑数。

辨证：外感风热，肺失宣降，上扰心神。

治法：辛凉解表，清心安神。

处方：菊花9g，蝉衣9g，僵蚕6g，薄荷后下6g，焦栀子4g，天竺黄3g，川芎4g，麦冬9g，酸枣仁10g，知母6g，炒枳实12g，生大黄后下3g。5剂，每天1剂，水煎服。

四诊(2000年12月17日):经治疗后,诸症消失,睡眠好,能坚持学习,能静心学古筝,二便正常。舌淡红,苔薄白,脉弦细。

处方:继以加味逍遥丸、越鞠保和丸各3g,每日1次,以巩固疗效。

随访到2002年4月正常上学,未见复发,学习成绩优良。

点拨:患者平素性格内向,不善言谈,是肝郁的表现,肝郁气滞,进一步导致津液不布,聚而成痰,郁久化热,成为痰热。近来考试,过度思虑,耗伤心神,痰热乘虚而入,上扰心神,神不安宅,失于主宰,则烦躁易怒,易哭话多。肝经循行于头、胸,气机阻滞,不通则痛,故头痛、胸痛。路老认为气郁化痰,痰热内扰是其核心病机,以清心涤痰、缓急宁神为主要治法。方中清半夏燥湿化痰和胃,胆南星涤痰开窍,炒枳实行气消痰,痰随气下,为君药。竹茹清热化痰除烦,焦栀子清心安神,珍珠母平肝潜阳、镇心安神,小麦以其微寒而养心宁神,《神农本草经》中记载:"治心神不宁,失眠,妇女脏躁,烦躁不安,精神抑郁,悲伤欲哭",《本草经集注》也记载小麦味甘性凉,可养心安神,除烦。以上共为臣药。百合,《日华子本草》曰:"安心,定胆,益志,养五脏"。炒柏子仁养心安神,《本草纲目》曾提到柏子仁"养心气,润肾燥,安魂定魄,益智宁神"。白芍、甘草,取"肝苦急,急食甘以缓之"之意;茯苓健脾益气化痰,助竹茹、清半夏、胆南星化痰。另外,在复诊时加用生大黄3g以通腑泄热,使痰热从肠道而出。

问难:《素问·阴阳应象大论》曰:"人有五脏化五气,以生喜怒悲忧恐。"提示七情是正常生理现象,情志作为内因如何导致抑郁症?青少年罹患抑郁症的病因病机又有哪些?

解惑:《三因极一病证方论》中提到:"忧恐怒喜思,令不得以其次,故令人有大病矣"。一般"五劳者,皆用意施为,过伤五脏,使五神不宁而为病,故曰五劳。以其尽力谋虑则肝劳,曲运神机则心劳,意外致思则脾劳,预事而忧则肺劳,矜持志节则肾劳,是皆不量禀赋,临事过差,遂伤五脏"。正常情况下"人有五脏化五气,以生喜怒悲忧恐",若七情过极,情志不调,则病自脏腑郁发。《三因极一病证方论·七气论》中指出:"神静则宁,情动则乱。"

本案患者年仅15岁,脏腑娇嫩,形气未充,正如《小儿药证直诀·变蒸》说:"五脏六腑,成而未全……全而未壮,骨气未成,形声未正……"提示脏腑娇嫩,五脏六腑形和气皆属不足,其中尤以肺、脾、肾三脏更为突出。肺主一身之气,脾为后天之本,肾为先天之本,三脏功能与生长发育密切相关。肺与脾为子母关系,脾气运化赖肺气宣发敷布,精微方能濡养全身;肺主宗气赖脾气运化精微不断充养；脾的运化，也需肾气肾阳温煦才能发挥其健运功能。可见脏腑功能发挥正常，气机运行通畅是保证心身健康的保证。患者素性格内向，加之情志过用，损伤脏腑，气机壅滞，情动神乱，从而发生重度郁证。

问难：《素问・四气调神大论》曰："是故圣人不治已病治未病，不治已乱治未乱，此之谓也"。本病在治疗用药中如何体现出这一点？

解惑：治未病主要包括无病先防、既病防变和病愈防复三个方面。脏腑之间，有相互联系、互相制约的作用。一脏有病，可以影响他脏。治病时必须照顾整体，治其未病之脏腑，以防止疾病之传变。《素问・四时调神论》言："病已成而后药之，乱已成而后治之，譬犹渴而穿井，斗而铸锥，不亦晚乎。"提示在治疗中要做到"见微得过，用之不殆"，一方面在疾病初起的时候，审病邪之所在，及时进行治疗，不致使病情发展到沉重或危险境地；另一方面在疾病发生发展过程中，能预见疾病的传变与转归过程，"先安未受邪之地"，防治疾病的进一步传变。

本案属于情志异常之郁病，因情志素郁，气机运行不畅，津液不能敷布，聚而生痰，痰气相为裹夹，上蒙清窍，则发为本病。戴元礼《推求师意》关于痰的来源中说到："痰饮之初起，或饮食不谨，或外伤六淫，或内伤七情，或食味过厚，皆致谷气不升资发，营卫先郁滞而成膈热，故津液不行，易于攒聚，因气成积，积气成痰"。朱丹溪也认为，凡气血怫郁，津液必停滞不化，则凝而为痰（《丹溪心法》）。因此，引起本病的最根本的原因是痰阻，这里的痰是无形之痰，可随气升降，无处不到，流着于经脉则经脉所过之处疼痛，流着于脑则易扰乱元神，导致情志异常，出现易哭、话多的表现；若痰郁日久化热，痰热扰乱心神，会有烦躁易怒等症状。

本案患者，平素性格内向，不善与人交流，肝郁气滞则为无形之痰的形成提供了先决条件，后因考试、学习压力过大诱因，遂使郁病发作。夹裹的痰气是本，情志异常是标，因此，在立法处方中，清心化痰以治本，缓急宁神以治标。药用竹茹、焦栀子、胆南星等，其用意不单纯是化痰之意，而是对痰郁化热趋势之预见，体现了路老"既病防变"的思想。患者愈后脉仍有弦象，路老认为系气机郁滞尚未全解，予加味逍遥丸疏肝解郁、健脾养血，越鞠保和丸健脾开郁、行气消食，以巩固善后，并告知家人帮助患者调节情绪。1 年半后随访，未见复发，学习成绩优良。再次体现路老"病愈防复"的学术思想"。

问难：患者出现外感风热，治以疏风解表，既用发表之品，又用大黄，是否会引邪入里，变生他证？

解惑：外感之初，其病在表，治宜疏散解表，此乃常法。然此诊的患者实为外感风热，肺失宣降，火热内郁不得泄越，形成“火郁”之证。遵《黄帝内经》“火郁发之”之旨，使郁火发越于外。用少量之生大黄苦寒直折，通腑而清肺热，寓表里双解之意。

体悟：本案为痰邪内扰之证，由患者平素性格内向，情志抑郁，致郁久化火，上扰心神，而出现情志疾病。治病必求于本，因此，方中用清心祛痰药治本，缓急宁神以治标。另一方面，路老又嘱家人做好患者的心理辅导，以期巩固。

1. 怪病多痰，郁久化热是导致疾病的关键因素。竹茹、清半夏、胆南星、枳实清热行气化痰，治病之本。安神药重用以治病之标，以解决患者的痛苦，恢复其正常生活、学习活动。

2. 合并外感，治表证不忘安神，分析细致，考虑全面。风热之邪上犯肺卫，用药宜轻清如羽，如菊花、薄荷、桑叶之属。热邪易耗阴液，而患者本身又有痰热之邪，阴液已伤，所以合用丹参、知母、麦冬、酸枣仁滋阴清热、凉血安神之品。可见路老用药思辨，丝丝入扣。

3. 病愈不忘防复。因患者性格内向，为抑郁症的发生提供了先决条件，长期的抑郁使脾脏受克。路老遵循中医“整体观”，“治未病”理论，以“既病防变”和“病愈防变”的学术思想指导治病始终，病愈继以加味逍遥丸、越鞠保和丸调理体质，防止复发。

（王小云　路　洁　整理）

四、失眠案

病案：孟某，女，37岁。初诊：2000年12月6日。

病史：反复失眠20年。全身不舒，烦躁异常，腰痛，自觉下肢有气来回窜动，汗多，经外院治疗半年后，睡眠稍有改善，仍腰痛，近2个月又觉骶尾部有气团翻动，头目、心胸紧缩感，气往上翻时头目、心胸紧缩感稍缓解，若无气上冲反觉全身不适。观体型消瘦，舌质偏红、少苔，脉弦细。

中医诊断：不寐。

西医诊断：焦虑症，睡眠障碍。

辨证：肝肾阴虚，心肾不交，相火妄动。

治法：滋阴肝肾，交通心肾，平冲降逆。

处方：太子参10g，南沙参15g，玉竹9g，黄精10g，炒柏子仁12g，仙灵脾15g，桑寄生15g，炒杜仲10g，夜交藤15g，炒黄柏9g，珍珠母先煎15g，生牡蛎先煎20g，沉香后下6g，熟地黄12g，醋香附9g。7剂，水煎服，每天1剂。加味逍遥丸20袋，每次6g，日2次，白水送下。

二诊（2000年12月15日）：服上药7日后，患者自觉睡眠明显改善，每晚能睡6小时左右，骶尾部有气团翻动及头目、心胸紧缩感消失。仍觉多思忧虑，腰酸，左下肢有气上冲感。舌质偏红，舌苔薄白，脉弦细。

处方：太子参12g，黄精12g，丹参15g，炒柏子仁12g，桑寄生15g，炒杜仲10g，云茯苓15g，仙灵脾12g，生龙骨先煎12g，生牡蛎先煎12g，沉香后下6g，熟地12g，磁石先煎10g，佛手9g，怀牛膝12g，盐黄柏9g。14剂，水煎服，每天1剂。

三诊（2001年1月2日）：经过本月治疗，纳馨眠安，左下肢时有气上冲感，其余诸证消失，舌脉正常。继拟制散剂，以资巩固。

处方：西洋参50g，麦冬40g，黄精40g，炒柏子仁60g，远志20g，丹参30g，苦参30g，云茯苓40g，柴胡30g，白及40g，枳实40g，炒白术50g，泽泻20g，鸡内金30g，炒麦芽10g，炒神曲10g，炒山楂10g，仙灵脾20g，菟丝子30g，女贞子30g，醋香附30g，知母20g，牛膝10g，生龙骨先煎30g，生牡蛎先煎各30g。6剂，研为细末，装胶囊，每次3粒，日2次。

连续服用3个月而愈。

点拨：患者失眠20年，辗转反复，阴血暗耗，内伤为因。正如《景岳全书·不寐》指出："无邪而不寐者，必营气之不足也，营主血，血虚则无以养心，血虚则神不守舍。"正常的睡眠需要心肾交通，心位膈上为阳脏，肾居于下为阴脏，心火下降于肾，以滋肾阳而肾水不寒，肾水上济于心，以滋肾阴而心火不亢，而本案心阴、肾水渐亏，心阴不足致心火亢盛，肾水不足致不能上济于心，交通失调致不寐。肾虚则腰痛，气虚不固则汗出。肝肾同源，精血互化。现患者肾阴不足，肝失所养，容易引起肝气偏旺，所以下肢有气来回窜动，骶尾部有气团翻动、头目心胸紧缩感等，为气机郁滞、失于畅达之象。治宜滋阴养心，补肾纳气，平冲降逆。方中太子参、黄精补脏腑之虚，南沙参、玉竹、熟地养阴血而清心火，为主药；柏子仁、夜交藤养心安神，仙灵脾温肾阳，使肾水不寒而上济于心，为臣药；桑寄生、杜仲补肾强腰，炒黄柏滋阴降火，珍珠母、生牡蛎镇惊安神，沉香温肾纳气，为佐药；醋香附理气行滞，为使药。患者忧思过度，肝郁为标，以加味逍遥丸疏肝行气解郁，养血理脾。诸药配合取《医醇賸义》甲乙归藏汤意，共奏滋阴平冲安神之妙。

问难：不寐在《黄帝内经》称为"不得卧""目不瞑"。《灵枢·大惑论》云："卫气不得入于阴，常留于阳，留于阳则阳气满，阳气满则阳跷盛，不得入于阴则阴气虚，故目不瞑矣。"可见不寐总属阴阳失交。如今不寐有上升趋势，不寐的病机一般有哪些?

解惑:明代李中梓《医宗必读・不得卧》提出:"不寐之故,大约有五:一曰气虚,六君子汤加酸枣仁、黄芪;一曰阴虚,血少心烦,酸枣仁一两,生地黄五钱,米二合,煮粥食之;一曰痰滞,温胆汤加南星、酸枣仁、雄黄末;一曰水停,轻者六君子汤加菖蒲、远志、苍术,重者控涎丹;一曰胃不和,橘红、甘草、石斛、茯苓、半夏、神曲、山楂之类。大端虽五,虚实寒热,互有不齐,神而明之,存乎其人耳。"明代戴元礼《证治要诀・虚损门》又提出"年高人阳衰不寐"之论,可见不寐的病机不一,但其病因多与邪实、阴阳失调有关。结合本案分析,该患者是因肝肾阴虚,心肾不交,相火妄动所致,针对其核心病机,给予滋阴肝肾、交通心肾、平冲降逆治法而奏效。

问难:本病案多诊处方中均加入沉香,沉香用于治疗不寐用得较少,请问这里使用沉香,主要用于平冲降逆,还是另有用意?

解惑:沉香,《本草经疏》谓:"治冷气、逆气、气结,殊为要药"。此方用意之一就是平冲降逆。而《大明本草》谓其能"补五脏,益精壮阳",盖气之逆上作乱,心有所扰,肾必有所亏,沉香能温肾纳气归源,本方加用多味补肾药物其意亦在此。古方朱雀丸(沉香、茯神炼蜜为丸)用沉香治心神不足,现与醋香附配伍,疏肝理气,调养心神,加强平冲降逆之功。

问难:失眠证情复杂,涉及多个脏腑,在辨证上应如何抓住重点?治疗原则上除了用药外,还应注重哪些方法?

解惑:睡眠的关键是神安于脏,精气满则养神,神有所养,方能安卧。"卫气行于阳则寤,行于阴则寐",人的睡眠是阴阳调和、营卫和谐的结果。《伤寒六书》中说:"阳盛阴虚,则昼夜不得眠。盖夜以阴为主,阴气盛,则目闭而卧安。若阴为阳所胜,故终夜烦扰而不得眠也。"如果五脏精气亏损,神失所养,或邪在五脏,扰动神明,故有不寐诸症。本患者失眠20年,久病必虚,累及于肝肾,肝肾阴亏,影响肾阳气化;肾水不足,不能上济于心,交通失调,心肾不交导致入夜不眠。《慎斋遗书》言:"心肾相交,全凭升降"。脾气主升,脾气升则肝肾之气升,胃气主降,胃气降则心气随之下降,脾胃位于中焦,为心肾水火升降的中枢。故治疗失眠的根本原则就是"和解枢机,调和阴阳"为大法。路老根据"和阴阳"的治疗原则,注重从心、肾、肝、脾胃多脏调治入手,和解枢机,调节阴阳,使脏腑调和,气血通达,故达到了事半功倍的效果,使20年的顽疾痊愈。

体悟:本人有幸成为国医大师路志正导师的弟子,随诊抄方,受益匪浅。路老治疗睡眠障碍的临证经验归纳如下。

1. “交通心肾”为治疗之本 不寐的整个治疗进程中，路老着重于“心肾相交”“水火既济”的原则。正常情况下，心肾阴阳平衡，外邪不能扰内，内邪也无生发之处，神有所舍，而心肾阴阳任何一个因素失调，都会致心肾上下交通不利，或心肾阳虚、或阴虚阳亢，神不归舍，目不交睫而不寐。故治法以养心补肾，肾水足而上济于心，心阴得以濡养，而心阳不亢而神安。

2. 调节情志治不寐 引起不寐的因素纵多，中医认为主要为情志因素、劳倦伤脾、胃气不和、病后体虚等。而随着现代社会竞争愈来愈激烈，人们的生活、学习、工作压力大，人际关系复杂，情志因素也易成为引起不寐的主要原因之一。喜、怒、忧、思、悲、恐、惊七种情志因素，过于激烈或持续时间长久，就会导致情志失调，从而引起阴阳失调、气血不和、五脏功能失常而产生不寐，基于药物治疗之上，路老临证时常重视开导、宣泄以改善患者的情绪，用积极的、正性的情志调节过激的不良心理，而使患者心神安则不寐自愈过半也。

3. 诸法合璧，安神定志 本案患者失眠久治不愈，导致气阴两虚、肾不纳气，相火妄动而失眠等症，久病及心肾，证情复杂，一诊路老先以滋阴肝肾、交通心肾、平冲降逆三法合用，方用滋阴养心之方和加味逍遥丸以扭转病势，达到滋阴益气，交通心肾，平冲降逆以安神。二诊继以养血育阴，补肾纳气并施。三诊患者失眠等症明显改善，但左腿仍时有气上冲感，故在守前方原则的基础上加强平冲降逆，调气祛浊诸法并施，条理清晰，层次分明，终使20年顽疾向愈。

纵观本案治疗，路老临证处方体现如下特点：一是动静结合、阳中求阴。《景岳全书》曰：“善补阴者，必于阳中求阴，则阴得阳升而泉源不竭。”仙灵脾乃一味动药，走而不守、补脾兴阳，以防大队滋阴药滋腻碍胃，更取其阳中求阴之意。二是肺肾同补、金水相生。《理虚元鉴》曰：“阴虚为本者，其治之有统，统于肺也。是以专补肾水者，不如补肺以滋其源。肺为五脏之天，孰有大于天者哉？”肺位上焦，主宣降，肺对肾阴有濡养作用，故金能生水；肾处于下焦，主纳气，肾阴为人之元阴，肾水亦能润金。路老在补肾水时，常常兼以补肺，药用太子参、黄精、西洋参、麦冬等以收金水相生之效。

（王小云 整理）

五、脑外伤性癫痫案

病案：李某，女，27岁，未婚。1975年5月26日初诊。

病史：患者在1971年8月因汽车事故，头部外伤，昏迷，经医院抢救18天后意识恢复，但长期头昏头晕，夜寐不安、多梦。1972年2月首次癫痫发作，之后每月发作1~2次，虽服用苯妥英钠、鲁米那等西药及中药，疗效不甚明显。现因癫痫长期不愈而心情抑郁，悲观失望，精神萎靡，痰稠难咯，咽干唇裂，舌质红，苔白厚，脉滑弦。

中医诊断：痫证。

西医诊断：脑外伤性癫痫。

辩证：风痰气逆，上扰清窍。

治法：豁痰宣窍，息风定痫。

处方：川贝9g，胆南星9g，陈皮9g，茯苓15g，黄精15g，川芎9g，葛根15g，麦冬9g，石菖蒲9g，远志6g，僵蚕9g，朱砂分冲0.6g，珍珠母先煎30g，甘草3g。7剂，水煎服，每天1剂。

二诊（1975年6月7日）：治疗后头痛、头晕减轻，夜间能入睡，但多梦易醒，咯痰减少、易于咯出，咽干，尿少，舌质红，苔白厚，脉滑弦。治宗上法，原方加玄参15g，天花粉9g，夜交藤15g，滋阴生津止渴。14剂，水煎服，每天1剂。

三诊（1975年6月25日）：患者经上药治疗，2个多月来癫痫未再发作，方药对证，予原方14剂巩固治疗。

点拨：患者因头部外伤，神机受累，元神失控，发为癫痫。盖脏腑功能失调，元神失控为本，痰火内风为标，致气血逆乱，清窍蒙蔽而发。治疗宜病发之时，应开窍醒神治其标，病缓时以豁痰息风、开窍镇痫调其本。注意调养神志，注意饮食，劳役适度。路老立涤痰息风镇痫法调之，以定痫丸化裁。方中僵蚕平肝息风；川贝清肺化痰，陈皮燥湿化痰；癫痫之痰具有随风气而聚散和胶固难化的特性，《杂病源流犀烛》谓："痰之为物，流动不测，故其为害，上致巅顶，下至涌泉，随气升降，周身内外皆到，五脏六腑俱有"。患者有积痰于内，一遇诱因，如惊恐、饮食失节、劳累、高热等，则"易致脏气不平，经络失调，一触积痰，厥气风动，卒焉暴逆，莫能禁止"（《临证指南医案》）。因此，用石菖蒲、胆南星豁痰开窍醒神；黄精补肾益精；云茯苓健脾宁心，以治生痰之源。尤在泾《金匮要略心典》指出："无形之邪入结于脏，必有所聚，水、血、痰、食皆邪薮也。如渴者，水与热得，而热结在水，故与猪苓汤利其水，而热亦除；若有食者，食与热得，而热结在食，则承气汤下其食，而热亦去。若无所得，则无形之邪岂攻法所能去哉。"因此，清热利湿，使痰热之邪从下而出，使痰邪随湿热而去，以上四法通过燥湿、豁痰、健脾、利湿以除痰之来源，破痰结之所，通痰去之路，共奏化痰之效。葛根治项背强几几，能扩张血管使外周阻力下降，较好地缓解患者的“项紧”症状；麦冬清热生津；远志、朱砂、珍珠母镇心安神定惊，使神有所归；川芎为血中之气药，辛以散之，走窜解凝，为治头部疾病之要药。诸药合用，共奏豁痰宣窍、息风定痫、活血祛瘀、生津润燥之功。

问难：《读医随笔·证治类》曰：“癫痫之病，其伤在血。”那么本案中癫痫主要致病因素为何？

解惑：癫痫发病多为痰与气结，本案患者发病有因有果，先因外伤，继发无形之痰内蕴。患者因头部外伤，脑窍受损，清窍空虚，痰瘀凝结，元神被扰，发为癫痫。久病不愈，心情郁闷，悲观失望，肝郁乘脾，不能运化水湿，致痰邪内生，肝风内动，夹痰横窜，上扰心神，故癫痫发作。正如《吴鞠通医案·癫狂》所言：“初因肝郁，久升无降，以致阳并于上则狂。心体之虚，以用胜而更虚。心用之强，因体虚而更强。”舌质红，属热象；咽干唇裂，为热邪熏蒸，津液不能上濡；苔薄白，均为风痰内扰之症。

癫痫的发病要善抓“痰饮之邪”，且痰呈胶着难解的特性，留于脑舍，要用豁痰之品去留着之痰，以达开窍醒神，还应从痰之来源，健脾化痰湿。“百病多由痰作祟”，痰可随人体气的运行而流窜全身，外达皮肉筋骨，内至五脏六腑，无所不及，从而产生各种病变。如痰阻于肺，可出现咳嗽咯痰、胸闷气喘；痰停胃脘，可出现脘腹痞满、恶心呕吐；痰塞心脉，可出现胸闷心悸；痰蒙脑府，可出现头晕目眩、精神不振，甚至神昏乱语、或癫痫发作等。如《丹溪心法》曾分析痰邪与癫痫的关系：“假如痫病，因惊而得，惊则神出舍，舍空则痰生也。血气入在舍，而拒其神，不能归焉。”是说癫痫因惊而得，惊则神乱，神无所归，无形之痰乘虚而入，元神需血气供养，而今神气浮越，与无形之痰相裹夹，神无所归，失其调控之机，故发癫痫。且癫痫之病多与痰有关，历代医家有“无痰不作痫”之说，《丹溪心法·痫》言：“痫证有五，无非痰涎壅滞，迷蒙孔窍”。治病求本，本病发以痰邪为本，故以祛痰为主，方中多用陈皮、胆南星、半夏、川贝化痰之属，去其发病之源，又辅以远志、朱砂、珍珠母镇惊安神之品，以治其标，最终标本兼顾，以祛其邪。

问难：《景岳全书》曰：“不寐证虽病有不一，然惟知邪正二字则尽之矣。盖寐本乎阴，神其主也，神安则寐，神不安则不寐。其所以不安者，一由邪气之扰，一由营气不足耳。”本病案又为何导致患者失眠？该如何辨治？

解惑：《素问·举痛论》有言：“恐则气下”，“惊则气乱”。癫痫所致气机逆乱，上犯脑髓；情志过极，肝风内盛，灼津为痰，痰随风动，或随火炎，心神被蒙，神不安宅而致失眠。《婴童百问》记载：“血滞心窍，邪气在心，积惊成痫”，“久病多瘀，瘀久化热”，“久病血伤入络”。脑外伤均可损及脑络，导致血瘀气滞于心脑络间，久瘀化热生痰，扰动神明而致失眠。

患者经治后，上述症状减轻，但仍多梦，舌脉如前，说明患者余热未清，仍需原方固守，但梦多没有变化，在原方基础上加夜交藤，即首乌藤，该药因夜里自动相互交合而得名，味苦性温、无毒，归心、肾经，功能养心安神、祛风通络，常用于阴虚血少所致的不寐。

问难：本案患者在后续治疗的同时，还需要注意什么吗？癫痫发作期和休止期的治疗原则分别是什么？

解惑：痰浊闭阻是癫痫发作的核心病机。控制其发作，路老常采用涤痰、行痰、豁痰为大法。然痫证的“痰”胶固难化，随风聚散，随火炎上，需采用辛温开破法祛痰，天南星具有燥湿化痰、促进痰浊消散的作用；胆南星微辛、苦，性凉，功效清热化痰，息风定惊。如发作期邪气亢盛，病程急速短暂，可中西并举，张锡纯在《医学衷中参西录》言：“西药治痫风者，皆系麻醉脑筋之品，强制脑筋使之不发，鲜能拔除病根。然遇痫风之巨而且勤，身体羸弱，不能支持者，亦可日服其药两次，以图目前病不复发，而徐以健脾、利痰、通络、清火之药治之。迨至身体强壮，即可停止西药，而且治以健脾、利痰、通络、清火之品。或更佐以镇惊、祛风、透达脏腑之品，因证制宜，病根自能拔除无余也”。指出癫痫宜中西医并治。休止期当癫痫症状得到缓解控制后，重心应从治标转向治本，标本并治，调脾胃、和气血、健脑髓、顺气涤痰、活血化瘀，不可投大补或温燥之品。

在治疗的同时要兼顾患者的情绪，长期的癫痫给患者带来了很大的压力，不仅是自身的，还有社会上的，若患者为未婚女性，情绪抑郁更应关注，因此要给患者以心理疏导，不仅可以加速病情愈合，还可以解除肝郁，进而解除其对脾的克制，祛痰之源，更当从用药及心理疏导两方面来定治疗方案。

体悟：任何疾病的发生都有一定的条件，“邪不能独伤人”，“邪之所凑，其气必虚”。本案为颅脑外伤，痰瘀阻窍，内扰神明，又因长期的肝气郁结不解，乘克脾土，加重痰湿之邪，郁久化火伤阴，最终发展为肝风夹痰上扰清窍，又有阴液亏损之象。路老极为重视调整并恢复脏腑功能，在辨证析因的基础上，或攻邪，或扶正，或攻补兼施。他临床思辨挈合病机，辨证求本，用药上心思细腻，考虑全面，用量精当，体现出圆机活法的临床特点。

1. 豁痰开窍、镇惊安神　对于癫痫这种顽固的疾病，早在《黄帝内经》中即有论述：“人生而有病癫疾者……病名为胎病。此得之在母腹中时，其母有所大惊……故令子发为癫疾也”。后世医家不断补充发挥，《医宗金鉴》云：“痫证虽分为五，其实痰、火、气、惊四者而已”。甚至有“无痰不作痫”之说。明代虞抟《医学正传·癫狂痫证》云："痫病独主乎痰，因火动所致也。治法，痫宜乎吐，狂宜乎下"，又"大率多因痰结于心胸间，宜开痰镇心神。亦有中邪者，以治邪法治之"。明代李梴《医学入门·杂病·痫》云："痫有阴阳，只是痰，内伤为多，外感极少"。"怪病多由痰生"，因此在治疗上多以豁痰为主，在此基础上加入川芎，乃气中血药，引诸药上至巅顶，力达病所，同时其又止头痛。而痰邪内扰神明，神明失主，不守其舍，可用珍珠母、朱砂镇惊安神。

2. 健运脾胃、利湿化痰　路老认为，癫痫乃虚实夹杂，本虚标实之证，脾气虚乃癫痫之本，治应注重扶正，补虚固本，尤其应重视顾护脾胃。脾胃为后天之本，气血生化之源，气机升降之枢纽，脾胃健旺，则气血充盛，升降有序，元气充沛，诸病不染。若脾失健运，则气血化生不足，元气不充，脑神失养，或运化不及，痰浊内生，蒙蔽清窍，或升降失常，清浊不分，逆气上犯，皆可致癫痫发作。故治痰要从痰之"源"出发，不仅脾虚可生痰，且脾的功能受到其他脏器的影响也会生痰，本病案中，患者因长期的癫痫而致心情抑郁，进而肝郁，肝郁乘脾，脾失健运，不能运化水湿，故而生痰，本案的处方中运用黄精、茯苓、陈皮健脾利湿化痰，以杜生痰之源。

3. 疏调气血、调节情志　《马氏医论·痫厥》云："又，郁闷之人，亦得此疾，盖心郁化火，脾郁生痰，肝郁则木（不）条达，气道不利，屈无所伸，怒无由泄，经脉壅闭，痰滞脏腑，法当解郁舒肝"。疏肝解郁以舒畅肝气，肝气调和，气道通畅，心脾不郁，痰饮易除，则诸症自解。肝郁日久易化火伤阴，进而易肝风内动。因此，鉴于"先安未受邪之地"之重要意义，要在方中加入麦冬、葛根、天花粉、白芍、甘草等滋阴生津、柔肝缓急之品，一是缓解咽干液亏虚的症状，二是意义在于泻肺火，以抑肝木的过亢。同时，素日注意精神情志的调节、保养，对于疾病的恢复有重要的作用。

（王小云　整理）

六、狐惑病案

病案：舒某，女，31岁。1986年1月22日初诊。

病史：患者于1983年流产后随即用节育环，数月后面部出现红色斑块，先由颧部开始，继而双下肢膝以下亦出现红色斑块，触碰时疼痛，时好时发，头晕阵作，双目发胀，白睛红丝，口干，反复口腔溃疡，外阴溃疡，腰部溃疡，纳谷尚可，睡眠一般，大便调，尿量多，月经正常，白带色黄，舌淡红、有齿痕，苔薄黄，脉弦细数。

中医诊断：狐蟚病。

西医诊断:白塞综合征。

辨证:湿邪中阻,化热伤阴。

治法:辛开苦降,清热泻火,凉血滋阴,内外兼治。

处方:

1. 甘草10g,黄芩9g,黄连6g,半夏10g,枳壳10g,干姜9g,丹皮10g,小蓟12g,牛膝12g。6剂,水煎服,每日1剂。

2. 苦参30g,白矾10g,生甘草15g,蛇床子12g。6剂,水煎外洗患处,每日1剂。

二诊(1986年1月29日):服药后尚无明显改变,自觉头晕、恶心,上午为甚,伴腰酸,口干,舌红、少苔,脉弦细小滑。继宗上法,前方去牛膝,加枇杷叶12g,苏梗后下6g,以和胃降逆。6剂,水煎服,每日1剂。

三诊(1986年2月5日):药后口干好转,黄带已转为白带,且量减少,腰不痛,头晕,恶心,上午为甚,舌红少津,苔薄黄,脉两寸关弦小滑,尺沉而数。上方去小蓟,减干姜3g,加鸡冠花15g,14剂,水煎服,每日1剂。

四诊(1986年2月19日):药后带下量少,月经后腰痛、恶寒明显改善,口腔溃疡痊愈,经期双目红丝明显,经血量多、有血块,经期长达11天,二便调,舌略红,苔薄,脉右寸浮弦数,尺脉略沉,关弦滑数。

辨证:湿热交蒸,脾气亏虚。

治法:清热利湿,兼补脾土。

方药:炙甘草9g,生甘草6g,太子参12g,黄芩10g,黄连6g,半夏10g,干姜6g,鸡冠花15g,枳实10g。6剂,水煎服,日服1剂。

五诊(1986年2月26日):药后腰痛好转,食欲改善,3周未发溃疡,近因食鱼及辛辣之品,口腔溃疡又发,下肢发生紫色结节状斑块、疼痛,大便软、每日1次,小便黄,口干不欲饮,舌红少津、苔薄,寸脉弦滑、关尺沉弦。

辨证:湿热留恋,余邪未清。

治法:清泄与升发并用,兼顾脾胃。

处方:泻黄散加甘草泻心汤化裁。

1. 防风12g,藿香后下10g,栀子3g,生石膏先煎15g,甘草6g,砂仁后下6g,黄柏9g。先3剂,水煎服,日服1剂。

2. 生甘草9g,黄芩9g,黄连6g,干姜6g,半夏10g,党参9g,枳壳10g。后4剂,水煎服,日服1剂。

六诊(1986年3月5日):又发两处口腔溃疡、疼痛,腰酸痛,腹部有沉重感,食欲欠佳,大便溏薄,小便正常,眠可。舌略红、苔薄白,脉两寸弦滑、关尺沉弦。

辨证：湿热郁阻中焦，脾胃虚弱。

治法：辛开苦降，兼顾中土。

方药：

1. 炙甘草 10g，半夏 12g，干姜 9g，黄芩 12g，黄连 6g，党参 9g，炒枳实 12g。7 剂，水煎服，日服 1 剂。

2. 冰硼散 1 支、锡类散 1 支，两药混匀，外敷口腔溃疡面。

治疗后口腔溃疡痊愈，时心悸，眠差，纳食、二便调。上方去干姜、半夏、党参，加太子参 12g，炒白术 10g，丹参 15g，炒枣仁 12g，续服 2 个月，以资巩固。半年后随访，未见复发。

点拨：堕胎后随即带环，起居调摄不慎，湿热之邪由外入里，停滞中焦，湿邪伤气，热伤血脉，上下相蚀，浸淫肌肤黏膜而成狐惑。红色斑块，触痛明显，为湿热熏蒸，循经上犯面部所致；口腔溃疡、双目发胀、气轮布有红丝，为湿热蒸腾上泛，热伤脉络之象；腰部、外阴溃疡，带下色黄为湿热下注，浸渍肌肤所致。舌淡红，有齿痕，苔薄黄，脉弦，为脾经湿热中阻之象。甘草泻心汤为仲景治疗狐蜮病的专方，本方重用甘草为主药，清热解毒、安中和胃；配黄芩、黄连苦寒清热解毒；干姜、半夏辛燥开郁化湿。诸药共用，合奏清热燥湿、和中解毒之功。加丹皮、小蓟清热凉血散瘀，牛膝活血通经，引热下行，使邪有出路，湿热得泄。张仲景提出狐蜮病需内外合治，苦参乃仲景治狐蜮病蚀于下部的熏洗方药，其清热燥湿之功与黄芩、黄连相似，但其味苦更甚，性燥愈烈，力达诸窍，配白矾、蛇床子以增燥湿、解毒、杀虫之效，使湿热邪毒得清，溃烂腐蚀得敛。

经数次诊治，病邪大部分已去，病后患者虚弱、气阴不足已显，路老恐补药滋腻碍邪，故用太子参清补而不滋腻，正如《本草从新》所曰：太子参，虽甚细如参条，短紧结实，而有芦纹，其力不下人参。能益脾气，养胃阴。用治气虚津伤的肺虚燥咳及心悸不眠，益气又固护阴液，不温不燥，补虚不峻猛，生津不助湿，收效恰到好处。

问难：狐蜮病不同时期证候不一，应该如何辨证，治疗原则是什么？

解惑：狐蜮病是一个涉及局部和全身的综合性疾病，以局部症状为确诊的基本条件，临床常因单发症状而误诊为口疮、目疾或阴疮，屡见不鲜，所以应注意辨证。早期以湿热为主、阴伤不显者，可见发病溃烂部位渗出物多，不欲饮水，尿赤便溏，或见默默不眠，卧起不安；治疗宜清热解毒燥湿，用甘草泻心汤加减，临证或加苦参、黄柏、土茯苓、败酱草以增强其清热祛湿之力，肛门破溃加炒槐角，眼部疾患加以密蒙花、草决明之属。若病程迁延，见两目干涩，视力模糊，口燥咽干，腰膝酸软，虚烦不安，舌红而干，是湿热蕴结日久伤阴，应着重于补养肝肾，稍加清热利湿以祛邪，用一贯煎化裁。若病变后期，阴损及阳，见脘腹胀满，神疲倦怠，纳差食少，形寒肢冷，小便清长，大便溏薄，则需固护阳气，用肾气丸、理中丸加味，不能专事清利，以防延误病情。

问难：《脉经》和《肘后备急方》提出猪苓散可治疗狐蟚病，为何临证独崇甘草泻心汤，换成猪苓汤如何？

解惑：此证为感受湿热毒气所致狐蟚病，《金匮要略释义》云："湿热肝火生虫而为狐蟚证，故宜清湿热，平肝火；由于虫交乱于胃中，又当保胃气，因人以胃气为本，故选用甘草泻心汤。君甘草以保胃气；连、芩泻心火，去湿热。虫疾之来也非一日，其脏必虚，卧起不安，知心神欠宁，故用人参补脏阴，安心神；大枣以和脾胃；用姜、夏者，虫得辛则伏也"。此方将原方主药炙甘草改为生甘草，以其"生用大泻火热"，且清热解毒，与黄芩、黄连合用，苦寒以清泄上中焦心脾之实火，药强力专。以干姜、半夏辛温以通中焦之郁结，宣畅气机，顾护中焦脾胃，防寒凉太过。为恐滋腻脾胃，故去原方中人参、大枣，而不用。

此外，确有古籍提出猪苓散可用治狐蟚病，如《脉经》云："病人或从呼吸，上蚀其咽，或从下焦，蚀其肛阴，蚀上为惑，蚀下为狐。狐蟚为病者，猪苓散主之"。《肘后备急方·治卒发黄疸诸黄病》言："黄疸病，及狐蟚病，并猪苓散主之。"此临证主要为湿热邪气中阻，猪苓散只有猪苓、茯苓、白术三味药，健脾利水之功效强，但清热化湿和中之力不足，适于在湿热之邪将尽而正气不足之时使用，用在此处并不适宜。

问难：患者仍有舌红、关脉弦滑等湿热标证，余邪未尽，为何要辅以益气扶正？

解惑："正气存内，邪不可干，邪之所凑，其气必虚"。湿热之邪既可外感亦可内生，一是六淫之湿热之邪侵犯肌体；二是素体湿重或阳气亢盛。外感湿热之邪多因体虚卫气衰弱，或经期、产后、堕胎术后等血室空虚之时，正气偏虚，湿热邪气乘虚而入，阻滞经络，侵犯肌肤。内生湿热则多因饮食不节，嗜食肥甘和辛辣，肥腻易生痰湿，辛辣易助湿化热，或性情抑郁，郁而化火，肝气郁滞，木旺乘土，脾气虚而运化失职，水谷无以运化而成湿，湿火交搏而浸淫经络和肌肤。外感湿热和内生湿热在发生过程中又常互为因果。外感湿热易伤脾胃，致水谷运化失司，继而湿从内生；内生湿热同样易伤脾胃，脾失健运，卫气得不到充盈，反而增加了对外感湿气的易感性。在此理论基础上，就不难理解在患者首诊时避免使用一派苦寒清热燥湿的方药，而选用了辛开苦降、寒温并用的甘草泻心汤，在清热毒、祛湿热的同时并用干姜、法夏温中燥湿之品，以防黄芩、黄连过于苦寒而进一步损伤脾胃阳气，避免邪气未祛而正气愈伤。在患者邪气基本已去之时，加用炙甘草、太子参健脾益气而不过于助热，振奋机体正气使邪外出，体现了标本同治、治病求本的思想。

问难：狐蜮病患者症状控制后，如何进行调理以巩固疗效？

解惑：路老认为狐蜮病的难点在于如何预防其复发，从大量临床患者病程进展来看，大多发作与缓解交替出现，当患者的主要症状控制后，此时正气虚弱，湿热未尽，应继续缓服中药，以扶正为主，清热解毒为辅，持之以恒，方能巩固。从中医病因病机来讲，狐惑病主要是脏腑失调，积热郁久转化为热毒。因此，饮食上应当注意以清淡、易消化为主，重症患者可少量多餐，必要时采用流食。平常多食豆制品、新鲜蔬菜、鸡蛋、牛奶、猪瘦肉，以及山药、枸杞子、黑芝麻、赤小豆、绿豆、西瓜、冬瓜、薏苡仁等药食同源食品；肥甘厚味、辛辣食品可导致脾胃蕴热，因此要少吃。羊肉、狗肉、驴肉、生姜、生葱、生蒜，特别是辣椒等辛辣食物少吃；口腔溃疡同样不要吃太硬或太烫、辛辣的食物。烟酒能助湿酿热刺激眼睛毛细血管通透性增强，而西医学研究证实葡萄膜炎发病的原因，就是眼部毛细血管通透性增强所导致。所以戒烟忌酒，对有烟、酒嗜好的白塞综合征患者也是一项艰巨任务。

体悟：本案与《金匮要略》中所言之狐惑病一致，大抵皆为湿热蕴毒之病，毒盛在上，侵蚀于喉，为蜮，谓热淫如惑乱之气；毒偏在下，侵蚀于阴为狐，谓柔害幽隐如狐性之阴也。本案体现了路老几个重要的辨治思想：

1. 注重脾胃正气之本，善用气机升降治疗湿热　本案的诊治从始至终贯穿了脾胃为本的思路。其病机缘于湿热上熏，热聚在喉，湿热下注，循经蚀下，而脾胃气机失调是产生湿热的根源，故初诊运用甘草泻心汤寒温并用，甘草、干姜壮其中气，枳实、半夏行气降逆为佐使。湿热之邪将尽，加用健脾扶正，助邪外出。疾病后期脾虚失摄，给予健脾益气、调理气血，反映了脾胃功能在狐蜮病的发生、发展及预后的重要作用。运用苦寒之品清热燥湿治疗湿热证，为一般医家所共识，而运用甘草泻心汤、泻黄散，将调理脾胃、升降气机与清热燥湿相结合，则体现了路老对湿邪本质以及脾胃为本、气血津液关系的深入理解及临证思路的灵活变通。

2. 标本同治、治病求本的思想　狐惑病的病因病机以湿热毒邪为标，湿热毒邪循经蚀及上下，邪盛而正虚不显；但湿热毒邪标证背后，往往蕴含着脾肾不足，易邪气留恋，病程缠绵难愈，一概清热化湿祛邪，收效甚微，“久病必虚”，故当标证已去而虚象突出时，则当机立断给予益气扶正，健脾补肾，才能抵抗邪气复燃，以巩固疗效。在邪将去之时扶助正气，疾病后期补益脾肾之先后天，增强正气，达到“正气存内，邪不可干”。

3. 强调狐蜮病日常调护的重要性　首先注意调节饮食，忌食辛辣发物，不食煎炒燥热，勿伤脾胃运化之功；其次保持情志平和，防止忧思郁怒、久郁化火；平时注意孔窍的清洁卫生，防病邪入侵；建立中气，增强体质，从而达到瘥后防复。

（王小云　整理）

七、燥痹案一

病案：谢某，女，52岁。2001年7月13日初诊。

病史：患者1989年发病，开始左面部麻木，舌尖麻木，继之出现口干、眼干、泪少，双手指冬天发白，汗多，夜间尤甚，易感冒，右胁不适，纳少，大便干结。现已停经2年。患病多年，四处求医，疗效改善不明显。经人介绍，慕名来诊治。观伸舌偏右，右腮腺肿大，舌黯、苔薄白，脉细数。

中医诊断：燥痹。

西医诊断：干燥综合征、面神经麻痹。

辨证：阴血不足，气虚络瘀。

治法：益气养阴，调脾润肺，活血荣筋。

处方：生黄芪15g，当归9g，炒桑枝15g，白芍10g，赤芍10g，黄精10g，扁豆10g，生山药15g，石斛10g，麦冬10g，制首乌12g，柏子仁12g，绿萼梅15g，玫瑰花15g，火麻仁9g，生甘草3g。7剂，水煎服，每日1剂。

二诊（2001年7月21日）：病情同上，自述乏力，右腮肿大，右侧耳鸣，颜面眼睑浮肿感，手指发胀伴颤抖，舌黯，苔薄腻微黄，脉沉弦。

辨证：脾虚肺燥，湿瘀互结，肝风内动。

治法：健脾润肺，燥湿祛瘀，佐以平肝息风。

处方：太子参12g，竹茹10g，清半夏9g，茯苓15g，胆南星4g，蝉衣10g，丹参15g，黄精10g，天麻6g，白芍15g，绿萼梅15g，玫瑰花15g，甘草4g。14剂，水煎服，每日1剂。

三诊（2001年8月5日）：患者肿胀感好转，全身乏力，少气懒言，左面部麻木，舌尖麻木，眼干，右耳鸣，手指颤抖，大便偏干，口干不欲饮，舌黯，苔薄白干，脉细弱。

辨证：气阴亏虚，瘀血阻滞，肝风内动。

治法：益气养阴，活血化瘀，佐以平肝息风。

处方：太子参 18g，黄精 10g，麦冬 10g，石斛 10g，玄参 10g，当归 9g，炒桑枝 15g，白芍 10g，赤芍 10g，旱莲草 12g，首乌花 15g，生山药 15g，女贞子 15g，炙甘草 6。12 剂，水煎服，每日 1 剂。

四诊（2001 年 8 月 17 日）：药后诸症明显好转，稍乏力，口微干，纳好，二便调，睡眠可。舌偏黯，苔薄白稍腻，脉细弱。

辨证：脾肾不足，气阴两虚。

治法：益气养阴，滋补脾肾。

处方：生黄芪 15g，当归 9g，炒桑枝 18g，白芍 10g，赤芍 10g，首乌花 15g，生山药 15g，石斛 10g，麦冬 10g，桑寄生 14g，防风 9g，防己 9g，女贞子 15g，怀牛膝 12g，绿萼梅 15g，炙甘草 6g。14 剂，水煎服，每日 1 剂，以巩固疗效。

点拨：从路老诊治该病过程可见，初诊时患者以本虚标实为主，表现为气阴亏虚、兼瘀滞不通之象。发病 10 余年，久病必虚，《类证治裁》载："口眼㖞僻，因血液衰涸，不能荣润筋脉"。正气渐趋消耗，气血渐衰，筋脉失养，涩滞不通而麻木缠绵。风邪侵袭经脉，筋急则发为面部、舌尖麻木、便干、胁痛等；阴血不足，生化乏源，日久生燥，肺燥治节失职，水道受阻，难以濡养清窍，则出现口干、眼干泪少、大便干结，发为燥痹。

患者年逾七七，肾精亏虚，先天不足，则后天脾胃失养，脾虚不能运化水湿，肺燥不能输布津液，湿邪内生，外溢于四肢头面，故右腮肿大，眼面浮肿。阴精不足，肝阳偏亢，出现肝风内动，故手指发胀颤抖。

路老以益气养阴治其本，佐以疏肝活血、祛瘀通络治其标。方中黄芪益气健脾实卫，黄精补中益气、安五脏，生山药、扁豆补益脾胃之气阴，为君药；制首乌、石斛、麦冬、柏子仁养阴血之不足，为臣药；炒桑枝温经通络，白芍、赤芍、当归行气养血、活血通络，绿萼梅、玫瑰花疏肝理气，为佐药；火麻仁润肠通便，为使药。诸药合用益气养血，活血通络，使头面筋脉清窍得以滋养。二诊时看似疾病无改善，其实是邪气大减，正气不足显露。三诊重在补虚扶正，调理气血。方药对证，旗开得胜。

问难：面瘫是足阳明之筋脉偏虚，风因虚而乘之，气不上达头面亦病，燥痹是阴虚津亏致口干、眼干、泪少。在该患者的辨证过程中如何抓住重点？两者在治法上有何异同？

解惑：两者表面病机不同，实际上都是以本虚为主，夹杂标实。面瘫发病初期由于感受病邪，侵袭面部，引起经脉阻滞，脉络失养，肌肉缓纵不收所致。《素问·痹论》曰："其不痛，不仁者，病久入深，营卫之行涩，经络时疏，故不通，皮肤不营，故为不仁。"患者病情日久，营卫运行迟滞，血行不利，经脉痹阻不畅，导致面部、舌尖麻木，其本质是气血不足。《黄帝内经》云："邪之所凑，其气必虚。"燥痹以口眼干燥为表象，而阴虚是本质，主要体现为肺脾肾阴液不足，《素问·宣明五气》曰："五脏化液，肺为涕，脾为涎，肾为唾"。此三脏功能失常，燥证由此而生或加重。气血津液失调容易造成瘀滞的病理状态，《医学入门》述："盖燥则血涩，而气液为之凝滞，润则血旺，而气液为之宣通"，就是说的这个道理。

面瘫，又称口僻，病有新久，新病病程多急、短、实，以阳明经受病为主，应治以阳明，以祛风为首务，疏风散邪，宣通阳明脉络为基本大法。风寒者以疏风散寒、宣通筋络；风热者以疏风清热、宣痹通络；湿热者以清热化湿、和胃通络；实热者以清胃泻火、散结通络。燥痹有外感或内生之燥邪，应辨虚实，早期多属表属实，治当清燥解毒，方药以甘寒凉润为主，所谓"治火可用苦寒、治燥必用甘寒"，外燥致痹兼风热，当滋阴润燥、养血祛风。口僻久病邪气入络，正气亦虚，虚中夹实，面部肌肤失养，血络阻滞麻木不仁；燥痹患久则燥邪深入脏腑，暗耗阴血，津液运化失调，输布失常，诸窍失于濡养，津液衰少，血行涩滞，脉络不通，所以两者治疗上都以益气养阴、活血通络为主。

问难：《黄帝内经》云："燥胜则干"，而患者为何会出现颜面明显浮肿，"湿"的证候与"干"的证候并存，岂非相互矛盾？从病机上如何解释？

解惑：从大量的临床实践可见，燥痹并非一派阴虚液燥之象，本病的主要病机是气阴两虚，患者久病伤阴耗液，机体津液亏少和不足，不足以内溉于脏腑，外润于腠理孔窍。《临证指南医案》提出："久发、频发之恙，必伤及络，络乃聚血之所，久病病必瘀闭"，"久病入络，气血不行"，久病多瘀，瘀血内阻，津液不行，不能濡养筋脉肌肉，表现为"津液不足"，发为口干、眼干、泪少。肺失宣降，脾失健运，使人体津液代谢输布障碍，《景岳全书》曰："盖水为至阴，故其本在肾；水化于气，故其标在肺；水惟畏土，故其制在脾。今肺虚则气不化精而化水，脾虚则土不制水而反克，肾虚则水无所主而妄行，水不归经则逆而上泛，故传入脾而肌肉浮肿"。肺、脾、肾、肝等脏腑运化失调，以脾为中心，气不化津，津不化气，导致异常之水液停滞于肌肤，出现"水湿过盛"，发为颜面浮肿。"湿"的证候与"干"的证候并存是津液生成不足或运化异常所致，并非相互矛盾。

问难：面瘫和干燥综合征都容易复发，应如何巩固疗效呢？

解惑：《黄帝内经·上古天真论》云："虚邪贼风，避之有时"。面瘫患者应注意防止局部受寒，必要时应戴口罩、眼罩。同时，应加强锻炼身体，增强体质，使正气充盛，外邪无以入侵，减少复发的概率。正所谓"正气存内，邪不可干”。缓则治其本，是中医辨证论治的重要原则。患者标实阶段已过，虚阳得平，本虚之症显露，正气虚弱，肾精不足，此时之治，应重视扶正气，益肝肾，养精血，强脾胃，使气充血旺，而肌肉、筋骨得养，面部局部之萎废失灵、僵硬不利可达到康复作用。同时还可以辅以针点刺放血，地仓透颊车、太阳透颧髎等快针刺法，加速面瘫的痊愈，针灸具有祛风豁痰、调和经脉、疏通气血的功能，对面瘫起着有效的治愈和预防作用。

患者年逾七七，肾精亏虚，注重调理脾胃功能，通过后天养先天，是气血津液的生化之源。路老立益气养阴作为治疗的基本大法，注重顾护“中央”脾胃。调理“升降”，令气血津液生化有源、布达全身，有助于燥痹的康复。应注重心理因素，避免五志过极，引导患者改善不良情绪，保持积极的心态，避免复发也是不可忽略的重要因素。

体悟

1. 虚实攻守灵变通　路老认为病之初期，多风邪为患，其治疗“急则治标”，风为阳邪，易动、易升，应以攻邪为主，常用平肝息风，滋阴潜阳，祛湿通络之法。急性期过后，风息阴复阳潜，病情稳定而气虚征象显露时，应以补虚益气养阴为主，兼顾活血祛瘀。路老临证充分体现了他灵活辨证用药的丰富经验，体现他用药如用兵的哲学道理，用之得当，则势如破竹，用之不当，则损兵折将，贻误病情。纵观数诊，注重肺、脾、肝、肾四脏，多以麦冬、黄精润养肺阴，以太子参、生黄芪、山药等补脾而达到益肺的作用，以石斛养胃阴而滋肺阴；白芍、赤芍、丹参、当归等活血而补肝阴；酌予绿萼梅、玫瑰花、防风、防己理气化湿而不伤正；二至丸（女贞子、旱莲草）、怀牛膝、桑寄生等益肾之阴阳；桑枝通络有助于阳气阴津的散布。

2. 多角度论治探讨　从气血津液角度探究，《黄帝内经》云：“燥胜则干”，《类证治裁》曰：“燥有外因、有内因。因乎内者，精血夺而燥生”。燥痹患者，多见口干少唾或无唾，两目干涩，少泪或无泪，齿枯焦黑，腮腺肿大。此属津液点滴耗损，部分患者可见低热、贫血、乏力、神疲、心悸失眠等表现，缘于病程拖延，津伤致血亏。《景岳全书》曰：“……盖燥盛则阴虚，阴虚则血少……此燥从阳化，营气不足，而伤乎内者也，治当以养营补阴为主。”所谓治燥养阴的同时不忘养血。从五脏角度探究，燥痹的患者在出现口苦、眼干的同时多伴有肺胃失调的证候，《黄帝内经》云：“饮入于胃，游溢精气，上输于脾，脾气散精，上归于肺”。脾胃虚弱，生化受阻，肺无传输之源，久积成燥。而在燥痹的后期有肝肾阴虚的表现，脾肾为先天和后天的关系，脾胃亏损在前，必有肾水枯涸在后，金水相生，母病久必及子，肾水枯竭，肝乏涵养，所谓治燥重点关乎脾胃，兼顾肺、肝、肾。从五行生克角度探究，明代医家虞传认为燥证病机为二：一为火克金，二为土不生金。火克金即燥火之邪伤肺，土不生金系脾胃虚弱，肺失通调，无法内润脏腑，外润肌肤，终成燥痹。

3. 异病同治、病证结合　路老指出，随着医学的进步和中西医汇通的需要，及时掌握疾病的病势和改变，准确把握证候特点，直接影响着疾病的预后和转归。故证候是诊治疾病的焦点，是立法治疗的关键，病证结合的切入点。中医辨证论治可以补偏救弊，达到"疏其气血，令其条达，而致和平"之目的。路老在治病过程中始终以"整体观念、辨证论治"理念为指导原则，找到疾病的主要病机，异病同治，从而达到治愈疾病的目的。诊治疾病要注意区分患者病因病机之不同，禀赋厚薄之别，体质强弱之异，证候轻重之浅深，病势进退等顺逆，知常达变，机圆法活，方能提高疗效。

（王小云　整理）

八、燥痹案二

病案：祖某，女，39岁。2011年7月30初诊。

病史：主诉眼目、阴道干热疼痛6年。诉其6年前因家庭矛盾引发口角，暴怒后诱发。6年间先后在当地及北京同仁医院、协和医院检查，怀疑为干燥综合征，但相关检查为阴性。后至南京中医院行唇腺活检，确诊为干燥综合征。刻下：双目干热、疼痛，不欲睁；阴道内干热疼痛，外阴皮肤色微红、变薄、干裂，伴尿路热痛、溲黄短少。月经周期规律，经前乳房胀痛，经行时阴道灼热，经血量少、色紫黯，自觉血热，经期2日。心烦易怒，少寐易醒，每晚睡3~5小时，纳馨，喜食辛辣，口干不欲饮，饮冷则胃脘不舒、腹泻，小腹憋胀，平时大便正常，每天1次，冬季畏寒，舌体胖边有齿痕、质淡，苔薄干裂，脉沉弦小数。

既往史：17岁患胸膜结核。1个月前，曾服滋阴清热药半年，出现便溏、日2次。

中医诊断：燥痹。

西医诊断：干燥综合征。

辨证：肝阳化火，伤津化燥。

治法：平抑肝阳，滋水涵木，佐以健脾。

处方：钩藤后下 15g，菊花 10g，蝉衣 12g，天麻 10g，丹参 15g，白芍 15g，炒白蒺藜 12g，僵蚕 10g，制首乌 12g，旱莲草 12g，女贞子 15g，枸杞子 15g，川牛膝 15g，怀牛膝 15g，炒白术 15g，草豆蔻后下 10g，陈皮 10g，阿胶烊化 6g。

14剂，水煎服，每天1剂。杞菊地黄丸，6g/次，2次/日，同服2周；加味保和丸，3g/次，2次/日，同服2周。

二诊（2011年9年20日）：药后两目干、口干涩好转，阴中干热疼痛减轻，带下较前增多，睡眠好转，仍述右手足心热，心烦急躁，并诱发小腹胀、目干涩等症加重，纳食、二便正常，月经量少，舌体稍胖、苔薄，脉右沉弦、左沉涩。

治法：益气阴，滋肝肾，和脾胃。

处方：五爪龙30g，西洋参先炖10g，炒山药15g，石莲子15g，青蒿15g，炒白蒺藜12g，元参12g，丹皮12g，生白芍15g，炒白术12g，茯苓30g，绿萼梅10g，旱莲草12g，女贞子15g，蝉衣12g，桔梗10g，甘草6g，生姜1片为引。10剂，水煎服，每天1剂。

三诊（2011年12月4日）：服上方目干涩、口干、少寐均有好转，右手足心热缓解。刻下：阴中干热疼痛，白带少，月经量增加，有血块、色浅，自觉血热，经期2天，心烦易怒，纳可，腹胀，大便软、日1次，小便调。

处方：上方去玄参，加首乌12g，丹参12g。30剂，水煎服，每天1剂，以巩固疗效。

点拨：患者6年前因家事，情志不遂，暴怒扰动肝阳，致气郁化火，灼伤津血，上犯则目干热而痛；肝经绕阴器，燥胜则干，循经而下故阴道黏膜粉红，干热、疼痛；经前乳房胀痛、经来血热；溲黄量少灼热；母病及子，热扰心神则心烦、寐难易醒。纵观诸证，一派热象，前医投苦寒清热之剂，欲熄其焰，开始尚效，久之脾胃阳气受损，则下为泄泻，次数增多，致阴津又伤，病情反复，寒热错杂，治疗棘手。女子以肝为先天。患者病前喜辛辣之品，加之经带胎产阴血暗耗在先，今暴怒郁火伤阴，血燥化火，而"热"象丛生在后，燥扰心神则易怒；阳不入阴则难寐；燥灼肝肾阴津则精伤，水亏血虚，致目睛失养，二阴失濡；当平其亢逆，滋水涵木为治。

方以钩藤、菊花、天麻、僵蚕、蝉衣平肝降火；阿胶、白芍滋燥柔肝，刚气得平；川牛膝、怀牛膝引热下行；旱莲草、女贞子、枸杞子、制首乌补真水、增真阴以滋燥，合阿胶、白芍共补乙癸之源，填精血而潜伏阳；肝病传脾当先实脾，故入炒白术、草蔻仁、陈皮实脾强胃，使四季脾旺不受邪。使滋而不腻，凉而不寒。

问难：燥痹常见病因病机、证候特点有哪些？

解惑：

1. 燥痹依据病因可分为外燥与内燥

（1）外燥指外感六淫致燥，或气运太过，燥气横逆，感而受之。《灵枢·九宫八风》曰："风从西方来，名曰刚风。其伤人也，内舍于肺，外在于皮肤。其气主为燥"。或外感他邪化燥。外燥侵袭，从肺与皮毛症状开始，久之可入里侵犯其他脏腑。

（2）内燥致痹，盖由于人体气血阴阳失调，损伤阴液，或津液运化失常，导致的人体阴津亏少，清窍失濡，肌肉关节失养。产生内燥的病因，包括七情致燥、饮食致燥、素体肝肾不足、寒湿痹过用温燥劫阴等。临床症状因受累脏腑不同而各异，以心、肝、脾、肺、肾各脏及其互为表里的六腑、九窍特有的阴津亏乏证候为其临床特征。《医方集解·润燥之剂》中云："燥在外则皮肤皱揭，在内则津少烦渴，在上则咽焦鼻干，在下则肠枯便秘，在手足则痿弱无力，在脉则细涩而微，皆阴血为火所伤也。"

2. 燥痹常见有以下几种证候

（1）肝阳化火、伤津化燥：多见于素体肝阳偏盛，遇情志刺激而致。肝开窍于目，环绕阴器。因此，该证候以眼部干涩疼痛，阴部干燥灼痛为主要症状，甚者性生活困难。兼有眩晕，头痛，心烦易怒，面部烘热，口燥咽干，面颊浮红，失眠多梦，惊悸胆怯，胁痛隐隐，爪甲失荣，以女性患者为多，月经量少、淋漓不尽，或闭经；舌质红、少苔或无苔，脉弦细数。

（2）肝肾不足、精血枯竭：肾藏精而主生殖，为先天之本，肝藏血而主疏泄，为罢极之本。此证患者或先天肾精不足，或有多产堕胎、产时大出血、大病久病耗伤精血史。证候特点为目干昏眇、阴部干涩疼痛、牙龈萎缩、牙齿松动，甚者关节变形。兼有形体消瘦，面容枯槁，双目乏神，反应迟钝，头晕目眩，乏力，腰膝酸软，脱发，口干咽燥，失眠多梦，口干咽燥，五心烦热，潮热盗汗，以女性患者居多，月经量少，甚或闭经，大便干结或溏薄，尿频色黄，舌红、少津，苔少甚则无苔，脉细数、或弦细数。

（3）肺津失布、肾阴亏虚：大病久病、或燥邪伤肺，久延失治，致肺失濡养，宣降失职，肾阴亏虚。临床以口、鼻、咽干燥，干咳少痰为主要证候。兼有午后潮热，颧红盗汗，手足心热，腰酸，神疲，或鼻衄，或痰中夹有血丝，皮毛干枯，肌肤麻木不仁，男女患者均有；舌红、苔少，脉沉细小数。

（4）湿浊阻滞、水津失布：脾虚健运失司，不能为胃行其津液，水湿内蕴，阻遏气机，一则气不化津、水津失布，二则湿郁蕴热、化燥伤津。以口渴、饮不解渴为证候特点。兼有面色萎黄，纳呆，手足心热，手足干裂，大便溏黏，舌体胖、质黯红，苔黄厚或腻，脉细滑小数。

问难：津血不足是燥痹的重要病机特征，痹阻不通是燥痹的另一个主要病机。"燥者濡之"，"结者散之"，临床根据燥邪所累及脏腑给予辨证论治外，在立法遣方用药上,应注意哪些?

解惑:这一点需要从津液的运化进行考虑。《素问·经脉别论》曰:“饮入于胃,游溢精气,上输于脾,脾气散精,上归于肺,通调水道,下输膀胱,水精四布,五经并行。”其中,肺为水之上源,脾胃为水谷之海、气血生化之源,肝主疏泄,调节气血津液的运行与输布。

1. 脾胃为气血生化之源。胃主受纳,脾主运化。两者相互配合,将水谷化生为精微津液上输于肺,以灌溉全身。脾主升清,胃主降浊,两者位居中州,形成人体气机升降的枢纽,只有脾胃升降相因,方能带动各脏腑气机斡旋,发挥正常的生理功能。因此,“调理脾胃”对于补充津液来源、助力各脏腑发挥正常功能有重要作用。因而,对久病长期用药者,应该注意小其制剂,以固护脾胃功能。

2. 肺为水之上源。肺居上焦,通过肺气宣发肃降,将脾转输的津液输布全身。因此,“肃肺布津”对于津液的输布有着重要作用。

3. 肝主疏泄,调畅气机。气能行水行血,气行则水行血行,气滞则水停血瘀。若肝失疏泄,气机不畅,会导致水液输布障碍,或水饮内停、或津液不濡。

燥痹多以津血不足、痹阻不通为特征,因此,在辨证治疗的基础上,调理脾胃以促进津液生化之源,宣肃肺气以促进水液输布,疏达肝气以利津液运行、血脉通畅,均有助提高疗效。然而,五脏相关,无论外燥侵袭或内燥损伤,燥痹在进展过程中,可能伤及多个脏腑。《医门法律》中述:“治燥病者,补肾水阴寒之虚,而泻心火阳热之实,除肠中燥热之甚,济胃中津液之衰;使道路散而不结,津液生而不枯,气血利而不涩,则病日已矣。”

另外,更应根据其病位所在、病程长短、体质差异、四时节气等,详查细审,予以辨治。

问难:几种常见证候的治疗思路是什么?

解惑:肝阳化火者,阳气亢于上,阴精亏于下。治疗应上清下滋。可用天麻钩藤饮合二至丸加减。肺肾阴虚者,宜肃肺润肺,以沙参麦冬汤或百合固金汤合六味地黄汤。肝肾阴虚者,以滋补肝肾为主,可仿一贯煎组方遣药。脾虚湿阻者,以健运脾胃、芳香化湿、清化湿热、通经活络为主。仿甘露饮、甘露消毒丹组方。

问难:对于脾虚湿浊阻滞者,健脾祛湿与润燥是否矛盾?滋脾阴则碍脾运,助脾阳则伤阴津,滋阴则助湿,祛湿则伤津。临床上应如何解决这个问题?

解惑:实际上,不单是脾虚湿滞这一证候。一切燥痹在治疗过程中,都应该注意健脾化湿与滋脾润燥的矛盾。

燥证的形成系由于脏腑、经脉、肌肉、筋骨津液亏乏，失于濡养，痹阻不通。其病始缘于津液被劫，或化源不足，或输布失常。究其病机关键，脾胃运化对湿与燥的形成都起着决定性作用。脾胃运化失职，气血津液生化不足，如脾虚不能散精，则津液失布而生燥，脾虚不能运化水湿，则水湿内停，水湿停滞又可进一步阻碍津液的敷布。因此，临床上常要处理滋脾与健脾、祛湿与润燥的矛盾。

对于脾虚湿滞的燥痹，祛湿不宜用苦温辛燥，润燥更不能滋腻，应以甘凉平润之品为主，佐以芳香化湿，祛湿通络，湿浊去，脾胃健，津液生，输布畅，则燥痹自可康复。

总之，治疗燥痹注重润燥相宜，既要养阴生津，又要顾护脾胃。可在养阴润燥之同时，佐以辛通和血通络之品，使滋阴而不腻，养液而不滞，两者相得益彰。

问难：燥痹预后如何？调护宜忌有哪些？

解惑：肺主气属卫，为人体第一道防御屏障，肺为娇脏，位居上焦，喜润恶燥，外燥侵袭，首当其冲易受侵害，若失治误治，则进而可累及他脏。内燥损伤，以肝、脾、肾为多。叶天士在《临证指南医案》中言："燥邪延绵日久，病必入血分"，"经年宿病，病必在络"，"久病入络，气血不行"。燥邪伤阴，日久煎熬津液，血少涩滞而成瘀。若错失治疗时机，病入血分，则成难治之证。肾为先天之本，内寄元阴元阳，在生、长、壮、老、已的生命发展中起着至关重要的作用，对燥痹的传变、预后同样有重要影响。若燥邪侵犯肾脏，则治疗棘手。因此，无论外燥或内燥，治疗应早期及时，才能取得理想疗效。

治疗过程中，还应帮助患者树立信心，保持平和心态，优化多忧善感个性，改善人际交往；建立正确饮食观，饮食宜而平衡营养，慎食辛辣厚味、肥甘油腻；养成良好的生活作息习惯，注意劳逸结合，以上对于保存阴精有重要意义。

体悟：燥邪损伤气血津液，而使阴津耗损，气血亏虚，血行失畅，瘀血痹阻，痰凝聚结，脉络不通，导致机体多系统、多脏器损害之病证，即为"燥痹"。其病因包括外燥和内燥的损伤。其病理特点为"津液不足"，"痹阻不通"。干燥综合征、角结膜干燥症、外阴营养不良等疾病符合燥痹特点者，均可按"燥痹"辨治。临床常见证候如肝阳化火、伤津化燥证；肝肾不足、精血枯竭证；肺津失布、肾阴亏虚证：湿浊阻滞、水津失布证等。在辨证论治的基础上，针对燥痹的病理特征，还应该注意以下几点：

1. 脾胃为气血生化之源，人体气机升降的枢纽。调理脾胃对于补充津液来源、带动各脏腑发挥正常功能有重要作用。久病长期用药者，更应该注意固护脾胃功能。

2. 脾虚湿滞的燥痹，注意处理健脾化湿与滋脾润燥的关系。祛湿不宜用苦温辛燥，润燥更不宜过于滋腻，应以甘凉平润之品为主，佐以芳香化湿，祛湿通络。

3. 肺主气、为水之上源；肝藏血、主疏泄畅气机。宣肺布津、疏达肝气，利于津液输布，气血调畅，濡润脏腑，通达机体。

4. 根据病位所在、病程长短、体质差异、四时节气等，宜详查细审，辨证论治。

（冉青珍　整理）

结 语 篇

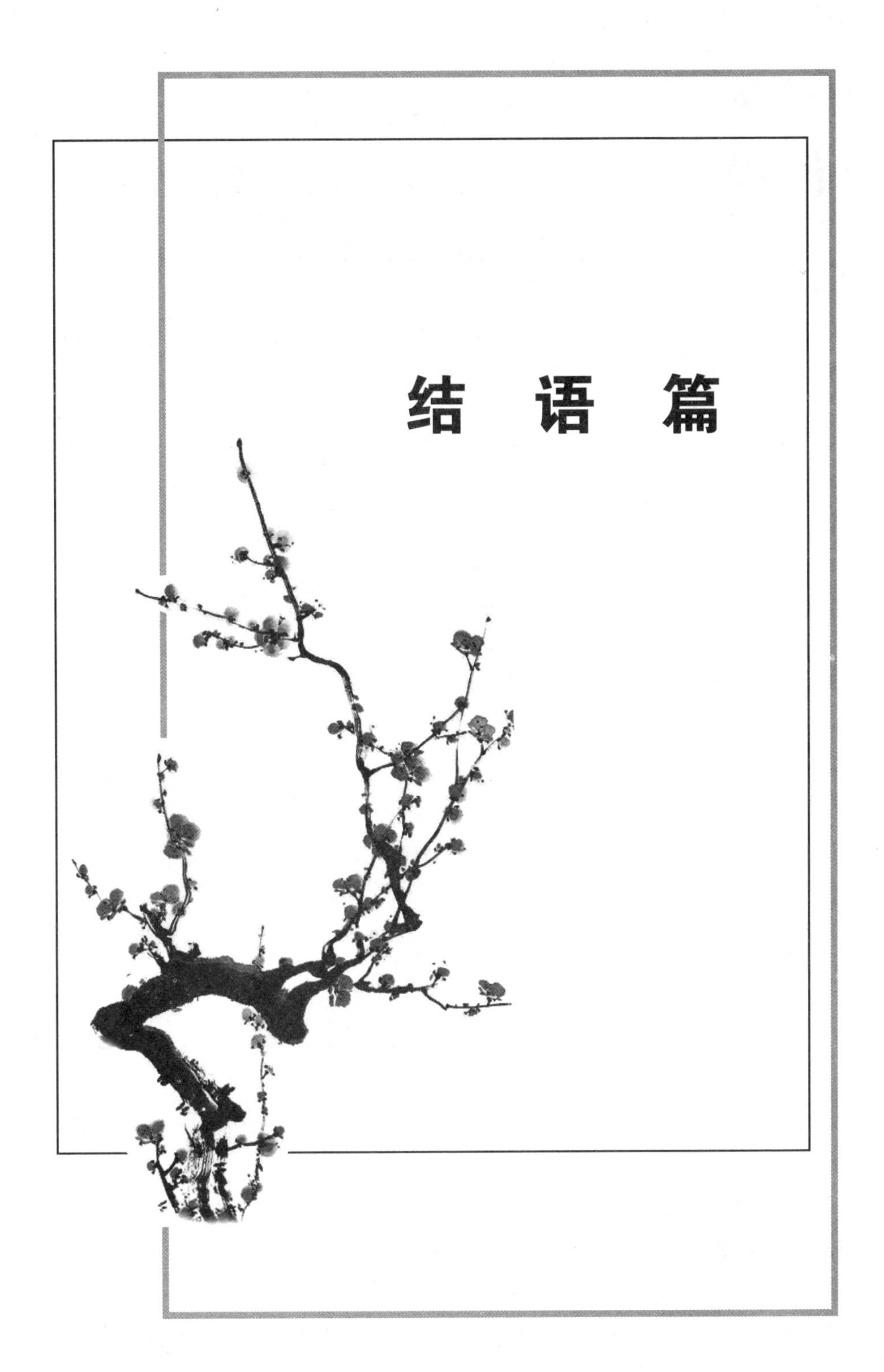

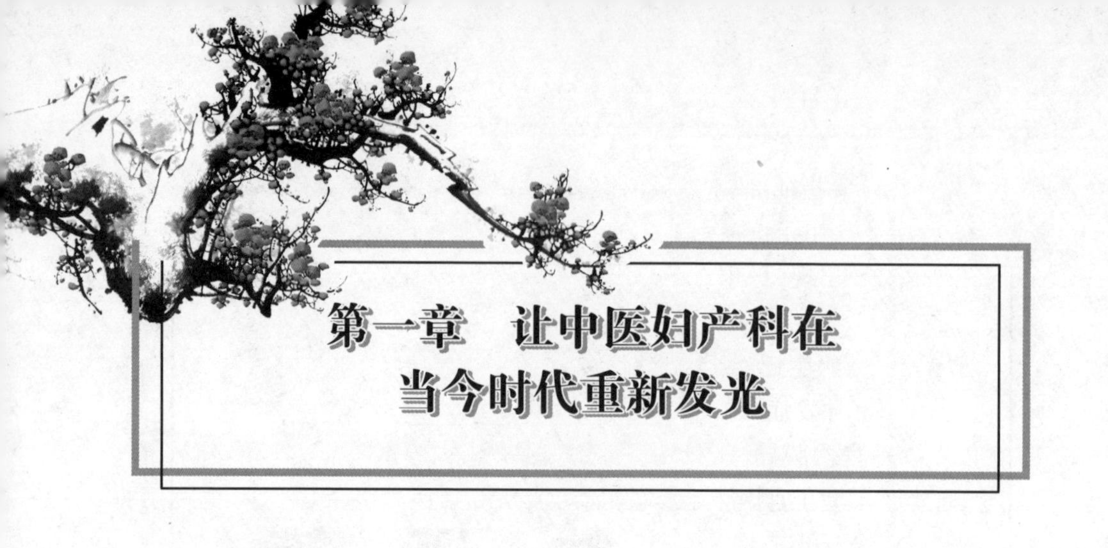

第一章　让中医妇产科在当今时代重新发光

西医妇产科借助于分子生物学、生物化学等技术的支持，发展日新月异围生医学的发展显著降低了母婴死亡率。产前诊断技术、辅助生殖技术、内分泌诊治技术都为我国的母婴保健事业做出了重大贡献。现代科学技术支持下的西医妇产科效果立竿见影，一度让中医妇产科黯然失色。但我们不得不承认，并且正视的是，剖宫产、催产素的使用、西医学技术，如辅助生育技术在现阶段仍然存在着缺陷。同时一个不容忽视的严峻问题是，在当今医患关系及各种社会因素的作用下，对现代医学知识只知其一不知其二的患者群体，却在一定程度上左右了各种妇产科先进技术的使用率。整个社会与时代对现代妇产科技术过度依赖，片面地看到其优秀的一面，却没有正视其不足，以及受患者干预而过度使用带来的后果。无论是中医还是西医妇产科，其发生发展的初衷都是为了帮助自然的生理过程，而不是人为地改变自然的生理过程。中医妇产科更以尊重自然、顺应自然的产育思想为特色。在当今社会，宣传中医产育思想，让中医妇产科重新发热、发光，对于改变整个社会的观念、更好地为母婴健康服务有着重要意义。

一、现代妇产科医学中存在的不足

（一）剖宫产

剖宫产、催产素等产科手段无节制地扩大使用，并不能成比例地降低孕产妇及围生儿的死亡率。上海市某家医院 2005—2009 年的 5 年内剖宫产指征的回顾性分析显示，剖宫产主要指征按所占比率由高到低依次为社会因素、胎儿窘迫、难产、妊娠并发症等，社会因素剖宫产一直是剖宫产指征的主要构成者。所谓社会因素剖宫产，指没有医学指征的剖宫产，或尚不足以构成剖宫产指征的、因单一因素而实施的剖宫产，其中大部分是产妇及家属强烈要求的结果，也称无指征剖宫产。部分产妇出于对分娩阵痛的恐惧而要求剖宫产，更多的是产妇出于选择“良辰吉日”的迷信思想而要求择时剖宫产。随着医疗纠纷的不断出现，医患之间日渐缺乏信任。产科医生由于担心分娩过程中的意外引发医疗纠纷，造成了目前国内剖宫产指征逐渐放宽、社会因素剖宫产日渐被产科医生迁就妥协的现状。然而，瘢痕憩室、瘢痕子宫内膜异位症等剖宫产远期并发症却给患者带来无尽的烦恼。

1. 瘢痕子宫内膜异位症　正常情况下，子宫内膜覆盖于子宫体腔面，子宫剖开的手术可使子宫内膜散落至切口创面并造成医源性种植。这种异位的内膜在组织学上不但有内膜的腺体，且有内膜间质围绕；因有分泌功能在卵巢内分泌激素的影响下，可发生同宫腔内膜相同的周期性变化，从而导致局部肿块产生周期样改变，出现周期性肿块局部疼痛，甚者疼痛程度影响生活。子宫内膜异位症带来的内分泌紊乱，出现月经量的异常、经期的异常，干扰再次受孕。

2. 瘢痕憩室　剖宫产切口瘢痕憩室，又称剖宫产切口瘢痕缺陷或剖宫产切口疝，是指剖宫产术后由于肌层受损或愈合不良，使局部肌层变薄，出现宫腔黏膜向壁层外突出，形成局限性扩张或囊样突出，近年因剖宫产率的上升，瘢痕憩室的患者越来越多，据报道，瘢痕憩室的发生率约为19.4%~89%，典型症状是月经后点滴出血或月经期延长，出血时间常持续10~20天，甚至更长，经量及周期正常，其他出血模式包括月经间期出血、月经过多等。此外还可引起痛经或慢性盆腔痛，继发性不孕症。

这两种医源性疾病，是当今时代的新产物、新病种。患者并不知道的是，在经历了各种尝试后，西医学迄今仍无疗效满意的对应方案。而从中医角度讲，其病理的发生，与古籍中“癥瘕”“经期延长”“经间期出血”等病机认识并不相同。因此，对中西医都是一个极大的挑战，有待大家共同探讨、总结经验。

（二）辅助生殖技术

在妇科孕育方面，一篇来自《中国实用妇科与产科》的报道显示，国内的辅助生殖中心，从2001年的5家到2012年底的358家，10余年间增长迅速，“高速”两字已不足以描述这种巨变。且每个中心所运行的规模越来越大，从原来每个中心，每年的数百周期，到现行个别大中心的数千乃至上万周期。这种发展速度当然与国家巨大的人口医疗需求相关。同时，不容忽视的是，基于各种社会、环境等因素，整个国家生育人群的助孕需求呈过度增加的趋势。由于各种与辅助生殖技术开展的初衷相违背的缘故，很多原本可以继续期待自然受孕的家庭，求助于生殖中心满足急于求成的心愿，甚至有些家庭出于对多胎妊娠的祈求而求助于生殖中心。

然而，对于没有医学基础的患者来讲，并不知道辅助生殖技术并非他们想象的那么完美。由于辅助生殖技术人为地引入了大量非生理性的操作，在生命形成最关键、最易受外界影响的受精卵和胚胎早期发育阶段，对生殖过程进行干预，可能对配子和胚胎发育造成影响，并且这种影响可能在胚胎发育和细胞增殖过程中稳定传递，从而影响子代、乃至再下一代的健康。同时，远期亲代卵巢功能的改变、妇科肿瘤的发生都未有确切定论。因此，其安全性问题已经越来越引起医生们的重视。

在这一普遍社会问题之下，中医妇产科的优生优育观、自然分娩观等产育思想的精华，有待重新发光发热并发扬光大。向孕产妇家庭甚至全社会大力宣传中医产育思想，才能有效地纠正目前过度依赖现代妇产科技术的局面，更有利于广大产妇的母婴健康。

二、中医妇产科学的优势及精华

中医妇产科有很多优势病种和理念、方法值得发扬，例如调经助孕的疗效是非常可观的，有待我们结合当今时代特色，进一步提高疗效，发扬光大。现代医学在预防出生缺陷方面重视产前诊断，杜绝缺陷儿的出生，以减轻社会和家庭的负担。而中医妇产科在优生优育、预防出生缺陷方面的优势则更加重视预防，其内容涉及孕前、孕期、产时、产后等多个层面，这些都值得重新挖掘及提倡。

（一）调经助孕

《傅青主女科》中记载了身瘦不孕、胸满不思饮食不孕、下部冰冷不孕、胸满少食不孕、少妇急迫不孕、嫉妒不孕、肥胖不孕、骨蒸夜热不孕、腰酸腹胀不孕、便涩腹胀足浮肿不孕。比较系统地总结了前人对不孕症病因病机的认识，并给出了相应的治疗方药。傅氏不孕十方养精种玉汤、并提汤、温胞饮、温土毓麟汤、宽带汤、开郁种玉汤、加味补中益气汤、清骨滋肾汤、升带汤、化水种子汤等，在当今时代仍不失其光环与色彩。

余曾诊治一年届四旬患者，继发不孕病程达11年，西医学诊断为“卵巢功能减退”，宣布已无受孕可能。中医从肝脾肾经入手，调节奇经“冲任督带”的功能，以“血肉有情”之品补肾填精，治疗卵巢功能减退，同时益气养血、健脾固肾，患者顺利怀孕，并喜获健康双胞胎男婴。

中医药调经助孕的疗效有目共睹，很多不孕患者在中医药的帮助下实现了生育的理想。发掘中医妇科的精髓，结合当今时代气候、环境、体质、疾病谱的变化，与时俱进地提高学术与疗效，是当今时代对中医妇科医生提出的新要求。

（二）优生优育

中医妇产科学超前地提出了优生优育观。《理虚元鉴·虚症有六因》描述了优生优育与后天体质的必然联系："因先天者，指受气之初，父母或年已衰老，或乘劳入房，或病后入房，或妊娠失调，或色欲有亏，则至二十左右，易成劳怯。然其机兆，必有先现，或幼多惊风，骨软行迟；稍长读书不能出声，或作字动辄手振，或喉中痰多，或胸中气滞，或头摇目瞬，此皆先天不足之征。"该文从优生优育角度，论述了一些先天虚损之证的发病原理。《婴童百问·语迟第四十一问》记载语迟的发病源于"由在胎时，其母卒有惊怖，内动于儿脏，邪气乘于心，故令心气不足，而不能言也"。妇女孕期保健、情志调养在优生优育、预防出生缺陷方面尤具重要性。

《褚氏遗书》也指出："合男女必当其年，男虽十六而精通，必三十而后娶，女虽十四而天癸至，必二十而嫁，皆欲阴阳完实而后交而孕，孕而育，育而为子，坚壮长寿。"提倡适龄生育，过早婚育或大龄生育均不利于后代健康。并提倡有计划地在身体情况良好的情况下，安排房事孕育。

中华人民共和国成立后，经卫生部门长期以来晚婚晚育的宣传，原先十几岁早婚早育的现象相对较少见，但婚育年龄却又走向了另一个极端。当今社会，女性走出家庭与男性共同担当着各种社会职责。不乏一些优秀的女性，由于学业和工作的原因，不断把生育计划无限度推迟，甚至一些女性年过四十，功成名就后才安排生育。这是非常不符合中医学的优生优育观的。我国是出生缺陷高发国家，出生缺陷严重危害儿童健康和国民素质的提升。近年来，我国出生缺陷防控体系不断加强和完善，高龄备孕女性更不能掉以轻心，积极接受孕前检查、补充叶酸、重视产检。并且当代妇科医生的一项重要职责是向全社会宣传适龄婚育。

（三）胎教与保胎

中医学最早认识到胎教及保胎的重要性，并阐述了相应的方法。"胎教"理念可追溯到殷商时期，西汉《列女传》、唐代《备急千金要方·养胎》等都对孕妇的言行举止提出了要求，如："故妊娠三月……口诵诗书，古今箴诫，居处简静，割不正不食，席不正不坐，弹琴瑟，调心神，和性情，节嗜欲。庶事清净，生子皆良，长寿忠孝，仁义聪惠，无疾，斯盖文王胎教者也"。《古今图书集成》亦云："自妊娠之后，则须形声端严，性情和悦，喜怒哀乐，莫敢不慎。"提倡孕妇注意调整情绪、约束言行，对于后代的身体健康、品德、智力均有裨益。

南北朝徐之才《逐月养胎方》论述了逐月分经养胎思想，以及具体的不同时期养胎方药，例如："妊娠一月名始胚，饮食精熟，酸美受御，宜食大麦，无食腥辛，是谓才正。妊娠一月，足厥阴脉养，不可针灸其经。足厥阴内属于肝，肝主筋皮及血。一月之时，血行痞涩，不为力事，寝必安静，无令恐畏。妊娠一月，阴阳新合为胎，寒多为痛，热多卒惊，举重腰痛，腹满胞急，卒有所下，当预安之，宜服乌雌鸡汤……妊娠九月始受石，精以成皮毛，六腑百节莫不毕备。饮醴食甘，缓带自持而待之，是谓养毛发、致才力。妊娠九月，足少阴脉养，不可针灸其经。足少阴内属于肾，肾主续缕。九月之时，儿脉续缕皆成。无处湿冷，无着炙衣。妊娠九月，若卒得下痢，腹满悬急，胎上冲心，腰背痛不可转侧，短气，半夏汤"。当代一些中医妇科医生将逐月分经养胎理论，用于治疗妊娠发热、先兆子痫等产科病症，取得良好疗效。

在保胎方面，《女科指南·嗣育门》提倡孕后分房静养，并注意饮食、情绪、起居调整。载："受孕之后，分房宜安静调养，恐动相火，致生胎毒。谨戒饮食五味，使其脾胃安和，母之气血易生，子之形成必育。内调其喜怒，防其惊恐。慎厥起居，不持重用力，不安逸多眠，不登高涉险，外避风寒，则母无病，子亦安矣。"当今社会，人们的娱乐生活丰富多彩。曾遇一位女性，在已经受孕但自己尚不知晓情况下，去参加峡谷漂流。这是现代年轻人热衷追求的一项刺激性活动。漂流过程中冰冷的河水、河岸两旁嶙峋怪石的碰撞，导致情绪极度紧张甚至惊恐，回来后出现大出血，经医生检查确定是早期妊娠流产。可见，孕后的生活与情志养护是非常重要的。

妊娠病是中医妇产科学的重要组成部分。如"胎漏""胎动不安""妊娠恶阻""胎水肿满""胎水肿胀""妊娠咳嗽""妊娠痫证"等，皆有丰富的诊疗经验传承下来。特别是早期妊娠先兆流产，属中医"胎漏""胎动不安"范畴，历代名方如泰山磐石散、寿胎丸、苎根汤，分别适用于不同证候，疗效不容忽视。近年来，在医患关系逐渐紧张的情况下，对于妊娠高血压等高危产科并发症的处理，中西医都心存敬畏。余接诊一例4旬高龄高危妊娠妇女。该孕妇曾中期妊娠自然流产3次。西医诊断其病因为宫颈松弛，第4次受孕因妊娠高血压无法实施宫颈环扎手术。而患者惧怕西药的副作用而拒绝降压西药。余用益气健脾、清热固冲安胎的思路治疗，患者血压渐趋平稳正常，顺利接受宫颈环扎手术，并且顺利足月生产。另有一例孕妇，素有哮喘病史，孕后感冒诱发哮喘，用抗生素、止咳平喘药、激素疗效均不满意。患者就诊时，按脾肺两虚子气辨治，用茯苓导水汤治疗，得以咳喘平复，顺利生产。

可见，中医妇产科并非落后于西医学。只是各有所长，呼吁大力挖掘中医妇产科的精髓，使其在当代与西医取长补短，发扬光大，服务于人类。

（四）难产与催生

难产在古代是非常凶险的病症。在有限的医疗条件与封建思想的约束下，古代先贤与该病做了艰苦的斗争。《格致余论·难产论》载："世之难产者，往往见于郁闷安佚之人，富贵奉养之家。若贫贱辛苦者无有也。"《冯氏锦囊秘录．难产七因》载："一因安逸……如久坐久卧，以致气不营运，血不流顺，胎亦沉滞不活动，故令难产。二因奉养……如恣食浓味，不知减节，故致胎肥而难产。三因淫欲，盖古者妇人怀孕即居侧室，不共夫寝……四因忧疑……或闻适有产变者，常怀忧惧，心悬气怯，产亦艰难。五因软怯，如少妇初产者，神气怯弱……儿不得出。又中年妇人，生育既多，气血虚少，生亦艰难。六因仓皇，有等愚蠢稳婆，不审正产弄产，但见腹痛，遽令努力，产妇无主，只得听从，以致横生倒生，子母有伤，皆因仓皇之失。七因虚乏，娠妇当产时，儿未欲出，用力太早，及儿欲出，母力已乏，令儿停住。"古人对导致难产的病因所做的分析，对预防难产提出的建议，在当今时代仍有重要指导意义。

《傅青主女科》记载了血虚难产、交骨不开难产、脚手先下难产、气逆难产、子死产门难产、子死腹中难产等情况，并给予相应的方药对症处理，如送子丹、降子汤、转天汤、舒气饮、救母丹、疗儿散。《济阴纲目·难产催生》载三合济生汤，治临产艰难，虽一二日不下者，服此自然转动下生。佛手散治妊娠因事仆跌，子死腹中，恶露妄行。来苏散治临产用力太过，气脉衰微，精神困倦，头眩目晕，口噤面青发直，不省人事危重症。

《景岳全书．妇人规》中记载了"六逆产"："一、横生者，以儿方转身，产母用力逼之太早，故致儿身未顺而先露手臂。但令母安然仰卧，稳婆以手徐推儿臂下体，令其正直，复以中指摸其肩，弗使脐带攀系，即生。二、倒生者，因儿未及转身，产母努力，故令儿先露足。令母正卧，以手徐推足入，良久，仍推儿身，徐俟转正近门，即生。三、偏生者，因儿未顺生路，产母努力逼，儿头偏一边，虽若露顶，实额角也。亦照前法推正，即生。若儿顶后骨偏拄谷道旁，以手从外后旁轻轻托正，即生。四、碍产者，儿身虽顺，门路虽正，但不能下，仍因胎转时脐带绊肩而然。令产母仰卧，以手轻推儿向上，乃用中指按儿两肩，理顺脐带，即生。五、坐产者，因儿将产，其母疲倦，久坐椅褥，抵其生路而然。须用手巾一条，拴系高处，令产母以手攀之，轻轻屈足舒伸，以开生路，儿即顺生。六、盘肠产者，临产，母肠先出，子产而肠未收，故曰盘肠产。古法以醋水各半盏，默然产母面背，则收。一法以蓖麻子四十九粒，研烂，涂母头顶，待肠收上，急洗去。俗以水面背，惊之而肠亦收。但恐惊则气散，反致他疾，戒之。”

在难产急救方面，西医学有着绝对优势。在现代西医妇产科技术的保障下，重新发掘古代中医产科的有效技术及有效方药，发扬中医产育思想中的自然分娩观。中西医相互促进，进一步降低剖宫产率，共同保障患者的近期及远期健康，是我们亟待开展的工作。

总之，现代妇产科技术在现阶段存在的缺陷和不足不容忽视，整个社会对现代妇产科技术的片面理解，导致了其被过度依赖和过度使用的局面。在这样的状况下，组建中医妇产科医院、中医妇产科研究院迫在眉睫。将中医产育思想及方法，多方位介入到孕前女性生殖功能保健、孕育时机的指导、孕期保胎、胎教、自然分娩、产后母婴保健等各个层面。中医药具有得天独厚的优势，为此诚恳地呼吁：中西医要破除门户之见，同心同德，团结合作，让中医产育思想与现代妇产科技术有机结合，找到最恰当的契合点，两者相互配合，扬长避短，共同为祖国、为民族的繁衍昌盛而做出新的贡献！

（冉青珍　苏泽琦　整理）

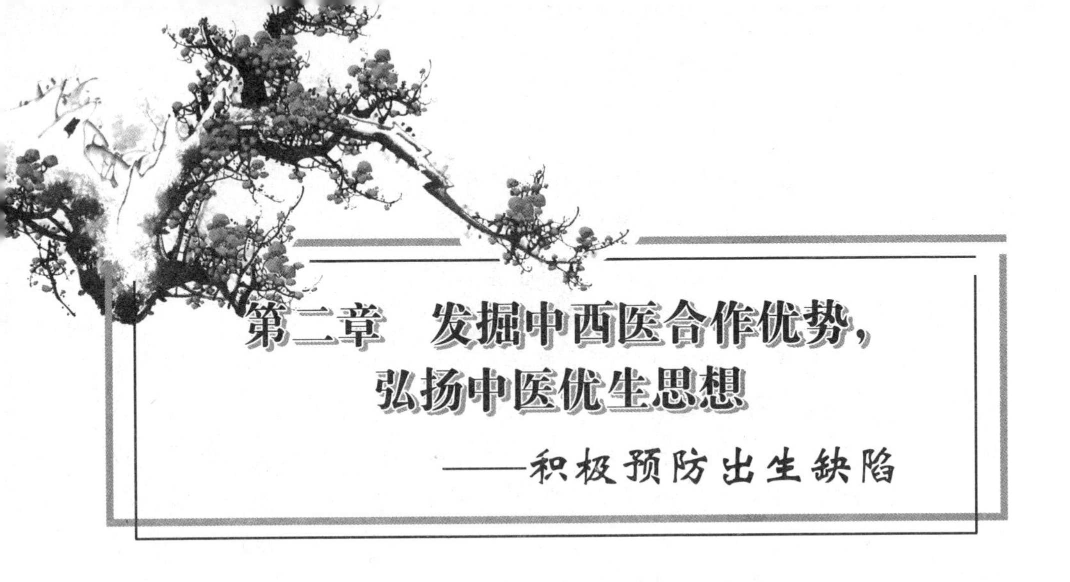

第二章　发掘中西医合作优势，弘扬中医优生思想

——积极预防出生缺陷

我国是出生缺陷高发国家，出生缺陷严重危害儿童健康和国民素质的提升，预防出生缺陷应该得到重视。从大的方面来看，更多有出生缺陷的新生儿出现，对国家来说影响人口素质的提高。每一个出生缺陷患儿的背后都牵扯着一个家庭。对于这些家庭来说，这无疑是一种灾难。优生学是现代医学近年诞生出的一个新分支，是研究防止出生缺陷提高人口素质的科学。

千百年来，中医先贤们已积累了优生优育及预防出生缺陷的一些经验。《类经》载："夫秉受者，先天也……先天责在父母。"据文献研究，中国古籍记载畸形异胎约8000例，记载先天性疾病约400种，留存至今的古代胎病医案约350例。中国古代医家一直注意对先天畸形、出生缺陷性异常、一切先天异常的现象的观察研究。《女科经纶》强调女性在怀孕前必须达到"阴阳完实""形气相资""诊以脉之和平"状态，"始可有子也"。体现了古代中医妇科学家为了优生优育，强调孕前体质调养的思想。

我国卫生管理部门对优生及预防出生缺陷的工作一直未有松懈，并给予财政支持。从婚检、孕前优生检查、补充叶酸预防神经管缺陷、孕期产检等多个层面，预防及减少出生缺陷。然而，较少吸纳中医学优生优育思想。实际上，中医优生优育思想从婚育、受孕、孕期保养、生产等多个层面，都有丰富的内容值得弘扬与采纳。将这些中医优生思想纳入优生预防体系，仍具有重要现实意义。

一、适龄婚育

《周礼·地官》云："令男三十而娶，女二十而嫁。"《济阴纲目》中《论合男女必其当年》记载:“合男女必其当年,男虽十六而精通,必三十而娶;女虽十四而天癸至,必二十而嫁,皆欲阴阳完实而交合,交而孕,孕而育,育而为子,坚壮强寿。”在普遍早婚早育的封建社会下,古代中医妇产科先贤们勇敢地提出了反对意见,提倡“合男女必当其年。”

然而,当今时代,社会发生了巨大变革,女性走出了家庭,出现普遍晚婚晚育的时代现象。《黄帝内经》曰:“女子五七阳明脉衰,发始堕”,“丈夫五八肾气衰,发堕齿槁”。年过五七的女性和年过五八的男性,肾之精气已走向衰竭,生育后代功能就难免不足或异常。早在南齐褚澄《褚氏遗书》载:“父少母老,产女必羸;母壮父衰,生男必弱。”现代研究也发现,高龄夫妇孕育胎儿发生染色体异常的概率增高。因此,适龄安排婚育,方有利于后代的健康。

二、节欲保精

明代万全《养生四要》说:“匹配之际,承宗杞也;婚姻以时,成男女也;夫妇有别,远情欲也;故身无苛疾,生子贤而寿。今人不知宗祀为重,交接以时,情欲之感,形于戏谑,燕婉之私,朝暮阳台,故半百早衰,生子多夭而不肖也。故寡欲者,延龄广嗣之第一要紧也。”宋代丹波康赖《医心方》引用彭祖的话说:“求子之道,当蓄养精气,勿数施泄。”明代龚廷贤《寿世保元》提出:“弱男节色,宜待壮而婚,羸女养血,宜近时而嫁。”可见,古人提倡节欲保精,目的是生子贤而寿、壮而康。

三、孕期保健

明代万全《幼科发挥・胎疾》载:“盖人生而静,天之性也;感物而动,胎之欲也,欲者火也。故思虑之妄,火生于心;喜怒之发,火生于肝;悲哀之过,火生于肺;酒肉之厌,火生于脾;淫佚之纵,火起于肾,五欲之火,隐于母血之中,即是胎毒液。男女交合,精气凝结,毒亦附焉,此胎毒之原也。”指出孕妇在情绪、饮食、房事方面应该节制私欲,否则造成胎毒,影响后代的健康。元代朱丹溪《格致余论》亦认为:“往往胎孕之病,人多玩忽,医所不知,儿之在胎,与母同体,得热俱热,得寒俱寒,病则俱病,安则俱安,母之饮食起居可不慎哉?”可见,孕妇的饮食起居保健,与后代的健康是直接相关的。

明代鲁伯嗣《婴童百问・语迟》记载语迟的发病源于“由在胎时,其母卒有惊怖,内动于儿脏,邪气乘于心,故令心气不足,而不能言也”。认为孕妇的重大不良情绪刺激，直接影响胎儿的智力发育。

《全幼心鉴》云："常见富贵之家怀妊妇人，居于奥室，饥则辛酸无所不食；饱则肆意坐卧，不劳力不运动；是以胎气微弱生子必软而多疾。若夫起居有常，饮食有节，使神全气和，受胎常安，生子必伟而少疾。"指出富贵人家的孕妇，不劳力不运动，而且饮食不节制，这样会造成后代体质虚弱多病。《圣济总录》中提到小儿胎寒是："本于在胎时，禀受不足。或犯寒冷，既生之后，腑脏又怯，乳哺不化，或胀或利，颜色青葩，甚则邪冷与正气相搏，令儿腹痛軀张蹙气而啼，是为胎寒之病"。元朝的《活幼口议》载："胎气禀赋，有壮有弱，其母饮食恣令饥饱，起止无忌，令儿得疾，不寒即热，不虚即怯，热乃作壅，寒乃作泄，虚则作惊，怯则作结"。古代幼科医生对于患儿一些先天体质或疾病的分析，责之孕妇起居饮食不慎所造成的后果。认为孕母的生活习惯直接影响后代体质与健康状态。

《烈女传》载"太妊之性，端一诚庄，惟德之行。及其妊文王，目不视恶色，耳不听淫声，口不出敖言。生文王而明圣，太妊教之，以一识百，卒为周宗，君子谓太妊能胎教"。《备急千金要方·养胎》说："欲得观犀象猛兽，珠玉宝物；欲得见仙人君子，盛德大师，观乐鼓钟俎，割不正不食，席不正不坐。弹琴瑟，调心神，和性情，节嗜欲，庶事洁净，长寿忠孝，仁义聪慧，无疾。"对孕妇平时的言行举止进行要求，指出在这样有约束的高雅的言行举止下，后代方可贤能。

四、药食谨慎

现代妇产科学对西药进行了明确的妊娠期安全分类。中医先贤们对于中药的妊娠安全性也进行了观察和记载。明代《育婴家秘》载："妊娠有疾，不可妄投药饵，必在医者审度病势之轻重，药性之上下，处以中庸，不必多品，视其病势已衰，药宜便止，则病去于母，而子亦无损矣。"《本草纲目》记载了八十余种妊娠禁忌药物。如峻下滑利、破血散血、耗气散气等药物易造成堕胎，如大黄、桃仁、三棱、莪术等，均列为妊娠期禁忌药物。有毒药物如生半夏、生附子、雄黄等更是对胎儿健康发育造成影响，也是妊娠期禁忌药物。

古人还有对孕妇进行药食体质调养的记载。如元代《三元参赞延寿书》载："母因胎寒而饵暖药……如花伤培，结子不实。既产之后，禀赋怯弱"。明代《绛雪丹书》则提到："凡孕妇……禀赋不足，气血虚，脾胃弱，饮食少，则虚症百出，胎成遂坠，或生子不寿，必资药力以助母，以安胎而寿子"。说明对于一些体质虚弱，不利于孕育健康胎儿的孕妇，可以针对性地斟酌选用一些温补的药物进行安胎，并资助胎儿的健康成长，改善胎儿的体质。

五、临产调护

当今社会，育龄期妇女以独生子女为多，性情多骄纵，惧怕疼痛。对催产素、无痛分娩、剖宫产等现代医疗技术过度依赖。在医患关系紧张的当今时代，当患者的个人主观意识过度干预医疗技术时，便造成现代医疗技术的不合理滥用，其后遗症的发病率在当今社会逐渐增加。中医产科主张产妇顺应生理过程、自我主导生产。从产前到产时对产妇、家人进行多个层面的教导，为顺利生产做准备。

《胎产获生篇》的产前十忌："第一最忌共夫寝，二忌大醉，三忌大怒，四忌不可食诸物，五忌洗浴，六忌久睡久坐，七忌负重登高，八忌药饵，九忌师巫，十忌针灸。"对于产房，《孕产集》要求："忌多人瞻视，惟得一、二人在室"。以保证产房安静，产妇情绪平稳。《胎产须知》临产五忌："一忌用力太早，二忌曲身坐卧，三忌惊忧，四忌不饮食，五忌闭锁"。《达生篇》为孕妇临产归纳六字诀："睡，忍痛，慢临盆"，教导产妇如何顺应生产的生理过程，平静对待产程。

六、产后调摄

经历了产时耗气伤血的产妇一方面需昼夜照顾新生儿，另一方面需哺育新生儿。产妇的身体恢复情况、心理情绪情况直接影响新生儿直至幼儿的健康。

对于产妇产褥期的起居，《生生宝录》提出了对产妇的要求："一曰静，二曰淡，三曰乐，四曰坐"。《产宝家传》提出"四戒"："一戒怒气，二戒勉强起居，三戒七日淋浴，梳头。四戒早食厚味荤腥。"在饮食、情绪、生活方面对产妇进行约束和指导。《古今医统》则对小儿的养护提出了详细指导意见："一要背暖，二要肚暖，三要足暖，四要头凉，五要心胸凉，六者精神未全，勿见非常之物，七者不温脾胃致成吐泻慢惊者，八者儿哭未定勿使饮乳，致儿吐乳粪青，九者勿得轻服轻粉朱砂，十者小儿洗澡要适可而止，注意保护。"

现代医学通过孕前的优生优育检查、孕期的影像学、遗传学产前诊断，在减少出生缺陷、提高国民素质方面做出了重大贡献。然而，中医学两千多年的发展史中，也不断从婚育、孕前、孕期、产时、产后等多个层面对于优生优育进行防护。也就是说，西医学重视诊断和杜绝缺陷儿的出生，而中医学重视身心调护而未病先防。两者如能相互补充，必将对妇幼保健事业做出更大成绩。因此，提倡开展中西医并重、相互配合、取长补短的中医产科研究。为我国的妇幼保健事业跨上新的台阶而努力，为防止新生儿缺陷做出新的贡献。

（冉青珍　整理）

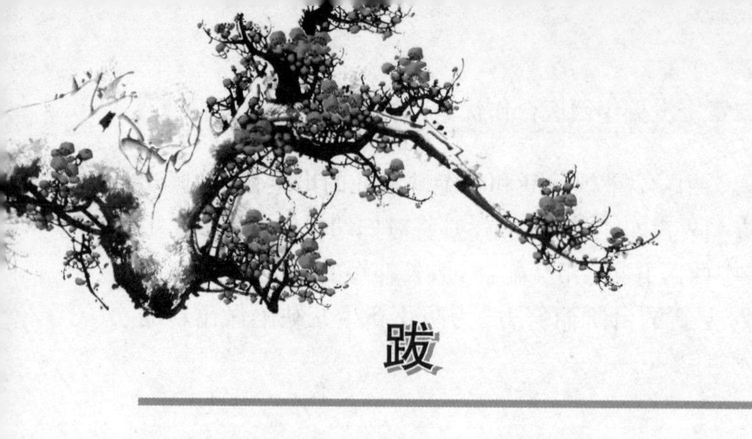

跋

《路志正医学丛书》即将完成，在此，谨以这套凝结了我心血的著作向党献礼！

付梓之际，百感交集，首先要感谢党和国家多年来对我的培养，同时也感谢哺育、教养我的祖父母和父母，没有他们辛勤之德泽，就没有今天丛书之编纂；更要感谢我的老伴张淑萍女士，她勤俭持家，艰苦备尝而毫无倦容，所有家务集于一身，才使我得以专攻岐黄，勤于临证；还要感谢我的团队，包括我的子女、学生、弟子及再传弟子的积极参与，没有他们的辛勤付出，丛书也不会顺利出版。

最后，对于中国中医科学院和广安门医院各位领导给予的大力支持与帮助，我表示由衷的感谢，并致以崇高的敬意！

百寿医翁 路志正

戊戌冬月